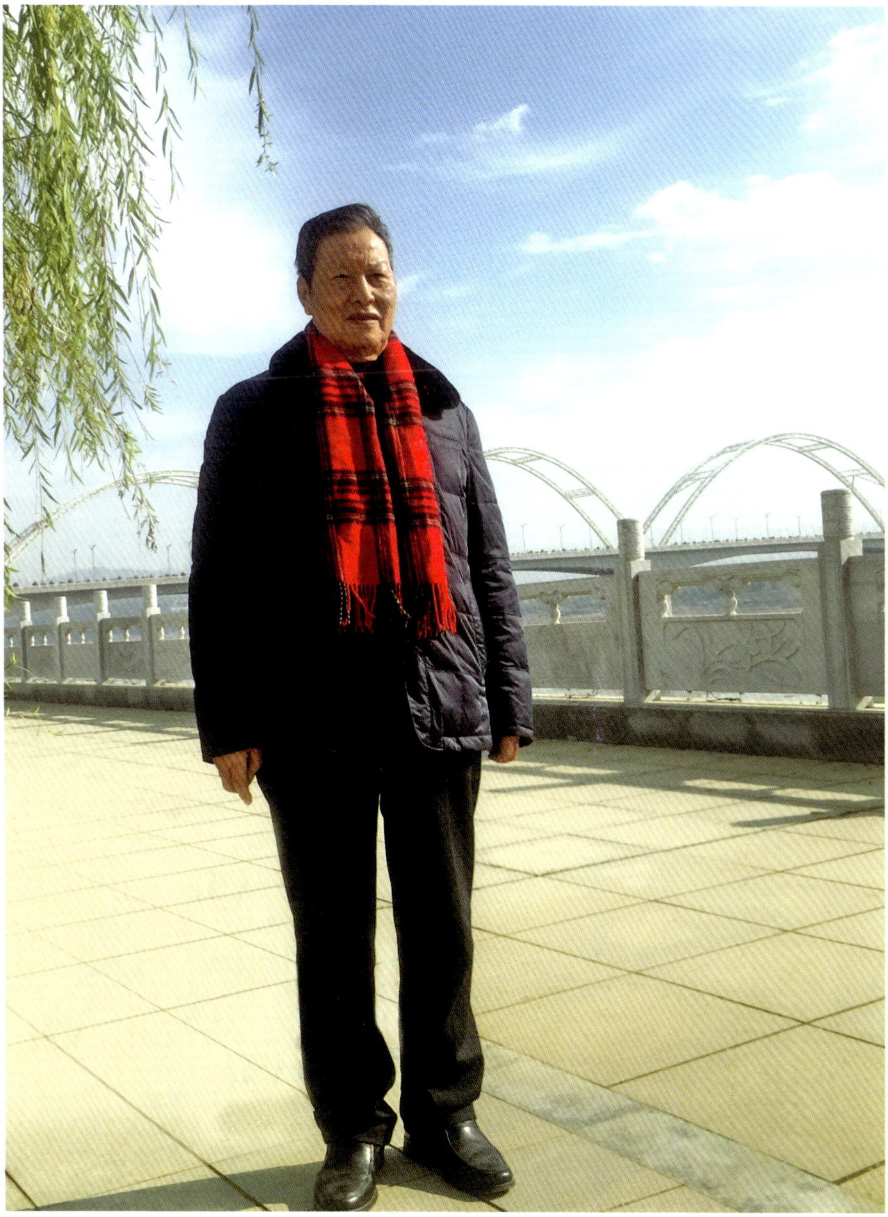

张效岐先生

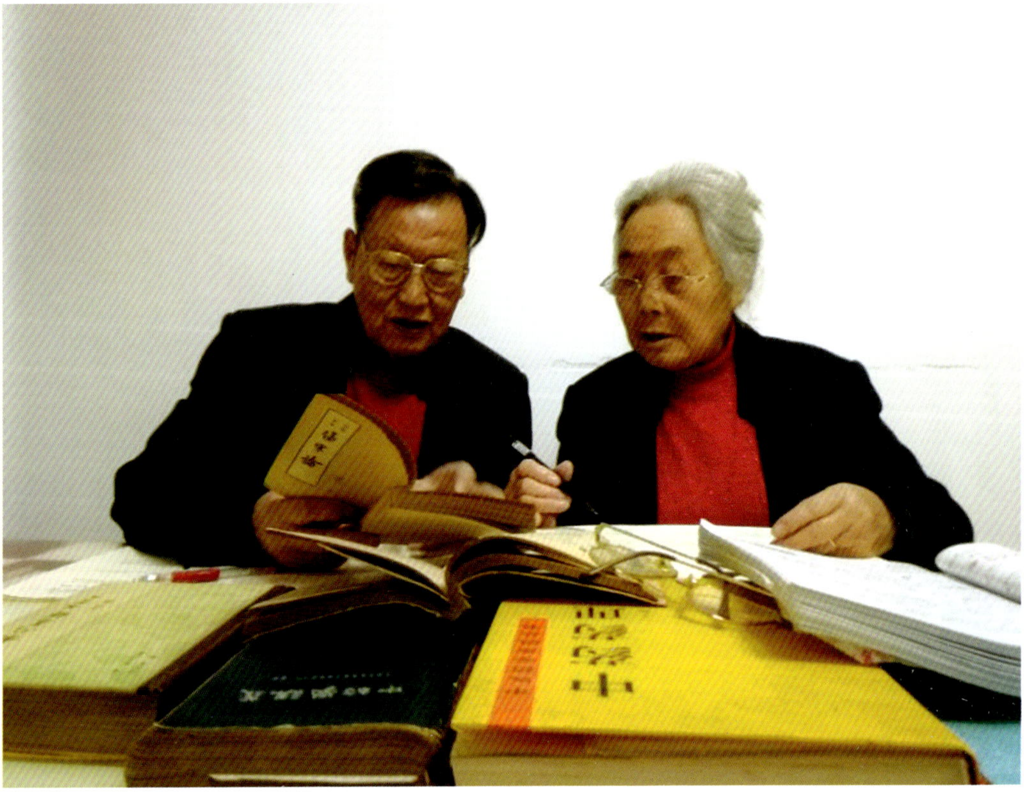

张效岐、魏明仙夫妻在研究医案

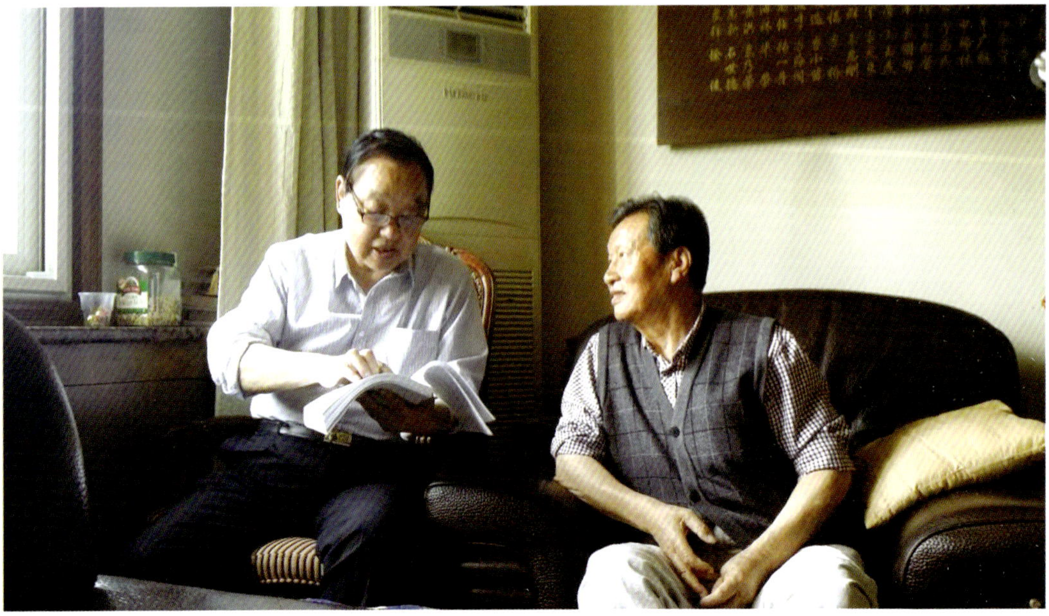

国医大师张学文与张效岐先生讨论交流

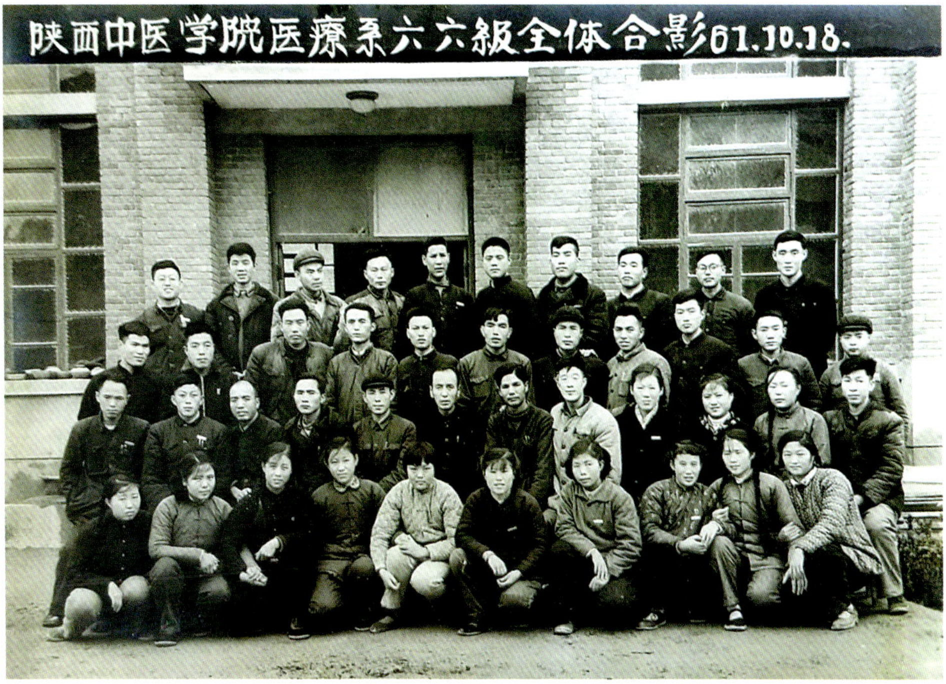

陕西中医学院（现陕西中医药大学）医疗系66级全体合影（三排左五为张效岐，二排左六为冯剑涛院长、左五为班主任王朝宏老师、左四为张学文老师）

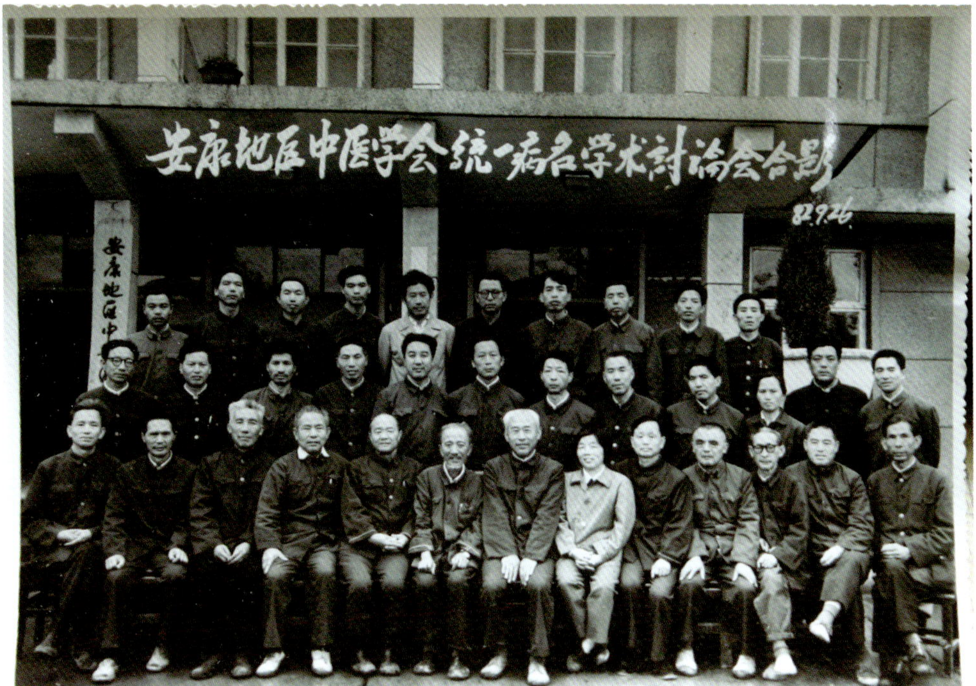

1982年安康地区中医学会统一病名学术讨论会合影（二排左二为张效岐）

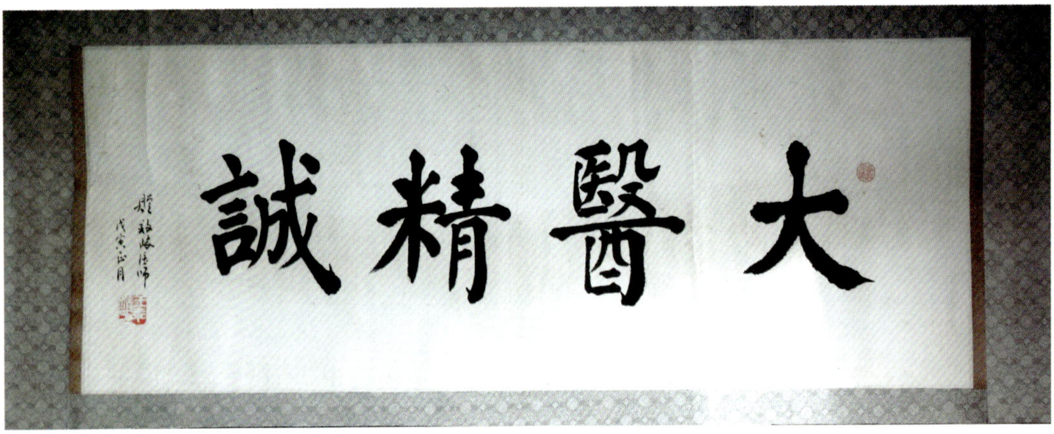

安康市卫生局原局长王永清先生为张效岐先生题字

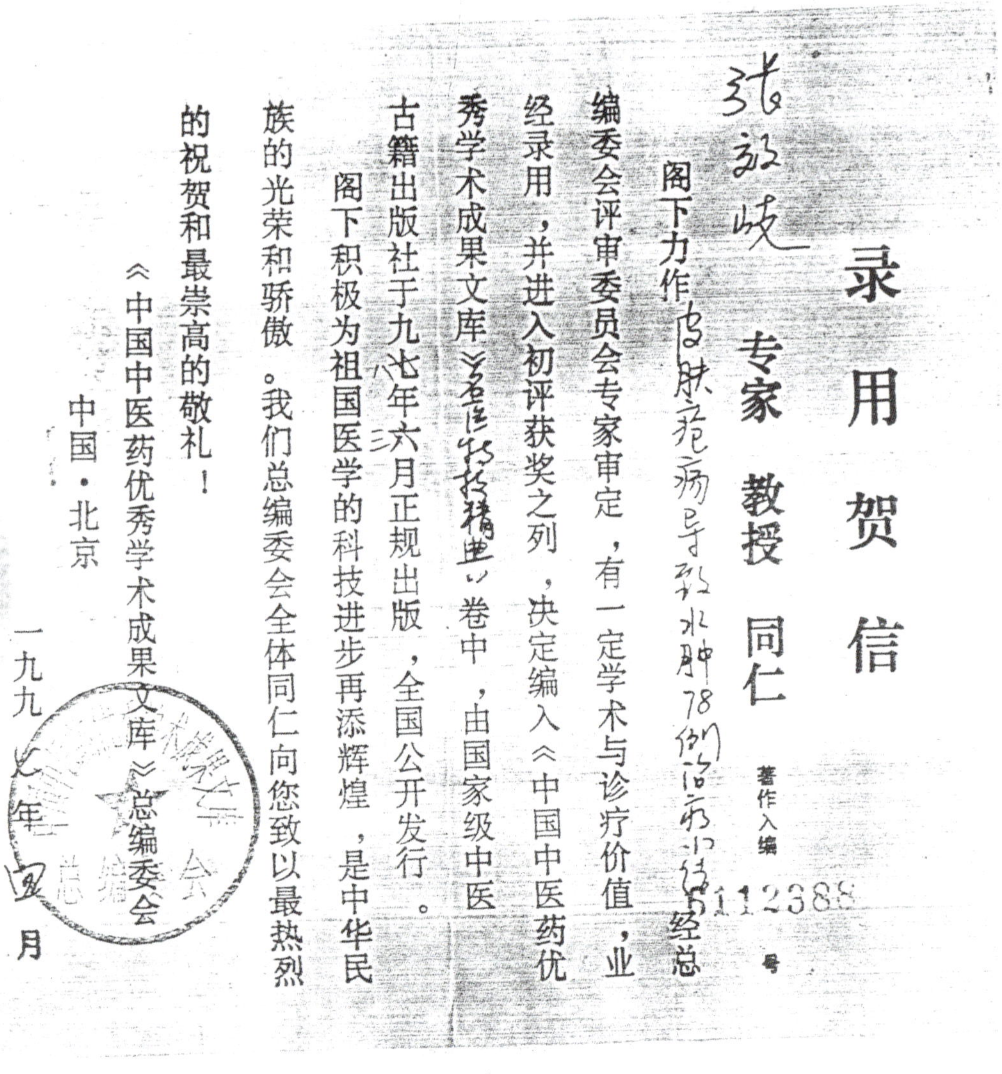

录用贺信

张效岐 专家 教授 同仁

著作入编 S112388 号

阁下力作《皮肤疮病导致水肿78例治疗小结》经总编委会评审委员会专家审定，有一定学术与诊疗价值，业经录用，并进入初评获奖之列，决定编入《中国中医药优秀学术成果文库》《名医科技精典》卷中，由国家级中医古籍出版社于九七年六月正规出版，全国公开发行。

阁下积极为祖国医学的科技进步再添辉煌，是中华民族的光荣和骄傲。我们总编委会全体同仁向您致以最热烈的祝贺和最崇高的敬礼！

《中国中医药优秀学术成果文库》总编委会

中国·北京

一九九七年四月

录用贺信

张效岐医案集

张效岐　魏明仙　著

陕西新华出版传媒集团
陕西科学技术出版社

图书在版编目(CIP)数据

张效岐医案集／张效岐，魏明仙著．—西安：陕西科学技术出版社，2018.1
ISBN 978-7-5369-7079-3

Ⅰ．①张…　Ⅱ．①张…　②魏…　Ⅲ．①医案-汇编-中国-现代　Ⅳ．①R249.7

中国版本图书馆CIP数据核字(2017)第230245号

张效岐医案集

ZHANG XIAOQI YI'ANJI

张效岐　魏明仙　著

责任编辑　耿　奕
封面设计　萨木文化

出版者　陕西新华出版传媒集团　陕西科学技术出版社
西安北大街131号　邮编710003
电话(029)87211894　传真(029)87218236
http://www.snstp.com
发行者　陕西新华出版传媒集团　陕西科学技术出版社
电话(029)87212206　87260001
印　刷　陕西江源印刷科技有限公司
规　格　720mm×1000mm　16开本
印　张　29.75　插页2
字　数　672千字
版　次　2018年1月第1版
2018年1月第1次印刷
书　号　ISBN 978-7-5369-7079-3
定　价　118.00元

序

中医有着数千年的悠久历史和辉煌成就，为中华民族繁荣昌盛乃至人类健康事业做出了重要的贡献，对世界文明进步产生了积极的影响。

中国医药学博大精深，是一个伟大的宝库，它蕴藏着医学、哲学、气象学等方面的深奥理论，辨证论治、整体观念、因人因地因时的三因治宜原则治疗各科疾病，是张效岐主任医师的特长，从而大大提高了医疗效果，减轻了病人的经济负担。

作为第四代中医世家的传承人张效岐，幼承庭训，深得家传，又在陕西中医药大学深造6年，毕业后分配到石泉县医院工作。他立足中医辨证、西医辨病的特色，创造性地利用现代中医药学为人类健康谋福利。退休后，尽力整理从医40余载的临床经验和医学研究成果，经长期的辛勤劳动整理成册，奉献出来，济世救民。先生勤求古训，博采众方，一丝不苟，认真执着的工作态度和能力，体现了一位医务工作者的精神风貌和情感世界，同时他还对中医药发展问题进行了认真的思索和探讨，提出一些独特的中医药治疗技术，为现代新医药学发展做了积极大胆的探索和思考，值得欣赏。

先生毕生心血的付梓，是中医药发展的幸事，是患者的福音，我亦感叹，是以为《序》，以示祝贺。

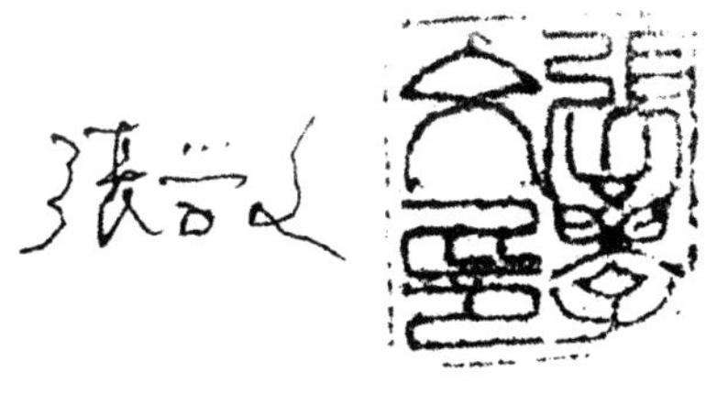

2016年4月

（张学文：国医大师，曾任陕西中医学院院长、教授。）

前 言

如果说华佗是外科的鼻祖，那么淳于意就是医案的鼻祖。淳于意的《诊籍》是现存最早的记录了病人的年龄、性别、脉象、症状、处理好坏过程的经验总结，开创了医案的先河，值得敬佩和效仿。当代著名医学家刘渡舟教授指出“夫禅宗之有‘语录’，兵家之有‘阵图’，围棋之有‘棋谱’，类也”。孟子曰：“出乎其类，拔乎其萃。”唯吾医家之“医案”有理有例，有案有戒，读之其味隽永，用之而神奇，集名医先贤于篇轶之间，可以谈心，可以神游。无怪乎经学大师章太炎赞为“中医之成绩，医案最著，而良有以耶”。当代著名医学家邓铁涛教授也曾明确指出：中医药学之发展，不是依靠实验室之实验研究，主要靠在中医系统理论指导下反复进行临床研究，而病案就是临床研究的资料或总结报告。

1937 年我出生于汉中南郑，家中自太祖父以来均行医乡里，至我父亲已有 200 余年，家中父亲及四个伯父、叔父均以行医济世为业，深受当地乡里敬重。幼时耳闻目睹，每见患者怀疾而来、除病而去，十分向往，因此从小就立志效仿岐伯祛病救疾，改名为“效岐”。少年时期就跟随父伯学习医学、背诵方剂汤头、药性归经，1960 年考入陕西中医药大学 6 年制本科医疗系学习，毕业后分配到石泉县医院工作，成为该县第一个中医大学生，负责中医临床诊疗、教学培训、医学科研等工作。40 余年来，我时刻不敢忘记父辈的教诲，以救死扶伤、治病救人为天职，以传道授业、培养本土中医队伍为己任，以钻研医学、提高诊疗水平为目标，累计诊治病人数十万人次、带教学生 200 余人、发表论文数十篇，深得病患的好评。

在从事基层中医临床、教学、科研工作中，我深感医案具有十分重要的意义和作用。医案蕴藏着祖国医学遗产中的宝贵财富，医案集中记载了活生生的救死扶伤的临床事实，医案体现了中医各科的知识结晶，医案反映了名医辨证论治和知常达变之灵魂，医案是成功经验和反面教训的最好教材，医案是中医临床窍门的钥匙，医案最能体现医家的临床智慧和学术功底，医案最能反映医家涉足的广度和深度。因此在数十年临床生涯中，我注重将中医理念与现代医学相结合，立足中医辨证论治、分别施治，每遇疑难病症时，均详细记录病人每次的症状、体征、检查结果、辨证诊断、处方药量、效果转归，历年来已积累了病案治疗数百本；同时，还时时总结临床治疗心得，撰写体会文章，先后发表于《陕西中医》等杂志上。退休后，我于闲暇之时翻阅整理了医案记录，从数万个病例中选择其中疗效确切、治法新颖的病案汇集成册，以供同道借鉴参考。

此书分为两大部分，其中第一部分为医案集锦，分内、妇、儿、外、五官、杂病等科，收录的案例均为我亲自治疗、亲自回访、疗效确切的真实病例。第二部分为医学研究，收录了我多年来的论文、心得、体会，真实地记录我从医 40 余年的心路历程。

生命是无价的，医学则是生命的守护神。我是一个普通平凡的人，一生只想多读书、读好书，多学习前人的有效经验，充实自己，更好地为患者解除痛苦。回顾我前半生历程，用“多学习、多看病”这两个词六个字就可以总结了。时光如梭，光阴似箭，学习新知识、努力为病人治病已溶于我生命之中。医学是不断发展的，中医事业更是需要一代又一代中医人士的努力，我将我 40 余年的从医经历经验汇集成册，也是希望能为中医事业的发扬光大做出一点贡献。毛主席指出：中国医药学是一个伟大的宝库，应当努力发掘，加以提高。在 1955 年，周总理为中医研究院成立书写题词：发扬祖国医药遗产，为社会主义建设服务。我能为中医发展做出一点微薄的贡献，甚感高兴。

我要感谢在我从医生涯中教导过我的恩师和领导，给予我帮助的同事和家人，更要感谢对我治疗效果给予充分肯定的广大患者朋友们，守护你们的健康是我最大的心愿和终身努力的目标！

情深言浅，唯愿此书能为后生提供一些启示，此乃我之大幸！

医道无穷，纵勤终生，亦属渺渺，个人学识有限，本书的整理尚不完善，错误缺点在所难免，敬请诸贤不吝赐教，及时纠正。

张效岐

于丙申年季春

目 录

上篇 医案集

下篇 心得论文

上篇　医案集

第一章　内科

内科疾病范围极广泛，包括伤寒、温病和内科杂病。

伤寒的病因，以感受六淫中的寒邪病毒，由皮毛肌腠而入，循经脉由表入里，传至脏腑。温病为温邪病毒引起，由口鼻而入，循卫气营血而分属上、中、下三焦之脏腑。杂病多属内伤，亦兼外感，六淫、劳伤、饮食、起居不当，均可使脏腑、经络、气血不协调，导致阴阳平衡失调，产生疾病。

治疗首先要分清阴阳、表里、虚实、寒热，结合脏腑辨证、六经辨证、卫气营血辨证、三焦辨证以及气血痰瘀辨证，还要因人、因时、因地的三因辨证，做到有者求之，无者求之，才能分辨阴阳，精究方术，以使肌体阴平阳秘，阴阳平衡，达到以平为期，才能治好疾病。

第一节　感冒

感冒是风邪侵袭人体所引起的以头痛、鼻塞、流涕、喷嚏、恶寒、发热为主要临床表现的常见外感疾病。多发生于气候变化、寒暖失常之时。感冒治不好，可引起其他疾病。感冒是万病之源也，切记！

现代医学中上呼吸道感染属于感冒范围，流行性感冒属于时行感冒的范围。

1. 风寒感冒（腿肚转筋冷痛）

医案　胡某，女，53岁。1982年2月2日就诊。

头痛全身痛流清涕2天，伴腿肚转筋半月，腿不能伸直、且有冷渗感，遇寒加重，舌红苔白，脉浮紧。

分析：伤于风者，上先受之。头面居于人体之上，故头痛。风寒外袭，肺气失宣，上窍不利，故见流清涕。风寒束表，寒为阴邪，其气凝闭，故全身痛。寒则收引，故见腿肚转筋、冷痛、不能伸直。舌红苔白、脉浮紧均为风寒束表之症。

辨证：风寒侵袭，营卫不调。

治法：调和营卫，温阳散寒。

方药：桂枝汤加味：桂枝10克，白芍40克，炙甘草6克，大枣3枚，生姜3片，龙骨30克，牡蛎30克，乌附子6克，干姜6克，伸筋草20克。

方解：桂枝散风寒解肌表，为主药。白芍敛阴和营，使桂枝辛散而不致伤阴，为辅药。生姜助桂枝以散表邪，大枣助白芍以和营阴，共为佐药。炙甘草调和诸药为使药。方中加龙骨、牡蛎镇静以解腿肚抽筋，加附子、干姜散寒，加伸筋草舒展经络。

2剂，开水煎，空腹服。每日3次，一日1剂。连服5剂，诸症消除。

岐按：本案属风寒侵袭且寒邪较重，导致营卫不调，故见头痛全身痛流清涕；寒则收引故见腿肚转筋冷痛。选用桂枝汤调和营卫，加龙骨、牡蛎各30克，取镇静之功，用附子、干姜、伸筋草以散寒、舒展筋络，诸药相合，共奏其效。临床多见用本方治疗风寒感冒兼见身痛腿痛，效果显著。曾用本方治疗6例皆效验。

2. 风热感冒（高热6天不退）

医案 郭某，女，14岁。1979年5月19日初诊。

感冒发热6天不退，西医诊为“病毒性上感”，曾服复方乙酰水杨酸片（APC）、穿心莲等药无效。诊见：头痛、身痛，恶寒发热，纳差，大便5天未解，流鼻涕带血丝，口干喜饮，脉浮数，舌红苔薄黄而燥，咽红赤充血，今查体温39℃。

分析：风热上受，首先犯肺，肺主气属卫，卫气失于宣畅，故见恶寒发热。风热上扰则头痛，咽红充血。阳从火化，最易伤阴，故口干喜饮。邪入阳明化热而成实故纳差，大便5天未解。舌红苔薄黄，脉浮数，为热邪蕴结于肺卫之象。

辨证：邪热入内，灼伤肺津。

治法：解表清里，泻热润肺。

方药：大柴胡汤加味：柴胡15克，大黄10克，枳实10克，黄芩10克，半夏10克，白芍20克，石膏20克，黄连6克，玄参15克，麦冬15克，芒硝10克（另包后下）。

2剂，水煎服。每日1剂，一日3次。

方解：柴胡、黄芩和解少阳，为主药。大黄、枳实泻阳明实热，为辅药。白芍助柴胡、黄芩清肝胆，半夏和胃降浊。生姜和大枣助半夏和胃止呕，调和诸药，为佐使药。方中加石膏、黄连清热解毒，玄参、麦冬养阴生津，芒硝通大便。

2剂后大便通畅，体温下降，诸症好转。

5月22日复诊：上方去硝黄又2剂，以固护肺阴，巩固疗效。

3. 风寒湿痹感冒

医案1 张某，男，56岁。1996年11月4日就诊。

因恶寒发热，周身肌肉、关节沉重疼痛，经服西药3天无效，刻诊舌红苔白，脉浮紧。

分析：风寒束表，寒为阴邪，其气凝闭，最易伤阴，卫阳被郁，故见恶寒发热。湿性重浊，故见周身肌肉、关节沉重疼痛。舌红苔白、脉浮紧为风寒在表之症。

辨证：风寒湿痹，阻滞经脉。

治法：疏风散寒，除湿止痛。

方药：荆防败毒散加味：荆芥10克，防风10克，桔梗10克，川芎10克，茯苓10克，枳壳10克，前胡10克，柴胡10克，羌活10克，独活10克，甘草3克，细辛10克，苍术10克，白芍20克，白芷20克。

2剂，每日1剂，一日3次，水煎服。

方解：荆芥、防风辛温发散，为主药。柴胡、前胡疏表解热，为辅药。川芎活血散风治头痛，羌活、独活祛风散寒除湿，为佐药。桔梗、枳壳宽胸利气，茯苓、生姜、甘草和中健脾化痰为使药。方中加细辛、白芷散风寒止痛，加苍术燥湿，加白芍敛阴止痛。

11 月 6 日告知药后感冒好了。诸症消除，特来告知。

岐按：感冒病西医一般效果很好，服药又方便，但该患者服西药 3 天不见好转，且加重难受，无奈之下，才来求服中药，自云效果非常好，特来告知。故存方于此。

医案 2　彭某，女，59 岁。于 1996 年 5 月 15 日初诊。

因感冒服西药 1 周无效，症见头昏、周身酸困重痛，腰腿疼痛，舌红苔薄白，脉浮紧。

分析：风、寒、湿三气犯于肌表，故肢体酸楚疼痛、困重。正虚无力，祛邪外泄，故头昏。舌苔薄白、脉浮紧是风寒在表，寒湿之象。

辨证：风寒湿邪，犯于肌表。

治法：益气解表，散风寒湿。

方药：败毒散加味：党参 10 克，桔梗 10 克，川芎 10 克，茯苓 10 克，枳壳 10 克，前胡 10 克，柴胡 10 克，羌活 10 克，独活 10 克，甘草 3 克。

2 剂，水煎服，每日 1 剂，一日 3 次。

方解：羌活、独活散风寒湿邪，川芎行血祛风，加强宣痹止痛、肢体酸痛，为主药。柴胡、前胡宣表祛邪，为辅药。桔梗、枳壳宽胸利气，茯苓、生姜、甘草和中健脾化痰，为佐药。党参扶正祛邪为使药。

于同年 7 月 2 日相见告知服药 2 剂已好。

感冒病临床上多见风寒感冒型、风热感冒型及风寒湿痹型 3 种。还有一种为气虚外感，其特点以流清涕为主，用参苏饮效果甚佳（参苏饮：党参 10 克，紫苏叶 10 克，陈皮 10 克，枳壳 10 克，前胡 10 克，半夏 10 克，葛根 10 克，广木香 8 克，桔梗 10 克，茯苓 10 克，甘草 3 克）。

第二节　咳嗽

咳嗽是肺系疾患的主要症候之一。肺系受邪以及脏腑功能失调，均能导致咳嗽的发生。

常见于上呼吸道感染、支气管炎、支气管扩张、肺炎、肺结核。

多因外邪侵袭、肺卫受感、肺气不得宣发或者脏腑功能失调、累及肺脏、肺气失其肃降而发生。

1. 咳嗽（气管炎）

医案　彭某，女，22 岁。1995 年 11 月 2 日。

因咳嗽日久，已 2 月不止，夜咳尤甚，舌红苔白，脉沉滑而数。胸透未见异常。

分析：久咳，耗伤肺气，肺之清肃，发展内伤，损伤脏腑，肺主呼吸，痰涎上壅于肺，肺气不得宣畅，升降失调。肾主纳气，肾虚则气不摄纳，上下不连接，导致夜咳尤甚。

辨证：久咳伤肺，升降失调，肾不纳气，气逆于上。

治法：温肾纳气，养阴清肺，化痰降逆。

方药：苏子降气汤合养阴清肺汤加减：苏子 10 克，陈皮 10 克，半夏 10 克，当归 10 克，前胡 10 克，桂枝 3 克，薄荷 6 克，杏仁 20 克，紫菀 20 克，百部 10 克，川贝 6 克，酸枣仁 20 克，柏子仁 20 克，罂粟壳 4 克，金银花 10 克，连翘 10 克，玄参 10 克，麦冬 10 克，生地 10 克，杭芍 20 克，丹皮 10 克，牛蒡子 10 克，甘草 6 克。

3 剂，水煎服。每日 1 剂，一日 3 次。

方解：苏子平喘止咳，半夏降逆祛痰，为主药。陈皮、前胡宣肺下气、化痰止咳，肉桂温肾纳气，为辅药。当归养血补虚，为佐药。甘草、生姜和中降逆为使药。方中加银翘玄麦汤清热解毒、养阴润肺，加杏仁、紫菀、贝母、百部、罂粟壳肺虚久咳、止咳平喘，加酸枣仁、柏子仁养心安神。

11 月 6 日复诊：曾咳嗽日久治疗无效，服上方 1 剂即效，3 剂痊愈；患者云真特效，求再进 3 剂。

岐按：肺主气司呼吸，肾主纳气，肺阴需要肾阴来充养，只有肾气充足吸入之气才能通过肺气肃降而摄纳于肾。此病咳嗽已 2 月，久咳伤及肺阴，累及伤肾，致肺肾阴虚；肺阴虚不得宣降，导致肺气升降失调，肾亏损于下，导致不能纳气。因此，用苏子降气汤以降气止咳，用养阴清肺汤以养阴清肺，加上金银花、连翘以清热解毒，加柏子仁、酸枣仁以养心安神，加罂粟壳增强止咳之效，诸药配合，故能收效。

2. 燥热咳嗽

医案 1　胡某，男，24 岁。1996 年 7 月 26 日就诊。

感冒后干咳半月，咽痛，痰中带血丝，出盗汗多，曾在当地治疗无效，来就诊，查咽红，舌红苔黄，脉细数，胸透未见异常。

分析：肺阴亏虚，肺失滋润而生燥热，肺气上逆，故干咳、咽痛。咳伤肺络，故痰中带血丝，阴虚火旺出盗汗。舌红苔黄、脉细数均为阴虚有热之象。

辨证：阴虚火旺，燥热伤肺。

治法：养阴润肺，止咳化痰。

方药：银翘玄麦汤加味：金银花 10 克，连翘 10 克，玄参 10 克，麦冬 10 克，生地 10 克，杭芍 10 克，丹皮 10 克，贝母 6 克，牛蒡子 10 克，薄荷 6 克，知母 20 克，石膏 30 克，黄芩 20 克，黄连 6 克，杏仁 10 克，酸枣仁 20 克，白及 20 克，桑白皮 20 克，山豆根 8 克，射干 10 克，广三七 3 克（捣细，另包冲服）。

3 剂，每日 1 剂，水煎服，日 3 服。

方解：金银花、连翘清热解毒，生地、玄参养阴润燥，为主药。麦冬、白芍助生地、玄参养阴清肺而润燥，丹皮助生地、玄参凉血解毒，为辅药。贝母清化热痰，牛蒡子、薄荷宣肺利咽，为佐药。生甘草泻火解毒为使药。方中加知母、石膏、黄芩、黄连清热泻火解毒，杏仁止咳化痰平喘，桑白皮泻肺热平喘，山豆根、射干利咽祛痰，酸枣仁养心安神。白及、广三七止血。

于 8 月 1 日复诊：药后咳轻，痰中无血丝，治用上方再进 3 剂而愈。

医案2　胡某，女，24 岁。1988 年 12 月 13 日就诊。

感冒咳嗽痰不利，胸部闷痛 3～4 天，早、晚咳著、咳溺，大便干，舌红苔白，脉滑数。

分析：风寒袭表，郁久化热，肺阴亏耗，失于清润，故见咳嗽痰不利。肺气失宣，痰涎上壅，气机升降失调，气逆于上，故胸部闷痛 3～4 天、早晚咳著。肾主纳气，肾虚则气不摄纳，故见咳溺。

辨证：风寒束表，郁久化热，肺气失宣。上实下虚之证。

治法：宣肺降逆，止咳平喘，养阴润肺。

方药：苏子降气汤加味：紫苏子 10 克，制半夏 10 克，炙甘草 6 克，当归 10 克，肉桂 6 克，陈皮 10 克，前胡 10 克，厚朴 10 克，杏仁 10 克，紫菀 10 克，川贝 6 克（另包冲服），酸枣仁 20 克，诃子 10 克，玄参 20 克，生地 20 克，麦冬 20 克。

2 剂，水煎服。每日 1 剂，一日 3 次。

方解：苏子平喘止咳、制半夏降逆祛痰为主药，厚朴、陈皮、前胡协助主药宣肺下气，化痰止咳而治上盛。少许肉桂温肾纳气、治肾虚气不摄纳的下虚证，为辅药。当归养血补虚、滋润各药的燥性，为佐药。甘草和中，生姜和胃降逆，为使药。方中加杏仁、紫菀、贝母止咳、化痰、平喘，酸枣仁养心安神，玄参、麦冬、生地滋阴、润肺、生津，诃子敛肺止溺。

随访，服药 2 剂后诸症消失。

3. 肾虚咳嗽

医案　任某，女，55 岁。1990 年 5 月 11 日就诊。

患慢性气管炎 20 余年反复发作，此次复发已 10 余天，现咳嗽气喘，痰咳不利，甚则日夜咳喘，口干咽痒，咳甚则遗尿，大便干结，舌红苔白，脉浮数。

分析：久病耗伤肺肾，致气阴两虚，此为本。此次外感风热，引动内虚，此为表。肺气上逆，故见咳嗽气喘，痰咳不利，甚则日夜咳喘，口干咽痒。肺肾阴虚，又复感风热，热灼津液，故见大便干结。肺肾气虚不能固摄，故见咳甚则遗尿。舌红苔白、脉浮数为风热袭表之症。

辨证：久病体虚，阴虚火旺，肾不固摄。

治法：养阴清肺，宣肺平喘，固肾止溺。

方药：银翘玄麦汤加味：金银花 15 克，连翘 10 克，玄参 15 克，麦冬 15 克，生地 15 克，杭芍 15 克，丹皮 10 克，贝母 6 克，牛蒡子 10 克，薄荷 6 克，杏仁 20 克，紫菀 20 克，酸枣仁 20 克，诃子 10 克，五味子 6 克，石膏 30 克，麻黄 3 克。

3 剂，每日 1 剂，水煎服，一日 3 次。

方解：金银花、连翘清热解毒，生地、玄参养阴润燥，为主药。麦冬、白芍助生地、玄参养阴清肺而润燥，丹皮助生地、玄参凉血解毒，为辅药。贝母清化热痰，牛蒡子、薄荷宣肺利咽，为佐药。生甘草泻火解毒，为使药。方中加杏仁、紫菀、前胡止咳、平喘、化痰，酸枣仁、五味子养心安神、收敛肺气，诃子敛肺止溺，麻黄、石膏清里达表、宣肺平喘。

5 月 16 日复诊：药后大便通畅，咳喘轻、痰利，遗尿也少了，治疗效不更方，前方再进 3 剂。

1 月后随访，中药 6 剂，咳喘平稳，咳溺消失，诸症控制。

4. 肺虚咳嗽

医案 1 谢某，女 25 岁。1988 年 11 月 18 日就诊。

因咳嗽气喘日久，口舌干燥，大便干结，咳则遗尿，脉细数。

分析：燥热伤肺，致气阴两虚，肺虚失其清肃润降之常，故见咳嗽气喘、口舌干燥、大便干、脉细数。

辨证：肺阴不足，燥热伤肺。

治法：清燥润肺，化痰止咳。

方药：清燥救肺汤加味：桑叶 10 克，石膏 20 克，阿胶 10 克，沙参 10 克，杏仁 10 克，麦冬 10 克，胡麻仁 10 克，枇杷叶 10 克，甘草 3 克，前胡 10 克，知母 20 克，苏子 10 克，白芥子 10 克，川贝母 6 克，酸枣仁 20 克，麻黄 3 克。

2 剂，水煎服。每日 1 剂，一日 3 次。

方解：桑叶、石膏清宣肺燥，清肺胃燥热，为主药。麦冬、阿胶、胡麻仁滋阴润肺，为辅药。杏仁、枇杷叶肃降肺气，沙参益气生津，为佐药。甘草调和诸药为使药。方中加前胡、苏子、白芥子、贝母、麻黄平喘、止咳、祛痰，加知母滋阴润燥，酸枣仁养心安神。

后诸症消失。

医案 2 贾某，女，31 岁。1988 年 11 月 25 日就诊。

因感冒咳嗽气喘，胸部咳痛，鼻出气热，大便不利，咳溺已 3 天，怀孕已 6 个月，日夜咳嗽气喘加重，脉细数，咽微红，咽干痛。

分析：风热犯肺，热盛气壅，肺气奔迫，故见咳嗽气喘、鼻出气热。肺失清肃，热灼津伤，故见咽干、咽红痛。肺与大肠相表里，肺津受伤，热邪移于大肠，故大便不利。

辨证：风邪郁久化热，肺气失宣。

治法：养阴清肺，止咳化痰。

方药：银翘玄麦汤（自拟方）：金银花 20 克，连翘 20 克，玄参 20 克，麦冬 10 克，生地 20 克，杭芍 20 克，丹皮 10 克，牛蒡子 10 克，甘草 6 克，川贝母 6 克，杏仁 10 克，紫菀 10 克，前胡 10 克，酸枣仁 20 克，浮海石 20 克，胆南星 6 克，桑白皮 20 克，荆芥 6 克，生姜 3 片。

2 剂，水煎服。每日 1 剂，一日 3 次。

方解：金银花、连翘清热解毒，生地、玄参养阴润燥，为主药。麦冬、白芍助生地、玄参养阴清肺而润燥，丹皮助生地、玄参凉血解毒，为辅药。贝母清化热痰，牛蒡子、薄荷宣肺利咽，为佐药。生甘草泻火解毒，为使药。方中加杏仁、紫菀、前胡止咳、平喘、化痰，浮海石、胆南星清化热痰，桑白皮泻火平喘，酸枣仁安心养神，荆芥、生姜散风寒。

药后诸症消失。

5. 咳嗽咳血（支气管扩张）

医案1　吴某，女，40岁。1994年1月12日就诊。

每天早晨咯血半月余，每次咯鲜红血，西医诊断为“支气管扩张”。咳嗽，心慌气短，伴口干、大便秘结，舌红苔薄黄，脉细数。

分析：肺阴亏虚，肺失滋润而生燥热，肺气上逆，故咳嗽口干。咳伤肺络，故咳血。阴虚火旺，血不养心，则心慌气短、大便秘结。舌红苔薄黄、脉细数为阴虚有热之象。

辨证：属肺阴虚火旺，灼伤肺系脉络，故而咯血。

治法：养阴清肺，泻火宁血。

方药：银翘玄麦汤加味：金银花15克，连翘10克，玄参10克，麦冬10克，生地10克，白芍10克，丹皮10克，牛蒡子10克，薄荷6克，贝母6克（另包冲服），白及20克，桑白皮20克，焦地榆20克，焦芥穗20克，仙鹤草20克，酸枣仁20克，知母20克，石膏30克，阿胶20克（另包兑服），广三七6克（另包冲服）。

3剂，水煎服，每日1剂，一日3次。

方解：金银花、连翘清热解毒，生地、玄参养阴润燥，为主药。麦冬、白芍助生地、玄参养阴清肺而润燥，丹皮助生地、玄参凉血解毒，为辅药。贝母清化热痰，牛蒡子、薄荷宣肺利咽，为佐药。生甘草泻火解毒，为使药。方中加白及、仙鹤草收敛止血，焦地榆、焦芥穗止血，桑白皮泻肺热止血，酸枣仁养心安神，知母、石膏清热泻火，阿胶补血止血，广三七化瘀止血。

2月2日复诊：药后咯血已止，再未发生，已愈。

本方每年治10余例，皆愈。

医案2　胡某，男，40岁。1989年3月18日就诊。

咳嗽咯血5天伴流鼻血，血色鲜红及暗红，口干喜饮水，舌红苔薄黄，脉细数。

分析：肺阴亏虚，肺失滋润而生燥热，肺气上逆故咳嗽。鼻为肺窍，虚火上咽损伤肺系。血液上逆于清道而流鼻血。口干喜饮水、舌红苔薄黄、脉细数皆属于阴虚火旺之象。

辨证：属阴虚火旺，灼伤肺络。

治法：养阴清肺，凉血止血。

方药：银翘玄麦汤加味：金银花15克，连翘10克，玄参10克，麦冬10克，生地10克，白芍10克，丹皮10克，牛蒡子10克，薄荷6克，贝母6克（另包冲服），白及20克，阿胶20克，桑白皮10克，知母20克，石膏30克，焦芥穗10克，仙鹤草20克。

2剂，水煎服，每日1剂，一日3次。

方解：金银花、连翘清热解毒，生地、玄参养阴润燥，为主药。麦冬、白芍助生地、玄参养阴清肺而润燥，丹皮助生地、玄参凉血解毒，为辅药。贝母清化热痰，牛蒡子、薄荷宣肺利咽，为佐药。生甘草泻火解毒，为使药。方中加白及、仙鹤草收敛止血，焦芥穗止血，桑白皮泻肺热止血，知母、石膏清热泻火，阿胶补血止血。

连服4剂，诸症消失。

医案3　贾某，男，50岁。1989年4月27日就诊。

咳嗽咯鲜血3月，每次咯3～4口，经常饮酒，酒后咳嗽咯鲜血，舌红苔黑，大便干，脉弦数。

分析：肺阴亏虚，肺失滋润而生燥热，肺气上逆故咳嗽。咳伤肺络而咳鲜血。由于经常饮酒伤肺胃而肺胃积热导致的咳嗽咯血，舌红苔黑、大便干、脉弦数属肺胃热盛之象。

辨证：属肺胃积热，热伤肺络。

治法：养阴清肺，凉血止血。

方药：银翘玄麦汤加味：金银花15克，连翘10克，玄参10克，麦冬10克，生地10克，白芍10克，丹皮10克，牛蒡子10克，薄荷6克，贝母6克（另包冲服），知母20克，石膏30克，葛根20克，白及30克，焦芥穗20克，桑白皮20克。

2剂，水煎服，每日1剂，一日3次。

方解：金银花、连翘清热解毒，生地、玄参养阴润燥，为主药。麦冬、白芍助生地、玄参养阴清肺而润燥，丹皮助生地、玄参凉血解毒，为辅药。贝母清化热痰，牛蒡子、薄荷宣肺利咽，为佐药。生甘草泻火解毒，为使药。方中加白及收敛止血，焦芥穗止血，桑白皮泻肺热止血，知母、石膏清热泻火，葛根解酒。

药后咳嗽咯血消失，因饮酒所致，故本方加葛根以解酒毒。

岐按：用本方每年治数十例皆效验。

6. 咳嗽（右下肺炎）

医案1　马某，男，32岁。1990年5月8日初诊。

恶寒发热3天，干咳胸痛，舌红苔薄黄，脉浮数。胸透为“右下肺炎”。

分析：风寒束于肌表，腠理闭塞，阻遏经络，故恶寒发热。肺阴虚，肺津受灼、肺气失宣，故干咳无痰。肺失清润，气机不利，故咳胸痛。舌红苔薄黄、脉浮数为热邪之症。

辨证：风寒束表，郁久化热，热伤肺卫，肺津受灼。

治法：养阴清肺，宣肺平喘。

方药：银翘玄麦汤加麻黄6克，杏仁10克，石膏30克，黄芩10克，元胡索20克，鱼腥草30克。

2剂。水煎服，每日1剂，一日3次。

方解：金银花、连翘清热解毒，生地、玄参养阴润燥，为主药。麦冬、白芍助生地、玄参养阴清肺而润燥，丹皮助生地、玄参凉血解毒，为辅药。贝母清化热痰，薄荷宣肺利咽，为佐药。生甘草泻火解毒，为使药。方中加麻黄、杏仁、石膏宣肺平喘、清里达表，黄芩、鱼腥草清热解毒，元胡活血止痛。

5月11日复诊：药后烧退、咳嗽减轻，但仍胸痛。治疗前方加元胡索30克，酸枣仁20克。3剂，水煎服。

上方共服5剂，诸症消失而愈。

医案2　陈某，女，30岁。1983年1月22日就诊。

1月来咳嗽，呕吐脓痰，右下胸痛，夜间咳甚，咽红，大便秘结，舌红苔黄，脉浮数。今胸透为“右下肺炎”，曾多次服西药治疗无效。

分析：痰热壅肺，肺气上逆，故咳嗽。瘀热内结成痈，则呕吐脓痰。邪犯于肺，肺为热毒熏灼，气失清肃，不得宣扬，故右下胸痛、夜间咳甚。风热犯肺，肺失清肃，热灼津液，故咽红。肺经热移于大肠，导致大便秘结，舌红苔黄，脉浮数，为热毒壅甚之象。

辨证：肺气失宣，热毒内盛，灼伤肺阴。

治法：清热解毒，宣肺化痰，养阴清肺。

方药：银翘玄麦汤加味：金银花15克，连翘10克，玄参20克，麦冬20克，生地20克，杭芍20克，丹皮10克，贝母6克，牛蒡子10克，薄荷10克，杏仁10克，紫菀10克，半夏10克，黄芩15克，前胡10克，酸枣仁20克，桑白皮10克，甘草3克。

3剂，水煎服，每日1剂，日3服。

方解：金银花、连翘清热解毒，生地、玄参养阴润燥，为主药。麦冬、白芍助生地、玄参养阴清肺而润燥，丹皮助生地、玄参凉血解毒，为辅药。贝母清化热痰，牛蒡子、薄荷宣肺利咽，为佐药。生甘草泻火解毒，为使药。方中加杏仁、紫菀、前胡、桑白皮止咳平喘、清热化痰，半夏燥湿化痰，酸枣仁养心安神。

1月24日复诊：药后诸症明显好转，求前方3剂。

1月30日三诊：诸症消失，胸透正常，病告痊愈。

医案3　彭某，男，7岁。1980年4月14日就诊。

咳嗽发热5天，经服用安乃近、吗啉胍（病毒灵）、胃蛋白酶、庆大霉素、土霉素等西药治疗4天无效。诊见咳嗽无痰，口干喜饮水，鼻息煽动，咽红，头身痛，食纳差，精神差，大便干结，舌红苔薄黄，脉浮数。体温38.5℃。今天胸透见“右下肺叶片状淡薄阴影”，诊为右下肺炎。求服中药治疗。

分析：风热犯热，肺失清肃，热灼津液，故见咳嗽无痰、口干喜饮。热甚气壅，故见鼻翼煽动，咽红。风热袭表、脉络不通，故见头身痛。脾为后天之本，气血生化之源。脾失健运，故见食纳差。肺与大肠相表里，肺津受伤，热邪移于大肠，故大便干结。舌红苔薄黄、脉浮数为热邪壅盛之象。

辨证：肺胃阴虚，肺燥津亏。

治法：养阴清肺，宣肺止咳，泻热通便。

方药：银翘玄麦汤加味：金银花10克，连翘10克，玄参10克，麦冬10克，生地10克，杭芍10克，丹皮6克，贝母3克，牛蒡子6克，薄荷3克，柴胡10克，石膏15克，山豆根5克，射干5克，马勃5克，杏仁6克，蝉蜕3克，大黄3克。

1剂，水煎服，每日服3次，因病重只给1剂。以观后效。

方解：金银花、连翘清热解毒，生地、玄参养阴润燥，为主药。麦冬、白芍助生地、玄参养阴清肺而润燥，丹皮助生地、玄参凉血解毒，为辅药。贝母清化热痰，牛蒡子、薄荷宣肺利咽，为佐药。生甘草泻火解毒，为使药。方中加柴胡、石膏清热泻火。加山豆根、射干、马勃、蝉蜕利咽解毒、开宣肺气，杏仁止咳平喘，大黄泻热通便。

4月15日复诊：药后大便稀了，想吃饭了，但仍发热，体温38℃，干咳。治疗上方去大黄加鱼腥草20克，麻黄3克，川贝6克，酸枣仁20克。2剂，每日1剂，水煎服。

4月17日三诊：药后精神好转，发热已退，咳轻，鼻不煽了，舌红苔薄黄，大便干，食纳差，脉浮缓，治疗同4月14日方，2剂。

4月19日四诊：前天胸透好转，咳嗽减少，体温正常，饮食如常，精神好多，舌红苔薄黄白，大便正常。因病后体虚而出盗汗。用银翘玄麦汤加党参20克，黄芪30克，龙骨、牡蛎各30克，白术10克，防风10克。2剂而愈。

7. 风热犯肺咳嗽（肺炎）

医案 李某，男，40岁。1980年4月2日初诊。

咳嗽见铁锈色黄痰，气喘、恶寒、发热2周，大便干，左胸痛，舌红苔白，脉浮数。胸透为“左下肺炎”。

分析：风寒束表，郁久化热，表寒未解，肺有郁热，故见恶寒、发热。肺失于宣散，气机不畅，故见气喘、胸痛。风热犯肺，肺失清肃，热灼津液，故咳嗽见铁锈色黄痰。肺与大肠相表里，肺津受伤，热邪壅滞，故见大便干。舌红苔白、脉浮数为风热在表之症。

辨证：风寒束表，郁久化热，热伤肺络，络脉不通。

治法：宣肺平喘，养阴清肺，泄热通便。

方药：银翘玄麦汤加味：金银花15克，连翘15克，生地15克，玄参10克，麦冬10克，白芍20克，丹皮10克，贝母6克，牛蒡子10克，薄荷6克，甘草3克，杏仁10克，紫菀10克，前胡10克，大黄10克（另包后下），乳香20克，没药20克，鱼腥草30克。

2剂，水煎服，每日1剂，一日3次。

方解：金银花、连翘清热解毒，生地、玄参养阴润燥，为主药。麦冬、白芍助生地、玄参养阴清肺而润燥，丹皮助生地、玄参凉血解毒，为辅药。贝母清化热痰，薄荷宣肺利咽，为佐药。生甘草泻火解毒，为使药。方中加杏仁、紫菀、前胡止咳平喘、降气化痰，大黄泻热通便，乳香、没药活血止痛，鱼腥草清热解毒，排脓化痰。

4月4日复诊：药后微汗出，咳痛轻了。但今晨又咳一口痰，痰中带血，治疗用前方加白及、仙鹤草各20克。

4月9日三诊：药后诸症已好，胸透肺炎好了。

8. 咳嗽（大叶性肺炎）

医案 张某，女，20岁。1994年5月9日就诊。

发热咳嗽经当地用利巴韦林（病毒唑）、输液、口服咳特灵等治疗7天无效。现夜间发热咳嗽，痰不利，头痛心慌，大便干结，咽干喜饮水，咽红肿痛，舌红苔薄黄，脉浮数。体温39℃，查血常规：白细胞13.20×10^9/升，中性粒细胞0.79，淋巴细胞0.21，胸透确诊为“大叶性肺炎”。

分析：风热犯肺，肺失清肃，热灼津液，故咳嗽、痰不利。风热上扰则头痛。肺阴亏虚，肺失滋润而生燥热。肺气上逆，故咽干喜饮水。热灼津液，故咽红肿痛、大便干结。舌红苔薄黄、脉浮数为热邪之症。

辨证：风热犯肺，肺气失宣，郁久化热。

治法：养阴清肺，宣肺化痰，清热解毒。

方药：银翘玄麦汤加味：金银花10克，连翘10克，玄参10克，麦冬10克，生地10克，白芍20克，丹皮10克，牛蒡子10克，山豆根10克，射干10克，细辛6克，柴胡10克，石膏30克，知母20克，黄芩20克，黄连6克，蒲公英30克，川贝6克（另包冲服），酸枣仁20克，大黄10克（另包后下）。

2剂，水煎服，每日1剂，日3服。

方解：金银花、连翘清热解毒，生地、玄参养阴润燥，为主药。麦冬、白芍助生地、玄参养阴清肺而润燥，丹皮助生地、玄参凉血解毒，为辅药。贝母清化热痰，薄荷宣肺利咽，为佐药。生甘草泻火解毒，为使药。方中加山豆根、射干、牛蒡子利咽祛痰、散肿，细辛宣通鼻窍、祛风散寒，柴胡、石膏、知母、黄芩、黄连、蒲公英清热解毒，酸枣仁养心安神，大黄泻热通便。

5月11日复诊：药后发热已降至37℃，咳嗽胸痛稍减轻，治用前方2剂。

5月13日三诊：咽痛消失，大便通畅，咳嗽胸痛减轻。今用金银花20克，连翘10克，玄参10克，麦冬10克，生地10克，白芍15克，丹皮10克，川贝6克，酸枣仁20克，百部10克，桑白皮10克，麻黄3克，杏仁10克，石膏20克，甘草3克，苏子10克，黄连3克，龙骨、牡蛎各20克，鱼腥草20克，仙鹤草20克。6剂，水煎服。

5月24日四诊：药后诸症消失，胸透原病灶已基本吸收消散，其他（－）。病告痊愈。

9. 咳嗽（两肺下叶肺炎）

医案1　余某，男，31岁。1995年9月14日就诊。

恶寒、发热、咳嗽胸痛8天，在当地治疗时轻时重，甚则高热体温40℃，反复发作，食纳差，精神差，伴大便干，舌红苔黄，脉浮数。拍片诊为“两肺下叶肺炎”。

分析：风寒犯肺，肺气失宣，风寒束于肌表，腠理闭塞，阻遏筋络，故恶寒发热。日久不愈，耗伤肺气，肺气清肃难复，则咳嗽。痰热交阻胸中，故胸痛。肺与大肠相表里，肺经热于大肠，故大便干。脾失健运，故食纳差、精神差。舌红苔薄黄、脉浮数为热邪壅滞之征。

辨证：风寒束表，肺气不宣，郁久化热。

治法：宣通肺气，养阴清肺，泄热通便。

方药：金银花20克，连翘10克，玄参20克，麦冬20克，生地20克，杭芍30克，丹皮10克，牛蒡子10克，薄荷10克，麻黄4克，杏仁10克，石膏30克，甘草6克，知母20克，川贝6克，酸枣仁20克，黄芩20克，黄连6克，葶苈子20克，鱼腥草20克。

3剂，水煎服，每日1剂，日3服。

方解：金银花、连翘清热解毒，生地、玄参养阴润燥，为主药。麦冬、白芍助生地、玄参养阴清肺而润燥，丹皮助生地、玄参凉血解毒，为辅药。贝母清化热痰，薄荷宣肺利咽，为佐药。生甘草泻火解毒，为使药。方中加麻黄、杏仁、石膏宣肺平喘、清里达表，知母、黄芩、黄连、葶苈子、鱼腥草泻火解毒，酸枣仁养心安神。

9 月 19 日复诊：药后恶寒发热，咳嗽胸痛均减轻，大便不干结，精神好，饮食增加，治遵效不更方，上方再进 3 剂。

随访共服中药 6 剂全好了。

岐按：肺炎无论中医西医治疗，只要诊断明确用药准确均可取得很好的效果，我用中药治疗肺炎，无论老少男女，一般用药 6 剂，多则 9 剂即可治愈，而且中医治疗较西医费用节省三分之二或一半，深受广大病人欢迎。

第三节　喘证

呼吸急促，甚至张口抬肩、鼻翼煽动为特征。

临床如支气管哮喘、慢性喘息性支气管炎、肺炎、肺气肿、心脏性哮喘在发生呼吸困难时，可参照辨证论治。

多因外感六淫、内伤饮食、情志，以及病后虚弱所致。

分为虚喘、实喘。

1. 咳喘（肺炎）

医案　汪某，女，26 岁。1997 年 3 月 21 日就诊。

因咳嗽气喘，右下肺炎，感染打针 1 周乏效，现仍咳嗽气喘，昨夜通宵咳喘难眠，右下肺可闻及湿鸣音及喘鸣音，大便干，舌红苔薄黄，脉浮数。

分析：风寒犯肺，肺有郁热，肺气失宣，故见咳嗽气喘。心藏神，热扰神明，故见通宵咳喘难眠。舌红苔薄黄、脉浮数、大便干均为热在肺卫之证。

辨证：风寒犯肺，郁久化热，肺气失宣，热挠神明。

治法：宣肺化痰，养阴清肺，养心安神。

方药：麻杏石甘汤合养阴清肺汤加味：麻黄 3 克，杏仁 10 克，石膏 20 克，甘草 3 克，金银花 10 克，连翘 10 克，玄参 10 克，麦冬 10 克，生地 10 克，白芍 20 克，丹皮 10 克，牛蒡子 10 克，薄荷 6 克，川贝 6 克，酸枣仁 20 克，柏子仁 20 克，百部 20 克，地龙 10 克，黄芩 10 克，鱼腥草 30 克。

3 剂，水煎服，每日 1 剂，日 3 服。

方解：本方重用生石膏之辛寒，合麻黄以清里达表，宣肺平喘，又用甘草、杏仁化痰止咳为助。方中加金银花、连翘清热解毒，玄参、麦冬、生地、白芍、丹皮、贝母、薄荷、牛蒡子养阴清肺，加酸枣仁、柏子仁养心安神，百部润肺止咳，地龙平喘，黄芩、鱼腥草清热解毒、排脓。

4 月 8 日复诊：服药诸症缓解，前几日上班又加重，今求上方 3 剂。

2. 哮喘（肺气肿）

医案1　冯某，女，36岁。1986年12月30日就诊。

咳嗽气喘，痰多不利2月余，胃中觉冷，大便干结，西医诊为“哮喘肺气肿”，治疗效果不佳。脉沉细，舌暗红苔薄白。

分析：痰浊上壅于肺，气道被阻，肺气失宣，故咳喘、痰多不利，痰浊困于脾胃。脾为生痰之源，故胃中觉冷。内湿日久化热，故大便干，舌暗红，苔薄白，脉沉细浮，痰郁久化热而伤阴。

辨证：痰湿阻肺，肺气不宣，痰郁久化热而伤阴。

治法：养阴清肺，降气化痰。

方药：银翘玄麦汤合苏子降气汤：金银花20克，连翘10克，玄参10克，麦冬10克，生地10克，白芍20克，丹皮10克，牛蒡子10克，薄荷10克，甘草3克，川贝6克，苏子10克，陈皮10克，半夏10克，当归10克，前胡10克，杏仁10克，栝楼仁20克，大黄10克。

5剂，水煎服，每日1剂，日3服。

方解：金银花、连翘清热解毒，生地、玄参养阴润燥，为主药。麦冬、白芍助生地、玄参养阴清肺而润燥，丹皮助生地、玄参凉血解毒，为辅药。贝母清化热痰，薄荷宣肺利咽，为佐药。生甘草泻火解毒，为使药。方中加苏子、半夏降气化痰、止咳平喘，陈皮理气化痰，前胡宣降肺气，当归养血，栝楼仁润肺化痰，大黄泻火通便。

1987年1月3日复诊：药5剂后咳嗽气喘轻，痰少，食增，有点精神了，求继用上方3剂。

1月6日三诊：药后咳喘明显好转，基本控制，行走上坡不气喘了，食增，求继用原有效方3剂。

2月11日四诊：药后至今未复发，已愈。

医案2　王某，男，46岁。1979年11月26日就诊。

患支气管哮喘数年，咳嗽，胸闷，夜喘甚，痰不利，口干，不思饮食，失眠，舌红苔薄白，脉浮数。

分析：痰留伏于肺，为诱因所触发。气道受阻，痰气相击，故喘促哮鸣有声。痰不能咳出，肺气阻闭，胸阳不伸，故胸闷。痰浊上壅于肺，肺气失宣，故喘咳痰多，肺阴虚津液不足，不能上承则口干。脾失健运，故不思饮食。心神被扰，神志不安，则失眠。痰湿属阴，夜晚寒气盛，故夜喘甚。舌红苔薄白、脉浮数均为痰热互结之征象。

辨证：痰热交阻，肺气失宣，肺胃阴虚，心神不宁。

治法：宣肺平喘，滋阴化痰，养心宁神。

方药：银翘玄麦汤加味：金银花15克，连翘10克，玄参10克，麦冬10克，生地10克，白芍10克，丹皮10克，牛蒡子10克，薄荷10克，甘草3克，川贝6克（另包冲服），杏仁10克，紫菀10克，射干10克，厚朴10克，石膏20克，柏子20克，酸枣仁30克，半夏10克。

3剂，水煎服，每日1剂，日3服。

方解：金银花、连翘清热解毒，生地、玄参养阴润燥，为主药。麦冬、白芍助生地、玄参养阴清肺而润燥，丹皮助生地、玄参凉血解毒，为辅药。贝母清化热痰，薄荷宣肺利咽，为佐药。生甘草泻火解毒，为使药。方中加杏仁、紫菀、半夏止咳平喘、燥湿化痰，射干利咽，厚朴行气平喘，石膏清胃热，柏子仁、酸枣仁养心安神。

11 月 28 日复诊：药后咳喘、睡眠均见效，唯痰鸣、气喘。治用前方加莱菔子 10 克，蝉蜕 10 克，地龙 10 克。3 剂。

12 月 1 日三诊：药后好转，诸症减轻。遵效不更方，继用 11 月 28 日方药，3 剂。

12 月 15 日四诊：哮喘因受凉复发，要求用 11 月 28 日方效果好，再加麻黄 6 克，再 3 剂。

哮喘再未复发。

医案 3　张某，男，63 岁。1979 年 12 月 7 日初诊。

因咳嗽气喘加重 20 余天，曾服中西药乏效。诊见咳嗽气喘，痰咳不利，夜间咳喘加重，咽痒，舌红苔薄白，脉浮数。

分析：风寒先犯于皮毛，内合于肺，邪实气壅，肺失宣降，故咳嗽气喘。肺阴虚津液被灼，则咳痰不利，咽痒。痰湿属阴，夜晚寒气盛，故夜喘甚。舌红苔薄白、脉浮数属于郁久化热之象。

辨证：风寒束表，肺气失宣，郁久化热。

治法：养阴清肺，宣肺平喘，养心安神。

方药：银翘玄麦汤加味：金银花 15 克，连翘 10 克，玄参 10 克，麦冬 10 克，生地 10 克，白芍 10 克，丹皮 10 克，牛蒡子 10 克，薄荷 6 克，甘草 3 克，贝母 6 克（另包冲服），杏仁、紫菀、前胡、桑白皮、苏子、白芥子各 10 克，栝楼仁、柏子仁、酸枣仁各 20 克。

2 剂，水煎服，每日 1 剂，一日 3 次。

方解：金银花、连翘清热解毒，生地、玄参养阴润燥，为主药。麦冬、白芍助生地、玄参养阴清肺而润燥，丹皮助生地、玄参凉血解毒，为辅药。贝母清化热痰，牛蒡子、薄荷宣肺利咽，为佐药。生甘草泻火解毒，为使药。方中加杏仁、紫菀、前胡、苏子、芥子、桑白皮止咳平喘、降气祛痰、温肺，栝楼仁润肺化痰，柏子仁、酸枣仁养心安神。

12 月 10 日复诊：药后好转，咳喘减轻，睡眠好。治疗上方再进 3 剂。

12 月 17 日来三诊：共服 5 剂后诸症消失而痊愈。

医案 4　刘某，女，29 岁。1990 年 3 月 27 日就诊。

因过敏性咳喘反复发作，住院治疗，曾自服各种西药氯苯那敏（扑尔敏）、泼尼松（强的松）效不佳。诊见：咳嗽气喘，胸部闷，干咳，痰不利，咽部潮红痒，日夜咳喘，动则尤甚，大便干结，脉细数。

分析：肺主呼吸，外合皮毛，风寒先犯皮毛，内合于肺，邪实气壅，肺失宣降，故咳嗽气喘、胸部闷。肺阴亏虚肺失滋润，肺气上逆，故干咳、痰不利、咽部潮红痒。肺虚则气失所主故日夜咳喘，动则尤甚。大便干结、脉细数属阴虚津亏之象。

辨证：属风寒犯肺，肺气失宣，郁久化热，耗损肺阴。

治法：疏风散寒，宣通肺气，养阴清肺。

方药：银翘玄麦汤加味：金银花 15 克，连翘 10 克，玄参 10 克，麦冬 10 克，生地 10 克，白芍 10 克，丹皮 10 克，牛蒡子 10 克，薄荷 6 克，甘草 3 克，贝母 6 克（另包冲服），杏仁 10 克，紫菀 10 克，厚朴 10 克，知母 20 克，石膏 30 克，酸枣仁 20 克，远志 10 克、苏子 10 克、大黄 10 克，五味子 6 克，罂粟壳 6 克，地龙 10 克，蝉蜕 10 克。

3 剂，水煎服，每日 1 剂，一日 3 次。

方解：金银花、连翘清热解毒，生地、玄参养阴润燥，为主药。麦冬、白芍助生地、玄参养阴清肺而润燥，丹皮助生地、玄参凉血解毒，为辅药。贝母清化热痰，牛蒡子、薄荷宣肺利咽，为佐药。生甘草泻火解毒，为使药。方中加杏仁、紫菀、苏子止咳平喘、降气祛痰，罂粟壳敛肺止咳，地龙平喘，厚朴行气平喘，知母、石膏清热泻火，蝉蜕疏风利咽，远志、五味子、酸枣仁养心安神。

共服 8 剂后诸症消失而痊愈。

3. 虚喘（肺气肿）

医案 1 张某，男，82 岁。1995 年 1 月 23 日就诊。

患肺气肿 20 余年。咳嗽气喘，痰不利，干咳，反复发作，时轻时重，冬天加重，经常住院，效果欠佳。见舌红苔白，脉沉弦而滑数。

分析：肺为气之主，肺虚则气失所主，故咳嗽痰不利、干咳。冬天寒气加重，故反复发作、时轻时重、经常住院。舌红苔白、脉滑数为痰浊壅甚之象。

辨证：肺阴虚，痰浊壅盛。

治法：养阴清肺，降浊化痰。

方药：养阴清肺汤合三子养亲汤加味：麦冬 15 克，生地 15 克，白芍 15 克，玄参 15 克，丹皮 10 克，川贝 10 克，甘草 3 克，薄荷 6 克。苏子 10 克，白芥子 10 克，莱菔子 10 克，胆南星 6 克，陈皮 10 克，半夏 10 克，茯苓 10 克，枳实 10 克，黄芩 10 克，杏仁 10 克，紫菀 10 克，酸枣仁 20 克，太子参 20 克。

2 剂，水煎服。每日 1 剂。

方解：生地、玄参养阴润燥、清肺解毒，为主药。麦冬、白芍助生地、玄参养阴清肺而润燥，丹皮助生地、玄参凉血解毒而消痈肿，为辅药。贝母润肺止咳、清化热痰，薄荷宣肺利咽，为佐药。甘草泻火解毒、调和诸药，为使药。方中加苏子、白芥子、莱菔子、杏仁、紫菀止咳平喘、降气化痰、温肺，胆南星燥湿化顽痰，陈皮、半夏理气燥湿化痰，茯苓利水渗湿、祛痰，枳实行气消痰，黄芩泻火解毒，酸枣仁养血安神，太子参补气生津。

3 月 11 日复诊：患者告知服药 2 剂诸症减轻，稍受凉则复发，求原方 3 剂。

岐按：老年肺气肿临床治疗较困难，难以奏效。整理此案供后生参考。本病比较顽固，易控制病情，但常复发，应该加强预防及保养，每年冬春多高发，请多保重。常用养阴润肺、止咳化痰、健脾理气、养心安神，多能奏效，维持生机。

医案 2 邹某，男，70 岁，1995 年 12 月 21 日就诊。

肺气肿老支炎，受凉后咳嗽痰多，早晚半夜均发作。曾输液，口服西药疗效欠佳。

咳嗽胸痛气短，心悸，背心冷痛，清口水多，大便稀，舌红苔黄燥，脉细数。

分析：久病受寒，肺失宣降，故咳嗽胸痛。肺为气之主，肺虚则气失所主，故气短。背心冷痛、清口水多属于阳气不足，寒邪内盛也。舌红苔黄、脉细数属阴虚火旺之象。

辨证：久病气阴两虚，痰浊阻肺，肺气失宣。

治法：养阴清肺，化痰镇咳，温阳散寒。

方药：银翘玄麦汤加味：金银花20克，连翘10克，玄参10克，麦冬20克，生地20克，白芍20克，丹皮10克，牛蒡子10克，苏子10克，陈皮10克，半夏10克，当归10克，前胡10克，桂枝10克，厚朴10克，杏仁15克，紫菀10克，川贝母6克（另包冲服），酸枣仁20克，胆南星10克，罂粟壳6克。

3剂，水煎服，每日1剂，日3服。

方解：金银花、连翘清热解毒，生地、玄参养阴润燥，为主药。麦冬、白芍助生地、玄参养阴清肺而润燥，丹皮助生地、玄参凉血解毒，为辅药。贝母清化热痰，牛蒡子、薄荷宣肺利咽，为佐药。生甘草泻火解毒，为使药。方中加苏子、半夏、杏仁、紫菀平喘止咳、降气化痰，厚朴、前胡宣降肺气、止咳平喘，肉桂温肾纳气、温阳散寒，当归养血润燥，胆南星治顽痰，罂粟壳敛肺止咳，酸枣仁养心安神。

12月25日复诊：药后咳嗽明显减轻，稍能睡眠了，治疗遵效不更方，前方再进3剂。

1996年1月2日三诊：药后心悸气短、痰咳不利、胸痛背心冷痛均明显好转，饮食增加，有点精神了，治疗已显效。遵效不更方，上方继进3剂。

岐按：邹某的病情基本控制住了，他女儿和孙子的气管炎都来治疗，都说效果很好。

医案3　洪某，男，51岁。1988年2月5日就诊。

西医诊为肺气肿，治疗效不佳，咳嗽气喘，痰多咳不利，舌红苔白，脉滑。

分析：痰壅于肺，气道被阻，肺气失降因而咳嗽气喘、痰多不利。舌红苔白、脉滑亦为痰浊内阻。

辨证：久病气阴两虚，痰浊阻滞，肺气失宣。

治法：养阴清肺，化痰平喘。

方药：养阴清肺汤加味：麦冬15克，生地10克，甘草3克，白芍20克，玄参10克，丹皮10克，牛蒡子10克，薄荷10克，川贝6克，杏仁10克，桑白皮10克，酸枣仁20克，半夏10克，五味子10克，紫菀10克。

3剂，水煎服，每日1剂，日3服。

方解：生地、玄参养阴润燥、清肺解毒，为主药。麦冬、白芍助生地、玄参养阴清肺而润燥，丹皮助生地、玄参凉血解毒而消痈肿，为辅药。贝母润肺止咳、清热化痰，薄荷宣肺利咽，为佐药。甘草泻火解毒，调和诸药，为使药。方中加杏仁、紫菀止咳平喘。桑白皮泻肺火、平喘，半夏燥湿化痰，酸枣仁养心安神，五味子敛肺、止咳、平喘。

2月8日复诊：药后诸症稍轻，平稳，治用上方3剂。另用川贝、橘红、鸭梨蒸食之。

此方妙在遣用五味子、紫菀、杏仁、桑白皮、半夏、酸枣仁止咳平喘、养阴清肺以固本，可缓解症状，减轻痛苦。

4. 实喘（内邪袭肺）

医案　侯某，男，71 岁。1994 年 4 月 27 日就诊。

因受凉咳嗽气喘痰多 1 周，夜间尤甚，咳嗽伴背心冷痛，舌红苔白，脉滑。曾服西药效不著。

分析：肺主气，外合皮毛、风寒先犯皮毛，内合于肺，邪实气壅，肺失宣降，故咳嗽气喘。夜晚寒气甚于白天，故见咳嗽气喘、夜间尤甚。心、肺居于上部（胸腔）属阳，背为阳，寒痰冷饮阻滞肺系，阳气不足，则咳嗽伴背心冷痛。舌红苔白、脉滑为寒痰内盛之象。

辨证：风邪犯肺，寒痰阻滞，阳气不足。

治法：养阴清肺，降气化痰，助阳解表。

方药：金银花 15 克，连翘 10 克，玄参 10 克，麦冬 10 克，生地 10 克，白芍 20 克，丹皮 10 克，苏子 10 克，陈皮 10 克，半夏 10 克，前胡 10 克，桂枝 10 克，厚朴 10 克，麻黄 10 克，细辛 6 克，贝母 6 克，薄荷 6 克，生甘草 3 克。

3 剂，水煎服，每日 1 剂，服 3 次。

方解：金银花、连翘清热解毒，生地、玄参养阴润燥，为主药。麦冬、白芍助生地、玄参养阴清肺而润燥，丹皮助生地、玄参凉血解毒，为辅药。贝母清化热痰，薄荷宣肺利咽，为佐药。生甘草泻火解毒，为使药。方中加苏子、半夏降气化痰、止咳平喘，陈皮理气化痰，前胡、厚朴宣降肺气、止咳平喘，桂枝温经通阳，麻黄、细辛宣肺、散寒、平喘、止痛。

5 月 3 日其爱人告知药后已愈。

岐按：此案是老年人常见的病，多因老年体弱、风邪犯肺、寒痰冷饮、阻滞肺系、阳气不足所致，临床治疗比较棘手，难以奏效，治疗时应牢记“肺为娇脏，易虚易实，易寒易热”特点，损有余补不足，调其偏胜方可获效。岐用本方治疗急慢性气管炎数十例，效果满意。

5. 实喘（肺气肿）

医案 1　李某，男，65 岁。于 1992 年 12 月 26 日就诊。

曾诊为“肺气肿”经治乏效，今加重。现咳嗽气喘，痰不利，大便秘结，舌红苔薄黄，脉浮数。

分析：热盛伤津，痰浊阻肺，气机不畅，故咳嗽气喘，痰多不利。热邪伤津故大便秘结，舌红苔薄黄，脉浮数属于肺热，热伤津液。

辨证：久病肺阴虚火旺，痰浊阻滞，肺气失宣。

治法：养阴清肺，化痰止咳，泻肺平喘。

方药：银翘玄麦汤加味：金银花 15 克，连翘 10 克，玄参 20 克，麦冬 20 克，生地

20克，杭芍30克，丹皮10克，牛蒡子10克，薄荷10克，甘草6克，贝母6克（另包冲服），麻黄6克，杏仁10克，石膏30克，葶苈子20克，大黄10克。

2剂，每日1剂，水煎服，日3服。

方解：金银花、连翘清热解毒，生地、玄参养阴润燥，为主药。麦冬、白芍助生地、玄参养阴清肺而润燥，丹皮助生地、玄参凉血解毒，为辅药。贝母清化热痰，牛蒡子、薄荷宣肺利咽，为佐药。生甘草泻火解毒，为使药。方中加麻黄、石膏清里达表、宣肺平喘，杏仁化痰止咳，葶苈子泻肺平喘，大黄泻热通便。

12月31日复诊：咳嗽明显减轻，痰利，大便通畅，仅觉背痛，治用上方加细辛6克，大黄改为黄芩10克，2剂。

1993年1月5日三诊：已不咳喘，背痛消失，唯乏力。用补中益气汤调理善后。本方曾治9例均效验。

医案2　欧某，男，65岁。1980年3月21日就诊。

患“老支炎、肺气肿”。由女儿背来就诊，目前咳嗽气喘，不能行动，动则喘甚，不能平卧，呈半卧位睡眠。两肺可闻及痰鸣音，大便不利，舌红苔白，脉浮数。

分析：喘促日久，痰气壅实于肺，气机不畅，故咳嗽气喘、不能行动、动则咳甚、不能平卧、成半卧位睡眠。大便不利、舌红苔白、脉浮数为湿痰化热、痰火壅盛之象。

辨证：阴虚火旺，肺气失宣。

治法：养阴清肺，宣肺平喘。

方药：银翘玄麦汤加味：金银花15克，连翘10克，玄参10克，麦冬10克，生地10克，杭芍15克，丹皮10克，牛蒡子10克，薄荷10克，甘草3克，贝母6克（另包冲服），杏仁10克，紫菀10克，前胡10克，射干10克，半夏10克，酸枣仁20克。

2剂，水煎服，每日1剂，日3服。

方解：金银花、连翘清热解毒，生地、玄参养阴润燥，为主药。麦冬、白芍助生地、玄参养阴清肺而润燥，丹皮助生地、玄参凉血解毒，为辅药。贝母清化热痰，牛蒡子、薄荷宣肺利咽，为佐药。生甘草泻火解毒，为使药。方中加杏仁、紫菀、前胡、半夏止咳平喘、降气祛痰、燥湿化痰，射干宣肺平喘，酸枣仁养心安神。

3月24日复诊：患者女儿来说药后觉胸不痛了，大便通利了，精神稍好转，但仍不能动，动则喘甚，治用上方加葶苈子10克，大枣5枚，3剂。服法同上。

4月1日三诊：药后咳喘轻，能在室内活动，治用上方再加百合20克，3剂。

4月5日四诊：患者已能自己走来就诊，也不要陪人，舌淡红苔薄白，脉滑弦。治用上方再进3剂，以固疗效。后用补中益气汤加玄参、麦冬、杏仁、紫菀、前胡、胆南星调理善后。

医案3　陈某，女，50岁。1980年2月29日就诊。

肺气肿2年，咳喘气喘，痰不利，不能平卧，胸背痛，伴心悸失眠，舌红苔白，脉弦滑。

分析：肺主气司呼吸。久病致肺的呼吸功能失常，必然影响宗气的生成和气的运动，肺主一身之气和呼吸之气的作用也就减弱。如果肺丧失了呼吸的功能，清气不能吸入，浊气不能排出，人的生命将会终结。所以说肺主一身之气的作用主要取决于肺的呼吸功能。肺主宣发和肃降。肺失宣发即可出现胸闷气短，不能平卧。肺气不宣，气机不畅故胸背痛。肺失于肃降，即可出现心悸失眠。舌红苔白、脉弦滑属于痰湿阻滞。《素问·至真要大论》亦说“诸气膹郁，皆属于肺”。久病肺阴虚火旺，伤津，津液灼为痰。

辨证：痰浊阻滞，肺气失宣，心神失养。

治法：养阴清肺，宣肺平喘，养心安神。

方药：银翘玄麦汤加味：金银花 15 克，连翘 10 克，玄参 10 克，麦冬 15 克，生地 15 克，杭芍 15 克，丹皮 10 克，牛蒡子 10 克，薄荷 6 克，贝母 6 克（另包冲服），甘草 3 克，杏仁 10 克，紫菀 10 克，前胡 10 克，柏子 20 克、酸枣仁 20 克。

2 剂，水煎服，每日 1 剂，日 3 服。

方解：金银花、连翘清热解毒，生地、玄参养阴润燥，为主药。麦冬、白芍助生地、玄参养阴清肺而润燥，丹皮助生地、玄参凉血解毒，为辅药。贝母清化热痰，牛蒡子、薄荷宣肺利咽，为佐药。生甘草泻火解毒，为使药。方中加杏仁、紫菀、前胡止咳平喘、降气化痰，柏子、酸枣仁养心安神。

3 月 4 日诊复：药后好转，前方 3 剂。

3 月 24 日三诊：好转，微喘面肿。前方加葶苈子 10 克，大枣 5 枚。3 剂，水煎服。

按语：西医诊“肺气肿”，胸透见：两肺透光度增强，两下肺增重，两上肺纹理粗乱。重者为桶状胸。主要临床症状：咳嗽气喘痰不利，胸背痛，呼吸困难，不能平卧，舌红苔白或黄，脉浮数或弦数，病程长久不减轻。服中药可缓解症状，减轻痛苦，延长生存寿命。

6. 肺痨（肺结核，肺阴虚）

医案 1　张某，男，21 岁。1995 年 7 月 14 日就诊。

患“两肺结核”已 3 月余，拍片确诊，经服西药后觉头晕，恶心，食纳差，口干，仍然咳嗽痰多，胸痛出汗多。查体温 37℃，血压 130/100 毫米汞柱，舌暗红苔薄黄，脉细数。

分析：肺阴受伤，清虚失职，肺气上逆而为咳，虚火灼津而成痰，故咳嗽痰多，咳久则肺络损伤故胸痛。肺气耗损，则气无所主，卫阳不固而出汗多。舌暗红苔薄黄、脉细数为气阴两虚。

辨证：肺阴虚火旺，痰浊内阻。

治法：养阴清肺，化痰止咳。

方药：银翘玄麦汤加味：金银花 20 克，连翘 10 克，玄参 10 克，麦仁 20 克，生地 30 克，杭芍 20 克，丹皮 10 克，牛蒡子 10 克，川贝 10 克，薄荷 10 克，生甘草 3 克，龙骨、牡蛎各 30 克，百部 20 克，桑白皮 20 克，半夏 10 克，黄芩 10 克，黄连 6 克，鳖甲 10 克，杏仁 10 克，桔梗 10 克，白及 20 克，焦地榆 20 克，仙鹤草 20 克。

5 剂，水煎服，每日 1 剂，日 3 服。

方解：金银花、连翘清热解毒，生地、玄参养阴润燥，为主药。麦冬、白芍助生地、玄参养阴清肺而润燥，丹皮助生地黄、玄参凉血解毒，为辅药。贝母润肺止咳、清化热痰，牛蒡子、薄荷宣肺利咽，为佐药。生甘草泻火解毒，调和诸药为使药。方中加龙骨、牡蛎平肝潜阳，杏仁、百部止咳平喘、润肺止咳，桑白皮泻肺平喘，半夏燥湿化痰，仙鹤草、焦地榆、白及益气止血、收敛，黄芩、黄连清热泻火，鳖甲滋阴潜阳、软坚散结，桔梗引药上行。

7 月 24 日复诊：诸症好多。治遵效不更方，上方继进 5 剂。

8 月 22 日三诊：药后平稳。上方又 10 剂。

9 月 16 日四诊：诸症消失，求复查，拍片报告："吸收好转"。前方再进 10 剂。

岐按：该方曾治 6 例，均在 3 个月至半年时间控制症状，乃至痊愈。肺结核病程长，需要坚持治疗才能使其钙化痊愈。

医案 2　陈某，女，16 岁。1995 年 7 月 15 日。

拍片发现"双肺结核"，咳嗽痰中带血已 2 月，伴脸面部潮红，手脚心发热，胸痛不减，食纳差。舌红苔薄白，脉细数。

分析：肺阴受伤，清虚失职，肺气上逆，虚火灼津而成痰，故咳嗽。咳久则肺络损伤，故痰中带血、胸痛。脸面潮红、手脚心发热、舌红脉细数均属阴虚有热。

辨证：肺阴虚，火旺，痰浊内阻。

治法：养阴润肺，化痰止咳。

方药：银翘玄麦汤加味：金银花 20 克，连翘 10 克，玄参 10 克，麦仁 20 克，生地 30 克，杭芍 20 克，丹皮 10 克，牛蒡子 10 克，川贝 10 克，薄荷 10 克，生甘草 3 克，龙骨、牡蛎各 30 克，百部 20 克，桑白皮 20 克，半夏 10 克，黄芩 10 克，黄连 6 克，鳖甲 10 克，杏仁 10 克，桔梗 10 克，白及 20 克，焦地榆 20 克，仙鹤草 20 克。

5 剂，水煎服，每日 1 剂，日 3 服。

方解：金银花、连翘清热解毒，生地、玄参养阴润燥，为主药。麦冬、白芍助生地、玄参养阴清肺而润燥，丹皮助生地黄、玄参凉血解毒，为辅药。贝母润肺止咳，清化热痰，牛蒡子、薄荷宣肺利咽，为佐药。生甘草泻火解毒、调和诸药，为使药。方中加龙骨、牡蛎平肝潜阳，杏仁、百部止咳平喘、润肺止咳，桑白皮泻肺平喘，半夏燥湿化痰，仙鹤草、焦地榆、白及益气止血、收敛，黄芩、黄连清热泻火，鳖甲滋阴潜阳、软坚散结，桔梗引药上行。

8 月 7 日复诊：诸症消失。继用原方 15 剂。

8 月 22 日三诊：拍片"稍有吸收"。治同上。应坚持治疗 3 个月可痊愈。

医案 3　毛某，女，54 岁。1993 年 12 月 13 日就诊。

咳嗽反复发作已 2 月余，经治疗不见好转，于 1993 年 12 月 7 日拍片诊断为"左肺Ⅲ型结核"。今求服中药，目前咳嗽，咳白痰多，胸痛咳嗽阵阵发作，甚则咳出黄痰，食纳差，头也咳痛，形体消瘦，大便秘结，舌红苔黄燥，脉细数。经服用西药利福平、异烟肼片、青霉素链霉素效不佳。

分析：肺阴亏耗，阴虚内热，热伤肺络则咳嗽，咳出黄痰。咳久肺络损伤则胸痛阵阵发作，骨蒸日久，伤津食纳差，形体消瘦，生化之机日惫，无以营养百骸。大便秘结、舌红苔黄燥脉细数为阴虚火旺，燥热伤津。

辨证：阴虚火旺，痰浊阻肺。

治法：养阴清肺，固金抗痨。

方药：银翘玄麦汤加味：金银花20克，连翘10克，玄参10克，麦冬20克，生地30克，杭芍20克，丹皮10克，牛蒡子10克，川贝10克，薄荷10克，生甘草3克，龙骨、牡蛎各30克，百部20克，桑白皮20克，黄连6克，杏仁10克，酸枣仁20克。

5剂，水煎服，每日1剂，日3服。

方剂：金银花、连翘清热解毒，生地、玄参养阴润燥，为主药。麦冬、白芍助生地、玄参养阴清肺而润燥，丹皮助生地黄、玄参凉血解毒，为辅药。贝母润肺止咳，清化热痰，牛蒡子、薄荷宣肺利咽，为佐药。生甘草泻火解毒、调和诸药，为使药。方中加杏仁、百部润肺止咳、抗痨，龙骨、牡蛎平肝潜阳，桑白皮泻肺平喘，酸枣仁养心安神，黄连泻火解毒。

12月16日复诊：药后咳嗽减轻，但左胸痛。治用上方加元胡索30克，3剂，水煎服。

12月20日三诊：药后咳嗽左胸痛均减轻，痰少了，大便通畅。治用前方3剂。

12月24日四诊：药后胸痛消失，咳痰减少。治用上方加鳖甲20克，3剂。

12月28日五诊：药后觉胸胃胀痛。显然是鳖甲不适应，故取消鳖甲，继用12月16日方3剂，水煎服。

1994年1月3日六诊：药后咳嗽胸胃胀痛减轻，其他均平稳。治疗再加蛤蚧以增加抗痨能力，故用12月16日方加蛤蚧1对，涂香油烘干共为细粉开水冲服之，每日1克，日3服。

1月7日七诊：药后诸症平稳。继用1月3日药方治之。

1月15日八诊：药后咳嗽胸痛轻微，其他消失了。治疗用上方去蛤蚧继进4剂。

1月20日九诊：药后基本不咳嗽，痰少，胸不痛，有时少许痰不利，二便正常。治疗继用1月3日方4剂。

1月24日十诊：药后诸症已控制。治用金银花10克，连翘10克，玄参20克，麦冬20克，生地20克，杭芍30克，丹皮10克，牛蒡子10克，百部20克，百合10克，龙骨、牡蛎各30克，黄连3克，知母20克，桑白皮20克，酸枣仁20克，川贝6克，天麻20克，枸杞20克，地骨皮20克，元胡索20克，4剂，水煎服。

1月28日十一诊：药后平稳。上方继4剂，水煎服。

2月1日十二诊：药后诸症平稳。上方再4剂。

2月21日十三诊：肺结核服中药已2月余，近月余基本控制，已无不适感觉，且有精神、饮食、二便均正常。结核较顽固，必须坚持治疗，才能彻底根治。岐建议继续服药坚持治疗，继用1月24日方4剂，水煎服。

3月8日十四诊：左肺结核Ⅲ型属浸润期，传染性强，从1993年12月7日起服中药至1994年2月5日后诸症消失。继续服药平稳。今日拍片与前相比较，病灶较前范围略缩小，边缘较前锐利（部分纤维化期）。治用1月24日方药4剂。

3月18日十五诊：药后平稳，拍片复查较前好转。治疗继用1月24日方药4剂。

4月1日十六诊：药后平稳，无不适感。前方4剂，水煎服。

4月18日十七诊：药后无咳嗽咯血，无胸痛、无痰，唯觉咽喉有点辣乎乎感觉。辨证：此系外感风热。治法：清热解毒，散结利咽。方药：用1月24日方加射干10克。4剂，水煎服。

半年后随访已愈。本方曾治6例皆效。见1994年1月15日，彭某患肺结核，求治也效验。

医案4 刘某，男，54岁。1997年2月14日就诊。

因咳嗽反复发作已3年，今胸透为“Ⅲ型肺结核”，咳嗽气喘，有时胸痛，有时咳血，有时出盗汗，五心烦热。求服中药。

分析：肺阴亏虚，阴虚内热，热伤肺络则咳嗽咳血。有时出盗汗，五心烦热，痰热交阻胸中，故胸痛。

辨证：阴虚火旺，灼伤肺络。

治法：养阴清肺，固金抗痨。

方药：银翘玄麦汤加味：金银花20克，连翘10克，玄参10克，麦仁20克，生地30克，杭芍20克，丹皮10克，牛蒡子10克，川贝10克，薄荷10克，生甘草3克，龙骨、牡蛎各30克，百部20克，桑白皮20克，半夏10克，黄芩10克，黄连6克，鳖甲10克，杏仁10克，桔梗10克，白及20克，焦地榆20克，仙鹤草20克。

5剂，水煎服，每日1剂，日3服。

方剂：金银花、连翘清热解毒，生地、玄参养阴润燥，为主药。麦冬、白芍助生地、玄参养阴清肺而润燥，丹皮助生地黄、玄参凉血解毒，为辅药。贝母润肺止咳，清化热痰，牛蒡子、薄荷宣肺利咽，为佐药。生甘草泻火解毒、调和诸药，为使药。方中加杏仁、紫菀、百部止咳平喘、化痰润肺、抗痨，桑白皮泻肺平喘，黄芩、黄连清热泻火，龙骨、牡蛎平肝潜阳，白及收敛止血。另用螃蟹100克，川贝50克，白糖250克，共为细粉冲服，每次10克，一日3次，白开水送下。

上方坚持服用3个月，拍片检查好转，继续治疗可获痊愈。

第四节　胃脘痛

胃痛之主要部位系在胃脘近心窝处，痛时可以牵连胁背，或兼见恶心呕吐、吐酸、嘈杂、大便溏薄或便秘，甚至呕血、便血等症。

多因病邪犯胃、肝气郁结、脾胃虚寒等原因引起。

本症多见于急慢性胃炎，胃、十二指肠溃疡，胃癌，胃神经官能症等。

1. 胃胀痛嗳气（胃炎）

医案1 郭某，男，52岁。1979年12月24日初诊。

8天前因急性腹膜炎、阑尾炎住院，经打针治疗好转，目前仍胃痛吐酸，胀痛嗳气，舌红苔白滑，脉弦数。

分析：肝气郁结，不得疏泄，横逆犯胃而作痛。气机不利，胃失和降，胃胀痛嗳气，肝胃郁热，火邪犯胃，烦躁易怒，故吐酸。脉弦主肝、主痛，舌红苔白滑属于湿热。

辨证：肝气郁结，横逆犯胃。

治则：疏肝理气，清胃泄热。

方药：逍遥散加味：柴胡 10 克，当归 10 克，白芍 12 克，甘草 3 克，薄荷 6 克，生姜 3 克，茯苓 10 克，白术 10 克，丹皮 10 克，栀子 10 克，黄连 3 克，半夏、旋覆花、代赭石、厚朴、杏仁、荔枝核各 10 克。

3 剂，水煎服，每日 1 剂，日 3 次。

方解：柴胡疏肝解郁，当归、白芍养血补肝，为主药。茯苓、白术健脾补中，为辅药。薄荷、生姜疏散条达，为佐药。炙甘草调和诸药，为使药。方中加丹皮、栀子、黄连清热解毒、泻火，半夏、旋覆花、代赭石降逆止呕，厚朴、杏仁、荔枝核宽中降气、祛寒止痛。

12 月 28 日复诊：药后诸症消失，求上方再进 3 剂以巩固疗效。

岐按：胃炎临床多见，岐常用丹栀逍遥散加木香、枳壳、半夏、旋覆花、代赭石、元胡索、荔枝核、白芷、酸枣仁，治胃腹胀痛嗳气效良。

2. 胃痛（急性胃炎）

医案　张某，男，40 岁。1983 年 1 月 24 日就诊。

因胃脘胀痛，恶心，嗳气，小腹及左侧睾丸坠痛，微红肿胀，脉沉弦。曾在安康医院胃镜提示“急性胃炎”用西药效不佳。

分析：治肝可以安胃，肝气条达，胃不受侮，则胃安而痛止。肝气郁结，不得疏泄，横逆犯胃，气机不利，胃失和降，故胃胀痛、恶心、嗳气。脉沉弦主肝、主痛，沉主里。

辨证：肝郁气滞，肝胃不和。

治法：疏肝理气。

方药：逍遥散加味：柴胡 10 克，当归 10 克，白芍 12 克，甘草 3 克，薄荷 6 克，生姜 3 克，茯苓 10 克，白术 10 克，穿山甲 10 克，川芎 10 克，半夏 10 克，荔枝核 20 克。

3 剂，水煎服，每日 1 剂，日 3 次。

方解：柴胡疏肝解郁，当归、白芍养血补肝，为主药。茯苓、白术健脾补中，为辅药。薄荷、生姜疏散条达，为佐药。炙甘草调和诸药为使药。方中加木香、枳壳、青皮理气宽中、疏肝破气，穿山甲活血通络，川芎活血行气、祛风止痛，半夏降逆止呕，荔枝核祛寒止痛。

1 月 28 日复诊：药后诸症消失，要求索方带回家服用。

3. 胃胀痛（胃炎治案、带状疱疹）

医案　汤某，男，63 岁。于 2001 年 7 月 2 日初诊。

胃胀痛嗳气口干苦，大便干，经常发生。

分析：肝主疏泄，肝气郁结，横逆犯胃，气机不利，胃失和降，故胃胀痛、嗳气。肝胆互为表里，肝热则胆火上乘，故口干苦。

辨证：肝气郁滞，胃气不和。

治法：疏肝清热，和胃降逆。

方药：丹栀逍遥散加味：丹皮10克，栀子10克，当归10克，白芍30克，柴胡10克，茯苓10克，白术10克，甘草6克，薄荷10克，木香10克，枳实10克，半夏10克，旋覆花10克，代赭石20克，元胡索10克，蒲公英20克，虎杖20克，知母30克，石膏30克。

5剂，水煎服。每日1剂，日3次。

方解：柴胡疏肝解郁，当归、白芍养血补肝，为主药。茯苓、白术健脾补中，为辅药。薄荷、生姜疏散条达，为佐药。炙甘草调和诸药，为使药。方中加木香、枳实、半夏、旋覆花、代赭石理气调中、破气消积、降逆止呕，元胡索活血行气止痛，蒲公英、虎杖清热解毒，知母、石膏滋阴润燥泻火，丹皮、栀子清热泻火。

7月20日复诊：胃病已愈。今因腰部带状疱疹3天，疼痛难忍，再来求治。方药：用普济消毒饮加蒲公英20克，虎杖20克，栀子10克，龙胆草10克，3剂，每日1剂，水煎服。外用：雄黄10克，白帆10克，蜈蚣2条，黄柏10克，共为细粉，香油调稠，外敷疱疹，每日2~3次。

8月2日告知带状疱疹药后已愈。

4. 胃脘痛（慢性浅表性胃炎胃息肉单发）

医案4　蒋某，女，24岁。1995年10月14日初诊。

胃痛反复发作2年，劳累加重，痛甚，舌红苔薄白，脉沉弦而细。胃镜诊为“慢性浅表性胃炎，胃息肉单发性”。

分析：胃痛的病位在胃，但胃与脾互为表里，而肝为刚脏，性喜条达，主疏泄，而此病反复发作，病邪阻滞，肝气郁滞，气机不利，气滞作痛。脉弦主肝病，主痛。

辨证：肝气郁结，胃中瘀积。

治法：疏肝解郁，散结消瘀。

方药：桂枝茯苓汤加味：桂枝10克，茯苓10克，丹皮10克，桃仁10克，赤芍10克，瓦楞子20克，牡蛎20克，三棱10克，莪术10克，玄参20克，夏枯草20克，乳香、没药各20克。

3剂，水煎服。每日1剂，日3次。

方解：桂枝、茯苓、丹皮、桃仁、赤芍活血化瘀，缓消胃息肉。方中加瓦楞子、牡蛎软坚散结，三棱、莪术、乳香、没药活血化瘀止痛，玄参、夏枯草清热散结。

11月8日复诊：药后痛减轻，其他尚可，大便干。治疗上方加大黄10克，3剂。

随访，胃痛消失，诸症减轻。

5. 胃脘痛（慢性浅表性胃炎，胃底静脉显露）

医案1　张某，男，30岁。1996年5月27日初诊。

因胃胀痛，嗳气，矢气，口干苦，大便色黑，曾服胃酶、胃得乐等乏效，且胃内灼热，面色苍黄，头昏乏力，舌红苔黄，脉弦数。肝功正常，胃镜为“慢性浅表性胃炎、胃底静脉显露”。

分析：肝气郁结，不能疏泄，横逆犯胃。而脾胃为气血生化之源、“后天之本”。机体的消化吸收主要依赖脾和胃的生理功能。气机不利，胃失和降，故胃胀痛、嗳气、矢气。肝胃郁热，火邪犯胃，故见胃内灼热。肝郁化热，肝胆互为表里，肝热则胆火上乘，则口干苦、大便色黑。脾气不能升清，水谷不能运化，气血生化无源，可出现面色苍黄、头昏乏力。舌红苔黄、脉弦数属肝郁化火之象。

辨证：肝气犯胃，肝郁化火。

治法：疏肝解郁，清胃和营。

方药：丹栀逍遥散加生地、石膏、知母、石斛、白及、焦地榆、元胡索各20克。

3剂，水煎服。每日1剂，日3次。

方解：柴胡疏肝解郁，当归、白芍养血补肝，为主药。茯苓、白术健脾补中，为辅药。薄荷、生姜疏散条达，为佐药。炙甘草调和诸药，为使药。丹皮、栀子清热泻火。方中加生地、石斛、知母、石膏清胃火，白及、焦地榆止血，元胡索化瘀止痛。

6月1日复诊：药后诸症减轻，大便黑色转黄。治疗遵效不更方，上方再进3剂。

随访，药后诸症消失，无不适感，不愿复查，自觉好了。

6. 胃胀痛（慢性浅表性胃炎中度）

医案1　朱某，男，40岁。1996年5月25日初诊。

自觉胃胀痛，胃内作热感，口臭甚月余，肠鸣，舌红苔黄，脉洪数。胃镜为“慢性浅表性胃炎中度”。

分析：肝气郁结，日久化热，肝胃郁热，火邪犯胃，故见胃内作热痛。胃主通降，以降为和，胃失通降，不仅影响食欲，而且因浊气在上而发生口臭、肠鸣。舌红苔黄、脉洪数属肝胃郁热之象。

辨证：肝胃郁热（肝胆之火移于胃）。

治法：清热泻火，滋阴和胃。

方药：石膏30克，知母20克，藿香10克，防风10克，黄芩20克，黄连6克，黄柏10克，代赭石30克，石斛30克，生地30克，蒲公英20克，百合20克，虎杖20克，苦参20克。

3剂，水煎服。每日1剂，日3次。

方解：石膏、知母、黄芩、黄柏、蒲公英、苦参、虎杖清热泻火。石斛、生地、百合滋阴和胃，生津。代赭石降逆和胃。藿香、防风芳香开胃，助脾胃正气。

连服10剂，诸症消失。

1997年5月17日复诊：服上方10剂好了，今又复发，求前方治疗。嘱上方10剂共为细粉，每次6~10克，日3次，坚持治疗，可获痊愈。

岐按：胃病种类繁多，必须辨证论治，据症用药，药切病机，定获良效。口臭、胃内作热而胀痛，皆火热之症也。用上方曾治10余例，先用汤药10剂，后用10剂粉药，药尽而痊愈，无复发。

医案2　陈某，男，39岁。1997年2月22日就诊。

1997 年 1 月 17 日胃镜检查发现“胃窦部多发性息肉”，曾服西沙必利（普瑞博思）、小檗碱（黄连素）片、胃得宁等西药无效，仍然胃部隐痛，胃胀，口干舌燥，不欲饮水，不泛酸，周身无力。脉细数。

分析：胃痛日久，郁热伤阴，胃络失养，肝木克脾土，故胃部隐痛、胃胀。阴虚津不能上承则口干舌燥。水气郁甚，熏蒸湿土而成也，故不欲饮水，而不泛酸。周身无力、脉细数为阴虚胃热之象。

辨证：阴虚火旺，正虚邪实，肝肾阴虚，肝气不舒，气血瘀滞不通。

治法：滋养肝肾，疏肝理气，活血化瘀。

方药：一贯煎加味：太子参 30 克，麦冬 20 克，当归 10 克，生地 20 克，枸杞 20 克，川楝子 10 克，山楂 10 克，炮山甲 10 克，山药 20 克，山萸肉 20 克，三七 10 克，白芍 20 克，乌梅 30 克，仙鹤草 30 克，代赭石 30 克，红参 30 克，红花 30 克，元胡索 30 克。

5 剂，水煎服。每日 1 剂，日 3 次。

方解：生地重用，滋阴养血补肝肾，为主药。太子参、麦冬、当归、枸杞益阴柔肝，合主药滋阴生津，为辅药。少量川楝子，疏泄肝气，为佐药。方中加穿山甲、三七、红花、山楂、元胡索活血化瘀、止痛行气，山萸肉、白芍、乌梅、山药、仙鹤草补益肝肾、养血敛阴、收敛生津、止血、益气，红参大补元气，代赭石降逆止呕。

3 月 13 日复诊：药后胃胀痛减，唯觉没精神，头昏口苦，但食欲旺盛，治用前方加天麻 20 克，黄芪 30 克，黄连 6 克。5 剂，水煎服。

4 月 1 日三诊：药后食增，胃胀痛减，有精神，今复查见“胃窦大弯见 0.8 厘米大小的息肉（较前 1.2 厘米大小的息肉有所缩小）”，且无出血。现在看来经以上 2 次治疗已有好转，治遵效不更方，求再用 6 剂，3 剂水煎服，3 剂打细粉冲服。经上述治疗后患者再未就诊，告知已愈，诸症消失。

岐按：此例病证明了中医可以治疗胃窦多发性息肉。胃息肉、肠息肉属良性，但息肉过大会影响消化功能，还会癌变，因此应早发现、早治疗，早日消除病痛折磨。岐用一贯煎加味，起到滋养肝肾、疏肝理气、活血化瘀、消除息肉、改善症状的作用。

7. 胃痛（食管炎、疣状胃炎）

医案　叶某，男，64 岁。1995 年 11 月 9 日就诊。

因胃胀痛，背痛，呕吐半月，食纳差，食后痛甚。口干，不思饮水。脉虚弱 。做 B 超，胃镜诊为“疣状胃炎、食管炎”。

分析：治肝可以安胃，肝气条达，胃不受侮，则胃安而痛止。脾胃运化功能减弱，中焦虚寒，胃气上逆，则呕吐半月。气不化津，津不上乘，故口干不思饮水。食停中脘，气机不利，故食纳差，食后痛甚。脉虚弱乃脾阳不足之象。

辨证：肝肾阴虚，肝胃不和。

治法：滋补肝肾，疏肝和胃。

方药：一贯煎加味：沙参 30 克，麦冬 20 克，当归 15 克，生地 20 克，枸杞 20 克，川楝子 10 克，半夏 10 克，旋覆花 20 克，仙鹤草 30 克，代赭石 30 克，红参 20 克，代赭石20克，红花、乳香、没药各20克。

3剂，水煎服。每日1剂，日3次。甲氧氯普胺（胃复安）18片，每次2片，日3次服。

方解：生地重用，滋阴养血补肝，为主药。太子参、麦冬、当归、枸杞益阴柔肝，合主药滋阴生津，为辅药。少量川楝子，疏泄肝气，为佐药。方中加半夏、旋覆花、代赭石降逆止呕，红花、乳香、没药活血祛瘀止痛，红参大补元气，仙鹤草益气扶正。

11月13日复诊：药后稍平稳。上方加穿山甲10克，山楂20克，山药20克，山萸肉20克，天麻20克，元胡索30克，何首乌20克。2剂，水煎服。每日1剂，日3次。

11月16日三诊：药后好转，胃痛时间短了，想吃饭了，有点精神。治同前，3剂。

11月21日四诊：药后食管痛、胃痛均减轻，食增，有点精神，但昨晚又痛。舌红苔黑。用沙参30克，麦冬20克，当归20克，生地30克，枸杞30克，川楝子10克，穿山甲10克，山楂20克，山药20克，山萸肉20克，乌梅30克，白芍30克，广三七6克（冲服）。5剂，水煎服。甲氧氯普胺（胃复安）30片，每日3次，每次2片。

11月30日五诊：药后胃痛有时隔2天隐痛1次，较前轻，唯觉没力气。治疗上方加黄芪30克。

岐按：患者云这药方有效，村里几个人按这方吃了都见效，都说很好。故存方于后。

8. 胃痛（疣状胃炎、胃黏膜脱垂）

医案1　胡某，女，27岁。于1995年4月7日就诊。

经常胃胀痛，不泛酸，嗳气，口干不喜饮水，舌红苔薄黄，脉沉弦。今胃镜确诊为“疣状胃炎、胃黏膜脱垂”。服桂枝茯苓汤无效。

分析：肝气郁结，不得疏泄，横逆犯胃，故胃胀痛。气机不利，胃失和降，胃胀痛，胃气上逆故嗳气。中焦虚寒，气机不利，津液不能上乘则口干。体内无实热伤津故不喜饮水。舌红苔薄黄、脉沉弦为肝郁热之象。

辨证：肝肾阴虚，肝胃不和。

治法：滋补肝肾，疏肝和胃。

方药：一贯煎加味：沙参30克，麦冬30克，当归10克，生地20克，枸杞20克，川楝子10克，山楂10克，炮穿山甲10克，山药20克，山萸肉20克，三七6克，白芍30克，乌梅30克，何首乌20克，元胡索30克，天麻20克。

3剂，水煎服。每日1剂，日3次。

方解：生地重用，滋阴养血补肝肾，为主药。沙参、麦冬、当归、枸杞益阴柔肝，合主药滋阴生津，为辅药。少量川楝子，疏泄肝气，为佐药。方中加炮穿山甲、三七、山楂、元胡索活血化瘀、通络止痛行气，天麻平肝潜阳，山药、山萸肉、白芍、乌梅、何首乌益气养阴、补益肝肾、养血敛阴、收敛生津、补益精血。

4月13日三诊：服此方药后胃胀痛、嗳气都减轻。求再进5剂。

4月27日四诊：服药后诸症消失。

岐按：1995年4月7日方药有如下主治病症：①慢性萎缩性胃炎；②胃黏膜脱垂；

③疣状胃炎。此方系一贯煎加味：一贯四山七芍梅、半夏旋覆花代赭石天麻最为灵。

9. 胃胀痛（食管糜烂性炎症、白色念珠病、糜烂性胃炎、慢性萎缩性胃炎重症）

医案　张某，男，43岁。1997年6月2日就诊。

胃胀痛，嗳气，嘈杂，口干苦，有半年多，经治无效。舌暗红苔黑，脉弦数。今胃镜提示：①食管糜烂性炎症，白色念珠病；②糜烂性胃炎；③慢性萎缩性胃炎重症。

分析：肝气郁结，日久化火，肝胃郁热，火邪犯胃，故胃胀痛。胃气上逆故嗳气、嘈杂。肝胆互为表里，肝热则胆火上乘故口干苦。舌暗红苔黑、脉弦为肝胃郁热。

辨证：热毒蕴结，壅滞胃腑。

治法：清热解毒，理气止痛。

方药：普济消毒饮加味：天麻10克，穿山甲10克，半夏10克，旋覆花10克，代赭石20克，知母20克，石膏30克，仙鹤草30克。

3剂，水煎服。每日1剂，日3次。忌食生冷酒辣之品。

方解：黄连、黄芩清热解毒，为主药。牛蒡子、连翘、薄荷、僵蚕疏散风热，为辅药。玄参、板蓝根、桔梗、甘草清热胃上热毒，陈皮理气、疏通壅滞，共为佐药。升麻、柴胡疏肝解郁、升举阳气，为使药。方中加半夏、旋覆花、代赭石降逆止吐和胃，知母、石膏清胃热，穿山甲活血通络，仙鹤草止血益气，天麻平肝潜阳。

6月23日：药后黑苔消失，诸症好转。治用上方3剂。

7月25日：诸症减轻，上方又10剂。

10. 胃痛（糜烂性胃炎、慢性浅表性胃炎）

医案　李某，女，29岁。1997年4月11日就诊。

胃胀痛、阵阵刺痛年余，伴口干苦，大便干结。舌红苔黄，脉沉弦。今胃镜提示：糜烂性胃炎，慢性浅表性胃炎。

分析：气滞日久则血脉凝涩，瘀血内结，由于血瘀有形，故胃胀痛、阵阵刺痛年余。肝胆互为表里，肝热则胆火上乘，故口干口苦。热蕴结于肠胃，气机阻滞，腑气不通，故大便干结。舌红苔黄、脉沉弦为肝胃郁热。

辨症：热毒蕴结，热伤肉腑，气血瘀滞不通。

治法：清热解毒，消壅散结，活血化瘀。

方药：普济消毒饮加蒲公英20克，葛根10克，细辛6克，川芎10克，桃仁10克，红花10克。

5剂，水煎服。每日1剂，日3次。

方解：黄连、黄芩清热解毒，为主药。牛蒡子、连翘、薄荷、姜蚕疏散风热，为辅药。玄参、板蓝根、桔梗、甘草清热胃上热毒，陈皮理气、疏通壅滞，共为佐药。升麻、柴胡疏肝散热，为使药。方中加蒲公英、葛根、细辛清热解毒、解肌生津、散寒止痛，川芎、桃红、红花活血行气止痛、润肠通便。

5 月 4 日复诊：药后胃痛轻，但腰痛。治疗上方加杜仲 15 克，川断 10 克。5 剂。

岐按：糜烂性胃炎坚持治疗 2～4 个月可愈，并禁忌生冷、酒辣，过于劳累也不利于疾病恢复，临床常用普济消毒饮治疗糜烂性胃炎效果满意。

11. 胃痛（胃糜烂出血性胃炎）

医案　刘某，女，34 岁。1994 年 4 月 16 日就诊。

胃痛经常发作已 3 个月，胃痛及两胁胀痛，周身痛，背心冷痛，口干苦，舌红苔灰黑，大便黑色，脉沉弦。胃镜确诊为"胃糜烂出血性胃炎"。

分析：《沈氏尊生书・胃痛》说："胃痛，邪干胃脘病也……唯肝气相乘为尤甚。以木性暴且正克也。"肝气郁结，久郁化火，火邪伤阴，可使胃痛加重或病程长。胁为肝之分野，故胃痛及两胁胀痛。风寒束表，寒为阴邪，其气凝闭，最易伤阳。卫阳被郁则周身痛、背心冷痛。肝胆互为表里，肝热则胆火上乘，则口干苦。久痛胃络受伤则大便黑色。舌红苔灰黑、脉沉弦，阳气不能温煦于上，瘀血阻滞，属湿热蕴结。

辨证：肝气郁结，肝郁化火，火伤胃络。

治法：疏肝解郁，化瘀止血。

方药：丹栀逍遥散加味：丹皮 10 克，栀子 10 克，当归 10 克，杭芍 20 克，柴胡 10 克，茯苓 10 克，白术 10 克，甘草 6 克，薄荷 10 克，木香 10 克，枳壳 10 克，金钱草 20 克，元胡索 20 克，姜黄 10 克，郁金 10 克，黄连 3 克，鸡内金 10 克，山楂 10 克，白及 20 克，仙鹤草 20 克，广三七 3 克（冲服）。

5 剂，水煎服。每日 1 剂，日 3 次。

方解：柴胡疏肝解郁，当归、白芍养血补肝，为主药。茯苓、白术健脾补中，为辅药。薄荷、生姜疏散条达，为佐药。炙甘草调和诸药，为使药。丹皮、栀子清热泻火。方中加木香、枳壳宽中行气，元胡索、郁金、姜黄、广三七、山楂活血散瘀止痛，鸡内金健脾化石，白及、仙鹤草益气止血，黄连泻火解毒。

4 月 22 日：药后胃胀稍减，大便黑色变暗黄色。证明药后出血减少，治疗前方 5 剂，水煎服。

4 月 28 日：服药后大便由黑色转为黄色，舌苔灰黑转淡为白黄苔，胃痛，背心觉冷痛范围缩小。治疗用前方加吴茱萸 6 克，良姜 10 克，香附 20 克。3 剂，水煎服。

5 月 10 日：药后诸症平稳。上方继进 5 剂。

5 月 18 日：自服 4 月 28 日药后胃不痛了，病情平稳。上方继进 5 剂。

5 月 24 日：药后无不适感，诸症消失。用 4 月 28 日药共为细粉，每次 10 克，日服 2 次，以巩固疗效，防止复发。

岐按：此案对出血性糜烂性胃炎用之效验，每年用上方治疗这类病 10 余例均获良效。

12. 胃痛（糜烂性胃炎、慢性萎缩性胃炎）

医案　陈某，女，37 岁。1995 年 8 月 21 日就诊。

胃胀痛半年，胃部灼热，食不化，形体消瘦，口干苦，大便干结，舌红苔黄。今胃镜确诊为“糜烂性胃炎、慢性萎缩性胃炎”。

分析：此属肝气郁结，日久化热，肝胃郁热，火邪犯胃，故见胃部灼热。脾失健运，食滞阻滞，食不化、形体消瘦。热伤胃腑则大便干结。肝热则胆火上乘，故口干苦。舌红苔黄为肝胃郁热。

辨证：胃中热邪积滞，热伤肉腑。

治法：清热解毒，降逆和胃。

方药：普济消毒饮加味：黄芩 20 克，黄连 6 克，甘草 6 克，玄参 20 克，连翘 10 克，薄荷 10 克，桔梗 10 克，板蓝根 20 克，牛蒡子 10 克，陈皮 10 克，僵蚕 10 克，升麻 10 克，柴胡 10 克，当归 10 克，神曲 20 克，山楂 20 克，半夏 10 克，旋覆花 10 克，代赭石 30 克，仙鹤草 30 克，元胡索 30 克。

5 剂，水煎服。每日 1 剂，日 3 次。

方解：黄连、黄芩清热解毒，为主药。牛蒡子、连翘、薄荷、僵蚕疏散风热，为辅药。玄参、板蓝根、桔梗、甘草清热胃上热毒，陈皮理气、疏通壅滞，共为佐药。升麻、柴胡疏肝散热，为使药。方中加当归养血，神曲、山楂、元胡索健胃消食、活血散瘀、行气止痛，半夏、旋覆花、代赭石降逆和胃，仙鹤草止血益气。

9 月 1 日：药后大便正常，诸症稍轻。前方加白及 30 克，砂仁 10 克。10 剂。

9 月 18 日：药后胃胀痛好了，食增。上方 10 剂。

后来告知：胃病好转。

13. 胃痛（糜烂性胃炎）

医案 陈某，男，28 岁。1996 年 10 月 24 日就诊。

经常觉得胃胀痛，嗳气，舌红苔黄，口干苦，脉沉弦。今胃镜确诊为“糜烂性胃炎”，见大弯侧片状糜烂白苔，胃黏膜以红为主。

分析：情志不遂，肝气郁结，不得疏泄，横逆犯胃而作痛。气机不利，胃失和降，故胃脘胀痛、嗳气。肝胆互为表里，肝热则胆火上乘，故口干苦。舌红苔黄、脉沉弦为肝胃郁热。

辨证：热毒蕴结，郁滞胃腑，胃气上逆。

治法：清热解毒，疏肝理气，和胃降逆。

方药：普济消毒饮加穿山甲 10 克，半夏 15 克，旋覆花 20 克，代赭石 30 克，天麻 20 克。

5 剂，水煎服。每日 1 剂，日 3 次。

方解：黄连、黄芩清热解毒，为主药。牛蒡子、连翘、薄荷、僵蚕疏散风热，为辅药。玄参、板蓝根、桔梗、甘草清胃上热毒，陈皮理气、疏通壅滞，共为佐药。升麻、柴胡疏肝理气、疏散风热为使药。方中加穿山甲活血通络，天麻祛风镇痉，半夏、旋覆花、代赭石降逆止呕。

11 月 6 日复诊：药后诸症好转，胃胀痛轻，食增，但口干，大便 2 日 1 次。治疗遵效不更方，上方加麦冬 20 克，大黄 10 克。5 剂，服法同前。

半年后告知胃病好了，再未治。

14. 胃痛（出血性、糜烂性胃炎）

医案　陈某，女，25 岁。1995 年 8 月 24 日就诊。

因胃痛灼热半月，面色苍黄，口干苦，肠鸣，大便黑色，舌红苔黄，今胃镜结果为“出血性、糜烂性胃炎”。

分析：肝气郁结，日久化火，肝胃郁热，火邪犯胃故胃痛灼热、面色萎黄。寒热互结则肠鸣。久病热伤胃络则大便黑。肝气郁结影响胆汁分泌排泄，而口干苦。舌红苔黄属胃中有热。

辨证：热毒蕴结，郁滞不通。

治法：清热解毒，和胃止痛。

方药：普济消毒饮加乌贼骨 20 克，浙贝 10 克，白及 30 克，蒲公英 30 克，元胡索 30 克。

4 剂，水煎服。每日 1 剂，日 3 次。

方解：黄连、黄芩清热解毒，为主药。牛蒡子、连翘、薄荷、僵蚕疏散风热，为辅药。玄参、板蓝根、桔梗、甘草清胃上热毒，陈皮理气、疏通壅滞，共为佐药。升麻、柴胡疏肝理气、疏散风热，为使药。方中加乌贼骨与浙贝同用，清热散结、收敛止血、制酸止痛，白及收敛止血、消肿生肌，蒲公英清热解毒，元胡索活血散瘀、行气止痛。

8 月 31 日：药后精神好，大便黑色转黄，有时胃胀痛起包快。治疗前方加木香 5 克，厚朴 10 克。5 剂，每日 1 剂，水煎服。服法同前。

已愈，再未治疗。

15. 胃胀痛（慢性萎缩性胃炎）

医案　袁某，男，35 岁。1994 年 6 月 28 日就诊。

因胃胀痛食纳差年余，曾服西药不效。经常胃腹胀满隐痛，食纳差，精神欠佳，不能进食杂粮，不泛酸。口干，舌红苔黄，脉弦数，近 1 周前到西安医院胃镜确诊为“慢性萎缩性胃炎”。

分析：胃痛日久，郁热伤阴，胃络失养，故胃痛隐隐。脾主运化，脾胃气虚，因脾胃腐熟水谷运化津微功能低下，故食纳差、精神欠佳、不能进食。口干、舌红苔黄、脉弦数属阴虚津亏火旺。

辨证：肝肾阴虚，气滞血瘀。

治法：养阴益胃，理气活血化瘀。

方药：一贯煎加味：沙参 20 克，麦冬 20 克，当归 10 克，生地 20 克，枸杞 20 克，川楝子 10 克，山药 30 克，山萸肉 30 克，山楂 30 克，穿山甲 10 克，乌梅 30 克，白芍 30 克，广三七 6 克（另包冲服）。

5 剂，水煎服。每日 1 剂，日 3 次。

方解：生地重用，滋阴养血补肝，为主药。沙参、麦冬、当归、枸杞益阴柔肝，合主药滋阴生津，为辅药。少量川楝子疏泄肝气，为佐药。方中加山药益气养阴，山萸肉补益肝肾，广三七、穿山甲活血化瘀通络，乌梅收敛生津，白芍养血敛阴，山楂健胃活血。诸药合用，肝阴得养，肝气条达。

7 月 21 日复诊：药后无不适感，胃脘胀痛减轻。上方继进 5 剂，水煎服。

8 月 9 日三诊：药后食增，食后无腹胀痛。求前方再进 5 剂。

8 月 24 日：药后精神好，食欲正常，进食杂粮胃也不胀，诸症消失，体重增加，身体恢复。再开 5 剂打成粉冲服，以之巩固。

随访 5 年未复发，病告痊愈。

16. 胃痛（慢性萎缩性胃炎、贲门门口局灶性糜烂、易出血）

医案 王某，男，66 岁。1996 年 3 月 7 日初诊。

因胸脘疼痛，进食不畅，有梗痛感 3 月余，经胃镜诊为“慢性萎缩性胃炎、贲门口局灶性糜烂、易出血”。

分析：肝肾阴虚，津涸血瘀，则胸脘疼痛，进食不畅，有梗痛感 3 月余，此病情易转噎膈之变。

辨证：肝肾阴虚，津涸血瘀，肝胃不和。

治法：滋阴疏肝，理气化瘀，和胃止痛。

方药：一贯煎加味：沙参 20 克，麦冬 20 克，当归 10 克，生地 20 克，枸杞 20 克，川楝子 10 克，山药 30 克，山萸肉 30 克，山楂 30 克，穿山甲 10 克，乌梅 30 克，赤芍 30 克，广三七 6 克（另包冲服），葛根 20 克，元肉 20 克，酸枣仁 20 克，陈皮 10 克，地龙 10 克。

5 剂，水煎服。每日 1 剂，日 3 次。

方解：生地重用，滋阴养血补肝肾，为主药。沙参、麦冬、当归、枸杞益阴柔肝，合主药滋阴生津，为辅药。少量川楝子疏泄肝气，为佐药。方中加山药益气养阴，山萸肉补益肝肾，广三七、穿山甲活血化瘀通络，乌梅收敛生津，赤芍活血化瘀，山楂健胃活血，葛根生津解肌，元肉益气血、补心脾，酸枣仁养心安神，陈皮理气健胃，地龙通络。诸药合用，滋阴疏肝，理气化瘀，和胃止痛。

3 月 11 日：药后好转。上方 5 剂。因再未坚持治疗，于同年 7 月 3 日其子告知去省医院手术中发现为“贲门口胃底癌”，无法手术，年底死亡。

岐按：老年慢性萎缩性胃炎癌变率高，特别是伴有出血症状者更易癌变，医生见此报告，要提高警惕，高度重视。凡患胃炎者均应坚持治疗、调节饮食，防止恶变。

17. 胃痛（萎缩性胃炎）

医案 1 张某，女，28 岁。1996 年 3 月 28 日初诊。

因空腹胃痛，早晚尤著，嗳气多但泛酸不多，头晕乏力，心慌气短，原以胃溃疡治疗无效，今胃镜诊为“萎缩性胃炎”。舌红苔薄白，脉沉细。

分析：《素问・玉机真藏论》曰：“五脏者，皆禀气于胃。胃者，五脏之本也。”说明胃气之盛衰有无，关系到人体生命活动及存亡。李东垣在《脾胃论・脾胃虚实传变论》中曰：“元气之充足，皆由脾胃之气无所伤，而后能滋养元气。若胃气之本弱，饮食自倍，则脾胃之气既伤，而元气亦不能充，而诸痛之所由生也。”故胃空腹痛，早晚尤著。胃以降为和，嗳气多属肝气犯胃，泛酸不多属胃寒。头晕乏力、心慌气短、舌红苔白、脉沉细属于心脾两虚，气血不足。

辨证：脾胃虚弱，健运无力。

治法：健脾和胃，降逆止痛。

方药：归脾汤加味：半夏 10 克，旋覆花 10 克，代赭石 20 克，瓦楞子 20 克，乌贼骨 20 克，浙贝 10 克，元胡索 30 克。

2 剂，水煎服。每日 1 剂，日 3 次。

方解：黄芪、党参益气健脾，为主药。当归、龙眼肉养血和阴，合主药益气养血，为辅药。白术、木香健脾理气、补而不滞，茯苓、远志、酸枣仁养血安神，共为佐药。甘草、生姜、大枣和胃健脾为使药。方中加半夏、旋覆花、代赭石降逆止呕，元胡索活血行气、止痛，瓦楞子软坚散结化瘀，乌贼骨与浙贝同用清热散结、收敛止血、制酸止痛。诸药合用补益心脾，气旺血生。

4 月 13 日：药后好转，前方又 3 剂。

随访观察 10 余年未复发。

医案 2　叶某，女，38 岁。1995 年 5 月 2 日初诊。

胃胀痛嗳气烦躁半年，经治乏效，于今年 5 月 2 日来我院胃镜检查为“萎缩性胃炎”。胃灼热绵绵，不思饮食，食后则胀，干呕，嗳气，口干便艰，形体消瘦，舌红少津，脉细数。

分析：胃疼日久，郁热伤阴，胃络失养，故胃灼热绵绵、不思饮食。气郁不舒，肝气犯胃故食后则胀。胃气上逆则嗳气干呕。脾失健运，饮食少进则形体消瘦。津少，肠道失润故便艰。

辨证：胃阴不足，气机不利。

治法：养阴和胃，降逆止痛。

方药：一贯煎加味：沙参、麦冬、生地、当归、枸杞各 20 克，川楝子 10 克，乌梅、白芍、山楂、元胡索各 30 克，半夏、旋覆花各 10 克，代赭石、山药、何首乌、天麻、山萸肉各 20 克，山甲 10 克。

6 剂，每日 1 剂，水煎服，日 3 服。

方解：生地重用，滋阴养血补肝肾，为主药。沙参、麦冬、当归、枸杞益阴柔肝，合主药滋阴生津，为辅药。少量川楝子疏泄肝气，为佐药。方中加山药益气养阴，山萸肉补益肝肾，元胡索、穿山甲活血化瘀、行气通络，乌梅收敛生津，白芍敛阴柔肝，山楂健胃活血，何首乌补益精血、润肠通便，天麻平肝潜阳，半夏、旋覆花、代赭石降逆止呕。

5 月 25 日：药后胃胀痛、嗳气、口干苦均减轻，食增。上方又 6 剂。

6 月 3 日：后诸症好转，也有精神了，仍口干苦。今用普济消毒饮加桂枝、茯苓、丹皮、桃仁各 10 克，赤芍 10 克，广三七 6 克，穿山甲 10 克。5 剂。服法同前。

7 月 4 日：仅觉口干苦。上方加知母 20 克，石膏 30 克，5 剂。服法同前。

7 月 15 日：觉诸症均好了，求复查（贲门口隆起及糜烂，其他消失）。治疗用 7 月 4 日方，粉服治之每次 10 克，日服 2 次，开水送服。

18. 胃痛（慢性萎缩性胃炎）

医案1　丁某，男，46岁。1995年9月19日就诊。

因胃胀痛嗳气2个月，胃镜确诊为“慢性萎缩性胃炎”。经常胃胀痛，嗳气，肠鸣，灼心，舌红苔黄，脉弦数。

分析：肝气郁结，日久化火，肝胃郁热，火邪犯胃故心口发热。胃失和降故胃胀嗳气。寒热互结则肠鸣。舌红苔黄、脉弦数属肝胃郁热。

辨证：胃热蕴结，郁滞不通。

治法：清热散结，行气和胃，活血止痛。

方药：普济消毒饮加神曲20克，山楂20克，蒲公英30克，元胡索30克，鸡内金12克，刘寄奴20克。

5剂，水煎服。每日1剂，日3次。

方解：黄连、黄芩清热解毒，为主药。牛蒡子、连翘、薄荷、僵蚕疏散风热，为辅药。玄参、板蓝根、桔梗、甘草清解胃上热毒，陈皮理气、疏通壅滞，共为佐药。升麻、柴胡疏肝理气，为使药。方中加神曲、山楂、鸡内金健胃消食、健脾化石，蒲公英清热解毒，元胡索、刘寄奴活血化瘀、行气止痛。

10月3日：药后觉舒服。上方再5剂。

随访胃病好了，10余年未复发。

医案2　盛某，男，40岁。1995年9月12日就诊。

因胃胀痛，嗳气，口干，食纳差，精神差，形体消瘦，曾服西药不效。

分析：肝气郁结，不得疏泄，横逆犯胃，气机不利，胃失和降故胃胀痛嗳气。阴虚津少不能上承，则口干。脾主运化，脾胃气虚，故食纳差、精神差、形体消瘦。

辨证：阴虚火旺，胃气上逆。

治法：滋阴降火，和胃降逆。

方药：一贯煎加味：用沙参30克，麦冬30克，当归10克，生地20克，枸杞20克，川楝子10克，山楂20克，炮山甲10克，山药、山萸肉各20克，广三七6克，白芍30克，乌梅30克，半夏10克，旋覆花10克，代赭石20克。

5剂，水煎服。每日1剂，日3服。

方解：生地重用，滋阴养血补肝肾，为主药。沙参、麦冬、当归、枸杞益阴柔肝，合主药滋阴生津，为辅药。少量川楝子疏泄肝气，为佐药。方中加山楂、穿山甲、广三七活血化瘀通经，山药、山萸肉、白芍、乌梅收敛养阴生津，旋覆花、代赭石、半夏降逆止呕。诸药合用，肝阴得养，肝气条达。

10月25日复诊：药后口干轻，食增，有精神了，大便稀，胃胀、嗳气均减轻，求治。效不更方，上方再进5剂。

11月29日三诊：药后诸症均消失，唯觉小腹胀痛。治疗上方加小茴香12克，5剂。

随访至2004年5月胃病已好。

19. 胃痛（慢性萎缩性胃炎）

医案　李某，女，66岁。于1996年9月19日初诊。

因胃胀痛，嗳气，不泛酸，头昏，口干，食少，形体偏瘦，舌红苔少，脉细弦，血压150/90毫米汞柱，胃镜确诊为“慢性萎缩性胃炎”。

分析：肝气郁结，不得疏泄，横逆犯胃，气机不利，胃失和降，故胃胀痛、嗳气。胃主受纳，腐熟水谷，必须和脾的运化功能配合。脾胃运化功能正常，没有热邪或寒邪阻滞故不泛酸。脾失健运故头晕、食少、形体消瘦。阴虚津少不能上承，则口干。舌红苔少、脉细弦属于阴虚津亏。

辨证：肝阴虚克伐脾胃。

治法：养肝和胃，降气止痛。

方药：一贯煎加味：太子参20克，沙参20克，麦冬20克，当归10克，生地20克，枸杞10克，川楝子10克，穿山甲10克，山楂10克，山药20克，山萸肉20克，广三七6克，白芍30克，乌梅20克，半夏10克，旋覆花10克，代赭石20克，天麻20克。

4剂，水煎服，每日1剂。日服3次。

方解：生地重用，滋阴养血补肝肾，为主药。太子参、沙参、麦冬、当归、枸杞益阴柔肝，合主药滋阴生津，为辅药。少量川楝子疏泄肝气，为佐药。方中加山楂、穿山甲、广三七活血化瘀通经，山药、山萸肉、白芍、乌梅收敛养阴生津，旋覆花、代赭石、半夏降逆止呕，天麻平肝潜阳。诸药合用，肝阴得养，肝气条达。

9月23日复诊：药后好转，胃好受，嗳气少，失气多。血压120/80毫米汞柱，正常。但头部右侧疼痛。治疗遵效不更方，原方加川芎15克，3剂。用法同上。

9月26日三诊：药后胃胀痛、嗳气等症均平稳，不胀不痛，嗳气少，失气少，血压降至130/70毫米汞柱。治疗上方加丹参10克，红参10克，5剂。用法同上。

岐按：本例患慢性萎缩性胃炎伴高血压，但首先着眼于胃病，抓主要矛盾，次要矛盾迎刃而解，因辨证准确，选方药恰到好处，药切病机，故而速效。观察10年，未复发。

20. 胃痛（慢性萎缩性胃炎）

医案3　谭某，女，28岁。1995年5月12日就诊。

自觉胃脘胀痛，纳差，嗳气，不泛酸年余，曾服雷尼替丁、多酶片等乏效。今胃镜确诊为“慢性萎缩性胃炎”。诊见舌红苔少，口干不思饮，头昏乏力，脉细数。

分析：肝阴虚火旺，肝木克脾土。脾主运化，胃主受纳。肝气郁结，不得疏泄，肝气横逆，导致脾胃气机不利，胃失和降，故胃脘胀痛、纳差、嗳气、不反酸、头晕乏力。津液不能上承故口干。体内无实热则不思饮。舌红苔少、脉细数为阴虚津少。

辨证：阴虚火旺，胃气上逆。

治法：养肝和胃，降气止痛。

方药： 一贯煎加味：沙参 20 克，麦冬 20 克，当归 10 克，生地 30 克，杭芍 20 克，枸杞 10 克，川楝子 10 克，乌梅 30 克，穿山甲 10 克，山药 20 克，山萸肉 20 克，何首乌 30 克，元胡索 30 克，天麻 20 克，山楂 30 克，半夏 10 克，旋覆花 10 克，代赭石 30 克。

3 剂，水煎服。每日 1 剂，日服 3 次。

方解： 生地重用，滋阴养血补肝肾，为主药。沙参、麦冬、当归、枸杞益阴柔肝，合主药滋阴养血生津，为辅药。少量川楝子疏泄肝气，为佐药。方中加元胡索、穿山甲活血化瘀、行气通经，山药、山萸肉、白芍、乌梅敛阴柔肝生津，旋覆花、代赭石、半夏降逆止呕，天麻平肝潜阳，何首乌补益精血，山楂健胃消食。

连服 16 剂，诸症消失。

1996 年 6 月 27 日又以本方将孙某等患此病者也治愈。

21. 胃胀痛（慢性萎缩性胃炎、慢性食管炎）

医案 廖某，女，42 岁。1996 年 6 月 16 日就诊。

因胃胀痛嗳气，胸骨内烧灼感，夜间口干苦，大便干，反复发作。今胃镜确诊为“慢性萎缩性胃炎、慢性食管炎”，诊脉沉细数，舌红苔黄。

分析： 气郁不舒，肝气犯胃是属胃腑气滞，故胃胀痛、嗳气。胸骨内烧灼痛，夜间口干苦，大便干属于胃火炽盛，火邪伤津，胃的腐熟功能亢进所致。舌红苔黄主内热，脉细数属阴虚。

辨证： 胃阴虚、火旺。

治法： 养阴和胃，降气止痛。

方药： 一贯煎加味：沙参 20 克，麦冬 20 克，当归 10 克，生地 30 克，白芍 20 克，枸杞 10 克，川楝子 10 克，山楂、山药、山萸肉各 20 克，穿山甲 10 克，广三七 6 克，乌梅 20 克，大黄 10 克。

3 剂，水煎服。每日 1 剂，日服 3 次。

方解： 生地重用，滋阴养血补肝肾，为主药。沙参、麦冬、当归、枸杞益阴柔肝，合主药滋阴养血生津，为辅药。少量川楝子疏泄肝气，为佐药。方中加广三七、穿山甲活血化瘀、行气通经，山药、山萸肉、白芍、乌梅敛阴柔肝生津，山楂健胃消食，大黄泻腑热、通大便。

7 月 9 日复诊：药后胃痛好了。

岐按： 慢性萎缩性胃炎临床多见，治疗不当，难以见效，岐用一贯煎加味治疗每获奇效，患者称“特效方”。服药歌诀：一贯四山七芍梅、半覆赭麻最为灵。

22. 胃胀痛（食道白色念珠菌病、慢性萎缩性胃炎）

医案 陈某，男，30 岁。于 1996 年 7 月 30 日就诊。

因胃胀痛 6 天，口干苦，食纳差，胸痛，大便干，尿黄，舌红苔黄，脉沉弦。今胃镜确诊为“食道白色念珠菌病、慢性萎缩性胃炎”。

分析： 肝气郁结，不得疏泄，横逆犯胃，故胃胀痛。胸中气机不利则胸痛。肝胆互为表里，肝热则胆火上乘，故口干苦。舌红苔黄、脉沉弦为肝胃郁热。

辨证： 肝胃不和，肝郁化火。

治法： 疏肝和胃，清火和营。

方药： 丹栀逍遥散加木香、枳壳、山豆根、三棱、莪术、神曲、山楂各 10 克，元胡索、蒲公英、虎杖各 20 克。

3 剂，水煎服。每日 1 剂，日服 3 次。

方解： 柴胡疏肝解郁，当归、白芍养血补肝，为主药。茯苓、白术健脾补中，为辅药。薄荷、生姜疏散条达，为佐药。炙甘草调和诸药，为使药。丹皮、栀子清热泻火。方中加木香、枳壳宽中行气，元胡索、三棱、莪术活血散瘀止痛，神曲、山楂健胃消食，山豆根、蒲公英、虎仗清热解毒散结。

8 月 3 日复诊：药后胃胀痛明显好转，唯觉头昏。前方加天麻 20 克，龙胆草 10 克，5 剂。服法同前。

8 月 10 日三诊：用一贯煎加山楂、山药、山萸肉、穿山甲各 10 克，广三七 3 克，白芍 30 克，乌梅 30 克，半夏 10 克，旋覆花 10 克，代赭石 20 克。5 剂，共为粉服。每次 5～10 克，日 2 次，温开水冲服。以巩固疗效。

23. 胃脘痛（胃体弯侧溃疡并隆起）

医案　吴某，男，68 岁。1995 年 11 月 18 日就诊。

胃痛 2 天，痛甚、呕吐、嗳气，有大便色黑病史，今胃镜诊为“胃体弯侧溃疡并隆起见溃疡 20.8 厘米大小，周边隆起不平”，诊见形体消瘦，舌暗红苔黄，口干不思饮。脉沉弦。

分析： 因瘀血内停，胃腑脉络阻滞，故胃痛甚。肝气犯胃，胃气上逆，则嗳气、呕吐。热伤胃络则大便色黑。阴虚津少，津液不能上承则口干。体内无实热耗津则不欲饮。脾失健运，形体消瘦。舌暗红苔黄、脉沉弦为瘀血阻滞血行不畅之征。

辨证： 肝肾阴虚，肝胃不和，瘀血阻滞。

治法： 滋阴养肝，降逆和胃，活血化瘀。

方药： 一贯煎加味：沙参 20 克，麦冬 20 克，生地 20 克，当归 15 克，枸杞子 20 克，川楝子 10 克，半夏 15 克，旋覆花 20 克，代赭石 30 克，乌贼骨 30 克，浙贝 20 克，白及 30 克，黄芪 30 克，元胡索 30 克。

3 剂，水煎服。每日 1 剂，日 3 次。

方解： 生地重用，滋阴养血补肝肾，为主药。沙参、麦冬、当归、枸杞益阴柔肝，合主药滋阴养血生津，为辅药。少量川楝子疏泄肝气，为佐药。方中加半夏、旋覆花、代赭石降逆止呕，乌贼骨、白及、浙贝收敛止血、消肿生肌，黄芪益气升阳，元胡索活血祛瘀止痛。诸药合用，肝阴得养，肝气条达。

11 月 22 日：药后胃不痛，但腹胀，嗳气，大便干。治用上方去乌贝覆芪，加山药、山萸肉、山楂各 20 克，穿山甲 10 克，大黄 10 克（另包后下），3 剂。服法同前。

11 月 28 日：药后胃脘胀痛、嗳气均明显好转，但左胁下冷痛胀。治用上方去大黄加胡椒 3 克，以散寒气。3 剂，服法同前。

于1996年5月25日告知胃病好了。

注：此病有癌变可能，及早治疗，可防癌变。

24. 胃寒痛（胃及十二指肠溃疡）

医案 汪某，男，44岁。1983年4月28日就诊。

胃及十二指肠溃疡3年。经常胃冷胀痛，呕吐清水，不能进食大米饭，整天吃烤黄的蒸馍，吃了好受，形体较瘦，舌红苔薄白，脉沉弦。

分析：寒邪犯胃，寒邪直接损伤胃腑阳气，使胃脘收缩拘急，故胃冷。气郁不舒，肝气犯胃故胀痛。脾胃阳虚，水饮停胃，故呕吐清水。舌红苔薄白属虚寒，脉沉弦属寒邪犯胃，胃腑气滞。脾失健运，形体消瘦。大米饭味凉，烤黄的蒸馍味热，寒则热治，热则寒治，故食入烤黄蒸馍好受。

辨证：寒邪犯胃，脾胃虚寒。

治法：温中健脾，益气。

方药：自拟方：黄芪40克，桂枝6克，杭芍40克，元胡索20克，砂仁20克，白及20克，龙骨、牡蛎各30克，乌贼骨30克，炙甘草6克，瓦楞子30克，干姜6克。

5剂。食前服，水煎服。每日1剂，日3次。

方解：黄芪、桂枝、干姜、砂仁益气温中、散寒止痛，为主药。杭芍、炙甘草和营止痛，为辅药。龙骨、牡蛎、乌贼骨、瓦楞子、白及收敛固涩、散结止痛止血，为佐药。白及、元胡索活血祛瘀、行气止痛，为使药。

连服30剂，诸症消失。

曾用此方治疗汪某之姐夫黄某等10余例，均效佳。

25. 胃胀痛（十二指肠溃疡）

医案 安某，男，42岁。1982年12月4日就诊。

因胃脘疼痛胀痛受凉后加重1周。于1978年确诊为“十二指肠溃疡”，反复发作。近1周来胃胀痛，痛引腰背，心口痛3次，泛酸，形体消瘦，大便色暗黑，脉沉弦。

分析：情志不遂，肝气郁结，不得疏泄，横逆犯胃，气病多游走，故胃脘胀痛、痛引腰背、心口痛。寒邪侵袭，寒则阳气不舒，气不舒则郁而为热，热则酸也故泛酸。脾失健运，则形体消瘦。热伤胃络则大便色暗黑。脉沉弦，沉主里，弦主肝主痛。

辨证：脾胃虚弱，运化无力。

治法：温中健脾，理气和中。

方药：黄芪建中汤加味：黄芪30克，杭芍30克，桂枝10克，大枣10克，生姜10克，甘草6克，枳实10克，麦芽20克，白及30克，广三七3克（另包冲服），川芎10克，元胡索20克。

3剂。水煎服。每日1剂，日3次。

方解：黄芪益气补虚，为主药。杭芍养阴血，桂枝温阳，为辅药。生姜辛温，大枣、甘草甘温，共温补中虚，为佐使药。方中加枳实破气消积，麦芽健胃消食，白及收敛止血，元胡索、广三七、川芎活血化瘀、行气止痛。

12 月 8 日：药后痛轻，大便色浅。上方又 3 剂。

12 月 13 日：药后痛止。大便色黄。上方又 3 剂，胃痛胀等症消失，出血已止，而愈。还应服粉剂以巩固疗效。

曾用此方治疗 30 余例，均效佳。

26. 胃热痛（十二指肠冠部溃疡）

医案 申某，男，36 岁。1978 年 5 月 23 日就诊。

食后胃脘灼热、痛感年余，泛酸，平常大便不干。于 1978 年 3 月 22 日做钡透为“十二指肠冠部溃疡（变形）”。舌红苔薄黄，脉弦。

分析：胃者水谷之海，胃主受纳，腐熟水谷。脾主运化，转输水谷精微，两者为后天之本。肝气郁结，日久化火，肝胃郁热，火邪犯胃故食后胃脘灼热、痛。舌红苔黄、脉弦为肝胃郁热之症。热邪犯胃故泛酸。

辨证：肝胃郁热，火邪犯胃。

治法：泄热和胃，止酸止痛。

方药：乌贝散加味：乌贼骨 100 克，浙贝 20 克，香附 20 克，元胡索 30 克，白及 50 克。

共为细粉，每次 10 克，日 3 次。

随访：药服完后就好，胃也不灼热，不痛了，也没再吃药了，好了。

27. 胃痛（十二指肠球部溃疡）

医案 29 罗某，男，55 岁。于 1996 年 4 月 30 日就诊。

胃镜诊断为“十二指肠球部溃疡”，可见胃底黏膜充血水肿，十二指肠球部溃疡约 1.2 厘米 ×1.2 厘米，黏膜充血水肿，整个球部变形，表面活动性出血。自觉胃痛 3 年加重 4 天，伴胃热，纳少，痛时呕吐酸水，大便呈黑色，口干，舌暗红苔微黄，脉沉细。

分析：胃痛日久，郁热伤阴，胃络失养，胃火炽盛，火邪伤津，脾胃运化功能减退，胃的腐熟机能低下，胃气上逆故胃痛伴胃热、纳少、痛时呕吐酸水。热伤胃络则大便黑色。瘀血内阻，气化不利津液不能化气上承，故口干。舌暗红苔微黄、脉沉细属于津液输布障碍。

辨证：胃阴虚火旺，气机不畅。

治法：滋阴降火，健脾和胃，行气化瘀。

方药：一贯煎加味：沙参 20 克，麦冬 20 克，当归 10 克，生地 15 克，枸杞子 20 克，川楝子 10 克，山药 20 克，山萸肉 20 克，山楂 20 克，穿山甲 10 克，广三七 6 克，白芍、乌梅、蒲公英、黄芪各 10 克。

3 剂，水煎服。每日 1 剂，日 3 次。

方解：生地重用，滋阴养血补肝肾，为主药。沙参、麦冬、当归、枸杞益阴柔肝，合主药滋阴养血生津，为辅药。少量川楝子疏泄肝气，为佐药。方中加山楂、穿山甲、广三七活血祛瘀通络，乌梅、山药、山萸肉收敛生津、益气养阴、补益精血，蒲公英清热解毒，黄芪益气升阳。

5 月 7 日复诊：药后好转。仍吐酸水，上方加白及 30 克，乌贼骨 20 克，浙贝 15 克，3 剂。共为细粉。

28. 胃脘痛（胃及十二指肠溃疡）

医案 马某，男，53 岁。1980 年 1 月 28 日就诊。

患者于 1971 年诊为“十二指肠球部溃疡”，发病规律：冬春发作加重，饥饿时发病，形瘦。1977 年病情加重，曾服中西药，效果不佳，诊见胃脘胀痛，压痛明显，夜间尤甚，痛苦病容，形体消瘦，舌红苔白腻，脉沉弦。

分析：气滞血瘀，热结于胃，故胃脘胀痛、压痛明显。夜为阴，阴主寒，寒邪损伤胃腑阳气故夜间尤甚、痛苦面容。脾阳损伤生化之机日惫，无以营养百骸，洒陈脏腑必致形体消瘦。舌红苔腻、脉沉弦属寒湿之象。

辨证：肝胃不和，肝木克脾土。

治法：疏肝理气，健脾和胃。

方药：逍遥散加味：当归 10 克，杭芍 10 克，柴胡 10 克，茯苓 10 克，白术 10 克，炙甘草 6 克，元胡索 20 克，木香 10 克，荔枝核 10 克，白芷 10 克，酸枣仁 20 克，生姜 3 片，薄荷 3 克。

3 剂，水煎服。每日 1 剂，日 3 次。

方解：柴胡疏肝解郁，当归、白芍养血补肝，为主药。茯苓、白术健脾补中，为辅药。薄荷、生姜疏散条达，为佐药。炙甘草调和诸药，为使药。方中加元胡索、白芷活血止痛，木香调中行气，酸枣仁养心安神，荔枝核理气止痛、祛寒散滞。

1980 年 2 月 2 日复诊：药后胃脘胀痛稍轻，不压不痛。治疗上方再进 3 剂。

2 月 12 日三诊：药后觉隐痛，痛少了。治疗上方 3 剂。

2 月 25 日四诊：药后诸症均明显好转。治疗上方继进之。

3 月 6 日五诊：胃胀痛纳差，口淡无味，舌红苔白腻。用逍遥散加木香、枳壳各 10 克，元胡索 20 克，白芷 10 克，黄连 3 克，胆南星 10 克。3 剂，水煎服。每日 1 剂，日 3 次。

后诸症消失，病愈。

29. 胃脘痛（胃及十二指肠溃疡）

医案 储某，男，58 岁。于 1996 年 6 月 25 日就诊。

患胃及十二指肠球部溃疡 11 年，曾服西药后缓解，但反复发作，劳累加重，经常胃痛嗳气，泛酸，甚则呕吐食物，形瘦，舌红苔白黄厚腻，脉沉细缓。

分析：气机不利，胃失和降，故胃脘痛、嗳气。脾主运化，胃主受纳，脾胃虚弱中阳不振，腐熟运化不及则反酸甚则呕吐食物。脾失健运，则形体消瘦。湿热蕴结，气机不畅则舌红苔黄厚腻。脉沉细缓为脾胃虚弱之象。

辨证：脾胃虚弱，运化无力，湿热蕴结，气机不畅。

治法：温养脾胃，益气和中，止酸止痛。

方药：香砂六君子汤加味：党参 20 克，白术 10 克，茯苓 10 克，甘草 6 克，陈皮 10

克，半夏 10 克，香附 10 克，砂仁 10 克，乌贼骨 20 克，浙贝 20 克，白及 20 克，红花 10 克，仙鹤草 20 克，代赭石、天麻、元胡索各 20 克。

3 剂，共为细粉，每次 10 克，日 3 次，用蜂蜜开水送服。忌生冷酒辣、寒冷。

8 月 7 日：药后明显好转，食增，胃痛胀、泛酸均减轻，有精神。上方 5 剂，用法同上。

11 月 18 日：服上药后食增，每次能进两碗，唯觉乏力，其他都好了。上方加当归 10 克，枸杞 20 克，黄芪 30 克，女贞子 20 克。5 剂，服法同上。

1997 年 6 月 12 日：云药后诸症都好，有气力，求上方再进 3 剂。并多次云此方是特效方。还介绍不少患者来就诊，均获得良效。

30. 胃痛出血治验

医案　鲁某，女，61 岁。于 1996 年 8 月 1 日就诊。

胃出血、吐血、大便黑色 1 周。今胃烧痛，面色苍黄，血压 130/58 毫米汞柱，舌暗红苔白，脉沉弦细无力。

分析：胃热过盛，热迫血行故胃烧痛。脾胃虚寒，脾不统血，血溢于肠内，随大便而下故大便色黑。脾虚血郁故面色苍黄。脉沉细无力为气血虚之象。

辨证：脾胃虚寒，脾不统血。

治法：健脾温中，益气摄血。

方药：黄土汤加味：灶心黄土 50 克，生地 30 克，白术 10 克，附子 10 克，黄芩 20 克，阿胶 20 克，甘草 3 克，焦地榆 20 克，焦芥穗 20 克，仙鹤草 20 克，元胡索 20 克，乳香、没药各 20 克。

2 剂，开水煎服。每日 1 剂，日 3 次。

方解：灶心黄土温中收涩止血，为主药。白术、附子温阳健脾，为辅药。生地、阿胶滋阴养血止血，与黄芩共同制约白术、附子温燥之性，为佐药。甘草调和诸药，为使药。方中加焦地榆、焦芥穗、仙鹤草止血益气，元胡索、乳香、没药行气活血化瘀。诸药合用温阳止血而不伤阴，滋阴养血而不碍脾。

8 月 5 日复诊：药后未吐血，便血减少，腹痛止。血压 120/80 毫米汞柱。治疗上方加白及 20 克，3 剂。共为细粉。每次 10 克，日 2 次，开水冲服。

随访药后愈。

31. 胃脘痛

医案　胡龙某，女，40 岁。于 1996 年 8 月 31 日就诊。

因胃胀痛、呕吐苦水 6 年。怄气加重，大便干结，舌红苔黄，脉沉弦。

分析：情怀不畅，肝气郁结，气机不利，日久化火，故胃胀痛。肝胆互为表里，肝热则胆火上乘，故呕吐苦水。肝气郁结，肝郁化火故见大便干结、舌红苔黄、脉弦数。

辨证：肝气郁结，肝郁化火，肝胃不和，肝木克脾土。

治法：疏肝和胃，泻热通便。

方药：大柴胡汤加味：柴胡 10 克，大黄 10 克，枳实 10 克，黄芩 20 克，半夏 10

克，白芍 30 克，生姜 10 克，大枣 10 克，元胡索 20 克，黄连 6 克，吴茱萸 6 克，郁金 10 克，木香 10 克，鸡内金 10 克，山楂 10 克。

3 剂，水煎服，每日 1 剂，分 3 次服。

方解：柴胡、黄芩和解，为主药。大黄、枳实泄热，为辅药。白芍、半夏助主药清热肝胆，肝胆相表里、胆热及肝、木乘中土，故加入白芍助柴胡、黄芩清肝胆，半夏和胃降逆止呕，共为佐药。生姜合大枣助半夏和胃止呕，调和诸药，为使药。方中加元胡索、郁金活血祛瘀行气，木香调中行气，黄连、吴茱萸疏肝下行泻火、反佐清肝泻火，鸡内金、山楂消食健胃。

11 月 21 日复诊：药后诸症消失已好，今因怄气，又复发求原方 3 剂。

32. 胃痛背痛（胃黏膜脱垂）

医案　谢某，男，32 岁。1994 年 8 月 31 日就诊。

胃痛、背痛 10 年。经治乏效，做胃镜确诊为“胃黏膜脱垂”。自觉胃痛背痛，乏力困倦，食纳差，形体消瘦。劳累时病情加重。舌淡苔薄白，脉沉细。

分析：寒热互结、气机不畅故胃痛、背痛。胃主受纳，腐熟水谷，脾主运化升清，若脾失健运，则乏力困倦、食纳差、形体消瘦，脾胃为后天之本，气血生化之源。舌淡苔薄白、脉沉细为脾胃虚弱之象。

辨证：脾胃虚弱，运化无力。

治法：益气补中，健脾养胃。

方药：香砂六君子汤加味：党参 20 克，白术 10 克，茯苓 10 克，陈皮 10 克，半夏 10 克，木香 10 克，砂仁 10 克，甘草 6 克，元胡索 20 克，苍术 10 克，厚朴 10 克，枳壳 10 克，神曲、山楂、麦芽各 20 克。

5 剂，水煎服。每日 1 剂，日 3 次。

方解：党参补中益气，为主药。白术健脾燥湿，为辅药。茯苓健脾渗湿，为佐药。甘草甘缓和中为使药。方中加陈皮、木香、砂仁理气和中，半夏、苍术燥湿化痰健脾，厚朴、枳壳宽中理气，元胡索活血行气，神曲、山楂、麦芽消食健胃。

9 月 9 日复诊：药后饮食增加，胃痛背痛减轻，腿有劲，但有时心慌。治疗上方加酸枣仁 20 克，5 剂。水煎服。

9 月 28 日三诊：药后胃背痛均止了。治疗遵效不更方，上方再进 5 剂。用法同上。

岐按：余用香砂六君子汤加味治疗“胃黏膜脱垂病”6 例，均获得满意疗效。

33. 胃寒痛治验

医案　于某，男，35 岁，1997 年 11 月 1 日就诊。

胃冷痛，阵阵隐痛，口不干，二便正常，舌红苔白，脉沉缓。

分析：寒邪收引，寒为阴邪，寒邪直接损伤胃腑阳气，使胃脘收缩拘急故胃冷痛、阵阵隐痛。口不干、二便正常、舌红苔白、脉沉缓为阴寒内渗、中虚有寒、脾阳不振之征。

辨证：中焦虚寒，运化无力，阻滞不通。

治法：温中祛寒，补脾健胃。

方药：附子理中汤加味：党参10克，白术10克，干姜10克，炙甘草3克，白芍15克，桂枝6克，生姜片10克，黄芪20克，附子3克（另包先煎10分钟）。

3剂，开水煎服。每日1剂，日3次。嘱其忌生冷，勿暴饮暴食。

方解：党参补中益气、强壮脾胃，为主药。干姜辛热温中、扶阳气，为辅药。白术健脾燥湿，为佐药。炙甘草补中扶正，为使药。方中加附子温阳散寒，桂枝温胃阳，白芍敛阴柔肝，生姜散寒，黄芪升阳益气。

11月21日复诊：服药后胃痛已消失。但前天进食冷饭后又觉胃内隐隐阵痛。原方再进3剂。

连服6剂，胃寒痛再未发作。

岐按：治疗胃寒痛应注意饮食调理，不宜暴饮暴食，切忌冷饮。因为冷饮过多可使胃寒血管收缩痉挛，引起疼痛。本方对胃虚痛效果很好，曾治8例均获效。此方妙在理中汤又加桂枝、附子增加逐寒功效，加黄芪补气助长阳气驱逐寒邪，加白芍、甘草以收缓解痉挛止痛之效，诸药配合共同起到相得益彰之功效。胃痛散：砂仁3克，白蔻仁3克，吴茱萸2克，荜茇2克，良姜2克，香附2克。主治胃寒痛等症。《黄帝内经·素问·痹论》曰：痛者，寒气多耶。因寒性收引凝滞，易使气血凝滞不通，故痛。

34. 胃热痛治验

医案　王某，女，22岁。1984年4月5日就诊。

胃灼热痛，吐酸水多已10年之久，吃糖多后胃痛吐酸水加重，食纳差，嗳气，梗阻不畅，伴头痛、口干，舌红苔黄，脉弦数。

分析：肝气郁结，日久化火。肝胃郁热，火邪犯胃，故胃脘灼热痛。肝失条达，郁而化火，胃失和降，逆而上冲。《黄帝内经·素问》曰："诸逆冲上，皆属于火。诸呕吐酸，暴注下迫，皆属于热。"故吃糖多胃痛吐酸水加重。气机不利则嗳气。梗阻不畅，脾失健运则食纳差。脾虚则清阳不升故头痛。津液不上承则口干。舌红苔黄、脉弦数为肝火上乘。

辨证：肝经火旺，气机不畅。

治法：清肝泻火，降逆和胃。

方药：左金丸加味：黄连12克，吴茱萸2克，白矾3克，郁金10克，陈皮10克，半夏10克，茯苓20克，甘松10克，木香10克，川芎10克，代赭石20克。

2剂，水煎服。每日1剂，日3次。

方解：黄连泻心火，为主药。吴茱萸辛热，疏肝解郁，降逆止呕，并制黄连之过于寒凉，为佐使药。方中加白矾燥湿化痰，茯苓健脾燥湿，甘松行气止痛、开郁醒脾，郁金、川芎活血祛瘀、祛风止痛，陈皮、木香理气调中。半夏、代赭石降逆止呕。

5月7日复诊：今已不吐酸水，嗳气，梗阻好了，食增。治疗上方再3剂。

5月9日：吐酸水好了。

岐按：胃痛吐酸水10余年之久，没少治疗，今用清肝泻火、降逆和胃之法中药6剂治愈，值得总结。

35. 胃中停水（胆汁反流性胃炎）

医案 刘某，男，36 岁。1994 年 9 月 19 日就诊。

西医诊为“胆汁反流性胃炎”，自觉水停胃中响而不下行已年余，经治不除，伴嗳气、纳差，下午水响加重，十分烦恼，舌红苔白，脉沉细。

分析： 脾主运化，脾失健运，出现纳差。脾虚生湿，导致水湿停滞，故自觉水停胃中响而不下行。舌红苔白主寒湿，沉主里，细主不足。

辨证： 脾失健运，水湿停滞。

治法： 健脾燥湿，行气利水。

方药： 胃苓汤加减：苍术 10 克，陈皮 10 克，厚朴 10 克，白术 10 克，茯苓 10 克，猪苓 10 克，泽泻 10 克，桂枝 6 克，车前子 20 克，草豆蔻 10 克，白扁豆 10 克，法半夏 10 克。

3 剂，水煎服。每日 1 剂，日 3 次。

方解： 苍术、陈皮、厚朴燥湿运脾、行气和胃。白术、茯苓、猪苓、泽泻、桂枝利水渗湿、温阳化气。方中加车前子利水，草豆蔻燥湿、温中行气，白扁豆开胃健脾，法半夏燥湿化痰。

9 月 22 日：药后今天再未觉得胃中水响了，但仍嗳气。今用上方加旋覆花 15 克，代赭石 20 克，青皮 10 克，3 剂 。用法同上。

9 月 26 日：嗳气少了，无水响了。前方继进 3 剂，治愈。

36. 食难用饱

医案 陈某，男，35 岁。1993 年 12 月 7 日就诊。

饮食多无饱定，吃得多，但总还觉得没吃饱，已 2 个多月了，经服西药等无效。曾多次检查，血糖不高，排除糖尿病。舌红苔黄，脉沉弦而数。

分析： 脾主运化，胃火炽盛，火邪伤津，胃的腐熟功能亢进，故饮食无饱定，吃得多，还觉得没吃饱，消谷善饥。舌红苔黄、脉沉弦而数属胃火旺盛所致。

辨证： 胃火旺盛，邪火伤津。

治法： 清胃泻火，养阴生津。

方药： 石膏 30 克，知母 20 克，黄芩 10 克，黄连 3 克，蒲公英 20 克，虎杖 20 克，党参 20 克，麦冬、天冬各 10 克，五味子 10 克，酸枣仁 20 克。

3 剂，水煎服。每日 1 剂，日 3 次。

方解： 石膏、知母清胃泻火，为主药。黄芩、黄连、虎仗、蒲公英清热解毒、泻火燥湿，为辅药。麦冬、天冬、五味子、党参养阴生津，为佐药。酸枣仁养心安神，为使药。

随访告知连服 6 剂，病症消失，食欲正常。

这种病例曾有 3 例，用本方皆验。

37. 食后胃腹胀

医案　王某，男，37 岁。1996 年 11 月 26 日就诊。

因食后胃腹胀，下午尤甚已 2 月余，曾治无效，今诊脉沉弦，舌红苔白厚。

分析： 饮食自倍，肠胃乃伤，饮食过度，食积内停，胃失和降，气机不畅，故食后胃腹胀。舌红苔白厚、脉滑属食积阻滞脾胃之征。

辨证： 食积阻滞脾胃，运化无力。

治法： 消食健胃，行气消胀。

方药： 保和汤加厚朴、木香、枳壳、鸡内金各 10 克。

3 剂，水煎服。每日 1 剂，日 3 次。

方解： 山楂消食积、消肉食油腻，为主药。神曲消食健脾，莱菔子消食下气、消面积，为辅药。半夏、陈皮行气化滞、和胃止呕，茯苓健脾利湿和中，连翘清热散结，共为佐药。诸药合用使食积得消、胃气得和。方中加厚朴、木香、枳壳行气消胀，鸡内金健脾消食。

12 月 1 日：药后明显好转。上方再进 5 剂。痊愈。

本例患者系中年人，因工作繁重，活动量小，整天忙于工作，缺乏适当活动，致使食积停滞，阻碍脾胃的消化吸收，故而出现上述症状，用保和汤加味，药切病机，故而速效。

38. 食后胃脘胀满

医案　杜某，男，48 岁。1986 年 8 月 16 日就诊。

自觉每天下午食后胃胀、腹满、纳差，已月余。口干，脉沉弦。

分析： 情志不遂，肝气郁结，不得疏泄，横逆犯胃，气机不利，胃失和降，故食后胃胀、腹满。脾不健运，则纳差。阴虚津液不能上承则口干，脉沉弦主肝病。

辨证： 肝脾不调，肝失疏泻。

治法： 宜疏肝理气，健脾和胃。

方药： 逍遥散加木香 10 克，枳壳 10 克，神曲 10 克，山楂 10 克，川芎 10 克，泽泻 10 克。

3 剂，水煎服。每日 1 剂，日 3 次。

方解： 柴胡疏肝解郁，当归、白芍养血补肝，为主药。茯苓、白术健脾补中，为辅药。薄荷、生姜疏散条达，为佐药。炙甘草调和诸药，为使药。诸药合用，肝郁得解，血虚得养、脾胃得补。方中加木香、枳壳、神曲、山楂宽中行气、消食健胃，川芎活血行气。

10 月 8 日，告知服上方后诸症消失，一切正常。

岐按： 情志不遂，肝失条达，肝气横逆，肝木克脾土，脾失健运。下午阳气不足以运化精微而停滞，故下午胃腹胀满、纳差。治宜疏肝理气，妙在用逍遥散加川芎，血中之气药，活血行气。

39. 胃脘痛（慢性萎缩性胃炎、伴有四个肿块、易出血，个别腺体肠化）

医案1 梁某，男，38岁。1997年4月1日就诊。

胃胀，消化不良2年，近半年加重，胃胀痛，劳累后加重，伴嗳气，出汗，食少，口干，形体消瘦，大便干，舌红苔少，脉沉细，经胃镜诊断为“慢性萎缩性胃炎并有四个肿块易出血”。病检为“胃窦黏膜中度炎症伴糜烂，个别腺体肠化”，就是癌症早期。临床见到慢性萎缩性胃炎年久不愈有可能发展成胃癌。

分析：脾主运化，把水谷精微“灌溉四旁”和布散全身。脾失健运则机体的消化吸收机能失常，出现胃胀痛食少、形体消瘦和气血生化不足。脾气虚弱，脾气不能升清，则水谷不能运化，气血生化无源则劳累加重出现身疲乏力、出汗。胃气上逆则出现嗳气。气化不利，津液不能化气上承故口干。肠道津亏，大肠传导迟滞所致大便干。舌红苔少、脉沉细属正虚邪实之征。

辨证：脾胃虚弱，正虚邪实。

治法：益气健脾，扶正祛邪。

方药：太子参20克，白术10克，茯苓10克，甘草6克，香附10克，砂仁10克，仙鹤草20克，代赭石20克，红参20克，红花20克，三棱10克，莪术10克，炮山甲10克，白及30克。

5剂，水煎服。每日1剂，日3次。

方解：红参、太子参扶正气、生津液。白术、茯苓、甘草补脾益气。仙鹤草、白及止血扶正。代赭石降逆止呕。香附、砂仁疏肝理气、温中。红花、三棱、莪术、炮山甲活血化瘀通经。

2年后患者告知将上药又粉服5剂，用蜂糖水送服，每次10克，日2次，药服完后，症状缓解。随访10年，仍在。

岐按：癌症应早期抓紧时间治疗可愈，晚期难愈。中医治病的依据是症候群，辨证论治，依症用药。要求医生千方百计为病人，认真耐心、全心全意、尽职尽责、刻苦钻研，争取战胜癌魔，挽救生命。任何疾病都应该早发现、早诊断、早治疗、早痊愈、早解除痛苦、早获得幸福。

医案2 葛某，男，53岁。1995年3月21日初诊。

胃镜诊为“胃底贲门癌Ⅱ型”。胃脘胀痛甚4个月，不泛酸，唯独口吐白沫痰涎多，因怄气所致。舌红苔白，脉沉缓。

分析：肝气犯胃，胃腑气滞，因气郁不舒则胃脘胀痛。脾胃阳虚，脉络失于温养，运化迟缓、水饮停胃则不泛酸，唯独吐白沫及涎。舌红苔白为寒湿，肝木克脾土，脾胃虚弱，正气不足故脉沉缓。

辨证：脾胃虚弱，正虚邪实。

治法：益气健脾，扶正祛邪。

方药：仙鹤草30克，代赭石30克，百部20克，炮山甲20克，当归10克，红参30克，红花60克，桃仁20克，浙贝20克，乌贼骨30克。

5剂，每剂水煎2次取汁，再加蜂蜜100克，入药汁混匀，口服。

方解：红参、仙鹤草益气生津，为主药。百部、浙贝润肺止咳，清热散结，为辅药。当归、穿山甲、红花、桃仁养血通络、活血化瘀，为佐药。代赭石降逆止呕，乌贼骨收敛止血，二药以降逆收敛而达到控制反胃作呕之目的为使药。诸药配合，益气生津、清热散结、养血通络、活血化瘀、扶症祛邪，以达攻补兼施之目的。

1995 年 4 月 1 日：药后胃痛轻，食稍增。上方又 3 剂。服法同上。

4 月 12 日：自觉服 3 月 21 日药后，饮食顺利，食后不痛。上方又 2 剂。服法同上。

4 月 28 日：服 3 月 21 日药后较前明显好转。上方加广三七 10 克，2 剂，共研细粉，每次 10 克，日 2 次，用温开水冲服。

6 月 23 日：药后诸症消失，但停药后月余，有时有痛。治用前方 3 剂。

9 月 15 日：胃痛减轻，经用仙鹤草、代赭石、红参、红花、广三七、山甲、元胡索、天麻各 30 克，山楂、良姜、香附各 20 克，2 剂。

1996 年 4 月 29 日，门诊确诊为胃贲门癌Ⅱ型，服 3 月 21 日药后 ，胃胀、嗳气、口吐白沫等症均减轻。1 年后精神较前好，胃痛胀没有以前那么重了。治用 1995 年 9 月 15 日方，2 剂，共研细粉，每次 10 克，日 2 次，用温开水冲服。

5 月 17 日：因劳累而加重，喜卧喜按。治疗继用仙鹤草、代赭石、红参、红花各 30 克，天麻 20 克，沙参 30 克，山豆根 10 克，薏苡仁 30 克，浙贝 10 克，半夏 10 克，山甲 10 克。2 剂，2 剂，共研细粉，每次 10 克，日 2 次，用温开水冲服。

5 月 22 日：药后胃痛好转。上方 3 剂。服法同上。

7 月 15 日：服 5 月 17 日药后食增，精神好，有时有胃痛感。治用上方 2 剂。服法同上。

11 月 26 日：近月来觉胃痛加重，伴口吐白色泡沫黏痰水多，呕吐几口才松劲。治用仙鹤草、代赭石、红参、红花、天麻、沙参各 30 克，山豆根 10 克，薏苡仁 20 克，浙贝 10 克，半夏 10 克，炮山甲 10 克，元胡索 30 克，广三七 20 克。服法同上，蜂蜜水送服。

因经济困难，不能坚持治疗，停药后病情加重，如能坚持治疗可以缓解症状，延长寿命。

岐按：本方治食道癌、胃癌均效。胃痛，临床常见，效岐将临床所见总结如下：

胃痛临床分肝胃郁热、食滞胃脘、胃寒气逆、肝胃不和、脾胃气虚。这五大证多属现代医学胃溃疡、十二指肠溃疡、胃及十二指肠溃疡，以反酸吐酸为主症。

（1）肝胃郁热：包括慢性浅表性胃炎、胃息肉单发、胃低静脉显露。治疗用普济消毒饮加味。

（2）胃火炽甚：包括胃炎中度，食难用饱。治疗用石膏 30 克，知母 20 克，黄芩 10 克，黄连 3 克，蒲公英 20 克，虎杖 20 克，党参 20 克，天冬、麦冬各 10 克，五味子 10 克，酸枣仁 20 克。

（3）肝肾阴虚：包括胃窦炎多发性息肉、食管炎疣状胃炎、胃黏膜脱垂、慢性萎缩性胃炎、贲门口糜烂易出血、胃溃疡并隆起。治疗用一贯煎加味。

（4）热毒蕴结：包括食管糜烂性炎症、糜烂性胃炎、慢性萎缩性胃炎。治疗用普济消毒饮加味。

（5）肝气郁结：包括出血性糜烂性胃炎。治疗用逍遥散加味。

(6) 痰湿中阻：包括肥厚性胃炎，治疗用二陈汤加味。

(7) 脾胃虚弱：包括胃黏膜脱垂，治疗用香砂六君子汤加味。

(8) 胃寒痛：治疗用附子理中汤加味。

(9) 胃中停水：包括胆汁反流性胃炎，治疗用胃苓汤加减。

(10) 食后胃腹胀：治疗用保和汤加减。

(11) 胃癌早期：治疗用自拟方仙赭参花汤加味。

(12) 胃出血吐血：大便出血治疗用黄土汤加味。

第五节　黄疸（肝炎、胆囊炎）

以目黄、身黄、小便黄为主要症状，其中尤以目黄为确定本病的重要依据，若只有身黄而目不黄，不属于黄疸病。

本证与现代医学的黄疸含义相同，都是指巩膜黄染的一类疾患，故病毒性肝炎、肝硬化、钩端螺旋体病、胆道疾患以及溶血性黄疸等，均可参考本证进行辨证施治。本病有传染性。

病因：内因为脾胃虚寒，内伤不足；外因为感受时邪，饮食失节。

本病起初食欲不振，恶心，心中懊侬，体倦乏力，小便不利而黄，继则两目发黄，甚至全身发黄。阳黄病程短，黄色鲜明，属于热证、实证；阴黄病程较长，黄色晦暗，属于虚证寒证。

1. 阳黄

医案1　姜某，男，30岁。1984年9月12日就诊。

全身发黄，皮肤、巩膜、尿黄已2周，剑突下胀痛，食纳差，四肢无力，舌红苔黄，大便灰白色。肝功：GPT500单位，麝絮状+黄疸指数60单位，凡澄白立即反应，HBSAg（－），属重症黄疸肝炎。

分析：湿热交蒸，胆汁外溢于肌肤，热为阳邪，故身、目、皮肤发黄。湿热熏蒸，胃浊上逆，胃失和降，则剑下胀痛、食纳差。脾的运化功能障碍，则四肢无力。胆道被阻，胆汁不能下渗于肠道，故大便灰白色。舌红苔黄、脉弦数为肝胆湿热之证。

辨证：脾胃湿热，熏蒸肝胆，胆汁外溢。

治法：清热利湿，退黄利胆。

方药：茵陈白茅根汤（自拟方）：茵陈30克，白茅根30克，黄芩10克，黄连6克，栀子10克，苍术10克，猪苓10克，青皮10克，泽泻10克，龙胆草10克，大黄10克，郁金10克，滑石20克，山楂20克。

3剂，每天1剂，水煎服，日3次。忌酒、肉、鸡蛋，多休息。

方解：茵陈、白茅根、清热利湿退黄，为主药。栀子、龙胆草、黄芩、黄连清热燥湿、利小便，为辅药。苍术、猪苓、泽泻协助主药利湿、退黄，为佐药。青皮疏肝破气、散结消滞为使药。方中加郁金、山楂、大黄疏肝理气、活血化瘀、清热泻火、解毒。

9月15日：药后心口不痛了，大便色淡黄稀便。其他同前。治用上方3剂。

9月24日：药后诸症好转，有精神，食增，黄疸稍退，大便色黄，尿淡黄，但觉肝区有时痛。治用上方加板蓝根20克，10剂，水煎服。

10月3日：上方10剂后黄疸明显减退，肝区微痛。治用上方去大黄加元胡索20克，7剂。

10月12日：肝区不痛，黄疸消除，今化验肝功均正常。病告痊愈。

医案2　向某，女，32岁。于1996年3月21日初诊。

1周前上街买甘蔗食后，出现感冒病，在当地输液2天乏效，而后发现尿黄、眼睛黄、皮肤也黄了，伴乏力困倦，上腹胀痛，恶心呕吐，纳差，大便干结，舌红苔黄腻，脉沉弦。今查尿三胆均阳性。

分析：湿热交蒸，胆汁外溢于肌肤，因热为阳邪，故身、目、皮肤发黄。湿热熏蒸，胃浊上逆，则恶心。胃失和降则纳差，脾的运化功能障碍，则乏力困倦，上腹胀痛。湿热蕴结于肠胃，气机阻滞，腑气不通，故大便干结。舌红苔黄腻、脉沉弦为肝胆湿热之证。

辨证：脾胃湿热，熏蒸肝胆，胆汁外溢。

治法：清热利湿，利胆和胃。

方药：茵陈白茅根汤：茵陈30克，白茅根30克，黄芩10克，黄连6克，栀子10克，苍术10克，猪苓10克，青皮10克，泽泻10克，龙胆草10克，神曲20克，山楂20克，车前子20克，滑石20克，虎杖20克，元胡索20克，枳实10克，半夏10克。

3剂，每日1剂，日3次，水煎服。

方解：茵陈、白茅根清利湿热、退黄，为主药。黄芩、黄连加强清热解毒，龙胆草、栀子清热燥湿、利小便，为辅药。苍术、猪苓、泽泻协助主药利湿、退黄，为佐药。青皮疏肝破气，散结消滞，为使药。方中加半夏燥湿、降逆止呕。元胡索活血止痛行气。车前子、滑石利水通淋，虎杖、枳实清热利湿，破气消积，热结便秘。山楂、麦芽、神曲消食和胃。

3月25日复诊：好转。上方5剂。肝功四项异常。

5月21日三诊：服上方20剂，诸症消失，今求复查肝功，结果均正常，但HBSAg出现阳性。用上方继进5剂。

5月27日四诊：查两对半均正常，而病告痊愈。

岐按：本方主治黄疸肝炎，临床坚持服药20剂，一般症状消失，复查肝功正常，是本人治疗黄疸性肝炎常用方，随症加减，效果很好，已用此方治疗黄疸型肝炎2000余例均治愈。肝功正常后，可用逍遥散或香砂养胃丸调理善后。茵陈白茅根汤组成及方解：茵陈苦平微寒，利湿退黄保肝；白茅根甘平，健脾利湿，退黄保肝；黄芩、黄连、栀子、龙胆草、板蓝根均性味苦寒，清热燥湿；青皮理气；苍术健脾燥湿保肝；滑石性寒利窍退黄，焦三仙消食健胃；板蓝根能促使肝大回缩，龙胆草能降低转氨酶。诸药合用有健脾和胃、清热燥湿、退黄、保肝之功效。

医案3 冯某，女，46岁。1979年12月28日初诊。

急性黄疸肝炎已20天，在某医院治疗未见好转，目前仍目黄，皮肤黄，尿黄、赤，纳差，呕吐，上腹痛，胸背痛，肝功损害明显。舌红苔黄燥，口干苦，大便8天未解，每天呕吐频繁，精神差。

分析：湿热蕴蒸，胆汁外溢肌肤，故见身黄、目黄、皮肤黄。湿热熏蒸，胃浊上逆则呕吐。脾的运化功能障碍则纳差、上腹痛。肝胆湿热，气机不畅，故胸背痛。湿热内盛，而热邪偏重，故口干苦。小便黄赤乃膀胱为湿热所扰，气化不利所致。湿热蕴结于肠胃，气机阻滞，腑气不通，故腹胀痛、大便秘结8天未解。舌红苔黄燥、脉弦数均为肝胆湿热之征。

辨证：肝胆湿热蕴结，郁滞不通。

治法：清热利湿，降逆和胃。

方药：龙胆泻肝汤加味：龙胆草12克，黄芩10克，栀子10克，泽泻10克，通草10克，车前子10克，当归10克，生地12克，柴胡10克，甘草3克，茵陈20克，半夏10克，焦三仙各20克，代赭石30克。

3剂，水煎服，每日1剂。

方解：龙胆草泻肝胆实火，除下焦湿热，为主药。黄芩、栀子苦寒泻火，协助龙胆草清肝胆湿热，为辅药。泽泻、通草、车前子协助龙胆草清利湿热，引火从小便而出，为佐药。当归活血，生地养血益阴，柴胡舒畅肝胆，甘草调和诸药，为使药。泻中有补，清中有养，既能泻肝火，清湿热，又能养阴血。肝火泻，湿热清，诸症自解。方中加茵陈清利湿热退黄，半夏、代赭石降逆止呕，焦三仙消食健胃。

12月31日复诊：药后呕吐嗳气减少。治疗上方继进10剂。

1980年1月14日三诊：药后呕吐止，食增，口微干苦，黄疸明显减退，胸背上腹疼痛都不要紧，唯大便干。治疗用上方加鸡内金6克，大黄10克（另包后下），待大便通畅，大黄可同时煎服，以加强活血化瘀、健脾胃以保肝之作用。再进10剂而愈。

2. 黄疸（病毒性肝炎急性黄疸型）

医案1 王某，女，17岁。1996年5月16日初诊。

甲肝半月，经西安第四军医大学唐都医院诊断为“病毒性肝炎急性黄疸型”，并用葡萄糖注射液500毫升，每日1次静注，稍好转。但因上腹胀痛，皮肤巩膜仍黄，尿黄。今求服中药。

分析：湿热蕴蒸，胆汁外溢于肌肤。因热为阳邪，故皮肤、巩膜发黄。脾失健运，则上腹胀痛。膀胱湿热，气化不利，乃尿黄。

辨证：脾胃湿热，熏蒸肝胆，胆汁外溢。

治法：清热利湿，行气消胀。

方药：茵陈白茅根汤加味：茵陈30克，白茅根30克，黄芩20克，黄连6克，栀子10克，苍术10克，青皮10克，猪苓10克，泽泻10克，龙胆草10克，木香10克，枳壳10克，车前子、滑石、蒲公英、虎杖各20克。

3剂，每日1剂，水煎服，日3服。

方解： 茵陈、白茅根清利湿热、退黄，为主药。黄芩、黄连加强清热解毒，龙胆草、栀子清热燥湿、利小便，为辅药。苍术、猪苓、泽泻协助主药利湿、退黄，为佐药。青皮疏肝破气，散结消滞，为使药。方中加车前子、滑石利水通淋，木香、枳壳疏肝理气、消胀，蒲公英、虎杖清热利湿、解毒。

5 月 20 日复诊：药后诸症好转，治疗遵效不更方，上方 5 剂，用法同前。

5 月 24 日三诊：因明显好转，复查肝功，结果均正常。为了巩固疗效上方再进 5 剂而愈。

岐按： 急性黄疸肝炎发病急，来势凶猛，症状明显。初期有恶心呕吐加半夏，后期黄疸加当归、赤芍、板蓝根以调其善后。治疗得当，疗效迅速，能早日治愈。

医案 2　李某，女，9 岁。1982 年 3 月 19 日初诊。

因患急性黄疸肝炎 1 周诸症加重，3 月 18 日肝功：黄疸 25 单位，麝浊度 11 单位，麝絮状 + + +，高田氏（－），GPT 600 单位，凡登白立即反应，肝大 2 指，黄染全身，巩膜黄，尿深黄，精神差，恶心呕吐，食纳差。舌红苔黄。

分析： 湿热交蒸，胆汁外溢，因热为阳邪，故身、目发黄而鲜明。恶心呕吐乃湿热熏蒸，胃浊上逆所致。脾运化功能障碍，胃失通降则食纳差。舌红苔黄均为肝胆湿热之证。

辨证： 脾胃湿热，熏蒸肝胆，胆汁外溢。

治法： 清热利湿，和胃利胆。

方药： 茵陈白茅根汤加半夏 10 克，郁金 10 克，神曲 20 克，麦芽 20 克，山楂 20 克。

3 剂，水煎服。忌食辛辣、油、肉、鸡蛋，以免加重肝脏负担。

方解： 茵陈、白茅根清利湿热、退黄，为主药。黄芩、黄连加强清热解毒，龙胆草、栀子清热燥湿、利小便，为辅药。苍术、猪苓、泽泻协助主药利湿、退黄，为佐药。青皮疏肝破气，散结消滞，为使药。方中加半夏燥湿、降逆止呕，郁金活血止痛、行气解郁，山楂、麦芽、神曲消食和胃。

3 月 22 日：药后有食欲，其他同上。继用上方 3 剂。

3 月 29 日：服上方 8 剂后黄退，有精神，食增。治用上方 3 剂。

4 月 1 日：黄疸肝炎服岐 10 剂中药后复查肝功完全正常，病告痊愈。

3. 黄疸（重症溶血性急性黄疸肝炎）

医案　郭某，女，8 岁。1980 年 3 月 21 日初诊。

患儿 5 天来面目黄染，不想吃，吃肉则恶心，心口痛（胃痛），前天大便结，昨天大便稀色黄，尿黄，精神差，乏力，口干，舌红苔黄，化验：GPT 340 单位/升，黄疸指数，溶血，麝浊度 9 单位，麝絮状 + + + +，高田氏 + + +，肝大 2 指。

分析： 湿热交蒸，胆汁外溢于肌肤，因热为阳邪，故面、目发黄。湿热熏蒸，胃浊上逆则吃肉恶心，心口痛。湿热蕴结于肠胃，腑气不通故大便干结。膀胱为湿热所扰，则尿黄短少，气化不利。脾失健运则精神差、乏力。湿热内盛，则口干。舌红苔黄为肝胆湿热之征。

辨证：脾胃湿热，熏蒸肝胆，胆汁外溢。

治法：清热利湿，和胃降逆。

方药：茵陈白茅根汤加焦三仙各20克，半夏10克。

每日1剂，水煎服。

方解：茵陈、白茅根清利湿热、退黄，为主药。黄芩、黄连加强清热解毒利尿，龙胆草、栀子清热燥湿、利小便，为辅药。苍术、猪苓、泽泻协助主药利湿、退黄，为佐药。青皮疏肝破气，散结消滞，为使药。方中加山楂、麦芽、神曲消食和胃，半夏燥湿、降逆止呕。

7月23日，其母云，药服1个月治愈了。今来复查，肝大消失。诸症均好，因无钱不想复查肝功。

4. 黄疸（急性阻塞性黄疸肝炎、肝功损害严重）

医案1 陈某，男，48岁。1996年11月4日初诊。

因急性黄疸肝炎在当地治疗1周未见好转，来石泉求治。刻诊患者上腹胀痛，嗳气，食纳差，皮肤、巩膜均黄，尿深黄，尿黄赤半月，大便灰白色，精神差，肝功严重损害＋＋＋＋。舌暗红苔黄，脉弦数。

分析：湿热蕴结，胃失通降，可以影响食欲，而且浊气在上，故发生上腹胀痛。胃气上逆则嗳气。脾失健运则食纳差。湿热熏蒸，胆汁外溢于肌肤，故皮肤黄，巩膜黄。尿黄赤乃膀胱为湿热所扰、气化不利所致。胆道被阻，胆汁不能下渗到肠道，故大便灰白色。舌暗红、苔黄、脉弦数为肝胆湿热之征。

辨证：脾胃湿热蕴结，郁滞肝胆，胆汁外溢，发为黄疸。

治法：清热利湿，行气化瘀。

方药：茵陈白茅根汤加郁金10克，姜黄10克，桃仁10克，红花10克，赤芍10克，元胡索20克，大黄10克，茯苓20克，滑石20克。

3剂，水煎服。每日1剂，日3服。

方解：茵陈、白茅根清利湿热、退黄，为主药。黄芩、黄连加强清热解毒，龙胆草、栀子清热利湿、利小便，为辅药。苍术、猪苓、泽泻协助主药利湿、退黄，为佐药。青皮疏肝破气，散结消滞，为使药。方中加郁金、姜黄、桃仁、红花、赤芍、元胡索活血化瘀、行气止痛，大黄瘀热从大便排出，茯苓、滑石清热渗湿，使湿热之邪从二便而出。

11月8日复诊：药后诸症好转，大便为黄色。今化验结果：总胆红素355.2微摩/升，结合胆红素150.9微摩/升，GPT 200单位/升以上，TTT 14单位，HBSAg＋＋＋＋。治疗遵效不更方，上方8剂。

12月6日三诊：服上方后诸症都好了，唯觉头昏耳鸣乏力，尿清长。辨证：今按黄疸肝炎好转。治法：调理肝脾。方药：用逍遥散加桃仁10克，红花10克，郁金10克，姜黄10克，板蓝根20克，丹皮20克，大青叶20克，女贞子20克，旱莲草20克，天麻10克，五味子6克，磁石20克。5剂。药后告痊愈。

岐按：阻塞性黄疸肝炎系由于胆道梗阻造成了粪中尿胆元减少或消失，而出现大便灰白色的。因此在治疗阻塞性黄疸肝炎时要再加活血化瘀、疏通经络之药效果更好。

医案2　邓某，男，7岁。1979年12月20日初诊。

1周前因胃腹痛呕吐，服宝塔糖无效而来诊。诊见心口痛胀，纳差，全身黄染，精神差，乏力困倦，尿黄赤，巩膜黄染，大便灰白色，稀便已4天，舌红苔黄厚腻，查尿三胆，胆色素（+），尿胆原、尿胆素均为（-），诊断为"阻塞性黄疸肝炎"，转中医治疗。

分析：脾胃湿热蕴结，郁滞肝胆，胆道被阻，胆汁外溢，故全身黄染、巩膜黄。肝胆之病影响到脾胃，使之升降运化功能失常，故心口痛胀、纳差、精神差、乏力困倦。小便黄赤、苔黄为肝胆热盛之征。胆道被阻，胆汁不能下渗到肠道，故大便灰白。

辨证：脾胃湿热，郁滞肝胆，胆道阻塞，致使胆汁外溢，不巡于肠道，故造成大便灰白色者，为阻塞性黄疸肝炎。

治法：健脾利湿，清热解毒。

方药：茵陈白茅根汤加减：去掉黄芩、黄连、青皮、栀子。茵陈20克，白茅根20克，苍术10克，猪苓10克，茯苓、泽泻、陈皮、厚朴、胆草各10克，车前子20克，焦三仙各20克，滑石20克，板蓝根20克。

3剂，每日1剂，水煎服，日3服。

方解：茵陈、白茅根清热利湿退黄，为主药。龙胆草清热燥湿，为辅药。苍术、猪苓、泽泻协助主药，利湿退黄，为佐药。方中加白术、茯苓健脾利湿，陈皮、厚朴理气宽中，车前子、滑石利水通淋、清利湿热，焦三仙消食和中，板蓝根清热解毒。

12月21日：化验肝功凡登白直接反应阳性，黄疸指数30单位，麝浊9单位，麝絮状++，高田氏++，GPT 370单位/升。

2月12日：服上方3剂后大便颜色正常。治疗上方继服10剂，诸症消失，黄疸退尽，今复查肝功完全正常。

1月18日，患者曹某患上病服18剂，也治愈。

岐按：黄疸肝炎出现大便灰白色及时治疗，若不及时治疗，日久会加剧胆管阻塞，黄疸难以消除，预后不良。若出现呕吐不止者预后不良，肝炎呕吐服药后止者为吉祥。肝炎反复发作治疗不彻底者，预后不良。若出现肝硬化腹水者，应坚持半年的治疗，才能使肝脏功能复原。肝炎者大便必须保持通畅，秘结难愈。且黄疸愈后调养宜疏肝养肝，不宜补肝，而他医认为肝病体虚，便给人参之类补之，服药后患者往往感到肝区胀痛，病情反而加重，饮食不化，胃腹胀满，十分难受。岐对肝病好转或病愈后常用逍遥散加木香、枳壳、焦三仙、青皮、郁金、元胡索、山药之类等药，以疏肝健脾、调理气血为宜。

医案3　陈某，女，30岁。1996年6月22日就诊。

恶心呕吐，皮肤巩膜发黄4天，尿黄6天，大便灰白色。今查肝功，待出结果。

分析：温热蕴结，胆汁外溢肌肤，故皮肤黄、巩膜黄。恶心呕吐乃湿热熏蒸、胃浊上逆所引起。尿黄短少，乃膀胱为湿热所扰、气机不利所致。胆道被阻，胆汁不能下渗到肠道，故大便灰白。

辨证：脾胃湿热蕴结，郁滞肝胆，胆汁外溢。

治法：清利湿热，和胃降逆。

方药：茵陈白茅根汤加半夏10克，六曲10克，山楂10克，板蓝根10克，车前子10克，滑石20克，大黄10克，蒲公英20克，虎杖20克。

3剂，水煎服。每日1剂，日3次。

方解：茵陈、白茅根清利湿热、退黄，为主药。黄芩、黄连加强清热解毒，龙胆草、栀子清热燥湿、利小便，为辅药。苍术、猪苓、泽泻协助主药利湿、退黄，为佐药。青皮疏肝破气，散结消滞，为使药。方中加半夏燥湿、降逆止呕，板蓝根、蒲公英清热解毒，车前子、滑石利水通淋、清利湿热，大黄、虎杖清热利湿，瘀热从大便排出，六曲、山楂消食和中。

6月26日：药后大便呈黄色，诸症减轻。上方继进3剂。

7月1日：药后食增，呕吐恶心已止，黄疸减轻，治疗上方去半夏，继进3剂。

7月8日：药后好转，有精神。上方继进3剂。

7月15日：药后诸症消失，复查肝功均正常而痊愈。

5. 黄疸（肝硬化早期）

医案　李某，男，11岁。1996年3月29日持肝功化验单来就诊。

肝功7项均不正常，GPT 200单位/升以上，TTT 6微摩/升，总胆红素74微摩/升，直接胆红素60微摩/升，总蛋白56克/升↓，白蛋白40克/升，球蛋白16克/升↓，临床表现皮肤、巩膜黄，尿黄赤，黄疸加重，肝区痛胀，头昏，口干苦，大便干。西医诊断为肝硬化早期。

分析：湿热交蒸，胆汁外溢于肌肤，因热为阳邪，故皮肤黄，巩膜黄而色鲜明。湿热内盛，而热邪偏重，故头昏、口干苦。胁肋为肝胆之分野，肝胆郁热，气机不畅，故肝区痛胀。湿热蕴结于肠胃，气机阻滞，腑气不通，故大便干。

辨证：脾胃湿热蕴结，郁滞肝胆，胆汁外溢，肝火上扰，气血瘀阻。

治法：清热利湿，活血化瘀。

方药：茵陈白茅根汤加味：茵陈20克，白茅根20克，黄芩10克，黄连6克，栀子10克，苍术10克，猪苓10克，泽泻10克，龙胆草10克，青皮10克，郁金10克，三棱10克，莪术10克，姜黄10克，元胡索10克，大黄6克，板蓝根12克。

5剂，水煎服。每日1剂，日3次。

方解：茵陈、白茅根清利湿热、退黄，为主药。黄芩、黄连加强清热解毒，龙胆草、栀子清热燥湿、利小便，为辅药。苍术、猪苓、泽泻协助主药利湿、退黄，为佐药。青皮疏肝破气，散结消滞，为使药。方中加郁金、三棱、莪术、姜黄、元胡索破血化瘀、行气止痛、解郁，大黄瘀热从大便排除，板蓝根清热解毒。

4月16日复诊：平稳求前方：茵白汤加郁金、三棱、莪术、姜黄、大黄、元胡索、板蓝根各5克。5剂，水煎服，每日1剂，日3次。

4月25日三诊：药后肝区及腹胀痛均减，大便稀，尿黄。治用上方加滑石20克，前仁10克，5剂。

5月4日四诊：药后诸症轻，尿淡黄。上方继进7剂。

5 月 21 日五诊：药后明显好转。化验复查，结果各项指标均正常。随访 2 年无复发，身体健康。

6. 甲乙肝（甲肝乙肝于一身者谓甲乙肝）

医案 1　万某，女，16 岁。1996 年 8 月 3 日就诊。

因皮肤巩膜尿黄 10 天，开始觉头身痛、发热恶寒，上腹胀痛，食纳差，舌红苔黄，口干，大便灰白色。今化验结果：HBSAg（+），TTT 14 单位，总胆红素 65.6 单位，直接胆红素 42.8 单位，GPT 200 单位↑。

分析：湿热交蒸，胆汁外溢于肌肤，因热为阳邪故皮肤巩膜黄。湿热内盛，而热邪偏重，故发热、口干。后肝胆郁热，气机不畅，肝胆之病影响到脾胃，胃失通降，不仅影响食欲，而且因浊气在上，而发生上腹胀痛。脾运化功能失常，食纳差。尿黄赤，乃膀胱为湿热所扰、气化不利所致。胆道被阻，胆汁不能下渗到肠道，故大便灰白色。舌红苔黄为肝胆热盛之证。

辨证：脾胃湿热，蕴结日久，熏蒸肝胆，胆汁外溢于肌肤。

治法：清热利湿，健脾和胃。

方药：茵陈白茅根汤加味：茵陈 30 克，白茅根 30 克，黄芩 20 克，黄连 6 克，栀子 10 克，苍术 10 克，猪苓 10 克，青皮 10 克，泽泻 10 克，胆草 10 克，滑石 20 克，大腹皮 20 克，元胡索 20 克，大黄 6 克。

3 剂，每日 1 剂，水煎服。

方解：茵陈、白茅根清利湿热、退黄，为主药。黄芩、黄连加强清热解毒，龙胆草、栀子清热燥湿、利小便，为辅药。苍术、猪苓、泽泻协助主药利湿、退黄，为佐药。青皮疏肝破气，散结消滞，为使药。方中加滑石、大腹皮利水渗湿、下气宽中、消肿，元胡索活血、行气止痛，大黄泻热从大便排出。

8 月 7 日复诊：药后食增，黄稍退，大便由白色转黄色。治疗遵效不更方，用上方 5 剂。

8 月 16 日三诊：药后食增，有点精神了。用上方再进 5 剂。

8 月 27 日四诊：药后食增，有精神，黄疸消退，化验复查肝功及 HBSAg 均正常。

医案 2　饶某，男，28 岁。1996 年 9 月 19 日初诊。

因黄疸加深半月，今化验见总胆红素 94.1 单位，直接胆红素 78 单位，GPT 170 单位，HBSAg+++。目前黄疸加深，上腹胀痛，食纳差，皮肤巩膜发黄，尿黄赤，大便稀灰白色 1 周，舌红苔白。

分析：湿热交蒸，郁滞肝胆，胆汁外溢于肌肤，因热为阳邪故皮肤黄、巩膜黄。肝胆郁热，气机不畅，肝胆之病影响到脾胃，使胃失和降，影响食欲，因浊气在上而发生上腹胀痛。脾的运化功能失常则食纳差。膀胱为湿热所扰，气机不利故尿黄赤。胆道被阻，胆汁不能下渗到肠道，故大便灰白色。舌红苔黄、脉弦数为肝胆湿热之征。

辨证：脾胃湿热熏蒸肝胆，胆汁外溢。

治法：清热利湿，活血化瘀。

方药：茵陈白茅根汤加味：茵陈 30 克，白茅根 30 克，黄芩 10 克，黄连 6 克，栀子 10 克，苍术 10 克，猪苓 10 克，青皮 10 克，泽泻 10 克，龙胆草 10 克，茯苓 10 克，赤芍10克，桃仁10克，红花10克，姜黄10克，郁金10克，车前子20克，滑石20克，元胡索20克。

7剂，每日1剂，水煎服，分服3次。忌生冷、酒、辣、油、肉、鸡蛋和劳累。

方解：茵陈、白茅根清利湿热、退黄，为主药。黄芩、黄连加强清热解毒，龙胆草、栀子清热燥湿、利小便，为辅药。苍术、猪苓、泽泻协助主药利湿、退黄，为佐药。青皮疏肝破气，散结消滞，为使药。

方中加元胡索、赤芍、桃仁、红花、姜黄、郁金活血化瘀、行气止痛。车前子、滑石、茯苓利水渗湿。

9月26日复诊：药后黄疸减轻诸症好转，大便色正常。治疗上方加大黄10克，板篮根20克，蒲公英20克，香附10克，去元胡索。7剂，用法同前。

10月14日三诊：药后黄疸基本消退，一切均好，求化验复查。治疗上方继进7剂。

10月17日四诊：复查结果完全正常。

1997年6月19日，再次复查完全正常。

岐按：此类甲乙肝急性期只要抓紧治疗，药到病除，常会速愈，且不会留后遗症。许多病人告知，病治好了，不留后遗症，关键在于治好后再服几剂巩固药。治甲乙肝妙在用茵陈白茅根汤，加活血化瘀之品，如桃仁、红花、姜黄、郁金、赤芍、三棱、莪术、大黄，疗效迅速，曾治39例效果满意。

7. 乙肝

医案1　郑某，男，31岁。1996年11月2日就诊。

乙肝2年曾服北京出的乙肝灵片剂1年，经复查无变化，仍为“HBSAg++++，抗-HBc（+）”。自觉心口胀痛，肠鸣，出虚汗，盗汗多，乏力困倦，舌红苔白，脉缓。

分析：脾气虚弱，运化乏力，脾虚则精微气血生化不足，故乏力困倦。脾失健运，则机体的消化吸收机能因之而失常，所以出现心口胀痛、肠鸣，病久体虚，伤及肺气，皮毛不固而出虚汗。汗为心液，血不养心，神气浮越，心液不藏而外泄，则睡中盗汗。舌淡苔白、脉缓均为脾虚气弱之征。

辨证：脾气虚弱，肝气瘀滞。

治法：健脾益气，活血化瘀。

方药：四君子汤加味：党参、白术、茯苓、陈皮、半夏、木香、砂仁、生姜、姜黄、郁金、板蓝根、桃仁、红花、三棱、莪术各10克，炙甘草3克，黄芪30克，乌梅、贯仲、元胡索各20克。

5剂，水煎服。每日1剂，日3次。

方解：党参益气补中，为主药。白术健脾燥湿，为辅药。茯苓渗湿健脾，为佐药。炙甘草甘缓和中，为使药。方中加陈皮理气调中，半夏燥湿，木香行气调中，砂仁温中行气，生姜温中止呕。姜黄、郁金、桃仁、红花、三棱、莪术、元胡索破气活血祛瘀、行气止痛、解郁。板蓝根、贯仲清热解毒，乌梅敛肺止汗，黄芪补气升阳、益气固表。

11月13日复诊：药后口干苦、心口胀痛轻了，仍出盗汗。治疗上方加龙骨、牡蛎各30克，诃子10克，5剂。

11月25日三诊：觉服11月2日药后舒服。服用11月2日方，5剂。

12月13日四诊：觉服11月2日药舒服。继服11月2日药，岐将上方加丹参、大青叶各20克，加强对乙肝的治疗，5剂。

12月21日五诊：觉有点嗳气，治用上方加旋覆花、代赭石各20克，5剂。

1997年1月4日六诊：云药后嗳逆消除，为巩固疗效上方再进5剂。

1月21日七诊：药后诸症消失，原先胃腹胀痛、肠鸣、乏力困倦等症均好了。治疗继用1月4日方，5剂。

1997年1月30日八诊：因乙肝诸症消失，求化验复查为表抗原HBSAg++较前减少2个+号，其他均正常，治用12月13日方，5剂。

2月15日九诊：诸症平稳，前方5剂。

3月4日十诊：诸症消失，前方5剂。

3月24日十一诊：服1月4日方有效。即：太子参20克，香砂六君子汤加郁金10克，板蓝根10克，桃仁20克，红花10克，黄芪20克，乌梅10克，三棱10克，莪术10克，贯仲20克，元胡索20克，丹参20克，大青叶10克，半枝莲20克，白花蛇舌草20克，5剂。水煎服。

8月4日十二诊：无不适感，上方5剂。复查。

1998年4月16日十三诊：复查结果仅见抗-HBe+，其他均正常，（原表抗HBSAg++++，抗-HBc+，见1996年11月2日初诊记录）。治疗同前。

5月9日十四诊：现在诸症早已消失，化验基本正常，抗原消失。治疗同3月24日方10剂，共为细粉，每日2次，每次10克。以巩固疗效。

岐按：乙肝2年，曾服乙肝灵1年无效，求岐治疗，辨证用药，健脾益气，活血化瘀，调理气血，症状消除，化验基本正常。

医案2 金某，女，20岁。1984年6月20日初诊。

因查体在县防疫站检查，结果：高田氏+，HBSAg1：128，又经本院复查HBSAg1：128，无肝区不适感，但有胃痛病已2年多，经常服胃得宁缓解，今胃部仍有触痛感，舌红苔薄黄，脉沉弦。

分析：脾主运化，脾具有把水谷（饮食物）化为精微，将精微物质转输至全身的生理功能。脾失健运，则机体的消化吸收机能即因之而失常，则出现胃部胀痛、食欲不振、乏力。胃主受纳，腐熟水谷和脾的运化功能配合，才能把水谷化为精微，以化生气血、津液，供养全身。肝主疏泄，调畅全身气机。肝的疏泄功能异常，影响脾的升清功能和胃的降浊功能，故脘腹胀满、疼痛。舌红苔黄、脉沉弦属于肝胃不和、肝郁化火之征。

辨证：肝胃不和，肝木克脾土，肝郁化火。

治法：疏肝解郁，健脾养血，泻火解毒。

方药：逍遥散加元胡索20克，贯仲20克，土茯苓20克，丹皮10克，蒲公英20克。

5剂，每日1剂，水煎服，日3服。

方解：柴胡疏肝解郁，当归、白芍养血补肝，三药合用补肝体而助肝用，为主药。茯苓、白术补中理脾，为辅药。薄荷、生姜疏散条达，为佐药。炙甘草调和诸药，为使药。方中加元胡索活血止痛行气，贯仲、蒲公英、土茯苓清热解毒，丹皮凉血、清热、活血散瘀。

7 月 27 日：药后胃不痛，也无压痛感，今查肝功，高田氏消失，HBSAg1：64，结果较前好转。治疗继用上方去元胡索，5 剂。而水煎服之。

8 月 24 日：未坚持服中药而服葡醛内酯（肝泰乐）1 瓶后，今觉右胁缘下隐痛，食纳差，口干苦。舌红苔黄，脉沉弦。

辨证：属肝气郁结，肝火上逆。

治法：疏肝和营，泻火解毒。

方药：丹栀逍遥散加元胡索 20 克，贯仲 20 克，土茯苓 20 克，蒲公英 20 克。

5 剂，水煎服。每日 1 剂，日 3 服。

9 月 3 日：药后头昏痛好，右胁下痛止，食增。治疗上方 5 剂。

9 月 11 日：药后，一切都好。上方 5 剂。

9 月 18 日：一切都好，复查 HBSAg1：16。治疗继用上方 5 剂以巩固疗效。

医案 3　夏某，女，26 岁。1984 年 5 月 4 日就诊。

近 1 周来自觉乏力困倦，饮食减少，恶心欲呕吐，消瘦，肝区痛，舌红苔薄白，化验：HBSAg1：64，GPT120 单位/升，其他正常，诊断为“乙肝”，要求服中药。

分析：脾主运化，若脾运化水谷精微的功能减退，脾失健运，机体的消化吸收机能因之而失常，出现乏力困倦、饮食减少、消瘦。肝主疏泄，肝气郁结则肝区痛。胃主通降，以降为和。若胃气失于通降，形成胃气上逆，则出现恶心呕吐。舌红苔薄白、脉弦乃肝胆之象。

辨证：脾虚肝郁，肝木克脾土，胃失和降。

治法：疏肝解郁，降逆和胃。

方药：小柴胡汤加减：丹参、半夏、黄芩、黄柏、柴胡各 10 克，甘草 3 克，六曲 20 克，山楂 20 克，元胡索 20 克，生姜 10 克。

3 剂，水煎服，每日 1 剂，日 3 次。

方解：柴胡舒畅气机之郁滞，为主药。黄芩清邪热，为辅药。丹参、生姜、半夏、大枣通行血脉，和胃降逆，为佐药。炙甘草调和诸药，为使药。方中加黄柏清热燥湿、泻火，神曲、山楂消食和中、健胃消肉积，元胡索活血祛瘀、行气止痛。

5 月 12 日复诊：药后食增，有时恶心。用上方 6 剂。

5 月 19 日三诊：恶心乏力较前减轻。用上方 6 剂。

5 月 26 日四诊：云药后平稳，食增，体重由 60 千克增至 61.5 千克，增加了 1.5 千克。再服 6 剂。

6 月 4 日五诊：不恶心，但胃痛引背，其他可。用上方 6 剂。

6 月 11 日六诊：无不适感，再服 6 剂。复查正常告知好了。

该患者共服 33 剂中药，诸症消失，体重增加，化验均正常。随访 10 年未复发。

岐按：余曾用自拟乙肝治疗观察有效方治疗乙肝，诊见精神差、面色华无、食纳差、形体消瘦等症者，效果较好，记录如下：黄芪40克，党参30克，白术10克，甘草3克，茯苓10克，巴戟天10克，肉苁蓉10克，黄柏10克，川断10克，蒲公英20克，桃仁10克，山楂20克，贯仲10克。一般服用16剂后患者有精神，食增加，面色红润，体质增强。

8. 无黄疸肝炎

医案1　谭某，男，6岁。1987年2月21日就诊。

因感冒发热，上腹痛，食纳差，半月不愈而住院，发现肝大右胁缘下2.5厘米，剑突下7.3厘米，住院治疗8天不见好转。2月17日见肝功麝浊度20单位，麝絮状+++，高田氏+++，GPT 200单位，于19日自动出院。2月21日来诊，患儿肝大，肝功损害严重，仍然发烧上腹痛，食纳差，尿黄，没精神，但巩膜皮肤均无黄疸黄染。因肝功严重损害，肝脏又特别大，又不是黄疸肝炎，若是急性黄疸肝炎治疗还不担心，容易治愈。劝其转西安大医院治疗，患者家属不愿去外地，恳求服中药。

分析：肝主疏泄，调畅气机，机体的脏腑、经络、器官等活动全赖于气的升降出入运动。肝的疏泄功能异常，肝的疏泄功能减退即肝失疏泄，则气的升发就显现不足，气机的疏通和畅达就会受到障碍，形成气机不畅，气机郁结则上腹部痛。肝失疏泄，影响脾的升清功能，脾失健运则食纳差，没精神。尿黄乃膀胱为湿热所扰、气化不利所致。肝藏血，肝不藏血出现肝血不足。

辨证：肝郁血虚，肝脾不调。

治法：疏肝解郁，养血和营，健脾理气，

方药：逍遥散加味：当归10克，柴胡10克，杭芍20克，白术10克，茯苓10克，甘草3克，薄荷6克，木香10克，枳壳10克，山楂10克。

3剂，水煎服。每日1剂，服3次。

方解：柴胡疏肝解郁，当归、白芍养血补肝，三药合用补肝体而助肝用，为主药。茯苓、白术补中理脾，为辅药。薄荷、生姜疏散条达，为佐药。炙甘草调和诸药，为使药。方中加木香、枳壳、山楂行气调中、宽中消胀、消肉积，活血化瘀。

2月24日复诊：药后已不发烧了，食增，尿清了，但仍觉上腹不适，精神差，舌红苔白，治遵效不更方，今用上方加板蓝根20克，因肝大而用之。3剂，水煎服。

3月2日三诊：服上方6剂后发烧退、食增，有点精神，上腹舒适不痛了，尿清大便通畅，舌红苔白，病情明显好转，治疗遵效不更方，上方继进3剂，水煎服。

3月9日四诊：服11剂中药病情平稳，治疗继用2月24日方，3剂。

3月30日五诊：药后诸症消失，但因近来活动量大，又觉上腹痛，其他都好，治用上方继进3剂。嘱其服药期间要休息，勿劳累。

4月7日六诊：复查肝功结果：GPT 65单位，其他各项均正常。因GPT略高，治疗用上方加桃仁、丹参、元胡索、龙胆草各10克，3剂，水煎服。

1987年8月2日其父告知经服中药2个月肝功均正常，肝大也回缩至正常，以后曾复查3次均正常，特告知，连连道谢。

岐按：该患儿属急性无黄疸肝炎，不易发现，容易误治，幸好住院化验肝功发现肝

功损害严重，查体肝脏肿大，表明肝脏实质受损严重，住院8天不见好转自动出院。求岐治疗，由于病家信任，患儿配合治疗获效。因此临床治疗时不但要认真查问病史、检查体征，更要积极运用现代先进的诊断技术，方可做到诊断准确。

本病属肝郁血虚、肝脾不调、肝气郁结所致，治宜疏肝解郁、养血和营、健脾理气。方药用逍遥散加味效果满意。

医案2 桂某，男，28岁。1980年4月30日就诊。

因疲乏无力、纳差，持肝功化验单来求老师治疗，见黄疸指数5单位，麝浊度6单位、麝絮状+++，高田氏+，GPT 100单位以下。

分析：肝主疏泄，有助于脾胃的运化功能，还体现于胆汁的分泌与排泄。胆附于肝，胆汁是肝之余气，集聚而成，胆汁的分泌与排泄是肝主疏泄功能的一方面，肝的疏泄正常，胆汁能正常的分泌与排泄，有助于脾胃的运化功能，脾主运化，脾失健运，则机体的消化吸收机能因之而失常，则疲乏无力，食纳差。

辨证：肝郁脾虚，湿热内蕴。

治法：疏肝健脾，清热利湿。

方药：茵陈四苓散加味：茵陈10克，白术10克，茯苓10克，猪苓10克，泽泻10克，栀子10克，丹皮6克，焦山楂20克，焦麦芽20克，神曲20克，郁金10克，三棱10克，柴胡10克。

5剂，水煎服。每日1剂，日3次。

方解：茵陈清热利湿退黄，为主药。泽泻渗湿利水，为辅药。茯苓、猪苓淡渗、增强利水，为佐药。白术健脾为使药。方中加栀子、丹皮清利三焦湿热、凉血，焦山楂、焦麦芽、神曲消食和中、活血化瘀，郁金、三棱活血化瘀，柴胡疏肝解郁、和解少阳。

共服30剂后，复查肝功完全正常。此方还用于患者村上肝功相同的2名患者，服20剂而愈。

岐按：本方专治无黄疸肝炎效果很理想。若见口腻舌苔白腻，打呃，腹胀，劳累后肝痛者，此脾湿肝郁也，用三仁汤加元胡索、焦三仙各20克，3~6剂效也。若见一转氨酶升高为主要指标者，岐常用龙胆泻肝汤加味治疗效果显著。

9. 服打虫西药导致黄疸肝炎

医案 杨某，男，14岁。1986年10月24日就诊。

因10天前上腹痛，服打虫药以后发现全身皮肤发黄，眼睛黄，尿黄。上腹胀痛，食纳差，没有精神，舌红苔黄，今肝功能损害严重，黄疸指数20单位，麝浊度14单位，麝絮状+++，高田氏+++，凡登白立即反应，GTP 35单位。

分析：因服打虫药脾胃中毒，湿热蕴结，胆汁外溢于肌肤，故身目皮肤发黄。脾主升清，脾的运化功能以升清为主，脾气升发则元气充沛；脾气不能升清，水谷不能运化，气血生化无源，可出现没精神、神疲乏力。脾失健运，可出现食纳差、上腹胀痛。尿黄乃膀胱为湿热所扰，气化不利所致。舌红苔黄、脉弦为肝胆湿热之征。

辨证：服打虫药脾胃中毒，湿热蕴结。

治法：清热解毒，利胆退黄。

方药：自拟茵陈白茅根汤加味：茵陈 30 克，白茅根 30 克，黄芩 10 克，黄连 3 克，栀子 10 克，苍术 10 克，猪苓 10 克，青皮 10 克，泽泻 10 克，龙胆草 10 克，板蓝根 20 克，滑石 20 克，神曲 20 克，山楂 20 克。

5 剂，水煎服。每日 1 剂，日 3 次。

方解：茵陈、白茅根清利湿热、退黄，为主药。黄芩、黄连加强清热解毒，龙胆草、栀子清热燥湿、利小便，为辅药。苍术、猪苓、泽泻协助主药利湿、退黄，为佐药。青皮疏肝破气，散结消滞，为使药。方中加板蓝根清热解毒，滑石利水通淋，神曲、山楂消食和中、活血祛瘀。

10 月 29 日：服上方 5 剂后，头昏痛乏力困倦均轻，仍黄。治疗上方加赤芍 10 克。继进之。

半年后，其父来告知：拿本方回洋县服 1 个月诸症消失，复查肝功正常。

岐按：引起黄疸肝炎损害肝功能的原因多种，除了常见的甲肝病毒传染之外，岐在临床还见到多例服打虫药损害肝脏实质而出现黄疸肝炎、肝功能严重损害的病例。还有因误食青桐子中毒、误食桐油（把桐油当菜油）中毒、服食鱼苦胆后中毒致黄疸的、“康力隆”过量中毒引起的，还有秋冬季节甘蔗上市、甘蔗皮未刮净、食之也发现黄疸肝炎的。总之，除了接触传染，还有饮食不慎所致的肝脏损害的疾病。均应该引起人们在生活上多加注意，防止病从口入。均可用茵陈白茅根汤治疗。因为本方药具有清热解毒，利胆退黄，以达保肝之目的。

10. 黄疸肝炎

医案　文某，男，36 岁。1980 年 8 月 26 日就诊。

因患急性黄疸肝炎，6 月 24 日化验结果：GPT 380 单位，高田氏 + +，黄疸指数 3 单位，麝絮状 + + +，麝浊度 3 单位，凡登白立即反应。经当地医生用中药、西药等治疗，到 7 月 29 日复查结果 GPT 420 单位，高田氏 + +，黄疸指数 15 单位，麝絮状 + + +，麝浊度 15 单位，凡登白立即反应，病情无好转。诊见头昏乏力，食纳差，腹胀恶心，尿黄赤，目金黄，因食油肉，劳累过度加重。

分析：湿热蕴结，胆汁外溢于肌肤，因热为阳邪，故目金黄。恶心乃湿热熏蒸、胃气上逆所致。脾主升清，若脾气不能升清，则水谷不能运化，气血生化无源，可出现头晕乏力、腹胀。尿黄赤乃膀胱为湿热所扰、气化不利所致。

辨证：湿热蕴结，郁滞不畅。

治法：清热利湿，疏肝利胆。

方药：茵陈白茅根汤加味：茵陈 30 克，白茅根 30 克，栀子 10 克，苍术 10 克，黄芩 10 克，黄连 6 克，猪苓 10 克，青皮 10 克，泽泻 10 克，龙胆草 10 克，板蓝根 20 克，陈皮 10 克，厚朴 10 克，滑石 20 克，焦三仙各 20 克。

30 剂，水煎服。每日 1 剂，日 3 次。

方解：茵陈、白茅根清利湿热、退黄，为主药。黄芩、黄连加强清热解毒，龙胆草、栀子清热燥湿、利小便，为辅药。苍术、猪苓、泽泻协助主药利湿、退黄，为佐药。青皮疏肝破气、散结消滞，为使药。方中加板蓝根清热解毒，陈皮、厚朴理气宽中、消胀，滑石利水通淋，焦心楂、焦麦芽、焦神曲消食和中、活血化瘀。

随访：1月后复查肝功完全正常，诸症消失，病告痊愈。

岐按：病情加重的原因有三：一是治疗不得方，二是患者病期没得到良好的休息，三是得病不忌嘴，好吃油、肉、鸡蛋，而加重肝脏负担，导致肝病加重，甚至死亡。

11. 碱性磷酸酶升高

医案 刘某，女，51岁。1983年4月22日就诊。

患右侧胸膜炎好转，因患者消瘦，食纳差，每日进食100克，乏力，肝区痛，肝大胁下2厘米，剑下3厘米，肝区压痛，诊断为无黄疸肝炎，4月18日查出碱性磷酸酶57单位（正常为10～15单位，碱性磷酸酶升高说明肝细胞代谢阻塞，以测癌变速度快慢，预后之好坏。）4月22日患者要求中医治疗，诊见患者消瘦，倦怠乏力，食纳差，口干苦，舌红苔黄而燥，脉沉弦。

分析：脾主运化：是指脾具有把水谷（饮食物）化为精微，并将精微物质转输至全身的生理功能，若脾的运化水谷精微的功能减退即脾失健运，则机体的消化吸收机能即因之而失常，而出现形体消瘦以至倦怠、食纳差。肝气郁结则可影响胆汁的分泌与排泄而出现口苦。肝郁化火则舌红苔黄燥、脉沉弦。

辨证：肝胃不和，湿热郁结。

治法：疏肝解郁，清热利湿。

方药：逍遥散加丹皮、栀子各10克，黄连6克，焦三仙、元胡索、麦冬各20克。

3剂，水煎服，每日1剂，日3次。

方解：柴胡疏肝解郁，当归、白芍养血补肝，三药合用补肝体而助肝用，为主药。茯苓、白术补中理脾，为辅药。薄荷、生姜疏散条达，为佐药。炙甘草调和诸药，为使药。方中加丹皮清热凉血、活血，栀子清热利湿，黄连凉血解毒、清热燥湿、泻火解毒，麦冬养阴、益胃生津，元胡索活血、行气止痛，神曲、焦山楂、焦麦芽消食和中。

4月25日复诊：因痰咳不利系原病复发，死灰复燃之兆，故将上方加桑白皮10克，栝楼仁20克，5剂，以泻其伏火。

5月2日三诊：诸症好转。前方再进5剂。

5月5日四诊：复查碱性磷酸酶16单位（接近正常值）。此期西医只用葡醛内酯（肝泰乐）。

12. 左叶肝占位可能治验

医案 王某，男，50岁。1980年5月10日就诊。

患肝病经西安医学院2次确诊为“左叶肝占位可能”，查血甲胎蛋白含量是50微克/升，GPT 211单位/升，肝胁下1.5厘米，右胸腹及背胀痛，口干苦，尿黄，舌边红、苔黄厚燥，脉沉弦。应属肝癌早期。

分析：肝主疏泄，调畅气机，机体的脏腑、经络、器官等活动全赖于气的升降出入运动。肝失疏泄，气机的疏通畅达就会受到阻碍，出现胸腹胀痛。胁肋为肝胆之分野，肝胆郁热，气机不畅。又胆经行于人身之侧，故胁痛牵引背胀痛。肝气郁结则影响胆汁的分泌与排泄，则出现口干苦。尿黄少乃膀胱为湿热所扰、气机不利所致。舌红、苔黄厚燥、脉沉弦均为肝胆湿热之征。

辨证：肝气郁结，肝胆湿热。

治法：疏肝理气，清利湿热，活血化瘀。

方药：逍遥散加丹皮 10 克，赤芍 10 克，滑石 20 克，郁金、三棱、莪术各 10 克。3 剂，水煎服。每日 1 剂，日 3 次。

方解：柴胡疏肝解郁，当归、白芍养血补肝，三药合用补肝体而助肝用，为主药。茯苓、白术补中理脾，为辅药。薄荷、生姜疏散条达，为佐药。炙甘草调和诸药，为使药。方中加丹皮清热凉血，滑石渗淡利水，郁金、三棱、莪术、赤芍破血祛瘀、行气止痛。

5 月 13 日：唯觉口干苦，肝区胀痛。脉沉弦。用龙胆泻肝汤加郁金 15 克，元胡索 20 克，杭芍 20 克，丹参 30 克，藁本 20 克。6 剂。水煎服。用法同上。

6 月 16 日：药后肝区不痛，停药后又痛胀，口干苦，尿黄，头不痛。上方去藁本。3 剂。水煎服。用法同上。

6 月 24 日：近日肝区胀痛不减，手脚心发热，尿黄，舌红苔黄厚燥，大便稍干。用丹栀逍遥散加焦三仙各 20 克，木香 10 克，枳壳 10 克，前胡 20 克，滑石 10 克，金铃子 10 克。3 剂。水煎服。用法同上。

7 月 8 日：服 6 月 24 日药后，肝区痛胀消失，但因前天活动量大，又觉胀痛。治同前。

8 月 8 日：右胸胁胀闷微痛灼热，口干苦。用丹参 30 克，板蓝根 30 克，玄参、麦冬、大青叶各 20 克，酸枣仁 10 克，砂仁 10 克，薏苡仁 30 克，元胡索、旱莲草各 10 克，陈皮 10 克，桃仁 10 克。5 剂。水煎服。用法同上。

8 月 23 日，化验肝功已正常了。10 月份去西安医学院复查肝占位性病变消失。

随访 10 年仍健在。

13. 胆囊炎治验

医案 1　黄某，女，60 岁。1996 年 3 月 19 日初诊。

1 周前食鸡蛋后觉胃胀满、疼痛，后背也痛，甚则嗳气、酸腐，呕吐胆汁，大便干，肛门下坠，脉弦数，舌红苔黄燥。今 B 超为“胆囊炎”。

分析：胃主受纳，腐熟水谷，饮食经过胃的初步消化，形成食糜。容纳于胃中的水谷，经过胃的腐熟后下传于小肠，其精微经脾之运化而营养全身。胃主通降，以降为和，若胃气失于通降，形成胃气上逆，则出现脘腹胀满、嗳气、酸腐。肝失疏泄，导致胆汁施泄不利，影响脾胃运化功能，胆汁上逆，则呕吐胆汁。肝胆郁热，气机不畅，胆经于人身之侧故后背痛。湿热蕴结于肠胃，气机阻滞，腑气不通故大便干、肛门下坠。脉弦数、舌红苔黄燥属于肝胆热盛之征。

辨证：少阳未解，病入阳明化热之证，郁滞肝胆。

治法：和解少阳，内泻热结，疏肝利胆。

方药：大柴胡汤加减：柴胡 15 克，大黄 10 克，枳实 20 克，黄芩 20 克，半夏 20 克，白芍 30 克，郁金 20 克，黄连 6 克，元胡索 30 克，旋覆花 20 克，代赭石 20 克，芒硝 20 克（冲服）。

2 剂，水煎服。每日 1 剂，日 3 次。

方解：柴胡、黄芩和解少阳，为主药。大黄、枳实泻阳明实热，为辅药。白芍、半夏木乘中土、清肝胆，半夏和胃降逆治呕，生姜助半夏降逆止呕，为佐使药。方中加郁金、元胡索活血行气止痛，黄连清热燥湿、泻火解毒，旋覆花、代赭石降逆止呕，芒硝软坚通便。

3 月 22 日复诊：药后大便通，诸症轻。治疗上方 3 剂。

后诸症消失。

医案 2　陈某，女，44 岁。1996 年 12 月 6 日就诊。

因胆囊炎引起胃胀痛，两肋胀满，右背心及肩胛下角痛，口干苦，有时恶心呕吐，大便干，舌红苔黄，脉弦。经 B 超诊为“胆囊炎”，求服中药治疗。

分析：饮食的消化是脾胃运化功能得以正常进行的重要条件，胆汁的化生和排泄由肝的疏泄功能控制和调节。若肝的疏泄功能正常，胆汁排泄畅达，脾胃运化功能健旺。反之肝失疏泄导致胆汁施泄不利，影响脾胃运化功能故胃胀痛。胁肋为肝胆之分野，肝胆郁热，气机不畅，又胆经行于人身之侧，故两肋胀满、右背心及肩胛下角痛。胆汁上逆，可见口干苦。胃气上逆则恶心呕吐。湿热蕴结于肠胃，气机阻滞，腑气不通故大便干。舌红苔黄、脉弦属于肝胆热盛之征。

辨证：少阳未解，病入阳明，郁滞肝胆。

治法：和解少阳，内泻热结，疏肝利胆。

方药：大柴胡汤加减：柴胡 10 克，黄芩 10 克，半夏 10 克，枳实 10 克，大黄 10 克，白芍 30 克，元胡索 20 克，郁金 20 克，姜黄 20 克，金钱草 30 克，桃仁 20 克，黄连 3 克，知母 10 克，厚朴 20 克，木香 10 克，细辛 10 克。

3 剂，水煎服。每日 1 剂，日 3 次。

方解：柴胡、黄芩和解少阳，为主药。大黄、枳实泻阳明实热，为辅药。白芍、半夏木乘中土、清肝胆，半夏和胃降逆治呕，生姜助半夏降逆止呕，为佐使药。方中加元胡索、郁金、姜黄、桃仁活血行气、止痛，黄连清热解毒燥湿，知母清热泻火，厚朴、木香宽中行气、消胀，金钱草利水通淋，除湿解毒。细辛散寒止痛。

1 月 27 日：药后相当舒服，胃胀痛，两肋胀满，右侧背心都不痛了。大便 2 次，一切好了。上方继进 3 剂以巩固疗效。患者经常服此方可缓解痛苦。若坚持治疗可痊愈。

岐按：患胆囊炎要多注意观察大便，保持通畅，若几天不大便或秘结者，多属热毒蓄积，腹气不通导致疾病加重。临床治疗时除用和解少阳，还必须要内泻阳明热结，疏通大便，重用大黄另包后下，使大便通畅。经常有患者来说服药前秘结不通，蓄毒难受；服药后大便畅通，百病轻松。但必须辨证施治，对症下药，药随病变，灵活应用，决不能墨守成规，药切病机方能取胜。

医案 3　胡某，女，35 岁。1996 年 9 月 6 日就诊。

因右肩背及肋下胀痛、刺痛反复发作 2 月余，曾多处求医治疗，效欠佳。今 B 超确诊为“胆囊炎”。

分析：胆附于肝，肝胆互为表里。肝失疏泄导致胆汁施泄不利，经脉不通，影响脾的运化功能，故右肩背及肋下胀痛。遇久瘀血阻滞不通，故刺痛。

辨证：肝气郁滞不通，气血不通。

治法：疏肝解郁，理气止痛。

方药：逍遥散加郁金20克，姜黄10克，金钱草30克，黄芩20克，元胡索30克，青皮10克，鸡内金10克。

5剂，水煎服。每日1剂，日3次。

方解：柴胡疏肝解郁，当归、白芍养血补肝，三药合用补肝体而助肝用，为主药。茯苓、白术补中理脾，为辅药。薄荷、生姜疏散条达，为佐药。炙甘草调和诸药，为使药。方中加郁金、姜黄、元胡索活血行气止痛，青皮破气疏肝、散结消滞，金钱草利水通淋，黄芩清热燥湿、泻火解毒，鸡内金健脾消食、化坚消石。

9月10日：药后诸症好转。上方再10剂。

医案4　郑某，40岁。1980年4月5日初诊。

1980年4月3日确诊为“胆囊炎”。因1周前吃肉喝酒而发，近2天每晚发作，发则心口胀痛呕吐，呈半卧位或左侧卧位，不能平卧。口干苦伴恶寒、发热、出冷汗。查胆囊区可触及疼痛，舌红苔薄黄，脉沉弦。

分析：胃主受纳，腐熟水谷，但必须和脾的运化功能配合，才能使水谷化为精微，以化生气血津液，供养全身，胆者：“中精之府”内藏清净之液，即胆汁。胆汁的化生和排泄，由肝的疏泄功能控制和调节，若肝失疏泄，导致胆汁施泄不利，影响及脾胃运化功能，而出现胁下胀痛、胆囊区触及疼痛、出冷汗、心口胀痛、食欲减退。若胆汁上逆，可见口苦呕吐。少阳未解则恶寒发热。舌红苔薄黄、脉沉弦为邪入阳明化热而成实证。

辨证：脾胃湿热蕴结，郁滞肝胆，日久化火，胃气上逆。

治法：外解少阳，内泻阳明热结，理气止痛。

方药：大柴胡汤加减：柴胡15克，枳实10克，黄芩15克，大黄10克（后下），半夏10克，白芍20克，金钱草20克，海金沙20克，鸡内金10克，芒硝10克（后下），木香10克，青皮10克，生姜3片。

2剂，水煎服。每日1剂，日3次。后大便通利，去芒硝，大黄同时下，再服6剂，水煎服，每日1剂，日3次。

方解：柴胡、黄芩和解少阳，为主药。大黄、枳实泻阳明实热，为辅药。白芍、半夏木乘中土、清肝胆，半夏和胃降逆治呕，生姜助半夏降逆止呕，为佐使药。方中加金钱草、海金沙、鸡内金利水通淋、健脾消食、排石化石，芒硝泻下软坚，木香、青皮破气疏肝消滞。

4月底复查：已显影正常，诸症消失。

医案5　黄某，女，57岁。1981年12月26日就诊。

因近半月来恶寒发热，食纳差，恶心，胃脘及右肋下疼痛引起后背痛，每天下午肝区胀痛，目深黄，皮肤微黄，西诊为“急性胆道感染”。曾用中西药，效不佳，病情无缓解，今来就诊。查舌红苔薄黄，脉细数，肝功：黄疸指数25单位，麝絮状 + +，凡登白迟缓反应，GPT 585单位/升。

分析：由于外邪袭表，影响卫阳“温分肉”的功能，肌表失煦则恶寒，正气奋气抗邪，则阳气趋向于表，又因寒邪外束，玄府闭塞，阳气不得宣发，则郁而发热。时邪外袭，郁而不达，内阻中焦，脾胃运化失常，胃失通降，出现食纳差、胃脘胀痛。胃气上逆出现恶心、呕吐。肝失疏泄，肝气郁结，出现右肋下疼痛牵引背痛。湿热蕴结，胆汁外溢于肌肤，因热为阳邪，故身、目黄，皮肤微黄。舌红、苔薄黄、脉弦数均为肝胆湿热之证。

辨证：脾胃湿热，熏蒸肝胆，胆汁外溢，发为黄疸肝炎。

治法：和解少阳，内泻热结，健脾和胃，清热利湿。

方药：大柴胡汤加减：茵陈30克，白茅根30克，龙胆草10克，郁金10克，板蓝根20克，木香10克，枳壳10克，柴胡10克，大黄10克，白芍30克，黄芩20克，半夏10克，焦三仙各20克，滑石20克，元胡索20克。

10剂，水煎服。每日1剂，日3次。

方解：柴胡、黄芩和解少阳，为主药。大黄、枳实泻阳明实热，为辅药。白芍、半夏木乘中土、清肝胆，半夏和胃降逆治呕，生姜助半夏降逆止呕，为佐使药。方中加茵陈、白茅根清热利湿退黄，板蓝根、龙胆草清热解毒燥湿，郁金、元胡索活血祛瘀、行气止痛，滑石利水渗湿，木香行气调中，焦三仙消食和中。

1982年1月11日：服上方已转好。上方继进30剂。

随访已痊愈。

岐按：胆囊炎感染症结合肝功化验，治疗按急性黄疸肝炎治疗1个月可愈。

14. 胆囊不显影

医案 王某，女，50岁。1983年1月2日就诊。

因肝区胀痛，纳差，舌苔黄腻，尿黄，大便不利，B超检查为“胆囊不显影”。脉沉弦。

分析：肝主疏泄，调畅气机，推动血和津液运行。若肝失疏泄，气的升发就显现不足，气的疏通和畅达就会收到阻碍，形成气机不畅，气机郁结。肝气郁结加之脾的升清功能和胃的降浊功能失常，影响胆汁的分泌与排泄，出现肝区胁下胀痛、纳差。尿黄少，乃膀胱为湿热所扰、气化不利所致。舌苔黄腻、大便不利、脉沉弦为肝胆湿热之征。

辨证：湿热内结，瘀滞肝胆。

治法：疏肝理气，清热利湿，活血化瘀。

方药：大柴胡汤加减：柴胡10克，大黄10克，枳实10克，黄芩10克，半夏10克，白芍20克，赤芍10克，板蓝根20克，金钱草20克，茵陈30克，郁金10克，鸡内金10克，木香10克，生姜3片。

3剂，水煎服。每日1剂，日3次。

方解：柴胡、黄芩和解少阳，为主药。大黄、枳实泻阳明实热，为辅药。白芍、半夏木乘中土、清肝胆，半夏和胃降逆治呕，生姜助半夏降逆止呕，为佐使药。方中加板蓝根、茵陈清热解毒、燥湿退黄，木香行气调中，金钱草、鸡内金利水通淋、健脾消食，郁金、赤芍活血、行气、止痛。

1 月 5 日复诊：无明显感觉。治疗上方加黄连 3 克。3 剂。

1 月 8 日三诊：稍好转。上方 3 剂。

1 月 11 日四诊：药后肝区已不胀痛了，食增，尿不黄，诸症消失。上方再进 6 剂。

随访，诸症消失，目前仍健在。

岐按：本例经胆囊造影，确诊治疗，其服 9 剂中药后诸症消失，遗憾的是没有复查造影。在临床上见到 1 例胆囊不显影者，1 个月后死亡。随后又见 1 例胆囊不显影者，劝其手术摘除而救活。提示：胆囊不显影者要高度警惕，防止其坏死、枯萎而引起肝坏死的危险。

15. 急性坏疽性胆囊炎（胆囊不显影、胆囊腔消失）

医案　陆某，男，55 岁。1995 年 12 月 27 日就诊。

因患乙肝年余，今突然发黄 5 天，黄疸加深，由于过度劳累突然出现黄疸加重，上腹痛，胃中饥饿但不思饮食，食则呕吐剧增，精神差，做 B 超检查结果："胆囊腔消失"。劝其住院于 12 月 29 日手术后确诊为：①急性坏疽性胆囊炎；②急性胆管炎；③胆囊性腹膜炎；④感染性休克（早期）；⑤乙肝。

1996 年 1 月 12 日请求服中药治疗，目前皮肤巩膜尿均深黄，T 型引流管液浑浊，进食油肉鸡汤有恶心感，伤口痒痛，大便灰白色，舌暗红苔黄。

分析：胆道被阻，胆汁外溢故皮肤黄、巩膜黄。湿热熏蒸，胃气上逆则恶心呕吐。胆道被阻，胆汁不能下渗到肠道，故大便灰白色。尿黄乃膀胱为湿热所扰，气化不利所致。舌暗红苔黄为肝胆热盛之征。

辨证：按术后肝胆瘀滞，腑气不通论治。

治法：清肝利胆，通腑行气，清热解毒。

方药：大柴胡汤加减：柴胡 15 克，大黄 10 克，枳实 10 克，黄芩 20 克，半夏 10 克，白芍 30 克，金钱草 30 克，黄连 6 克，栀子 10 克，木香 10 克，茵陈 30 克，蒲公英 20 克，虎杖 20 克，鱼腥草 20 克，生姜 3 片。

10 剂，水煎服。每日 1 剂，日 3 次。

方解：柴胡、黄芩和解少阳，为主药。大黄、枳实泻阳明实热，为辅药。白芍、半夏木乘中土、清肝胆，半夏和胃降逆治呕，生姜助半夏降逆止呕，为佐使药。方中加鱼腥草、金钱草、蒲公英、虎仗、茵陈、黄连、栀子清热解毒、利尿、利水通淋、泻火、除湿退黄、燥湿，木香行气调中。加味药以扩展其功能增强其疗效。

1 月 22 日：药后大便黄色，尿黄赤，大便日 4 次，稀。治疗前方加金银花、连翘、车前子各 20 克，10 剂。

2 月 10 日：T 型管排胆汁黄亮，有精神了。治用上方 5 剂。

2 月 27 日：大便每日 1 次，黄疸明显减轻。因久病多瘀。治疗用上方加桃仁、红花、三棱、莪术各 10 克，以活血化瘀，又进 10 剂。

岐按：岐在临床治疗中发现肝炎病人在治疗中若出现黄疸突然加重，应及时B超检查胆囊。如果胆囊消失应进一步检查；若胆囊腔消失应及时手术摘除残余，否则会引起急性坏疽性胆囊炎，导致肝坏死而危及生命。在此病之前岐接诊病人患乙肝半年经治好转，但近来因劳累过度黄疸加深，突然上腹痛，经B超发现胆囊腔消失，病情加重迅速，死于急性黄疸肝萎缩。而本例病人突然出现黄疸加深，B超发现胆囊腔消失及时手术治疗，可挽救生命。

第六节　噎膈

噎即噎塞，指吞咽之时哽噎不顺；膈为格拒，指饮食不下，或食入即吐。病位在食道，属胃气所主。属于本虚标实之症。

现代医学的食道癌、贲门癌、贲门痉挛、食道憩室、食道神经官能症及食道炎症等。关系较为密切，均可参考本篇进行辨证治疗。

多因气郁、痰阻、瘀结所致，且可兼杂，有时难以截然划分。由于本病多虚实并存，故治疗方法有滋阴养血、补益脾肾、开郁理气，化痰行瘀等，亦需结合应用。在治疗中尤应以固护胃气为重，因胃气一绝，则诸药罔投，势必不救。

1. 食道炎治验举例

医案1　李某，男，54岁。1983年7月4日就诊。

1月来进食觉食道灼热痛，有时胃胀干呕，恶心呕吐，大便干结，舌红苔黄，脉沉弦。

分析：本证的病位在于食道属胃气所主，在功能上脾为胃行其津液，肝气之疏泄及肾阳的温煦亦有助于胃气和降，而肾之津液循足少阴之脉濡润咽嗌。肝主疏泄，性喜条达，恶抑郁，调畅气机。肝的疏泄功能异常影响脾的升清。胃的降浊、肝气郁结，影响胆汁的分泌排泄而出现口苦、胃胀干呕、恶心呕吐。肝的疏泄功能异常影响脾的升清，胃的降浊功能则下，大便干结。肝郁化火，则舌红苔黄，脉沉弦。

辨证：肝郁化热，肝木克脾土。

治法：清肝解郁，和胃降逆。

方药：丹栀逍遥散加味：柴胡10克，当归10克，白芍15克，栀子10克，丹皮10克，炙甘草3克，茯苓10克，白术10克，薄荷6克，生姜6克。加金银花20克，连翘10克，栝楼仁20克，木香10克，枳壳10克，丹参20克，广三七3克（冲服）。

3剂，水煎服。每日1剂，日3次。

方解：柴胡、当归、白芍疏肝解郁，养血补肝，栀子、丹皮清热凉血去血分热，为主药。茯苓白术补中理脾，为辅药。薄荷生姜疏散条达，为佐药。炙甘草调和诸药，为使药。方中加金银花、连翘清热解毒，栝楼仁利气宽胸，木香、枳壳行气调中、宽中除胀，丹参活血祛瘀凉血，广三七活血化瘀。

7月14日：药后诸症消失但头昏。治疗前方继进3剂以巩固疗效。而食道炎愈。

岐按：食道炎、贲门炎、糜烂性胃炎一般用普济消毒饮加味有效。但1995年10月

27日邱某食道炎，因食后刺痛，喷射呕吐，大便干结，无力困倦，用一贯煎＋半夏10克，桔梗20克，白芍20克，乌梅20克，仙鹤草20克，红花10克，元胡30克，黄芩20克，黄连6克，草决明20克，3剂，甲氧氯普胺（胃复安）1瓶。12月3日云药后至今均好。云特效方。岐按应坚持治断根，否则3年后复发就麻烦难愈。

医案2　张某，男，21岁。1986年12月13日就诊。

由于进食锅巴过快，食后觉食道下端刺痛已8天，经服西药无效，伴口干，乏力，舌红苔薄黄，脉弦数。

分析：土得木而达，木之性主于疏泄，食气入胃全赖于肝木之气以疏泄，而水谷乃化，肝之清阳不升则不能疏泄水谷，渗泄中满，肝的升泄太过，阳气升腾心情急躁则口干，乏力，舌红苔薄黄，脉弦数。

辨证：肝脾不调，肝郁化火。

治法：调和肝脾，清热止痛。

方药：丹栀逍遥散加味：柴胡10克，当归10克，白芍15克，栀子10克，丹皮10克，炙甘草3克，茯苓10克，白术10克，薄荷6克，生姜6克，金银花20克，连翘20克，乳香10克，没药10克，细辛6克。

3剂，水煎服。每日1剂，日3次。

方解：柴胡、当归、白芍疏肝解郁，养血补肝，栀子、丹皮清热凉血去血分热，为主药。茯苓白术补中理脾，为辅药。薄荷生姜疏散条达，为佐药。炙甘草调和诸药，为使药。方中加金银花、连翘清热解毒，乳香、没药活血止痛，宣泄郁滞，细辛散寒止痛。

12月30日来告知药后不痛了。

2. 噎证（食道炎）

医案1　朱某，女，47岁。1983年10月11日就诊。

自觉食道梗阻不畅2月余，半月前进食干饭不梗，半月后进食干饭梗阻不畅，近来进食面条也不顺利，每当嗳气后觉舒服，饮食减少，胃腹均胀，伴乏力困倦，舌红苔白，舌下静脉粗显，脉弦数，经钡透为“食道炎”。

分析：肝郁血虚影响脾胃不和，脾的升清和胃的降浊之间是否协调平衡，而肝的疏泄功能又和脾胃的升降密切关系，肝的疏泄功能异常，就影响脾的升清功能，在上则嗳气，在中则胃腹胀、食欲减少、困倦乏力，肝郁化火则舌红、舌下静脉粗显、脉眩，若食道炎治不好可发展为食道癌即噎膈。

辨证：情怀不畅，肝气郁结，胃失和降。

治法：疏肝解郁，健脾和营降气和胃。

方药：逍遥散加味：柴胡10克，当归10克，白芍15克，茯苓10克，白术10克，薄荷6克，生姜3克，炙甘草3克，旋覆花15克，代赭石20克，木香10克，枳壳10克，山楂10克。

3剂，水煎服。每日1剂，日3次。

方解：柴胡疏肝解郁，当归、白芍养血补肝，为主药。茯苓、白术补中理脾，为辅药。薄荷、生姜疏散条达，为佐药。炙甘草调和诸药，为佐药。诸药合用肝郁和解，血虚得养，脾虚得补。方中加旋覆花、代赭石降逆止呕、消痰行气，木香、枳壳行气调中、宽中除胀，山楂消食化积。

10月15日复诊：药后胃胀嗳气均轻，但头昏进食仍梗塞不畅。治用上方继进3剂。

11月2日三诊：药6剂后进食好转，但因腰痛。用壮腰健肾丸2盒。

随访10年进食梗塞不畅已好，再未复发。

岐按： 患者害怕是食道癌，结果检查为食道炎，求服中药6剂消除食道炎。食道癌除见上症还必须出现频频呕吐白色泡沫、痰涎者，这是特征，钡透见食道新生物存在者是也。

医案2 陈某，男，47岁。1996年1月11日就诊。

自觉进食吞口水不利索，有阻当感1月，加重半月，觉口水多呈白色泡沫样，痰涎多，今做胃镜提示“慢性食管炎（中度）”。

分析： 胃津亏耗，食道失于濡润故吞吐不利索，有阻挡感，脾胃阳气虚衰，饮食无以受纳和运化，津液输布无权则口水多呈白色泡沫样、痰涎多。

辨证： 气阴两虚，阳气虚衰，痰涎郁结。

治法： 益气生津，理气散结，滋阴养血。

方药： 一贯煎加味：沙参20克，麦冬20克，当归10克，生地20克，枸杞20克，川楝子10克，黄芩10克，黄连6克，仙鹤草3克，代赭石30克，红参30克，红花30克，桔梗10克。

5剂，水煎服。每日1剂，日3次。

方解： 生地滋阴养血以补肝肾，为主药。沙参、麦冬、当归、枸杞子益阴而柔肝，合主药滋阴养血，为辅药。少川楝子苦燥，但配入甘寒养阴药中，则不伤津、反能疏泄肝气，为佐药。诸药合用，使肝阴得养，肝气条达。方中加黄芩、黄连泻火解毒，仙鹤草、代赭石收敛止血、降逆止呕，红参益气，红花活血祛瘀，桔梗载药上行。

半年后随访告知上方连服15剂后已愈。当初胃镜医生云食道新生物癌变的早期前期。新生物癌变的过程是由量变到质变，若能控制量变，而不发生质变，那么，就能控制癌症的发生。所以每位医生必须把疾病消灭在萌芽阶段，就能控制癌症的发生，就是个好医生。本方可供后生参考。

岐按： 若能抓紧准确治疗，食道炎症是可以治好的，将炎症控制住，防止癌症的发生，将本病消灭在萌芽阶段，防止癌症发生。

3. 噎膈（食道癌）治愈

医案 王某，64岁。1978年4月24日就诊。

患者于1978年3月13日在山西省某医院诊断为食道癌。3月23日又在安康某医院检查，确诊为食道癌。求岐治疗。1年前觉胸骨体后有阻塞感，目前食欲不振，有时呕吐食物及白色泡沫，口干喜饮水，不能进食干饭，其弟领来治疗。诊见面色枯黄，形体消瘦。舌暗红，苔薄黄，脉沉弦。

分析： 忧郁日久胃津亏耗，食道失于濡润故胸骨体后有阻塞感，尤以进食固体食物，不能进干饭，脾胃阳气虚衰，饮食无以受纳和运化，津液输布无权则食欲不振，有时呕吐食物及白色泡沫痰涎，面色枯黄，形体消瘦，由于胃津不足进而累及肾阴。舌暗红为气血瘀滞。苔薄黄，脉沉弦属于津液内亏。

辨证：气滞血瘀，肝气不疏，胃失和降。

治法：疏肝解郁，降气化痰，养阴散结。

方药：启膈散加减：砂仁 6 克，丹参 30 克，沙参 30 克，郁金 20 克，茯苓 20 克，代赭石 30 克，板蓝根 30 克，木香 6 克，山豆根 15 克，薏苡仁 20 克，三棱 15 克，莪术 15 克，茜草 15 克。

3 剂，水煎服。每日 1 剂，日 3 服。

方解：砂仁、丹参、郁金化瘀理气开郁，沙参、茯苓润燥化痰散结。方中代赭石降逆止呕，板蓝根清热解毒利咽，木香理气调中，山豆根利咽、清热解毒，薏苡仁利水渗湿、健脾除痹，三棱破血祛瘀、莪术行气止痛，茜草活血祛瘀。

5 月 25 日（代述）：服前方 18 剂后，已能进稀饭、干饭、馍、饼子，哽痛均消失，精神好转，面色由枯黄白色转为黄润。

6 月 6 日：已服 26 剂中药，诸症消失，精神好，每次能食 150～200 克。病愈。

岐按：本人观察 96 例癌症，皆由怄气、情怀不畅、七情郁结导致，气郁不畅、蕴结不散而患癌。正如《黄帝内经·素问》举痛论篇指出“百病皆生于气”，此气与癌大有关系。希望众生重视对气的调理。千万要保持气的调和与顺畅。名医张景岳在《类经》注说：“气之在人，和则为正气，不和则为邪气，凡表里虚实，逆顺缓急，无不因气而至，故百病皆生于气。”因此说，怄气是患癌症的根源，切记。1993 年治愈 1 例钡透为：①食道不全梗阻；②食道新生物。以“噎病治验体会”一文参加西北五省疑难病学术研讨会，收集在 1994 年 2 月的中西医结合研究的刊物中。

4. 贲门口炎治验

医案　马某，女，39 岁。1995 年 10 月 26 日就诊。

因受凉后胸痛、背痛、胃腹胀痛、嗳气伴口干苦，大便干，脉沉弦。经胃镜诊为“贲门炎，慢性萎缩性胃炎”。

分析：寒邪阻遏，肺胃之气失降故胸痛、背痛。肝气横逆，肝木克脾土则胃腹胀痛。胃气上冲喉间故嗳气、口干苦、大便干。脉沉弦属肝郁化火之象。

辨证：肝郁化热，肝胃不和。

治法：清热泻火，疏肝和胃。

方药：仁济消毒汤加味：黄芩 20 克，黄连 6 克，甘草 6 克，玄参 20 克，连翘 10 克，薄荷 10 克，桔梗 10 克，板蓝根 20 克，牛蒡子 10 克，陈皮 10 克，僵蚕 10 克，升麻 10 克，蒲公英 20 克，虎杖 20 克，大黄 10 克，炮山甲 10 克，麦冬 20 克。

3 剂，水煎服。每日 1 剂，日 3 服。

方解：蒲公英、虎杖、黄芩、黄连清热解毒，为主药。牛蒡子、连翘、薄荷、僵蚕疏散风热，为辅药。麦冬、玄参、板蓝根、桔梗、甘草清解咽喉，协助主药清热解毒，陈皮理气疏通壅滞，为佐药。升麻疏散风热，为使药。方中加大黄清热泻火、解毒、活血祛瘀，炮山甲活血通经脉。

10 月 28 日：药后大便通畅。上方去大黄，加酸枣仁 20 克，3 剂。

11 月 6 日：药后好了。上方再进 3 剂。

5. 贲门炎、胃炎

医案 王某，女，34 岁。1995 年 8 月 24 日就诊。

因胃胀痛反复发作，嗳气，伴口干苦，食纳差，舌红苔薄黄，脉沉弦。经胃镜检查为贲门炎、胃炎。

分析：肝气郁结不能疏泄，横逆犯胃，气机不利，胃失和降故胃胀痛。反复发作，嗳气，肝郁化火则口干苦。肝木克脾土，故食纳差、舌红苔薄黄。脉沉眩属于肝郁化火之象。

辨证：肝胃不和，肝木克脾土，肝郁化火。

治法：疏肝和胃，清热散结，理气止痛。

方药：普济消毒饮加味：黄芩 15 克，黄连 6 克，甘草 3 克，玄参 10 克，连翘 10 克，薄荷 10 克，桔梗 10 克，板蓝根 20 克，牛蒡子 10 克，陈皮 10 克，僵蚕 10 克，升麻 10 克，柴胡 10 克，蒲公英 30 克，神曲 20 克，山楂 20 克，威灵仙 30 克，木香 10 克，旋覆花 20 克，代赭石 30 克。

3 剂，水煎服。每日 1 剂，日 3 次。

方解：黄芩、黄连清热解毒，为主药。牛蒡子、连翘、薄荷、僵蚕疏散风热，为辅药。玄参、板蓝根、桔梗、甘草、陈皮清利咽喉，协助主药清热解毒，理气而疏通壅滞，为佐药。升麻、柴胡疏散风热，为使药。方中加蒲公英清热解毒，神曲、山楂消食和胃、活血散瘀，威灵仙通经脉、祛风湿，木香理气调中，旋覆花、代赭石降逆止呕。

9 月 1 日复诊：药后好转，嗳气消失，治疗前方再进 3 剂。

10 月 24 日：近日气短，胃胀满不适，口干苦消失。按中焦气化不力论治。方药：用半夏泻心汤加味：半夏 12 克，黄芩 20 克，黄连 6 克，甘草 6 克，干姜 8 克，大枣 10 克，党参 15 克，良姜 10 克，香附 10 克，白芍 30 克，元胡 20 克，黄芪 30 克，鸡内金 10 克，川芎 10 克，3 剂，配甲氧氯普胺（胃复安）12 片，每日 3 次，每次 2 片。

10 月 30 日：胃胀减。治疗继用上方 3 剂。

12 月 22 日：药后胃不胀了。

6. 噎膈（食道下端癌）

医案 1 赵某，女，67 岁。1997 年 4 月 8 日就诊。

因进食困难 6 个月经当地治疗无效，今胃镜诊断为“食道下端癌”。现在已不能进干食，吞咽困难，有时只能进稀汤和糖水，有时糖水也咽不下，或者吞下又呕吐出来，精神差，形瘦，口不干，不想饮水，舌暗红苔白，脉沉细。

分析：瘀血内阻，阻于食道，因痛有定所，食入即吐，甚至水饮难下。长期饮食不入，化源告竭，必然形体消瘦、精神差。脾胃职司受纳运化，阳气虚弱，生化之源减少，升清降浊失常则口不干，不想饮水，舌暗红苔白，脉沉细为血亏瘀结之征。

辨证：情怀不畅，正虚邪实，瘀血阻滞。

治法：疏肝解郁，扶正祛邪，活血化瘀。

方药：一贯煎加味：沙参20克，麦冬20克，当归10克，生地20克，枸杞20克，川楝子10克，仙鹤草30克，代赭石30克，红花30克，红参30克，炮山甲10克。

5剂，2日1剂。水煎后取汁加入蜂蜜60克兑入药中，少少缓慢服之。

方解：生地滋阴养血补肝，为主药。沙参、麦冬、当归、枸杞益阴柔肝，合主药滋阴，养血生津，为辅药。少许川楝子疏泄肝气，为佐使药。诸药合用使肝阴得养，肝气条达。方中加仙鹤草补益收敛止血，代赭石降逆止吐，红花活血化瘀，炮山甲活血化瘀通络，红参大补元气。

4月18日复诊（家人代述）：药后呕吐减少了，已能进少量稀米汤，家人甚喜。上方再拣5剂加蜂蜜100克于药中，以观后效。

5月6日三诊：药后好转，已能进稀米汤和面条。其家人及病人要求再拣10剂中药。

岐按：农民治病不彻底，自觉服药减轻或好转，则认为好了，就随便停药，本例好转再未就诊。

医案2　张某，女，45岁。1997年1月22日就诊。

今胃镜诊为"贲门口癌（距门齿40厘米处至贲门口可见菜花样隆起，表面溃疡糜烂及坏死组织，病变侵犯一侧食管及贲门口，质脆，取活检易出血）。梗阻现象已3月余，自觉进食吞咽困难，疼痛已8天，目前吞咽困难，进食疼痛明显，胃痛甚，伴嗳气，不泛酸，形体明显消瘦，进食米饭痛更甚，饮糖水也痛但稍轻，口干不思饮水。大便干结月余，舌暗紫红苔薄黄，脉沉细弱，血压100/65毫米汞柱。

分析：瘀血内阻，阻于食道，因痛有定处，食入即吐，甚至水饮难下故吞咽困难、进食疼痛明显、胃痛甚。肝气郁结，不得疏泄，横逆犯胃，气机不利，胃失和降故胃脘痛嗳气。由于病久阴血更伤，肠失润泽故大便干。长期饮食不入，化源告竭故形体消瘦。脾胃职司受纳运化，阳气虚弱，生化之源减少，升清降浊失常则口干、不想饮水。舌暗紫红苔薄黄为瘀热之象，脉沉细弱为元阳衰微的表现。此系食道癌逐渐加重之危重病证。

辨证：正气亏虚，邪毒猖獗，耗损气血，脾胃衰败之危重病证。

治法：扶正祛邪，健脾养胃，活血化瘀。

方药：益气活血抗癌汤：太子参30克，白术10克，茯苓10克，甘草6克，香附10克，砂仁10克，仙鹤草30克，代赭石30克，红参30克，红花30克，旋覆花10克，天花粉20克，三棱10克，莪术10克，草决明20克，元胡索30克。

3剂，水煎服。缓缓服用。

方解：仙鹤草、太子参、红参、白术、茯苓益气，为主药。三棱、莪术、元胡索、红花活血化瘀，为辅药。旋覆花、代赭石、砂仁、香附降逆止呕，理气止痛，为佐药。天花粉、草决明养阴生津润燥，为使药。诸药合用扶正、化瘀、理气、养阴。

1月27日：药后自觉好受些。上方加黄芪30克，牡蛎30克（因黄芪、牡蛎皆含硒丰富，有抗癌作用及扶正气之功）。5剂。

2月17日：药后痛减轻，食不利索但较轻。上方5剂。

2月26日：药后痛减轻，有时梗阻有时顺利，治疗已有好转迹象。用上方加桃仁20克，以加强活血化瘀、排除梗阻之功。

岐按：癌症治疗较困难，目前尚无特效疗法，若能减轻痛苦，改善症状，延长生命时间，延长寿命也是一种幸事。医生应该鼓励患者，增强信心，增加求生欲望，用顽强的毅力去战胜癌魔，积极治疗，要乐观不怕死，有助于延年益寿。

噎膈病之病因：暴忧所患之病，气郁思结，七情不畅，百分之百因于气也。怄气是罪魁祸首，千万别生气怄气，病位在食管内。病本在肝脾，忧思伤脾，肝气郁结。肝气横逆久病之证发作。现代确诊，治疗立足中医辨证论治，具体表现，具体分析，整体观念与辨证论治相结合，立法选药有的放矢以观后效。实践证明中医药是行之有效的。中医控制噎膈证，首先从控制食管炎开始。

第七节　呃逆

以气逆上冲，喉间呃呃连声，声短而频，令人不能自制为主症。

本症常见胃肠神经官能症。某些胃肠、腹膜、纵隔、食道的疾病等引起膈肌痉挛，发生呃逆。

病因：胃气上逆动膈而成。而引起胃失和降的病理因素，则有寒气蕴蓄、燥热内盛、气郁痰阻及正气亏虚、肺气失于疏通。

顽固性呃逆

医案1　陈某，女，45岁。1993年9月6日就诊。

因呃逆频作1年反复发作，经间断治疗时轻时重，有时咽部有异物感，痰不利，多在怄气后或天气凉爽时发作，舌红苔润滑。

分析：肝主疏泄，肝气逆乘肺胃，寒邪阻遏，肺胃之气失降，胃气上冲故呃逆。气机郁结，肺胃宣降失常，痰涎凝聚故咽部有异物感、痰不利。舌红苔润滑、脉眩滑均为痰湿之征。

辨证：肝气逆乘肺胃，寒邪阻遏，肺胃之下失降，胃气上冲。

治法：疏肝降气，温中散寒，和胃止呃。

方药：威灵仙龙牡汤：桂皮10克，白芍10克，生姜10克，大枣20克，甘草3克，旋覆花20克，代赭石20克，半夏10克，茯苓10克，枳壳10克，威灵仙30克，神曲10克，山楂10克，降香10克，香附10克，郁金10克，龙牡各30克。

水煎服，每日1剂，日3服。

方解：威灵仙性急善走、辛散温通之力大，治风湿痹痛要药；龙骨、牡蛎平肝潜阳；旋覆花、代赭石、半夏、茯苓和胃止呃；香附、郁金、降香、枳壳利三焦解六郁，疏肝解郁、活血止痛散瘀；桂皮、白芍、生姜、大枣、甘草温中散寒敛阴；神曲、山楂健胃消食。

共服9剂，药后很少呃逆，病已治愈。

医案2　张某，男，8岁。1980年3月10就诊。

其父代诉：呃逆3～4个月，从去年11月开始仅白天发生呃逆，近1月来，日夜发作，多方治疗无效。今求治。

诊见：患儿形体稍瘦，食纳欠佳，呃声低微，顿时一声，呃逆多在饥饿时发作，扁桃体Ⅱ度肿大，咽红充血，口干咽痛，大便干结，舌红苔薄黄、脉细数。

分析：久病耗伤胃阴，加之温燥之药，胃失濡润难以和降故呃逆。日夜发作，患儿形体稍庾、食纳差，由于脾胃虚弱，饮食少，不能化生精微，阴液来源不足，阴虚火旺，虚火扰动则扁桃体Ⅱ度肿大、咽红充血。脾胃之液更伤故见口干咽痛，大便干结。舌红苔薄黄、脉细数为阴虚火旺之象。

辨证：胃阴耗伤，脾胃虚弱，阴虚火旺。

治法：养阴生津，和胃止呃。

方药：银翘玄麦汤加杏仁20克，旋覆花20克，代赭石20克，半夏10克，山豆根10克，射干10克，大枣10克，生姜10克，莱菔子10克。

3剂，水煎服。每日1剂，日3服。

方解：生地玄参养阴润燥、清肺解毒，金银花、连翘清热解毒，为主药。麦冬、白芍助生地、玄参养阴清肺润燥，丹皮助生地、玄参凉血解毒、消痈肿，为辅药。薄荷宣肺利咽，为佐药。生甘草泻火解毒，调和诸药。方中加旋覆花、代赭石、半夏降逆止呕，山豆根、射干利咽消肿，大枣、生姜补脾温中，莱菔子消食健胃，杏仁宣通肺气。

随访至今再未复发。

岐按：该患儿呃逆4个月，历经他医治疗，似也进行了辨证论治，为何病情不见好转？从选方用药可知口干、大便干结、咽红充血、咽痛、扁桃体Ⅱ度肿大，脉细数显而易见，系属温燥过用，阴虚津亏已成，今按养阴清肺，宣散肃降，调理气机，选用银翘玄麦汤加味，切中病机，岂有不效之理。

医案3　王某，女，20岁。1979年4月2日就诊。

因情志不遂，面红呃声洪亮已半年，频发不止，舌红苔黄，脉弦数。

分析：肝郁化火，肝气逆乘肺胃。胃气上冲或辛辣或温补之剂过用，胃肠蕴积实热，胃火上冲故呃声洪亮，舌红苔黄，脉弦数，亦为肝郁化火。

辨证：肝郁化火，胃气上冲。

治法：疏肝解郁，清热止呃。

方药：柴胡、川楝子、元胡索、郁金、全栝楼、旋覆花（布包）各10克，枳实、桃仁、红花、甘草各6克，白芍15克。

每日1剂，水煎服，日3服，连进3剂。

方解：柴胡、川楝子、郁金疏肝解郁，活血止痛。白芍、甘草和营散逆止痛。方中加全栝楼清肺化痰、利气宽中润肠，旋覆花降逆止呕、消痰行气，枳实破气消积、化痰除痞，桃仁、红花活血祛瘀、润肠通经。

而呃逆止，精神愉快，上方再进3剂，以巩固疗效。

医案4　蒋某，男，71岁。1991年5月30日初诊。

患者因呃逆日久，过去在兰州也经常发作，不易控制。在回家探亲旅游途中受凉，呃逆复发，一路经西药治疗无效，后打针 3 天，呃逆仍不能控制。今邀岐用中药治疗，岐上门见其形体肥胖，面朝里卧，呃声频作，只有熟睡后呃声暂停，舌淡红苔白腻而厚，诊脉缓滑。

分析：寒邪阻遏，肺胃之气失降，隔间及胃脘不舒，胃气上冲喉间故呃逆。形体肥胖，面朝里卧属阴盛则寒，寒邪直冲少阴，舌淡红苔白腻而厚、脉缓滑为痰浊内阻之象。

辨证：寒邪侵袭，痰浊内阻，气机不畅，胃气上逆。

治法：益气化痰，和胃止呃。

方药：自拟半夏赭桂汤：半夏 20 克，旋覆花 15 克，代赭石 30 克，竹茹 10 克，桂枝 10 克，白芍、党参各 20 克，甘草 6 克，干姜 10 克，生姜 10 克，大枣 10 克。

2 剂，每日 1 剂，水煎服，日 3 服。

方解：党参、半夏、桂枝、干姜温阳益气，为主药。旋覆花、代赭石、竹茹降逆化痰止呃，为辅药。白芍、甘草和营散逆止痛，为佐药。生姜散寒止呃为使药。加大枣补脾。

1991 年 6 月 1 日复诊：药后呃逆已止，但食纳差。治疗前方去大枣，加六曲、焦山楂各 20 克，2 剂。

1991 年 6 月 5 日三诊：药后饮食增加，一切正常。但怕呃逆复发，请求再开一方带回兰州，特保留以备发作时使用。

岐按：凡属营卫不和，气虚痰阻，气机不畅，寒邪侵袭，胃气上逆之呃逆症用自拟半夏赭桂汤皆有满意效果。若情志不遂、肝郁化火所致者用柴楝郁金汤治疗，若肺阴虚咽喉红肿疼痛者用银翘玄麦汤加味，若肝气郁滞胃气上逆者用威灵仙龙牡汤加味。

第八节　头痛

头痛是临床上常见的自觉症状，可出现于多种急慢性疾病之中。

在内科临床上常遇到的头痛多见于感冒性、发热性疾病、高血压、颅内疾病、神经官能症、偏头痛等疾病中。

中医认为头为“诸阳之会”“清阳之府”，又为髓海所在，凡五脏精华之血、六腑清阳之气，皆上注于头。凡六淫之邪外袭，上犯颠顶，邪气稽留，阻抑清阳，或内伤诸疾，导致气血逆乱，瘀阻经络，脑失所养，均可发生头痛。

临床上根据头痛之久暂，疼痛之性质、特点、部位之不同辨证虚实。

分为外感、内伤头痛。其中外感头痛发病较急，痛势较剧烈，多表现挚痛、跳痛、灼痛、胀痛、重痛，发无休止，因外邪致病，多属实症；内伤头痛一般起病缓慢，病势较缓，多表现隐痛、空痛、昏痛，痛势悠悠，疲劳加重，时作时止，多属虚症；虚中挟实者，如痰浊、瘀血所致的头痛，当分别施治。

按照部位划分，太阳头痛多在头后部，下连于项；阳明经头痛多在前额部及眉棱等处；少阳头痛多在头的两侧，并连及耳部；厥阴经头痛则在颠顶部位，或连于目系；瘀血头痛则头痛多见于刺痛、钝痛、固定痛，或有头部外伤史；痰浊头痛常见于恶心呕吐。

治疗时应该结合整体情况，及兼症全面分析，辨证施治。

1. 瘀血阻滞头痛（高血压、动脉硬化）

医案　张某，女，73岁。1995年11月6日初诊。

因高血压动脉硬化引起头角刺痛年余，伴口干、舌暗红，苔黄，脉沉弦细，血压150/95毫米汞柱。

分析：头为诸阳之首，其位最高；脑为元神之府，其用最灵。五脏精华之血，六腑清阳之气，皆上注于头。内而脏腑，外而经络，统帅全身。患者因年老气血不足，气虚不足以行血，致血行缓慢瘀滞脉络，脉络阻滞不通而致头角刺痛。年老气血虚弱不能荣养于上窍故见口干。舌暗红、苔黄、脉沉弦细均为气虚血滞之证。

辨证：久病入络，脉络瘀阻，气滞血瘀。

治法：活血化瘀，通经止痛。

方药：血府逐瘀汤加味：生地20克，当归15克，桃仁10克，红花10克，川芎15克，枳壳10克，柴胡10克，桔梗10克，牛膝10克，甘草3克，赤芍10克，元胡20克，麦冬20克，天麻20克，杭菊20克，勾藤20克。

3剂，水煎服。每日1剂，日3服。

方解：当归、桃仁、红花、川芎、赤芍活血祛瘀，牛膝祛瘀血、通血脉，并引瘀血下行，为主药。柴胡疏肝解郁，枳壳、桔梗开胸行气，使气行则血行，为辅药。生地凉血清热，当归养血润燥，使祛瘀而不伤阴血，为佐药。甘草调和诸药，为使药。加元胡行气止痛，麦冬滋阴，勾藤、天麻熄风止痉，菊花清热明目。

11月10日：药后头痛减轻，血压130/90毫米汞柱正常。前方再进3剂。

岐按：本病应坚持治疗，待病情稳定，再服药粉可延寿。

2. 跌伤致头昏痛、后脑痛月余

医案　徐某，男，58岁。于2001年7月19日就诊。

因跌伤后头昏痛、后脑痛月余，伴失眠口苦，舌红苔白，脉沉涩。

分析：外伤致气滞血瘀阻塞脉络而发为头痛。

辨证：外伤瘀血，阻滞脉络。

治法：活血化瘀。

方药：血府逐瘀汤加味：生地20克，当归15克，桃仁10克，红花10克，川芎15克，枳壳10克，柴胡10克，桔梗10克，牛膝10克，赤芍10克，黄芩20克，黄连6克，酸枣仁20克，藁本10克，细辛6克，葛根20克。

5剂，每日1剂。1日3次，水煎服。

方解：当归、桃仁、红花、川芎、赤芍活血祛瘀，牛膝祛瘀血、通血脉，并引瘀血下行，为主药，柴胡疏肝解郁，枳壳、桔梗开胸行气，使气行则血行，为辅药。生地凉血清热，当归养血润燥，使祛瘀而不伤阴血，为佐药。甘草调和诸药，为使药。加黄芩、黄连清热燥湿，加酸枣仁养心安神，加细辛祛风、散寒止痛，加葛根改善头痛、眩晕、项强、肢体麻木。

8 月 3 日复诊：药后稍减轻。治疗上方加黄芪 30 克，丹参 20 克。5 剂，以加强益气化瘀的作用，促进头晕痛的消除。

9 月 9 日来告知药后已好。

附方血府逐瘀汤：生地、当归、桃仁、赤芍、红花、川芎、枳壳、柴胡、桔梗、牛膝、甘草。

3. 脑外伤后遗症

医案 王某，女，26 岁。1986 年 8 月 6 日初诊。

主诉头晕头痛，口干苦，心悸气短，因脑外伤（打伤所致）引起，脑内烧痛，他医开补药（人参、黄芪等）服之，头痛加重，甚为难受。脉沉细而弦。

分析：外伤致气滞血瘀阻塞脉络不通而发为头痛，瘀血未散，又误服甘温大补之药以致气滞血瘀、脉络不通，故见头痛加重。因惊怒致肝气郁结，气滞血瘀不行，故见心悸气短。脉沉细而弦为肝气郁结之证。

辨证：气滞血瘀，脉络阻滞。

治法：活血化瘀，消肿止痛。

方药：血瘀逐瘀汤加味：生地 10 克，当归 10 克，桃仁 10 克，红花 10 克，川芎 10 克，枳壳 10 克，柴胡 10 克，桔梗 10 克，牛膝 10 克，杭芍 15 克，赤芍 10 克，蔓荆子 10 克，勾藤 20 克，酸枣仁 20 克，天麻 10 克，黄柏 10 克。

3 剂，每日 1 剂。一日 3 次，水煎服。

方解：当归、桃仁、红花、川芎、赤芍活血祛瘀，牛膝祛瘀血、通血脉，并引瘀血下行，为主药。柴胡疏肝解郁，枳壳、桔梗开胸行气，使气行则血行，为辅药。生地凉血清热，当归养血润燥，使祛瘀而不伤阴血，为佐药。甘草调和诸药，为使药。加黄柏清热泻火，加酸枣仁养心安神，加天麻、勾藤以熄风止痉，加蔓荆子清利头目。

8 月 12 日：头痛面肿明显减轻，口苦心慌已好，再开 3 剂。

1 周后随访，诸症消失。

4. 外伤瘀血头痛

医案 彭某，女，30 岁。1984 年 2 月 9 日初诊。

右侧头痛 2 天加重，因小时候曾有 2 次头外伤史，近日头痛厉害，服索米痛片（去痛片）而无效，痛起来难忍而哭，伴头痛麻木，且害怕声音，大声音更难受，食纳差，大便不畅，舌红暗，苔薄黄。

分析：本例为幼时外伤致气滞血瘀、阻塞脉络、日久不愈而发为头痛。头痛日久迁延不愈，导致气虚神亏，故见害怕声音、大声音更难受。头痛甚则伤及脾胃，导致运化无力故见食纳差、大便不畅。舌暗红、苔薄黄均为气滞血瘀之证。

辨证：瘀血阻滞，经脉不通

治法：活血化瘀，疏通经脉。

方药：血府逐瘀汤加味：生地 10 克，当归 10 克，桃仁 10 克，红花 10 克，川芎 10

克，枳壳 10 克，柴胡 10 克，桔梗 10 克，牛膝 10 克，赤芍 10 克、丹参 20 克，元胡索 20 克，神曲 20 克，山楂 20 克，蔓荆子 10 克，勾藤 20 克（另包后下）。

3 剂，每日 1 剂。一日 3 次，水煎服。

方解：当归、桃仁、红花、川芎、赤芍活血祛瘀，牛膝祛瘀血、通血脉，并引瘀血下行，为主药。柴胡疏肝解郁，枳壳、桔梗开胸行气，使气行则血行，为辅药。生地凉血清热，当归养血润燥，使祛瘀而不伤阴血，为佐药。甘草调和诸药，为使药。加丹参活血祛瘀、养血安神，加元胡索活血止痛，加神曲、山楂健脾和胃，加勾藤熄风定痉，加蔓荆子清利头目。

2 月 25 日：上方又 3 剂头痛愈。

随访 3 年再未复发。

5. 右侧头痛甚则晕倒

医案　张某，女，36 岁。1988 年 4 月 28 日初诊。

因右侧头颈部疼痛，痛时甚则晕倒，伴右手指发麻。已 3 个月，治疗无效。舌暗红苔薄黄，脉沉弦。

分析：头为诸阳之会，清阳之府，又为髓海所在，五脏精华之血，六腑清阳之气，皆上注于头，故六淫之邪外袭。患者为风邪自表侵袭经络，上犯颠顶，循项背，故其痛连及项背。气血凝滞，阻遏络道，故痛甚晕倒。血虚生风，肝风内动，故见手指发麻。舌暗红苔薄黄、脉沉弦均为气滞血滞之证。

辨证：气滞血瘀，脉络不通。

治法：活血化瘀，舒经活络，祛风止痛。

方药：血府逐瘀汤加味：生地 10 克，当归 10 克，桃仁 10 克，红花 10 克，川芎 10 克，枳壳 10 克，柴胡 10 克，桔梗 10 克，牛膝 10 克，赤芍 10 克，甘草 3 克，勾藤 20 克，鸡血藤 20 克，细辛 10 克，白芷 10 克，羌活 10 克，全蝎 6 克，蜈蚣 2 条，蔓荆子 10 克。

8 剂，水煎服，每日 1 剂，日 3 服。

方解：当归、桃仁、红花、川芎、赤芍活血祛瘀，牛膝祛瘀血、通血脉，并引瘀血下行，为主药。柴胡疏肝解郁，枳壳、桔梗开胸行气，使气行则血行，为辅药。生地凉血清热，当归养血润燥，使祛瘀而不伤阴血，为佐药。甘草调和诸药，为使药。加勾藤、全蝎、蜈蚣熄风止痉，加鸡血藤行血活血补血、舒筋活络，加细辛、白芷、羌活散寒止痛除湿。

6 月 8 日：服上方 8 剂就见效了。又服了 5 剂，共 13 剂中药痊愈了。诸症消除，特来告知，存方于后。对头痛、手指麻木者常用本方有效。

6. 晒太阳头顶痛

医案　李某，女，17 岁。1994 年 7 月 25 日就诊。

头顶痛 2 月，反复发作，每当劳累或晒太阳时觉头顶痛，伴口干苦，舌红苔薄黄，脉弦数。

分析：热为阳邪，其性炎上，阻塞脉络故每当劳累或晒太阳时觉头顶痛。热甚耗津故口干，火邪炎上故口苦。久病入络，血瘀气滞，瘀血内停，阻塞脉络不通，故头顶痛、痛有定处、反复发作皆为瘀血之症，舌红苔薄黄、脉弦数均为热邪内甚之征。

辨证：气滞血瘀，血瘀化热，热扰神明。

治法：活血化瘀，清热祛风。

方药：血府逐瘀汤加味：生地 10 克，当归 10 克，桃仁 10 克，红花 10 克，川芎 10 克，赤芍 10 克，柴胡 10 克，牛膝 10 克，桔梗 10 克，枳壳 10 克，知母 20 克，石膏 30 克，藁本 10 克，细辛 6 克，天麻 20 克，全虫 6 克，蔓荆子 10 克。

5 剂，水煎服。每日 1 剂，一日 3 次。

方解：当归、桃仁、红花、川芎、赤芍活血祛瘀，牛膝祛瘀血、通血脉，并引瘀血下行，为主药。柴胡疏肝解郁，枳壳、桔梗开胸行气，使气行则血行，为辅药。生地凉血清热，当归养血润燥，使祛瘀而不伤阴血，为佐药。甘草调和诸药，为使药。加知母、石膏以清热泻火，藁本、细辛祛风散寒止痛，天麻、全虫、蔓荆子熄风止惊、清理头目。

8 月 1 日复诊：药后痛稍减。治疗前方继进 5 剂。

本方治多例，均愈。

7. 夜间头顶痛年久不愈

医案　胡某，男，10 岁。1994 年 1 月 26 日就诊。

头顶一大片刺痛 1 年多，夜间甚痛，经中西药治疗无效，曾在西安 2 家医院治疗都无效。舌暗红苔黄，脉沉细。

分析：《素问 · 五脏生成篇》云："头痛颠疾，下虚上实，过在足少阴、巨阳，甚则入肾。"头顶久痛不愈且有刺痛感，正符合久痛多瘀，应属瘀血阻滞脑脉，血络不通，故而产生疼痛，正如经云"通则不痛，痛则不通"。

辨证：瘀血阻络。

治法：活血化瘀，疏通经络。

方药：血府逐瘀汤加味：生地 10 克，当归 10 克，桃仁 10 克，红花 10 克，川芎 10 克，枳壳 10 克，柴胡 10 克，桔梗 10 克，牛膝 10 克，赤芍 10 克，元胡索 20 克，细辛 6 克，藁本 6 克，天麻 10 克，全虫 6 克，蜈蚣 2 条，蔓荆子 10 克，穿山甲 10 克，乳香 10 克，没药 10 克。

2 剂，水煎服。每日 1 剂，日 3 服。

方解：当归、桃仁、红花、川芎、赤芍活血祛瘀，牛膝祛瘀血、通血脉，并引瘀血下行，为主药。柴胡疏肝解郁，枳壳、桔梗开胸行气，使气行则血行，为辅药。生地凉血清热，当归养血润燥，使祛瘀而不伤阴血，为佐药。甘草调和诸药，为使药。方中加细辛、藁本祛风散寒止痛，加天麻、全虫、蜈蚣熄风止痉，加元胡、穿山甲、乳香、没药活血化瘀、止痛通络。

3 月 17 日（其父代述）头不痛了。求上方再进 2 剂以巩固疗效。

4 月 14 日云：曾经头顶一片刺痛，反复发作，甚则痛难忍，在沙发上碰，有时晕倒，不能用脑读书看报已有 2 年，经治无效。自服岐 1 月 26 日药后头顶一片刺痛消失，但怕复发求原方3剂，以巩固疗效。

8. 脑动脉硬化引起头刺痛治验

医案　蔡某，男，61岁。1998年5月29日就诊。

右侧头痛3年加重月余，于5月29日做脑电图提示为“脑动脉硬化”，诊见右侧头脑刺痛固定不稳，伴头昏眼花，脉沉弦，舌质暗红苔薄白。

分析：头为诸阳之会，五脏精华之血，六腑清阳之气，皆上注于头。患者因年老肝肾不足、气血亏虚、气虚不足以行血致血行缓慢瘀滞脉络，脉络阻滞不通而致头痛；肝肾不足则致肝阳上亢、虚火内生故见头痛迁延不愈；年老气血虚弱不能荣养于上窍故见头昏眼花。舌暗红、苔薄白、脉沉弦细均为气虚血滞之征。

辨证：血瘀阻滞，肝阳上亢。

治法：活血化瘀，清肝明目。

方药：血府逐瘀汤加味：生地10克，当归10克，桃仁10克，红花10克，川芎10克，枳壳10克，柴胡10克，桔梗10克，牛膝10克，赤芍10克，甘草3克，丹参30克，台乌药10克，白芷15克，龙骨、牡蛎各30克，菊花10克。

6剂，水煎服，每日1剂，日3次。

方解：当归、桃仁、红花、川芎、赤芍活血祛瘀，牛膝祛瘀血、通血脉，并引瘀血下行，为主药。柴胡疏肝解郁，枳壳、桔梗开胸行气，使气行则血行，为辅药。生地凉血清热，当归养血润燥，使祛瘀而不伤阴血，为佐药。甘草调和诸药，为使药。方中加丹参活血养血，台乌药行气止痛温肾散寒，白芷祛风止痛，菊花清肝明目，加龙骨、牡蛎平肝潜阳。

6月6日：药后头脑刺痛消失，麻木减轻。前方再进6剂。

7月5日来说药后已觉好了。2001年3月3日仍健在，老伴已去世1年了。

岐按：脑动脉硬化的原因主要是慢性脑供血不足所致的大脑皮层高级神经活动功能减弱，主要表现有：①头昏头痛，多数在额部、枕部钝痛，体位变动时加重或步态不稳。如基底部动脉硬化时有眩晕、眼球震动、恶心、面肌麻痹、有吞咽困难。②记忆力减退，近事易忘，往事记得清楚。③早期睡眠障碍：表现为入睡困难、多梦、易惊醒。根据临床表现有不同治疗方案，都能获得实效。

9. 头痛凌乱不清

医案　张某，男，51岁。1980年6月24日初诊。

因头痛脑内凌乱不清年余，伴失眠，眼干涩，口不干，舌暗红苔薄白，脉沉弦。

分析：头为诸阳之会，五脏精华之血，六腑清阳之气，皆上注于头。气血亏虚，气虚不足以行血致血行缓慢瘀滞脉络，故见头痛，气血逆乱上阻清窍，故见脑内凌乱不清，肝阳上亢扰乱心神故见失眠。舌暗红、苔薄白、脉沉弦细均为瘀血内阻之征。

辨证：瘀血阻滞不畅，影响神明。

治法：活血化瘀，养心安神。

方药：血府逐瘀汤加味：生地10克，当归10克，桃仁10克，红花10克，川芎10

克，枳壳10克，柴胡10克，桔梗10克，牛膝10克，赤芍10克，甘草3克，天麻20克，藁本20克，胆南星6克，葛根20克，丹参20克，柏子仁20克，酸枣仁30克。

2剂，水煎服，每日1剂。

方解：当归、桃仁、红花、川芎、赤芍活血祛瘀，牛膝祛瘀血、通血脉，并引瘀血下行，为主药。柴胡疏肝解郁，枳壳、桔梗开胸行气，使气行则血行，为辅药。生地凉血清热，当归养血润燥，使祛瘀而不伤阴血，为佐药。甘草调和诸药，为使药。方中加丹参活血养血，加天麻、藁本、胆南星、葛根祛风止痛，加柏子仁、酸枣仁养心安神。

7月8日复诊：服上方6剂后头脑凌乱不清好转，但仍失眠、目干涩。治疗：用血府逐瘀汤加夏枯草、苍术、丹参、地龙、白芥子、柏子仁、酸枣仁、枸杞子各20克。3剂，水煎服。

随访服上方10余剂后诸症消失。

注：白芥子能去黏膜中之痰核结节，枸杞子配苍术能营养神经、明目，养血之功效。

10. 神经血管性头痛

医案1 柳某，女，53岁。1997年3月19日初诊。

因头痛日久，头刺痛甚则晕倒，大便干。西医诊为“神经血管性头痛”，求服中药。平时性格急躁，舌红苔黄，脉沉弦而数。

分析：怒伤肝，患者因平时性急燥易怒，导致肝气郁结，瘀阻不通故见头痛。肝郁久而化火，灼伤阴津，耗伤气血故见大便干。舌暗红、苔黄、脉沉弦数均为气滞血滞有热之征。

辨证：瘀血阻滞，经络不通。

治法：活血化瘀，疏通经络。

方药：血府逐瘀汤加味：生地20克，当归15克，桃仁10克，红花10克，川芎15克，枳壳10克，柴胡10克，牛膝10克，桔梗10克，赤芍10克，石膏30克，知母20克，元胡20克，黄柏10克，穿山甲10克，大黄10克（后下），甘草6克。

3剂，水煎服。每日1剂，日3次。

方解：当归、桃仁、红花、川芎、赤芍活血祛瘀，牛膝祛瘀血、通血脉，并引瘀血下行，为主药。柴胡疏肝解郁，枳壳、桔梗开胸行气，使气行则血行，为辅药。生地凉血清热，当归养血润燥，使祛瘀而不伤阴血，为佐药。甘草调和诸药，为使药。方中加黄柏、石膏、知母清热燥湿、泻火，元胡、穿山甲以活血通络止痛，大黄泻下通便。

3月24日：头昏痛好转，大便可。上方去大黄，加火麻仁20克，3剂。

3月28日：药后头刺痛减少。治用上方3剂。

1年后，该患者因其他病就诊时，才告诉头痛已愈。

医案2 杨某，女，49岁。1998年3月5日就诊。

因头痛恶心，头脑左侧后边阵阵跳痛，口干心悸，曾服镇脑宁、正天丸等药都不管用，西医诊为“神经血管性头痛”。舌红苔白腻，脉沉弦。

分析：脾失健运，痰浊中阻，清阳不升，上蒙清窍，阻塞经络故见头痛。气虚血滞故见头脑左侧后边阵阵跳痛。痰浊上逆故见恶心。舌红苔白腻、脉沉弦为痰浊内停之征。

辨证：气虚痰阻，血瘀不通。

治法：健脾益气，化痰通络，活血止痛。

方药：半夏白术天麻汤加味：半夏10克，白术10克，天麻20克，党参20克，茯苓20克，泽泻10克，干姜10克，神曲20克，葛根20克，陈皮10克，苍术15克，黄柏10克，川芎15克，白芷15克，细辛10克，桃仁20克，红花10克，酸枣仁20克，柏子仁20克，玄参30克，知母20克，黄芪30克。

3剂，水煎服。每日1剂，日3次。

方解：半夏、天麻化痰熄风，为主药。白术、茯苓健脾除湿以治生痰之源，为辅药。陈皮理气化痰，为佐药。方中加党参、黄芪补气，川芎、白芷、葛根、细辛治头痛，桃仁、红花活血祛瘀，酸枣仁、柏子仁养心安神，加玄参、知母滋阴生津，苍术、黄柏燥湿化痰。泽泻、干姜、神曲温中渗湿。

患者非常高兴，云：特效方，效果很好，并复印处方数张以保留。

岐按：举此例病案虽同属神经血管头痛病，但临床表现症状不同、病机不同。此病属气虚痰阻血瘀，故头痛恶心、口干心悸、头脑左侧阵阵跳痛。半夏白术天麻汤加川芎、白芷、细辛、桃仁、红花、酸枣仁、柏子仁、玄参、知母以加强益气化痰、活血化瘀、养心安神，而达到治疗头痛之目的。因药切病机，故获效迅速。

11. 瘀血头痛（脑血管轻度痉挛）

医案　刘某，女，26岁。于1996年7月15日就诊。

因头痛3月曾服中西药均无效，又经地区医院颅脑多普勒TCD检查诊为脑血管轻度痉挛。自觉头胀痛颈肿胀，左侧头痛多刺痛，1995年6月行“上颌囊肿术”史。时轻时重，伴恶心干呕，舌暗红，脉沉弦。

分析：术后经络损伤，经脉受阻，血瘀气滞，瘀血内停，阻塞脉络故头痛、头痛多刺痛。舌暗红、脉沉弦为瘀血内阻。

辨证：瘀血阻滞经络。

治法：活血化瘀，疏通经脉。

方药：血府逐瘀汤加味：生地10克，当归10克，桃仁10克，红花10克，川芎10克，枳壳10克，柴胡10克，桔梗10克，牛膝10克，赤芍10克，甘草3克，穿山甲6克，全虫10克，蜈蚣3条，天麻10克，青皮10克。

3剂，水煎服。每日1剂，日3次。

方解：当归、桃仁、红花、川芎、赤芍活血祛瘀，牛膝祛瘀血、通血脉，并引瘀血下行，为主药。柴胡疏肝解郁，枳壳、桔梗开胸行气，使气行则血行，为辅药。生地凉血清热，当归养血润燥，使祛瘀而不伤阴血，为佐药。甘草调和诸药，为使药。方中加全虫、穿山甲、蜈蚣、天麻活血通络、止痛祛风，青皮理气消胀。

7月18日复诊：药后无特殊不适，前方继进3剂。

7月22日三诊：药后头痛好点。前方加元胡20克，5剂，水煎服。

8 月 2 日四诊：药后头脑胀痛明显减轻。治疗继用 7 月 18 日方药，5 剂。

8 月 20 日五诊：药后好转。上方 3 剂，粉服而愈。

岐按：对于久病不愈之疾病，应详细问病史，全面了解，该病因有手术后出现之刺痛，应当考虑与络脉受损瘀血为患，阻滞不通，故而刺痛不休，治用血府逐瘀汤加味，效果显著。此案提示“只有想不到，而没有做不到的”。

12. 头里冷痛

医案 张某，男，28 岁。1984 年 2 月 14 日初诊。

因经常头冷痛，脚冷痛已 2～3 年，冬天加重，口不干，舌淡苔白，脉细弱。

分析：因为平素阳气虚弱，又受寒邪，于是阳气不能温暖四肢而致手由指到肘，足由趾到膝都冷。血虚受寒，寒伤厥阴肝经，阳虚亏则不能温养四肢，血寒凝滞则脉行不利，故见手脚冷。舌淡苔白、脉细弱均为阳虚血弱之征。

辨证：寒凝气血，阻滞不通。

治法：温经散寒，养血通脉。

方药：当归四逆汤加味：当归 15 克，杭芍 20 克，桂枝 10 克，甘草 3 克，细辛 10 克，通草 10 克，大枣 10 克，藁本 10 克，羌活 10 克，防风 10 克，半夏 10 克，川芎 10 克，白芷 10 克。

3 剂，水煎服。每日 1 剂，日 3 次。

方解：当归入肝经温补肝血要药，为主药。桂枝温通经脉，杭芍养血和营，二药配伍，内疏厥阴之功，为辅药。细辛通血脉、散寒邪，为佐药。大枣、炙甘草补脾气调和诸药，为使药。方中加藁本、羌活、防风、半夏、川芎、白芷祛风止痛，引入头部祛除三阳病痛，头为三阳之汇也。

2 月 17 日：药后头冷痛、四肢冷痛轻了。已有信心治疗。上方继进 3 剂。

2 月 21 日：头痛已止，脚冷痛轻了，近日喝酒头也不痛了，为巩固疗效，上方再进 3 剂。

2 月 28 日：头痛、脚痛已好。为彻底治愈，求服断根药，前方再进 3 剂。

岐按：头脚冷痛，证属气血厥逆，因素体阳气虚弱，寒凝气血，阻滞不通，故而头脚冷痛。用当归四逆汤加藁本、羌活、防风、半夏、川芎、白芷，引入头部，以祛除三阳之病痛。经云“头为三阳之汇也”。此方治多例均效。

13. 头脑隐隐疼痛

医案 谢某，女，58 岁。1982 年 11 月 25 日初诊。

因头脑隐隐疼痛伴心悸失眠，口干已半年，曾打针服西药无效，今来求治。舌红苔薄黄，脉沉细数。

分析：脑为髓海，肾阴亏损，不能生髓则脑髓不足，故头脑隐隐疼痛。阴虚火旺上扰神明故见心悸失眠。口干舌红苔薄黄、脉沉细数均为阴虚内热之征。

辨证：肾阴虚火旺，上扰神明。

治法：滋阴降火，补脑安神，祛风止痛。

方药：知柏地黄汤加味：熟地 20 克，山萸肉 15 克，山药 15 克，茯苓 10 克，泽泻 10 克，丹皮 6 克，知母 10 克，黄柏 6 克，川芎 15 克，藁本 15 克，磁石 20 克，柏子仁、酸枣仁各 20 克。

6 剂后，头脑不隐隐疼痛了，水煎服。每日 1 剂，日 3 次。

方解：熟地滋肾填精，为主药。山萸肉养肝肾而涩精，山药补益脾阴而固精，为辅药。茯苓淡渗脾湿助山药之益脾，为佐药。泽泻清泻肾火，防熟地滋腻，丹皮清泻肝火，均为使药。方中加知母、黄柏滋阴降火，川芎、藁本祛风止痛，磁石镇静安神，柏子仁、酸枣仁养心安神。

上方 3 剂以求断根。1983 年 1 月 2 日告知愈。

14. 清晨头昏气短（双枕血管充盈度降低）

医案　王某，男，57 岁。1982 年 11 月 30 日初诊。

每天清晨头昏气短，已 3 个月，时有欲倒之势，经治乏效。曾作脑血流图提示“双枕血管充盈度降低”。舌淡红苔白，脉芤。

分析：气血两虚，气虚：中气不足清阳不升、清窍不利，肾虚津气不足。血虚：肝血不足营血亏虚不能上荣于脑，故见清晨头昏气短。舌淡红苔白、脉芤均为气血两虚之征。

辨证：气血两虚，神明失养。

治法：补气养血，滋养神明。

方药：十全大补汤加味：党参 20 克，白术 10 克，茯苓 10 克，甘草 6 克，当归 10 克，熟地 20 克，白芍 15 克，川芎 10 克，黄芪 30 克，肉桂 6 克，炙升麻 10 克，炙柴胡 10 克，天麻 12 克，生姜 3 片，大枣 3 枚。

3 剂，水煎服。每日 1 剂，日 3 次。

方解：党参、熟地甘温益气养血，为主药。茯苓、白术健脾燥湿，当归、白芍养血合营，共为辅药。炙甘草和中益气，川芎活血行气，为佐药。生姜、大枣调和脾胃之气，为使药。方中加黄芪补阳益气，肉桂散寒补肾，炙升麻、炙柴胡引药上行，天麻祛风。

12 月 4 日：服上方后大便不干燥了，仍头昏气短。此乃元气不足，今用大补元煎汤各 20 克，加高丽参 10 克，黄芪 30 克。3 剂。用法同上。

1983 年 1 月 26 日：服上方已愈，今因饮酒后在清晨头昏气短乏力。治疗上方 3 剂（山药 20 克，山萸肉 20 克，甘草 6 克，党参 30 克，当归 15 克，黄芪 30 克，枸杞 20 克，杜仲 20 克，熟地 10 克，高丽参 10 克），6 剂而愈。用法同上。

15. 午后头顶痛

医案　赵某，女，21 岁。于 1995 年 9 月 4 日初诊。

因头痛半年，头顶痛甚，痛甚欲碰墙，午后头顶痛最重，固定不移，伴头昏眩晕、气短腿软。曾做脑电图正常，血压正常。舌红苔白，脉沉弦。

分析：久病入络，血瘀气滞，瘀血内停，阻塞脉络故头痛久不愈、头顶痛甚、痛甚欲碰墙、午后头顶痛最重。脾失健运、痰浊中阻、上蒙清窍故见头昏眩晕、气短腿软。

辨证：痰滞血瘀，脉络不通。

治法：行气化痰，活血通络。

方药：血府逐瘀汤加味：生地 10 克，当归 10 克，桃仁 10 克，红花 10 克，川芎 10 克，枳壳 10 克，柴胡 10 克，桔梗 10 克，牛膝 10 克，赤芍 10 克，甘草 3 克，半夏 15 克，天麻 20 克，白术 10 克，茯苓 10 克。

5 剂，每日 1 剂，水煎服，一日 3 服。

方解：当归、桃仁、红花、川芎、赤芍活血祛瘀，牛膝祛瘀血、通血脉，并引瘀血下行，为主药。柴胡疏肝解郁，枳壳、桔梗开胸行气，使气行则血行，为辅药。生地凉血清热，当归养血润燥，使祛瘀而不伤阴血，为佐药。甘草调和诸药，为使药。方中加半夏、天麻化痰熄风，治眩晕头痛要药，《脾胃论》说："足太阴，痰厥头痛，非半夏不能治疗，眼黑头眩，风虚内作，非天麻不能除。"白术、茯苓健脾除湿。

1996 年 4 月 16 日复诊：药后头不痛了，今又复发求去年效方。岐用前方加藁本 10 克，全虫 10 克，5 剂，用法同前。

随访：药后头再未痛了。

岐按：固定不移之头痛久治不愈多属痰滞血瘀之证，本人用此二方合用效果迅速，若无头昏气短腿软，纯属血瘀症。单用血府逐瘀汤治疗血瘀头痛效果很满意，但此病情复杂，虚实痰瘀具备，故二方加藁本、全虫，引药入脑，专治头痛，甚为理想。应坚持治疗，连服 15 ~ 20 剂，可以彻底解除瘀血阻滞，不会复发。本例就是治疗不彻底又复发。

16. 神经性头目疼痛

医案　金某，女，35 岁。1981 年 12 月 29 日初诊。

因产后看小说过度用眼用脑，又吹风受寒后出现眼睛胀痛，头两侧冷痛日久不愈，曾服中西药无效而去西安诊为"神经性疼痛"。服西药无效，求服中药。舌红苔白，脉沉弦。

分析：头为诸阳之会，外邪侵袭，循经上犯，故眼睛胀痛。寒为阴邪，得温则减故冷痛。舌红苔白、脉沉弦均为寒邪侵犯之征。

辨证：风邪上犯。

治法：疏风散寒止痛。

方药：川芎茶调散加味：川芎 15 克，荆芥 10 克，防风 10 克，细辛 6 克，白芷 10 克，薄荷 6 克，羌活 10 克，葛根 10 克，柴胡 10 克，苍术 15 克，杭菊 10 克，枸杞 10 克，夏枯草 20 克，木贼 10 克，甘草 3 克。

3 剂。水煎服。

方解：川芎治少阳、厥阴经头痛，羌活治太阳头痛，白芷治阳明头痛，共为主药。细辛、薄荷、荆芥、防风辛散上行，疏散上部风邪，为辅药。甘草调和诸药，为使药。方中加葛根解肌，柴胡和解，苍术、杭菊、夏枯草、木贼清肝明目，加枸杞以养肝血。

1 月 2 日复诊：药后头两侧胀痛均减轻，冷痛消失，双目痛轻。治遵效不更方，再进3剂。

1月9日三诊：药后基本不痛了，但视力减退，曲光不正。用苍术30克，夏枯草10克，木则10克，荆芥10克，防风10克，刺蒺藜10克，蔓荆子10克，川芎12克，僵蚕10克，白芷20克，枸杞20克，杭菊10克，3剂。

随访5年诸症好。

第九节　眩晕

眩是眼花，晕是头晕，二者常同时并见，故统称为眩晕。

轻者闭目即止，重者如坐车船，旋转不定，不能站立，或伴有恶心、呕吐、汗出，甚者昏倒等症状。

现代医学中的内耳性眩晕、脑动脉硬化、低血压、高血压、贫血、神经衰弱，以及某些脑部疾患可参考本篇进行辨证施治。

病因：①肝阳上亢；②气血亏虚；③肾精不足；④痰浊中阻。

1. 眩晕症

医案1　唐某，男，55岁。1987年3月25日就诊。

头昏眩晕、耳鸣恶心，纳差乏力，舌苔白腻，脉濡滑。

分析：痰浊蒙蔽清阳则头昏眩晕。停阻中焦，气机不利故恶心。脾阳不振则纳差乏力。舌苔白腻、脉濡滑乃痰浊内蕴所致。

辨证：痰浊上扰，清空不宁。

治法：健脾和胃，燥湿化痰，升清降浊。

方药：半夏白术天麻汤加味：半夏10克，白术10克，天麻20克，党参20克，茯苓10克，黄芪20克，泽泻10克，干姜10克，神曲20克，葛根20克，陈皮10克，苍术20克，黄柏10克，五味子6克，牛膝10克，生姜3片，大枣3枚。

3剂，水煎服。每日1剂，一日3次。

方解：半夏燥湿化痰，天麻熄风止眩晕，为主药。白术、茯苓健脾祛湿，为辅药。陈皮理气化痰，生姜、大枣调和脾胃，为佐药。甘草调和诸药，为使药。诸药相合共化痰熄风，健脾除湿。方中加五味子敛肺涩精、补元气不足、宁心安神，牛膝补肝肾、强筋骨，党参、黄芪补气，泽泻、黄柏利水渗湿，神曲消食和胃，干姜脾胃虚寒，苍术燥湿化痰，葛根改善眩晕。

3月29日：药后好转，但心慌。用前方加酸枣仁20克，3剂而愈。

医案2　李某，女，68岁。1994年9月2日就诊。

自述近4天来头晕，左侧手足发麻，曾诊断为脑动脉硬化。随后即服华佗再造丸、复方丹参片后，今觉足不麻，但觉腿无力、腿软、行动迟缓，左手仍麻，伴头昏恶心，出冷汗，眼睛看不清，左手指发麻，右侧血压100/40毫米汞柱，舌红苔白。

分析：痰浊蒙蔽清阳则眩晕，偏于风盛，眩晕急剧故恶心、四肢麻木、腿软、行动迟缓。气虚血虚，血不养目故眼睛看不清。舌红苔白、脉滑乃痰浊内蕴所致。

辨证：湿痰蒙蔽，清阳不升，浊阴不降属风、痰、虚而相互并见。

治法：升清降浊，化痰除湿、熄风，补养气血。

方药：半夏白术天麻汤加味：半夏 10 克，白术 10 克，天麻 20 克，党参 20 克，茯苓 10 克，黄芪 20 克，泽泻 10 克，干姜 10 克，神曲 20 克，葛根 20 克，陈皮 10 克，苍术 20 克，黄柏 10 克，龙牡各 30 克，杭菊 10 克，桃仁 10 克，大黄 10 克，生姜 3 片，大枣 3 枚。

3 剂，水煎服。每日 1 剂，一日 3 次。

方解：半夏燥湿化痰，天麻熄风止眩晕，二药合用为治风痰眩晕的要药，为主药。白术、茯苓健脾燥湿，以治生痰之源，为辅药。生姜、大枣调和脾胃，为佐药。甘草调和诸药，为使药。共化痰熄风，健脾除湿。方中加党参、黄芪补气生血；泽泻、黄柏利湿，使停阻中焦之痰湿从小便而出；葛根治疗高血压、脑病，改善头痛眩晕，肢体麻木；龙牡平肝潜阳、四肢麻木；苍术燥湿健脾；杭菊疏风清热明目、平肝熄风；桃仁、大黄活血祛瘀；干姜祛脾胃寒邪；神曲消食和胃。

9 月 8 日复诊：药后好转。遵效不更方，上方 3 剂。

9 月 12 日三诊：药后头不昏了，手不麻了，腿不软、足有劲了。治疗今用华佗再造丸 2 盒。

9 月 29 日四诊：云药后平稳，左手已能提电壶给自己倒水了。治疗继用华佗再造丸 2 盒，以巩固疗效。

岐按：脑动脉硬化及时治疗，有利于病情好转及恢复，取得很好的疗效。随访 4 年后再次突发而病故。提示这种病平时应加强预防治疗，不可忽视，防患于未然，可延长寿命。

医案 3　周某，女，38 岁。1983 年 4 月 28 日就诊。

因眩晕经常发作，今年已复发 3 次，天晕地转不能站立，伴头晕，心悸气短，恶心，曾服西药无效，诊见舌红苔白，站立不稳，口不干，脉沉细。

分析：阴虚则肝风内动，血少脑失濡养，精亏则髓海不足，气虚挟痰者，化火上蒙，清阳不升，浊阴不降而眩晕、天昏地转不能站立。气血不足，脑失所养，血虚不能养心则心悸气短。痰浊停阻中焦则恶心。舌红苔白、口不干、脉沉细属阳虚生寒。

辨证：痰饮上犯，痰迷脑窍。

治法：温阳化痰，益气养血。

方药：苓桂术甘汤加味：茯苓 10 克，桂枝 10 克，白术 10 克，甘草 6 克，勾藤 20 克，黄芪 20 克，半夏 10 克，石菖蒲 10 克，旋覆花 20 克（布包），代赭石 20 克（另包后下），酸枣仁 20 克。

3 剂，水煎服。每日 1 剂，一日 3 次。

方解：茯苓渗湿，为主药。桂枝温阳，为辅药。白术健脾，为佐药。甘草益气，为使药。方中加勾藤熄风止痉、清热平肝，黄芪补气升阳、益卫固表，半夏燥湿化痰、降逆止呕，石菖蒲开窍宁神、化湿和胃，旋覆花降逆止呕、脾胃气虚，痰湿上逆所致呕吐、嗳气，代赭石平肝潜阳、降逆止呕，酸枣仁养心安神。

7 月 11 日：共服 6 剂诸症消失，药后已愈。

观察10年未复发。但这种病易复发，还有中风的可能，因此要彻底治疗。

医案4　张某，男，35岁。1986年8月5日就诊。

自今年7月20日突发头昏目眩耳鸣心慌，站立不稳，重则手足麻木，反复发作3次，曾在安康铁路医院及石泉县医院均诊断为“梅尼埃病（美尼尔氏综合征）”，用苯海拉明、艾茂尔等用之有效，但停药后又复发，近来一直服药不断，但每天早晨仍头昏目眩，头脑发胀，口干无味，下午减轻，大便正常，舌红苔白，脉沉眩，心律每分钟60次。

分析：痰郁化火心慌，肝阳上亢，上冒颠顶故头晕目眩。风盛者眩晕急剧，四肢麻木。火动则扰乱心神。头昏头脑发胀、口干无味、舌红苔白、脉沉眩属肝阳上亢。

辨证：痰郁化火，肝阳上亢。

治法：清火熄风，平肝潜阳。

方药：苓桂术甘汤加味：茯苓10克，桂枝3克，白术10克，甘草3克，明党参10克，勾藤10克，灵磁石20克，五味子6克，知母20克，天麻10克，牡蛎20克，生葱3段。

3剂，水煎服。每日1剂，日3服。

方解：茯苓渗湿，为主药。桂枝温阳，为辅药。白术健脾，为佐药。甘草益气，为使药。

方中加明党参益气化痰，勾藤熄风止痉、清热平肝，生葱通阳、开窍、治耳鸣，五味子宁心安神，知母清热泻火、滋阴、润燥，天麻熄风止痉、平肝潜阳，牡蛎镇肝熄风、平肝潜阳，灵磁石聪耳明目、潜阳安神。

8月8日复诊：药后明显好转，但又感觉咽干痛、咽红。治疗上方加山豆根10克，蒲公英20克，酸枣仁20克，3剂，水煎服。

8月11日：药后诸症均消失，求上方再进3剂，以巩固疗效。

医案5　黄某，女，35岁。于1996年5月25日就诊。

因今晨突然头昏眼花，天昏地转，恶心欲吐，有时呕吐清水，伴口苦，大便干（有胆结石、低血压史），舌红苔薄黄，脉虚弱，测血压70/46毫米汞柱（低血压）。

分析：痰浊蒙蔽清阳，痰湿中阻，清阳不升，浊阴不降故头昏眼花、天昏地转、恶心欲吐、有时吐清水。痰挟气虚并火故口苦、大便干、舌红苔薄黄属火盛者。脉虚弱属气虚。

辨证：按眩晕证论治，痰浊壅遏，清阳不升，浊阴不降。

治法：益气化痰，升清降浊。

方药：半夏白术天麻汤加减：半夏10克，白术10克，天麻10克，党参20克，茯苓10克，黄芪20克，泽泻10克，干姜6克，神曲10克，葛根10克，陈皮10克，甘草3克，苍术10克，黄柏10克，蔓荆子10克，龙骨、牡蛎30克，石菖蒲6克，黄连6克，杭菊20克，勾藤20克（另包后下）。

3剂，水煎服。每日1剂，一日3次。

方解：半夏燥湿化痰，天麻熄风止眩，二药合用为风痰眩晕要药，为主药。白术、茯苓健脾祛湿，治生痰之源，为辅药。陈皮理气化痰，调和脾胃，为佐药。甘草调和诸药，为使药。共为化痰熄风，健脾祛湿之功。方中加党参、黄芪补气生血，黄柏、泽泻利湿，使停阻中焦之痰湿从小便而出。干姜祛脾胃寒邪，神曲消食和胃，葛根治高血压脑病，改善头疼眩晕、肢体麻木。苍术燥湿健脾，蔓荆子疏散风热、清理头目，龙骨、牡蛎平肝潜阳，石菖蒲开窍宁神、化湿和胃，黄连清热燥湿、泻火解毒，杭菊疏风清热明目、平肝熄风，勾藤熄风止痉、清热平肝。

5 月 29 日：药后眩晕诸症好了。

岐按：眩晕症用上方加蔓荆子、龙骨、牡蛎、石菖蒲、黄连、菊花、勾藤效果良好。

医案 6　黄某，女 39 岁。1996 年 6 月 5 日就诊．

头昏眩晕，西医诊为梅尼埃病（美尼尔氏综合征），每年 5～6 月发作，发则头昏眼花，恶心耳鸣，心悸气短，哈欠，头不能左右转动，口干苦，脉沉细，舌红苔白黄，血压 80/50 毫米汞柱，颈椎拍片正常。

分析：脾胃健运失司，水谷精微不化，聚湿生痰，痰浊蒙蔽清阳则头昏眼花。痰阻中焦气机不利则恶心。耳鸣要通阳开窍，血虚不能养心则心悸气短。血虚兼肝阳上扰，肝阳夹痰浊，湿邪阻滞则头不能左右转动。口苦、舌红苔黄属肝胆湿热，脉沉细为气血不足。

辨证：脾虚生痰，痰湿蒙蔽，清阳不升，浊阴不降。

治法：升清降浊，燥湿化痰，镇静安神。

方药：半夏白术天麻汤加五味子 6 克，升麻 10 克，柴胡 10 克，柏子仁 20 克，酸枣仁 20 克，灵磁石 30 克，龙骨、牡蛎各 30 克，黄芩 20 克，仙鹤草 30 克。

3 剂，水煎服。每日 1 剂，一日 3 次。

方解：半夏燥湿化痰，天麻熄风止眩，二药合用为风痰眩晕要药，为主药。白术、茯苓健脾祛湿，治生痰之源，为辅药。陈皮理气化痰，生姜、大枣调和脾胃，为佐药。甘草调和诸药，为使药。诸药合用共为化痰熄风、健脾祛湿之功。方中加升麻、柴胡升举阳气，五味子宁心安神，柏子仁、酸枣仁养心安神，灵磁石聪耳明目、潜阳安神，龙骨、牡蛎平肝潜阳、镇静安神，黄芩清热燥湿，仙鹤草调补气血，治神疲乏力，可助于体力恢复。

随访：患者服 1 剂见效，3 剂药后就全好了，未再治疗，观察 3 年无复发。

岐按：眩晕症反复发作，而且临床观察久发不愈者易患中风偏瘫，因此应坚持治愈。再服 3～6 剂可巩固疗效。

医案 7　陈某，女，29 岁。于 1996 年 7 月 2 日就诊。

因头晕、头痛 2 月，反复发作，去年始发，每周发 1 次，伴头昏眩晕，站立不稳，恶心、食纳差，烦躁失眠，口干苦，脉沉细，舌红苔白，血压 90/60 毫米汞柱。

分析：痰浊蒙蔽清阳则眩晕，站立不稳。停阻中焦，气机不利则恶心。脾阳不振则食纳差、失眠。气郁化火故口干苦。脉沉细、舌红苔白属气血不足。

辨证：脾阳不振，痰浊蒙蔽，清阳不升。

治法：燥湿祛痰，益气健脾，养心安神。

方药：半夏白术天麻汤加柏子仁 20 克，酸枣仁 20 克，夜交藤 20 克，白芷 10 克，荆芥 10 克，防风 10 克。

3 剂，水煎服。一日 1 剂，一日 3 次。

方解：半夏燥湿化痰，天麻熄风止眩，二药合用为风痰眩晕要药，为主药。白术、茯苓健脾祛湿，治生痰之源，为辅药。陈皮理气化痰，生姜、大枣调和脾胃，为佐药。甘草调和诸药，为使药。共为化痰熄风，健脾祛湿。方中加柏子仁、夜交藤、酸枣仁养心安神，白芷、荆芥、防风祛风除湿。

7 月 6 日复诊：药后头痛失眠均好，仍头昏重。治疗前方去荆芥、防风、白芷加龙牡各 20 克，灵磁石 20 克，蔓荆子 10 克，3 剂而愈。

医案 8　刘某，男，54 岁。1993 年 11 月 30 日就诊。

因头昏眩晕，曾住西安某医院诊断为“脑动脉硬化”治疗无效。今求中医治疗，舌暗红苔白，头昏眼花，步态不稳，恶心欲吐，脉沉缓。

分析：痰浊上扰，蒙蔽清阳，则眩晕加重。风、痰、瘀血阻滞脉络，使头晕眼花，步态不稳。痰阻中焦，气机不利则恶心欲吐。舌暗红苔白、脉沉缓乃痰浊内蕴所致。

辨证：属痰浊上扰，蒙蔽清阳，加之久病痰瘀阻络致使清阳不升，浊阴不降，瘀血阻滞。

治法：升清降浊，活血化瘀。

方药：东恒半夏白术天麻汤加味：半夏 10 克，白术 10 克，天麻 20 克，党参 20 克，茯苓 10 克，黄芪 20 克，泽泻 20 克，干姜 10 克，神曲 10 克，葛根 20 克，陈皮 10 克，苍术 20 克，黄柏 10 克，勾藤 20 克（后下），酸枣仁 20 克，桃仁 10 克，红花 10 克，丹参 20 克，赤芍 20 克。

3 剂，水煎服。每日 1 剂，一日 3 次。

方解：半夏燥湿化痰，天麻熄风止眩，二药合用为风痰眩晕要药，为主药。党参、黄芪、白术、茯苓补气、健脾、祛湿，为辅药。陈皮理气化痰，干姜调和脾胃，为佐药。葛根治疗高血压脑病，改善头痛眩晕，肢体麻木，为使药。泽泻、黄柏利湿药，使停阻中焦之痰湿从小便而出。苍术燥湿，神曲健胃。诸药相合共为化痰熄风，健脾祛湿。方中加红花、桃仁、丹参、赤芍活血祛瘀，勾藤熄风止痉、清热平肝，酸枣仁养血安神。

12 月 6 日复诊：药后平稳，无特殊不适。治用上方继进 3 剂。

12 月 10 日三诊：药后步态不稳得到控制。唯觉头昏眼花恶心，治疗继服前方 3 剂，以资巩固。

岐按：动脉硬化患者临床表现，实属中医痰血留滞，痰阻经络，导致血管硬化，血流缓慢，甚则血块阻塞形成血栓，阻塞脉管，阻塞于脑，发为脑血管中风偏瘫等难治性顽疾，影响病人健康，甚至造成痛苦，危及生命。因此见到早期动脉硬化，应早期及时治疗，以免延误病情、留下后患无群，切记切记。

若血压高者加夏枯草 30 克，石决明 30 克，效果显著而持久。

本方曾治 8 例脑动脉硬化症均显效。

2. 眩晕症伴夜尿多

医案 张某，男69岁。1995年10月13日就诊。

因头昏眩晕，夜尿多，一夜尿7～8次。岐用半夏白术天麻汤加枸杞、杜仲、故子、覆盆子、何首乌、金樱子各15克，3剂后，头昏眩晕好了，夜尿次数明显减少，只1～2次。于1996年4月16日云：去年眩晕夜尿多已不要紧了，目前觉头昏眩晕，大便干。

分析：气血不足，脑失所养精髓不足，不能上充于脑故眩晕。腰为肾府，肾气虚弱，固摄无力，出现夜尿多，大便干是津液亏损，津液不足。

辨证：气血不足，肾气虚弱，津液亏损。

治法：益气健脾，补肾填精。

方药：半夏白术天麻汤加草决明20克，火麻仁20克，麦冬20克，何首乌20克，蔓荆子10克。

3剂。药后头昏、眩晕、便秘均好。每日1剂，一日3次。

方解：半夏燥湿化痰，天麻熄风止眩晕，为主药。白术、茯苓健脾祛湿，为辅药。陈皮理气化痰，生姜、大枣调和脾胃，为佐药。甘草调和诸药，为使药。诸药相合共为化痰熄风，健脾祛湿。方中加草决明、火麻仁、麦冬、何首乌生津液、通大便，蔓荆子清利头目、祛风止痛。

岐按：此例患者因年逾古稀，气血亏虚，津液不足，肾气虚弱，固摄无力，故出现头昏、眩晕伴夜尿多，所以选用半夏白术天麻汤加枸杞、杜仲、故子、覆盆子、金樱子、何首乌而获效。时过半年，又觉眩晕伴大便干，此大便干不属阳明腑实证，而应考虑年高便秘，系津液亏损所致，故选用半夏白术天麻汤加草决明、火麻仁、麦冬、蔓荆子、何首乌，以生津润燥而便秘自然缓解。提示治病的法宝是辨证论治，整体观念，也是中医的精华，不可不从之。

3. 眩晕证（气血亏虚）

医案 王某，男，29岁。1982年3月4日就诊。

自述：近1周来，后脑不能着枕，着枕则头昏眩晕难以入眠，失眠、舌红苔薄白，脉沉细。

分析：气血不足，脑失所养故后脑不能着枕、着枕则头昏眩晕。血不能养心则难以入眠，失眠、舌红苔薄白、脉沉细均属气血不足。

辨证：心脾两虚，气血不足，元神失养。

治法：补气健脾、养心安神、祛痰镇静。

方药：归脾汤加味：黄芪20克，党参20克，白术10克，当归10克，茯苓10克，远志10克，酸枣仁20克，木香10克，龙眼肉20克，大枣20克，丹参20克，天麻20克，灵磁石20克，胆南星10克，甘草3克，生姜3片。

3剂，水煎服。每日1剂，一日3次。

方解：黄芪、党参补气健脾，为主药。当归、龙眼肉养血合营，为辅药，合主药益气养血。白术、木香健脾理气，使补而不滞，茯苓、远志、酸枣仁养心安神，共为佐药。甘草、生姜、大枣和胃健脾，以资生化，则气旺而血充。各药合用，补益心脾。气旺血生，则失眠、惊悸、健忘诸症自愈。方中加丹参养血安神，天麻熄风止痉，灵磁石潜阳安神，胆南星燥湿化痰、祛风止痉。

6剂痉愈，随访3年未复发。

岐按：本方妙在加胆南星祛热痰、通脑窍，丹参、天麻、灵磁石以补血祛风镇静而改善眩晕，而后脑能着枕入眠。

4. 头晕（低血压）

医案1 刘某，女，25岁。于1996年5月30日就诊。

因头昏心悸气短，四肢无力，口不干，日久不愈，脉虚弱，舌淡红，苔薄白。今血压80/40毫米汞柱。

分析：气血不足，血虚不能养心则头晕、心悸气短。脾在体合肌肉、主四肢，四肢的营养转送全赖于清阳的升腾宣发，故四肢无力。口不干、舌淡红苔薄白、脉虚弱属气血不足之象。

辨证：心脾两虚，气血不足。

治法：补养心脾，温阳益气。

方药：归脾汤加天麻、红参、蔓荆子各10克，黄精20克，肉桂5克，干姜10克。

3剂。水煎服。每日1剂，一日3次。

方解：黄芪、党参补气健脾，为主药。当归、龙眼肉养血合营，为辅药，合主药益气养血。白术、木香健脾理气，使补而不滞，茯苓、远志、酸枣仁养血安神，共为佐药。甘草、生姜、大枣和胃健脾，以资生化，则气旺而血充，各药合用，能补益心脾。气旺血生，则失眠、惊悸、健忘诸症自愈。方中加红参大补元气、补脾益肺、生津止渴、安神增智，蔓荆子疏散风热、清利头目，黄精补脾益气，肉桂散寒、通血脉、温运阳气，干姜祛脾胃寒邪，天麻平肝潜阳。

此方治疗低血压连服6剂，诸症消失，血压120/65毫米汞柱，正常。

若眩晕症伴低血压者常用东垣半夏白术天麻汤加五味子、升麻、柴胡各29克，柏子仁、酸枣仁、磁石、龙骨、牡蛎、黄芪、仙鹤草各30克，3~6剂可愈。

医案2 张某，男，40岁。1982年6月16日就诊。

因神经衰弱，发则头昏目眩，活动则昏倒，站立不稳，耳鸣心慌，血压下降，脉虚弱乏力。自觉服七宝美冉丹有效。

分析：精髓不足，不能上充于脑故头晕目眩、动则昏倒、站立不稳。肾开窍于耳，肾虚故耳鸣心慌、血压下降、脉虚弱无力气血不足。

辨证：肝肾阴虚，精血不足。

治法：补肝肾，涵养肝血。

方药：七宝美冉丹加味：首乌15克，菟丝子15克，牛膝10克，枸杞20克，茯苓10克，当归10克，故子20克，党参20克，黄芪30克，旱莲草20克，酸枣仁20克。

连服6剂，诸症好转。水煎服，每日1剂，一日3次。

方解：首乌补肝肾，益精血，为主药。当归、枸杞、菟丝子治精血亏虚，头晕眼花，为辅药。牛膝补肝肾，强筋骨，故子补肾壮阳，均为佐药。茯苓健脾祛湿，为使药。方中加党参、黄芪补中益气、生津养血，旱莲草滋阴益肾，酸枣仁养心安神，黄芪补气升阳、益卫固表。

岐按：“七宝美冉增颜辉，首兔枸牛故苓归”，该方专补肝肾益精血，还可治青年白发症。余用本方加女贞子、旱莲草、黄芪、酸枣仁、党参、红花等药治白发，久服可获良效。青年人加生地，老年人加熟地。

医案3　刘某，女，64岁。1994年4月13日就诊。

因头昏心慌气短，乏力困倦日久，经测血压100/50毫米汞柱，舌淡苔薄白，脉虚弱。

分析：由于脾胃气虚，中气下陷，脾气不足故心慌气短、乏力困倦。舌淡苔薄白、脉虚弱皆属于气虚之象。

辨证：中气不足，心神不宁。

治法：益气升阳，调补脾胃，养心安神。

方药：补中益气汤加味：党参30克，黄芪30克，白术10克，陈皮10克，升麻10克，柴胡10克，当归10克，柏子仁20克，酸枣仁20克，黄精20克，桑寄生30克，炙甘草6克。

3剂，水煎服。每日1剂，一日3次。

方解：黄芪益气补中，升阳固表，为主药。党参、炙甘草、白术益气健脾，合主药益气补中，为辅药。陈皮理气和胃，为佐药。当归养血，少量升麻、柴胡协助主药，升提下陷之阳气，为使药。诸药合用，脾胃强健，中气充足，头晕心慌气短，乏力困倦可治。方中加柏子仁、酸枣仁养心安神，黄精补脾益气、润肺滋阴，桑寄生补肝肾强筋骨。

连服9剂，以观后效。

6月16日：药后头昏心慌气短好了，血压130/65毫米汞柱。

医案4　杨某，男，71岁。1994年9月10日经介绍就诊。

自诉以前经常头昏，心慌气短，加重半月，口不干，疲乏困倦，四肢无力，女儿陪伴来就诊。舌红苔薄白，脉沉细缓，今测血压80/36毫米汞柱。

分析：阳气亏虚，肾中精气不足，脑失所养，故经常头晕。血虚不能养心则心悸气短。脾主升清，若脾气不能升清，则水谷不能运化，气血生化无源，可出现疲乏困倦、四肢无力、头目眩晕。脾统血，脾的运化功能减退，则气血生化无源，气血虚亏，气的固摄功能减退，血虚不能养心，则心悸气短，舌红苔薄白，脉沉细缓属气血不足。

辨证：阳气不足，气血亏虚，大气下陷。

治法：大补元气，温补心脾肾。

方药：红参12克，白术10克，茯苓10克，黄芪30克，当归10克，远志10克，酸枣仁20克，木香10克，元肉20克，升麻10克，柴胡10克，龙骨、牡蛎各30克，天麻20克，肉桂6克，干姜10克，附子10克，山药20克，山萸肉20克，黄精20克。

3剂，开水煎服，每日1剂，一日3次。

方解：红参、黄芪大补元气。当归、元肉养血和营。升麻、柴胡升阳。酸枣仁、远志养心安神。山药、山萸肉、黄精补益脾阴固精，养肝肾涩精，补脾益气，滋阴。干姜、肉桂、附子温肾阳。木香、白术健脾理气，使补而不滞。天麻熄风止痉挛。龙骨、牡蛎平肝潜阳。诸药合用大补心脾肾之气。

9月15日复诊：药后头昏减轻。其他也好转，今测血压100/50毫米汞柱。治疗继用上方3剂。

9月28日三诊：药后自觉明显好转，今测血压110/60毫米汞柱 。上方再进3剂。

11月9日：来告知药后头不昏，腿有劲，吃饭也多了，一切都好了。上方再进3剂，以巩固疗效。

随访3年仍健在。其女在我单位工作，告知尚好。

岐按：老年人因为脾胃虚弱吸收不好，营养缺乏，气血生化之源不足，日久则气血大亏，大气下陷、气虚阳衰，故血压低下。治法大补元气、温补心脾肾之气，用升阳益气、温补心脾肾之品，可获良效。吾父常云“人老没向，全凭饭胀”，说明老年人胃口好，消化吸收功能好。营养丰富补充身体，自然健康长寿。《黄帝内经》云“有胃气则生，无胃气则死”。如果进饮食逐渐少，久日久之，就会形成营养不良，就会出现气血亏损，大气下陷，气虚阳衰，血压下降，甚至危及生命。

医案5　谢某，女，68岁。1987年7月8日就诊。

因经常头昏，半年来有时晕倒已4次，头重脚轻，心慌气短，胸闷气喘，乏力困倦，动则出汗多，脉缓而代48次/分，下午腹胀纳差，舌红苔白，血压120/40毫米汞柱。

分析：中气不足，清阳不升，经常头晕，头重脚轻，血不能养心则心慌气短，胸中阳气不足，肾不纳气，故胸闷气喘，动则出汗，血亏气虚则乏力困倦。脉缓而代为心神不安、气血逆乱之象。

辨证：脾胃气虚，中气不足，肾不纳气。

治法：补中益气，温心阳补神气。

方药：补中益气汤加菖蒲10克，远志10克，山药20克，黄精20克，附子6克，干姜6克。

3剂，开水煎服。每日1剂，一日3次。

方解：黄芪益气补中，升阳固表止汗，为主药。党参、炙甘草、白术益气健脾，为辅药，合主药益气补中。陈皮理气和胃，为佐药。当归养血，少量升麻、柴胡协助主药，升提下陷之阳气，为使药。诸药合用，使脾胃强健，中气充足。方中加远志宁心安神，山药补益脾阴固精，黄精补脾益气、润肺滋阴，附子补火助阳、温补脾肾，菖蒲开窍宁心，干姜温中回阳、祛脾胃寒邪。

随访上方继进6剂，血压130/60毫米汞柱，脉搏61次/分，好转。自己持方，常服而安康，观察5年，尚好。

医案6　郭某，女，67岁。1996年6月27日就诊。

近3天来，头晕、心悸气短，乏力困倦，四肢无力，腰腿酸、痛、麻木，舌淡红苔白，脉细缓，血压80/40毫米汞柱。

分析：心主血脉，血虚不能养心，故心悸气短。血虚不能上荣于脑，故头晕。血亏气虚，则乏力困倦、四肢无力。肝肾亏虚，气血不足，故腰腿酸痛、麻木。舌淡红苔白、脉细缓，属心血不足、气不够。

辨证：气血虚弱，中气不足，肝肾亏虚。

治法：补血养心，补肝益肾。

方药：补中益气汤加天麻 20 克，黄精 30 克，龙眼肉 20 克，蔓荆子 10 克，夜交藤 30 克，酸枣仁 20 克，远志 10 克。

3 剂，水煎服。每日 1 剂，一日 3 次。

方解：黄芪益气补中，升阳固表止汗，为主药。党参、炙甘草、白术益气健脾，为辅药，合主药益气补中。陈皮理气和胃，为佐药。当归养血，少量升麻、柴胡协助主药，升提下陷之阳气，为使药。诸药合用，使脾胃强健，中气充足。方中加黄精补益脾气，龙眼肉补心脾益气血，夜交藤养心安神、通络祛风，酸枣仁、远志宁心安神，蔓荆子祛风止痛、体轻而浮，天麻熄风止挛。

7 月 9 日复诊：上方 6 剂后，诸症好转，视力还模糊。上方加菊花 20 克，枸杞 20 克。6 剂。诸症好转。血压 120/66 毫米汞柱。

岐按：低血压，用补中归脾汤加黄精、天麻、夜交藤、蔓荆子，效果显著。诸子皆降，唯蔓荆子升，所以，低血压者加蔓荆子，作用更胜一筹。

5. 头晕（高血压）

医案 1 唐某，女，71 岁。1994 年 12 月 16 日就诊。

高血压 4 年，越来越重，今头昏口干眩晕，头重脚轻，游走疼痛，脉沉眩，大便干，脚腿转筋，今血压 230/120 毫米汞柱。

分析：肝阳上亢，上犯颠顶故眩晕。头重脚轻，风盛者，警惕肉瞤，游走疼痛，脚腿转筋。火盛者则口干、大便干、脉弦数。

辨证：肝阳上亢，肝风内动。

治法：平肝潜阳，熄风镇惊，滋阴清热。

方药：天麻勾藤饮加味：天麻 20 克，勾藤 30 克，石决明 20 克，黄芩 10 克，栀子 10 克，夜交藤 10 克，杜仲 15 克，牛膝 10 克，益母草 20 克，桑寄生 20 克，夏枯草 30 克，葛根 20 克，丹参 20 克，川芎 10 克，草决明 20 克，酸枣仁 20 克，茯苓 10 克。

3 剂，水煎服。每日 1 剂，一日 3 次。

方解：天麻、勾藤、石决明平肝潜阳。黄芩、栀子清肝火。杜仲、牛膝、桑寄生补肝肾。夜交藤养心安神。夏枯草、草决明增强平肝潜阳。葛根治疗高血压，改善眩晕、肢体麻木。益母草、丹参活血祛瘀，养血安神。川芎活血行气，祛风止痛。酸枣仁养心安神。

12 月 22 日复诊：药后觉口干减轻，大便不干，血压 180/100 毫米汞柱。治疗上方加白芍 30 克，龙骨、牡蛎各 30 克，3 剂。

12 月 23 日：血压正常，求带处方备用。

随访 3 年，还健在，坚持治疗，血压正常。

医案 2 曹某，男，49 岁。1989 年 12 月 14 日就诊。

头晕，口干苦，高血压2年，血压220/110毫米汞柱，今求服中药，舌红苔黄，脉弦数有力。

分析：肝阳上亢，上犯颠顶则头晕，口干苦，舌红苔黄，皆属于肝阳上亢。

辨证：肝阳上亢，肝风内动。

治法：平肝潜阳，清火熄风。

方药：天麻勾藤饮加味：天麻20克，勾藤20克，石决明30克，黄芩20克，栀子20克，茯苓20克，夜交藤20克，杜仲10克，牛膝30克，益母草20克，桑寄生20克，杭菊20克，夏枯草、牡蛎各30克。

2剂，水煎服。每日1剂，一日3次。

方解：天麻、勾藤、石决明平肝潜阳。黄芩、栀子清肝火。杜仲、牛膝、桑寄生补肝肾。夜交藤、茯苓养心安神。益母草活血。方中加杭菊、夏枯草增强平肝强阳之力，牡蛎镇肝熄风。

12月19日复诊：药后头晕、口干苦明显好转，今查血压为170/80毫米汞柱。治疗上方加酸枣仁20克，丹参20克。2剂，水煎服。

岐按：本例高血压服上方4剂，血压降至正常，用天麻勾藤汤加杭菊、夏枯草、牡蛎、丹参、酸枣仁、效果明显而持久降压，再缓服4剂以巩固疗效。顽固高血压常用天麻勾藤汤合镇肝熄风汤配合效果显著，服药3~6剂，血压下降至正常。

6. 头昏（脑动脉硬化病）

医案　刘某，男，61岁。1990年5月15日就诊。

因脑动脉硬化病已8年，手足震颤，头昏失眠，幻听8年，幻视磨牙6年。今明显加重，有时不自主出现较频，舌暗红苔薄黄，脉弦洪。

分析：肝阳上亢，上犯颠顶则头晕，火动则扰乱心神则失眠。风盛四肢麻木，手足震颤。舌暗红苔薄黄、脉弦洪皆是肝阳上亢之证。

辨证：肝阳上亢，肝风内动。

治法：平肝潜阳，熄风镇惊。

方药：天麻勾藤饮加龙骨、牡蛎各30克，酸枣仁30克，龟板20克，鳖甲20克，五味子10克，葶苈子10克，代赭石20克。

3剂，水煎服。每日1剂，一日3次。

方解：天麻、勾藤、石决明平肝潜阳。黄芩、栀子清肝火。杜仲、牛膝、桑寄生补肝肾。夜交藤、茯苓养心安神。方中加酸枣仁增强养心安神，龟板、鳖甲滋阴潜阳、益肾健骨、养血补心，五味子宁心安神，葶苈子、代赭石降气。

连服10剂，坚持服药有改善作用，1998年仍可户外活动。

岐按：天麻勾藤饮有平肝熄风、滋阴清热的作用。用于肝风上扰所致的头昏眩晕、耳鸣眼花、口㖞斜眼、舌强语謇、半身不遂、脉弦数、舌红等症。方中天麻10克，勾藤15克，生石决明30克，栀子、黄芩、川牛膝、杜仲各12克，坤草15克，桑寄生10克，夜交藤15克，茯苓15克，水煎服。加味治脑动脉硬化病有所好转，能减轻症状，延长生命。注意：眩晕有以上多型，也可有瘀血型，切记。

7. 头昏眩晕（脑震荡后遗症）

医案1 何某，男，30岁。1993年10月7日就诊。

从高处摔伤成“脑震荡后遗症”门诊外科诊断。近1月仍觉头痛眩晕恶心、呕吐、耳鸣，舌暗红，苔薄白，脉沉弦。

分析： 外伤史，久病入络，血瘀气滞，瘀血内停，阻滞脉络，故见头痛。痰浊蒙蔽清阳则眩晕，停阻中焦则恶心、耳鸣。舌暗红、脉沉弦属于瘀血阻滞。

辨证： 瘀血阻滞，痰浊蒙蔽清阳。

治法： 升清降浊，活血化瘀。

方药： 黄芪15克，半夏10克，白术10克，天麻20克，茯苓20克，泽泻20克，桃仁20克，红花20克，陈皮10克、生姜10克。

3剂，水煎服。每日1剂，一日3次。

方解： 半夏、白术、茯苓、陈皮、生姜健脾化痰，降逆止呕。天麻平肝熄风，治头痛眩晕，由痰浊引起头痛。桃仁、红花活血化瘀。黄芪补中益气，补气升阳。泽泻利水渗湿。

10月12日：药后头昏痛减轻，精神好转。上方再进3剂。

观察3年，脑震荡后遗症无复发。

医案2 袁某，女，36岁。1993年11月27日。

因从高处摔下致头部受伤，经外科诊断为“脑震荡”，服药月余后仍头晕痛，眩晕恶心，今求服中药。

分析： 外伤史，久病入络，血瘀气滞，瘀血内停，阻滞脉络故见头痛。痰浊蒙蔽清阳，清阳不升，浊阴不降，故眩晕恶心。

辨证： 瘀血阻滞，痰浊蒙蔽清阳。

治法： 升清降浊，活血化瘀。

方药： 东垣半夏白术天麻汤加减：半夏10克，白术10克，天麻20克，党参20克，茯苓10克，黄芪20克，泽泻10克，干姜10克，神曲10克，葛根20克，陈皮10克，苍术10克，黄柏10克，赤芍10克，桃仁10克，红花10克，穿山甲10克，广三七6克（另包冲服）。

3剂，水煎服。每日1剂，一日3次。

方解： 半夏、白术、茯苓、陈皮健脾化痰，降逆止呕。天麻平肝熄风，治头痛眩晕，由痰浊引起头痛。党参、黄芪补中益气，补气升阳。泽泻利水渗湿。干姜祛脾胃寒邪，助脾胃阳气。神曲消食和胃。葛根治高血压，项强头痛眩晕。苍术燥湿健脾。黄柏清热燥湿。方中加穿山甲活血通经，桃仁、红花、赤芍活血、祛瘀、通经，广三七化瘀活血定痛。

12月2日复诊：药后头痛眩晕恶心明显好转，并云“见效快”。治疗上方加丹参20克，泽兰10克，以加强活血化瘀之功效。3剂，水煎服。

观察3年，无复发。

岐按： 外伤引起脑震荡临床多见，尤其建筑行业，应加强安全保卫教育及安全设施到位，防止事故发生，一旦得了脑震荡应及时正确治疗，早日解除患者痛苦。本方曾治疗12例均验。

第十节　中风

中风是以猝然昏仆，不省人事，伴有口眼㖞斜、语言不利、半身不遂，或不经昏仆而仅以㖞僻不遂为主症的一种疾病。

中医学中的中风，包括现代医学中的脑出血、脑栓塞、脑梗死、蛛网膜下腔出血、脑血管痉挛、病毒性脑炎以及面神经麻痹、中脏腑、中经络等病。

中医认为本病多因平素气血亏虚，心、肝、肾三脏阴阳失调，忧思恼怒，外邪侵袭，饮酒饱食，以致气血运行受阻，肌肤筋脉失于濡养，或阴亏于下，肝阳暴涨，阳化风动，血随气逆，挟痰挟火，横窜经隧，蒙蔽清窍，而形成上实下虚，阴阳互不维系的危险症候。临床按照症状轻重分为中经络、中脏腑2种。

1. 中经络双手震颤抖动

医案1　黄某，女，34岁。1996年4月3日就诊。

双手震颤抖动已3年，逐渐加重，右手尤甚。去年冬天给保温瓶灌开水时，因震颤抖动难以灌进，有时还烫着自己的左手。今求治疗。舌红苔薄白，脉沉弦。

分析：正气不足，经脉空虚，风邪入寒。因气虚腠理不密，卫外不固，风邪乘虚入中经络，气血痹阻失于濡养故双手震颤抖动3年。舌红苔薄白为阳气虚，脉沉弦瘀血阻滞。

辨证：气虚血瘀，血脉痹阻。

治法：益气通络，活血化瘀。

方药：桃红四物汤加味：桃仁10克，红花10克，当归10克，川芎10克，熟地20克，白芍20克，天麻20克，勾藤10克，地龙10克，全虫10克，黄芪30克，葛根30克，荆芥10克，龙骨30克，牡蛎30克。

水煎服，5剂。每日1剂，日3次。

方解：熟地甘温以滋阴养血、填精，为主药。当归补血养肝，为辅药。白芍和营养肝，为佐药。川芎活血行滞，为使药。方中加桃仁、红花活血化瘀，天麻、勾藤熄风止痉平肝潜阳，地龙通络，全虫祛风化痰，黄芪益气，龙骨、牡蛎平肝潜阳，荆芥祛风，葛根治疗高血压脑病、肢体麻木。

4月14日复诊：药后手逐渐平稳。遵效不更方，前方5剂。

随访，告知药后已愈。两手震颤抖动消除。观察10年，未复发。

注意该病与脑有关，应及早治疗，否则将会中脏腑发生中风脑瘫。

医案2　朱某，女，40岁。1989年10月4日就诊。

右手无名指、小指麻木5～6年，呈间断性发作。近半月来麻木无力，明显加重，不间断，痛觉不明显，口不干。舌红苔薄白，脉沉弦。

分析：营卫两亏，风寒湿邪乘袭，风善行而数变，风寒湿三气杂至而引起痹证故右手无名指、小指麻木，舌红苔薄白、脉沉弦属阳气虚，气虚不能推动血液的运行。

辨证：营卫两亏，感受风寒湿邪，形成风湿麻木而发作。

治法：益气活血，祛风除湿，宣畅营卫。

方药：蠲痹汤加味：当归10克，赤芍10克，羌活10克，姜黄10克，桂枝10克，黄芪20克，防风10克，大枣3个，生姜3片，全蝎6克，地龙6克，威灵仙20克，炙甘草3克。

3剂，水煎服。每日1剂，日3次。

方解：当归、赤芍、姜黄养血活血化瘀，羌活、防风祛风湿，黄芪益气固表，桂枝温通血脉，生姜散寒辛温，炙甘草调和诸药，大枣补中健脾。方中加全虫熄风止痉通络，地龙通络，威灵仙祛风湿、通经络、止痹痛。

10月7日：药后稍好转。求前方再进3剂。

随访，告麻木好了，3年未复发。

岐按：有报道说手指麻木是因传出神经受颈胸椎体压迫神经节造成的，脊椎神经是管感觉和肌肉运动的，当椎体压迫神经节而产生麻木。若第5、6颈椎压迫神经节，则拇指发生麻木；若6、7颈椎压迫神经节，则食指、中指发生麻木；若第7、8颈椎及第一胸椎压迫神经节，则小指、无名指发生麻木；若5、6、7、8颈椎压迫神经节，则5个指头均发生麻木。脊髓与脑相连通，因此，脊髓神经受到压迫引起的疾病不能轻视，应该引起足够重视，要防患于未然，否则会引起严重疾病，如中风、偏瘫等脑部疾病。该病例右手无名指及小指麻木，是由于颈椎第7、8及胸椎第一神经节受压迫造成的，治疗宜祛风湿、通经络、补气血，用黄芪、当归、大枣补气血，羌活、防风、姜黄、桂枝、威灵仙、生姜以祛风湿，全蝎、地龙、赤芍以通经络。诸药合用以补气血、通经络，而达祛风湿除麻木之目的，故能获效迅速。该病临床多见，但治疗难以取得满意效果。脊髓神经与脑神经相连，病变由轻到重，由浅到深，病会加重。

医案3　王某，男，48岁。1994年8月10日就诊。

手足麻木不仁胀痛已4年，曾经针灸、理疗等见效甚微。今加重，求服中药。舌暗红，苔白腻，脉沉细。

分析：风寒湿三气杂至而引起痹证，故麻木不仁，病久入深。荣卫运行之行涩，致使经脉有时空虚，气血衰少故不痛痒，皮肤得不到营养，所以麻木不仁。寒性凝滞，经脉气血为寒邪所凝闭阻滞，气血阻滞不通，不通则痛。舌暗红、苔白腻、脉沉细属阳气虚，瘀血内阻。

辨证：气虚血瘀，血虚生风。

治法：益气养血，活血化瘀，祛风通络。

方药：补阳还五汤加味：黄芪60克，赤芍10克，川芎10克，当归10克，地龙10克，桃仁10克，红花10克，生地10克，枳壳10克，柴胡10克，牛膝30克，桔梗10克，天麻10克，全虫3克，蜈蚣2条，丹参30克，勾藤30克（后下），鸡血藤30克，旱莲草30克。

5剂，水煎服。每日1剂，一日3次。

方解：黄芪益气（大补元气），为主药。赤芍、川芎、当归、桃仁、红花活血和营，为辅药。地龙气旺血行、化瘀通络，为佐药。方中加生地养阴，枳壳、桔梗、柴胡、牛膝舒畅气滞、祛瘀通血脉，天麻、全虫、勾藤、蜈蚣祛风通络，鸡血藤舒筋活络，旱莲草滋阴益肾，丹参活血养血。

11 月 16 日复诊：药后病情稳定，较前减轻，已不痛了。治疗前方继进 5 剂。

共服 10 剂，手足麻木胀痛消除。

岐按：《黄帝内经·痹论篇》："岐伯曰痛者，寒气多也，有寒故痛也。其不痛不仁者，病久入深，荣卫之行涩，经络时疏，故不痛，皮肤不营，故为不仁。"手足麻木是一种顽固疾病，临床治疗难以速效，只有正确辨证，准确选药，坚持治疗，方能获效。如果治疗不当，或未坚持正确治疗，将会产生严重疾病。本方药以补阳还五汤加生地、枳壳、柴胡、牛膝、桔梗、天麻、全虫、蜈蚣、丹参、勾藤、鸡血藤、旱莲草，益气化瘀、养血祛风之品，连服 10 剂，诸症消除。

2. 末梢神经炎

医案　周某，男，28 岁。1984 年 4 月 7 日就诊。

手脚发麻疼痛，乏力腿软，走路靠墙，手指震荡，小指不能靠拢，活动不灵已 4 个月，西安某医院诊为"末梢神经炎"，曾服西药及住院治疗效不著。今仍麻强痛，用银翘败毒散加味无效。4 月 12 日分析。

分析：脾主肌肉四肢，脾热津亏，四肢肌肉失养故发为肌肉麻木不仁、四肢痿弱之痿证。

辨证：脾主四肢，血虚生风所致。

治法：益气健脾，补养气血，祛风通络。

方药：归脾汤加味：党参 10 克，黄芪 15 克，白术 10 克，当归 10 克，茯苓 10 克，远志 10 克，酸枣仁 15 克，木香 10 克，元肉 15 克，生姜 10 克，大枣 10 克，炙甘草 6 克，威灵仙 20 克，坤草 20 克，五加皮 20 克，牛膝 10 克，半夏 10 克，海风藤 20 克。

3 剂，水煎服。每日 1 剂，日 3 服。

方解：党参、白术、茯苓补气健脾，脾胃强健，气血自生，气能统血，为主药。黄芪、当归补气生血，气固血充，为辅药。元肉、远志、酸枣仁养心安神，木香理气醒脾，使补而不滞，为佐药。生姜、大枣、炙甘草调和营卫，为使药。诸药合用，益气健脾、补血养心。方中加威灵仙祛风湿通经络止痹痛，五加皮祛风湿强筋骨，海风藤祛风通络，坤草活血，牛膝补肝肾引药下行，半夏健脾燥湿。

4 月 17 日：服上药后，腿有劲了，麻痛减轻。上方再进 3 剂。

4 月 21 日：患末梢神经炎后，四肢疼痛麻木乏力，腿软，手指发震颤，小指不能靠拢，经用 4 月 12 日方 6 剂后，自觉腿有劲了，明显见效。用 4 月 12 日方加鸡血藤 20 克，3 剂，水煎服。

5 月 2 日：天冷则觉手发凉，小腿肚胀。治用上方 3 剂。

5 月 7 日：手发凉减轻，腿肚胀仅下午有点，自患病至今不能骑自行车，今天又能骑了，腿有劲了。上方 3 剂。

5 月 14 日：变天觉手凉口不干。上方加附子 6 克，3 剂，开水煎服。

5 月 18 日：服 5 月 14 日的药后手热，停药手凉，口不干。治用上方加附子 10 克，3 剂，开水煎服。

5 月 21 日：平稳。继用上方加牛膝 10 克，半夏 10 克。3 剂，开水煎服。

5 月 23 日：服中药 48 剂后，今右手已正常，双手能提水桶了，唯左手中指、无名指、小指勉强。治继用 4 月 21 日方加附子 10 克，3 剂，开水煎服。

7 月 13 日：双手指末神经炎，因停药后今天又复发，双手颤振，不能见冷水，麻木指强，经针灸 10 次无效，求服中药。方药：归脾汤加附子 10 克，龙骨、牡蛎各 20 克，勾藤 20 克，威灵仙 20 克，3 剂，开水煎服。

7 月 17 日：药后手颤振消失，口不干。治上方 3 剂。

7 月 21 日：手麻好多了。上方又 3 剂。

随访 3 年，无复发。观察 25 年仍健康，此病无复发。

岐按：归脾汤加味坚持治疗，可使“末梢神经炎”痊愈。另有麻木症简易疗法：彭某，女，45 岁。1983 年 4 月 14 日就诊。左手小指、无名指麻木，用再造丸 1 盒有效，3 盒好了。陈某，男，60 岁。1983 年 4 月 14 日就诊，左手拇指及肘肩强麻痛，反复发作，用蠲痹汤加细辛 10 克，桑寄生 20 克，胆南星 10 克，木瓜 10 克，元胡 20 克，酸枣仁 20 克。3 剂，水煎服，9 剂愈。

3. 老年双手麻木发胀 10 年不愈

医案　汪某，女，74 岁。1997 年 5 月 12 日就诊。

因双手麻胀 10 年，加重月余，曾经治乏效。今觉双手时刻麻木发胀，活动不便。舌淡紫苔白，脉沉弦。

分析：由于气虚不能运血，气不能行，血不能荣，气血瘀滞血脉痹阻而引起双手时刻麻木发胀，活动不便。患病 10 年，邪气深入，荣卫运行涩滞致经络空虚，气血衰少。苔白、脉沉弦属气血虚。

辨证：气虚血瘀，经络阻滞不通，瘀滞关节。

治法：益气活血，祛风通络。

方药：补阳还五汤加味：桃仁 10 克，红花 10 克，当归 10 克，川芎 10 克，生地 10 克，赤芍 10 克，天麻 20 克，全虫 6 克，地龙 10 克，蜈蚣 3 条，勾藤 20 克，黄芪 60 克，柏子仁 20 克，酸枣仁 20 克，夜交藤 20 克。

6 剂，水煎服。每日 1 剂，一日 3 次。

方解：黄芪益气大补元气，为主药。赤芍、川芎、当归活血和营，为辅药。桃仁、红花、地龙化瘀通络，为佐药。诸药合用气旺血行，瘀祛络通。方中加天麻、全虫、勾藤、蜈蚣祛风通络、熄风止痉，生地养阴生津，柏子仁、酸枣仁养心安神，夜交藤养血安神、通络祛风。

又连服 10 剂。半年后随访告知诸症消失，已愈。观察 5 年无复发。

本例岐用补阳还五汤加生地、天麻、全虫、蜈蚣、勾藤、柏子仁、酸枣仁、夜交藤，而获效验。

4. 双手麻木腕关节痛

医案　王某，女，34 岁。1997 年 7 月 7 日就诊。

双手麻木强握不住，伴腕关节痛，已 2 月余。舌红苔白，脉弦紧。

分析：因风寒湿三邪侵袭人体，易于阻滞经脉，使气血循行不畅故双手麻木、强握不住，伴腕关节痛。舌红苔白、脉弦紧属寒盛。

辨证：风寒湿痹，阻滞经脉，气血不通，经脉失养。

治法：祛风除湿，养血通络。

方药：荆防败毒散加味：荆芥 10 克，防风 10 克，桔梗 10 克，川芎 10 克，甘草 3 克，茯苓 10 克，枳壳 10 克，前胡 10 克，柴胡 10 克，羌活 10 克，独活 10 克，当归 10 克，白芍 20 克，生地 10 克，姜黄 10 克，桂皮 10 克，黄芪 10 克，大枣 10 克，细辛 6 克，乳香 10 克，没药 10 克，威灵仙 20 克，千年健 20 克。

5 剂，水煎服。每日 1 剂，一日 3 次。

方解：羌活、独活散风寒湿邪，川芎行血祛风，为主药。柴胡、前胡宣解表邪，枳壳、桔梗宣胸利气，为辅药。茯苓、甘草和中健脾化痰，为佐药。加荆芥、防风发汗解表、散风祛湿，加当归、白芍、生地、姜黄养血活血，桂枝、黄芪、大枣、益气温阳，细辛散寒止痛，乳香、没药气分中血、血分中气、行气活血，威灵仙、千年健通经络、祛风湿。

7 月 17 日复诊：药后已不痛了，双手麻强减轻。治疗上方加天麻 20 克，勾藤 20 克。5 剂，水煎服。

再未就诊，后告知已愈。

5. 右面及四肢麻治验

医案　王某，女，53 岁。1980 年 4 月 12 日就诊

因高血压 6 年，目前右面部及四肢麻木，血压 140/95 毫米汞柱。舌暗红，苔薄白，脉沉弦。

分析：血虚生风，肝不藏血，肝风内动，肝血不足不能濡养筋脉，故见右面部及四肢麻木。舌暗红为瘀血，脉沉弦属肝血虚。

辨证：血虚生风，肝风内动。

治法：养血祛风，活血通络。

方药：四物汤加味：生地 20 克，杭芍 30 克，当归 10 克，川芎 10 克，鳖甲 15 克，天麻 20 克，勾藤 10 克（后下），全虫 10 克，僵蚕 10 克，蜈蚣 3 条，胆南星 6 克，细辛 6 克。

水煎服。每日 1 剂，一日 3 次。

方解：熟地滋阴补血，为主药。当归补血养肝，为辅药。白芍养血和阴，为佐药。川芎活血行气，为使药。四药合用治血虚血滞。方中加鳖甲滋阴潜阳，天麻熄风止痉平肝潜阳，勾藤熄风止痉平肝，全虫、蜈蚣熄风止痉通络，僵蚕熄风止痉祛风，胆南星燥湿化痰祛风止痉，细辛祛风止痛。

连服11剂后好，诸症控制。

岐按：麻木是临床上常见病症，难以奏效。岐用四物汤养血为主，加祛风化痰的天麻、勾藤、胆南星、全虫、蜈蚣、僵蚕、细辛、鳖甲而达速效。本方治多人，皆效如桴鼓。但是如有高血压，若不坚持治疗，预后不佳，关键要控制住血压，才能长寿。该患者因未坚持治疗，于1992年死于高血压脑出血。

6. 麻木身痛（周身疼痛，麻木困强）

医案 张某，男，60岁。1979年5月29日就诊。

形体肥胖，怕冷怕动，周身疼痛，麻木困强，口不干，舌红苔薄白，脉沉缓。

分析：寒湿凝滞，阻滞人身气血津液运行，寒气客于脉外血少，寒气客于脉中则气不通，气血阻滞不通，不通则痛，所以形体肥胖臃肿、怕冷怕动、周身疼痛。寒客于经脉关节故麻木困强。口不干、舌红苔薄白、脉沉缓属于寒湿。

辨证：寒湿凝滞经脉，气血运行不畅。

治法：散寒除湿，通经活络。

方药：五积散加味：麻黄3克，苍术6克，白芷6克，白芍10克，当归10克，川芎10克，枳壳10克，桔梗10克，桂枝3克，干姜3克，甘草3克，茯苓10克，厚朴6克，陈皮6克，半夏3克，生姜6克，葱白6克。

6剂，水煎服。每日1剂，一日3次。

方解：麻黄、桂枝解表散寒，甘草、芍药调和气血止痛，苍术、厚朴燥湿和胃除满，陈皮、半夏理气燥湿化痰，川芎、当归、干姜、白芷除血分寒湿去积，枳壳、桔梗利胸膈间气而除痞，茯苓利小便渗湿健脾，生姜、葱白通阳散寒解表。凡外感风寒，内伤生冷，头身痛，妇人血分有寒都可以服用。

连续方药6剂，诸症消失，进3剂以巩固疗效。

此方主治寒积、食积、气积、血积、湿积，有发表温里之功效。一方统治多病，唯善用者变而通之。岐用本方曾治胃脘寒痰湿滞者胃痛效验。名医张耀星，善用本方，治疗多种病均有效验。

7. 右侧大腿麻木治验

医案 杨某，男，67岁。1996年12月4日就诊。

因右侧大腿麻木半月，加重1周，担心中风前来治疗。伴口干苦，舌淡苔白，脉细弱。

分析：脾主四肢，脾统血，肝藏血。若肝血不足不能濡养筋，则筋脉拘急，肢体麻木，屈伸不利。《素问·五脏生成篇》说："肝受血而能视，足受血而能步，掌受血而能握，指受血而能摄。"舌淡苔白、脉细弱属血虚生风之证。

辨证：血虚生风，肺肾阴盛，湿热下注。

治法：补气血，滋肝肾，祛湿热，消麻木。

方药：四物汤加味：熟地20克，当归10克，川芎10克，白芍15克，黄柏10克，苍术10克，牛膝10克，木瓜10克，知母20克，黄芪30克，龙骨20克，牡蛎20克，元胡索20克，杜仲20克，川断20克，桑寄生30克。

3剂，水煎服。每日1剂，一日3次。华佗再造丸3盒。

方解：熟地甘温以滋阴养血、填精，为主药。当归补血养肝，为辅药。白芍和营养肝，为佐药。川芎活血行滞，为使药。方中加黄柏、苍术、知母清热燥湿、泻火，黄芪益气，元胡索活血行气止痛，牛膝、杜仲、川断、桑寄生补益肝肾、强筋壮骨，龙骨、牡蛎平肝潜阳，木瓜舒经活络。

于1997年4月21日告知，药后已愈，再没吃药了。

岐按：麻木症多见于老年人，多属血虚，肝肾亏损所致。岐用本方治多例中老年患者皆效。

8. 四肢麻木——地黄饮子治愈

医案　陈某，男，51岁。1985年10月17日就诊。

因四肢麻木已10多年，每年入秋加重，冬天尤甚。伴口干不思饮，两腿冷，四肢困倦无力，舌淡红苔白，脉沉细。

分析：肾阴虚弱，虚阳上浮发生的四肢麻木，手足厥冷，四肢不能运动，下元虚弱，筋脉痿软。

辨证：下元虚弱，虚火上浮。

治法：温补肾元，益气通络。

方药：河间地黄饮子：熟地20克，山萸肉15克，肉桂6克，附子6克，巴戟15克，石斛10克，麦冬10克，五味子6克，肉苁蓉10克，茯苓10克，远志10克，石菖蒲10克，生姜10克，薄荷6克，大枣3个。

3剂，开水煎服。每日1剂，日3服。

方解：熟地、山萸肉滋补肾阴，为主药。肉桂、附子、巴戟、肉苁蓉温补肾阳，为辅药。石斛、麦冬、五味子滋阴敛液，虚火上炎，火动痰生，堵塞窍道，故菖蒲、远志、茯苓交通心肾，均为佐药。少用薄荷、生姜、大枣和中，为使药。诸药合用滋肾阴补肾阳，使水火相济，虚火得清。

10月21日：服上方3剂后，四肢麻木好了，脚有劲了。

岐按：因为效果很好，故特收集该方。地黄饮子治瘖痱，熟地山萸肉麦味斛，巴茯远菖桂附苁，瘖痱瘫痪脊髓痨，十二味药疗效高。

9. 面瘫

医案1　胡某，男，8岁。1995年10月19日就诊。

因左侧颜面神经麻痹，1周来流眼泪和口水，口眼㖞斜，曾点眼药水治流眼泪好转，但仍流口水，口眼㖞斜。舌红苔白，脉细数。

分析：足阳明之脉挟口环唇，足太阳之脉起于目内眦，阳明内蓄痰浊，太阳外中于风，风痰阻于头面经络则经随不利、筋脉失养，故见口眼㖞斜、流口水、舌红苔白、脉细数。

辨证：风痰阻于头面经络。

治法：祛风化痰，活血通络。

方药：牵正散加味：白附子6克，全虫6克，僵蚕10克，当归10克，川芎10克，生地10克，杭芍20克，地龙10克，蜈蚣2条，勾藤10克，防风10克，白芷10克，板蓝根10克。

开水煎服，连服6剂，2日1剂，日3次。

方解：白附子善祛头面之风，为主药。僵蚕化痰祛络中之风，为辅药。全虫祛风止痉，为佐药，三药合用力专效著，更用热酒调服，以助药势，直达头面受病之所。方中加当归、川芎、生地、杭芍活血养血，地龙、蜈蚣、勾藤熄风止痉，防风、白芷祛风止痉，板蓝根清热解毒。

结合针灸10次治疗，治愈。

医案2　刘某，女，22岁。1987年2月6日就诊。

右侧颜面神经麻痹已6天，曾针灸3次，目前自觉双眼胀强，嘴向左斜㖞，说话不利索，流口水，舌红苔白，脉弦滑。求服中药治疗。

分析：足阳明之脉挟口环唇，足太阳之脉起于目内眦，阳明内蓄痰浊，太阳外中于风，风痰阻于头面经络则经随不利、筋脉失养，故见口眼㖞斜、流口水、舌红苔白、脉细数。

辨证：风痰阻于头面经络。

治法：祛风化痰，通络养血。

方药：牵正散加味：白附子10克，全虫10克，僵蚕10克，当归10克，川芎10克，生地10克，杭芍20克，勾藤20克，防风10克，白芷10克，细辛6克，知母20克，地龙10克，蜈蚣2条。

3剂，开水煎服。每日1剂，日3服。

方解：白附子善祛头面之风，为主药。僵蚕化痰祛络中之风，为辅药。全虫祛风止痉，为佐药。方中加当归、川芎、生地、杭芍活血养血，地龙、蜈蚣、勾藤熄风止痉，防风、白芷祛风止痉，细辛祛风，知母清热泻火。

2月9日复诊：药后眼睑肿胀减轻，口眼㖞斜好转。治疗遵效不更方，前方继进3剂而愈。

附方：白附子10克，全虫10克，僵蚕10克，当归10克，川芎10克，白芍20克，生地10克，白芷10克，防风10克，细辛6克，知母20克，地龙10克，勾藤20克，蜈蚣2条。

医案3　谢某，男，65岁。1988年6月8日就诊。

6月1日清早锻炼时一笑时发现左侧颜面麻痹，伴咽喉干燥，大便干结，经针灸治疗1周效不著，今求服中药。

分析：风为百病之长，伤于风者上先受之，头面居人体之上，所以左侧颜面麻痹。风邪侵入通过皮毛口鼻而入，内归于肺，风热上受首先犯肺，肺主气司呼吸，风热上扰，阳从火化最易伤阴，故咽喉干燥。大便干结，属热结于下。

辨证：阴虚肺燥，风邪袭络。

治法：养阴清肺，祛风通络。

方药：银翘玄麦汤加味：金银花15克，连翘10克，麦冬10克，白芍10克，丹皮10克，玄参20克，生地20克，薄荷10克，牛蒡子10克，甘草3克，荆芥10克，防风10克，虎杖20克，大黄10克。

3剂，开水煎服。每日1剂，日3服。连服12剂愈。

方解：金银花、连翘、玄参、生地清热解毒，养阴润燥，为主药。麦冬、白芍、丹皮助生地玄参养阴润燥，凉血解毒，为辅药。牛蒡子、薄荷宣肺利咽，为佐药。甘草泻火解毒，调和诸药，为使药。方中加荆芥、防风祛风，虎杖清热解毒活血定痛，大黄泻热通便。

医案4　罗某，女，28岁。1988年6月22日就诊。

左颜面部神经麻痹加重4天，伴左眼肿胀麻强流泪，舌左侧也麻木，心慌，舌红苔白黄。因用凉水洗头所致。

分析：风寒湿于头面经络，故面部神经麻痹。寒性收引，寒为阴邪凝滞之邪善于闭阻，则左眼肿胀麻强流泪。心开窍于舌，心主血脉心主神志，如果心的生理功能异常则舌左侧也麻木。心慌、舌红苔白黄属于寒邪侵袭。

辨证：风寒湿阻于头面经络，寒邪凝滞。

治法：疏风散寒，养血通络。

方药：牵正散加味：白附子10克，僵蚕10克，全虫3克，荆芥10克，防风10克，白芷10克，蜈蚣2条，地龙10克，桂枝10克，当归10克，川芎10克，生地10克，白芍10克。

3剂，开水煎服。每日1剂，日3服。

方解：白附子善祛头面之风，为主药。僵蚕化痰祛络中之风，为辅药。全虫祛风止痉，为佐药。加当归、生地、白芍、川芎活血养血，方中加荆芥、白芷祛风，防风祛风止痉，蜈蚣、地龙熄风止痉，桂枝温经通阳。

6月24日：药后眼胀麻、舌麻强均减轻，已不流眼泪了，不心慌，食增，有精神。治用上方再进3剂。

7月13日：服药6剂已痊愈。

岐按：四物牵正汤全方共13味，开水煎服，效果很好，曾治多人效如桴鼓。前贤云："治风先治血、血行风自灭"，"见血休治血，见痰休治痰，明瞭此中理，方为医中杰。"本方曾治10余例，一般6～12剂便痊愈。岐1988年6月12日总结：四物牵正加桂枝、荆芥、防风、蜈蚣、地龙、白芷，专治颜面偏瘫症，临床验证效如神。加减法：风重加勾藤20克，大便干加大黄10克，体虚老人加党参20克，黄芪20克。面瘫应及时治疗效果很好，若迁延日久则难以恢复。若阴虚肺燥者用银翘玄麦汤加味。

10. 中脏腑

医案1　梁某，男，60岁。1994年4月19日就诊。

中风半身偏瘫，发病前1月自觉左侧头、臂麻木，半月后加重，伴五指麻木不灵活无力，2月后继续加重，出现左侧半身不遂，左臂左腿均不听指挥，左侧面部口眼㖞斜流口涎，头晕，血压120/80毫米汞柱，血脂正常，唯胆固醇7.7毫摩/升偏高，舌暗紫红苔白，脉细涩。

分析： 气虚血滞，脉络瘀阻。本病由于气虚不能运血，气不能行，血不能荣，气血瘀滞。血脉痹阻而引起肢体偏废、肢体无力、四肢麻木、口眼㖞斜流口涎，舌暗红为瘀血，脉细涩或虚弱。

辨证： 气虚血滞，脉络瘀阻。

治法： 益气活血通络。

方药： 补阳还五汤加味：黄芪60克，赤芍10克，川芎10克，当归10克，地龙10克，龙骨10克，牡蛎10克，桃仁10克，红花10克，桂枝10克，丹参20克，石决明20克，代赭石20克，牛膝20克，夏枯草30克，天麻20克，勾藤30克（后下），白附子10克，僵蚕10克，全虫6克。

3剂，开水煎服。每日1剂，日3服。

方解： 黄芪补中益气，为主药。当归、赤芍、川芎、桃仁、红花、地龙活血通络，为辅药。主药目的不在祛瘀而在于补气通络，而重用生黄芪取其力专性走，周行全身，气旺血行，瘀去络通而不伤正。方中加龙骨、牡蛎平肝潜阳，夏枯草高血压肝热阳亢，天麻、勾藤熄风止痉、平肝潜阳，白附子祛风化痰，僵蚕、全虫熄风止痉，桂枝温阳散寒，丹参活血祛瘀、养血安神，石决明、代赭石平肝潜阳，牛膝补肝肾强筋骨。

4月30日复诊：服上方10剂后面瘫好转，左侧半身不遂明显好转，手脚已能行动了。前方继进5剂以巩固疗效。

岐按： 麻木是中风的先兆，临床医生及患者见此现象应提高警惕，注意观察，如出现麻木偏瘫应抓紧及时早期治疗，可以获得满意疗效。

医案2 陈某，男，48岁。1983年8月25日接诊。

因半身不遂住院2周，突然发作舌伸偏右，右侧头顶痛，舌强不灵活，语言謇塞，关节肌肉酸胀麻木，嘴唇麻木，左手指及臂不能活动，左下肢不能屈伸，头晕头重，翻身困难已半月，无好转。

分析： 脏腑功能失调，阴阳偏盛，脉络空虚，风邪入中经络而引起舌伸偏右、右侧头顶痛、舌强不灵活、语言謇塞、关节肌肉酸胀麻木、嘴唇麻木。气滞血瘀，血脉痹阻，故见左手指及臂不能活动、左下肢不能屈伸、翻身困难。

辨证： 经络失和，气滞血瘀，阻滞不通。

治法： 行气通络，活血化瘀祛风。

方药： 血府逐瘀汤加味：生地20克，当归12克，桃仁10克，红花10克，川芎12克，枳壳10克，柴胡10克，桔梗10克，牛膝10克，赤芍20克，全虫10克，地龙10克，杏仁10克，甘草3克。

3剂，水煎服。每日1剂，日3服。

方解： 当归、赤芍、川芎、桃仁、红花活血祛瘀，牛膝祛瘀血通经脉，引药下行，为主药。柴胡疏肝解郁升清阳，桔梗、枳壳行气，使气行血行，为辅药。生地凉血，配当归养血润燥，祛瘀而不伤阴血，为佐药。甘草调和诸药，为使药。本方活血而不伤阴血，祛瘀又能生新。方中加全虫、地龙熄风止痉，杏仁降气行痰。

9 月 1 日：6 剂后自觉药味咸涩，舌头灵活，说话不强，嘴唇不麻木，舌出向右偏已纠正了，翻身较前方便，左手指能活动，已能拿物，下肢已能屈伸，但头仍晕不能抬头，抬头则头晕重，左臂仍不能屈伸抬举。辨证：偏瘫好转，但无力抬举，恐有气虚缘故，故上方加黄芪 50 克，3 剂。后头昏乏力轻，左手臂能屈伸抬举了。

9 月 4 日：继用 9 月 1 日效方，又 3 剂，诸症消失。

9 月 8 日，出院带药而愈。

中风偏瘫若治疗不当，可终身残废造成不幸。有病要及时治疗，可获痊愈。

医案 3　何某，女，64 岁。1989 年 4 月 8 日就诊。

右半身不遂下肢瘫痪，行动困难 1 周。诊见右手不能抬举，手不能捉筷子，足不能行走，口干不思饮水，头痛眩晕，舌红苔白，右侧肢体肿胀皮色暗紫，血压 150/60 毫米汞柱，3 人抬来诊治。

分析：气虚血滞，脉络瘀阻。气虚不能运血，气不能行，血不能荣，气血瘀滞，血脉痹阻而引起右手不能抬举、手不能捉筷子、足不能行走。气血上逆流窜经络，蒙蔽清窍而眩晕、肢体肿胀，皮肤暗紫属瘀血。

辨证：气虚血瘀，风中经络。

治法：益气活血，化瘀通络，祛风消肿。

方药：补阳还五汤加味：赤芍 10 克，川芎 10 克，当归尾 10 克，地龙 10 克，黄芪 60 克，桃仁 10 克，红花 10 克，桂枝 10 克，牛膝 10 克，全虫 10 克，车前子 20 克，泽泻 20 克。

3 剂，水煎服。每日 1 剂，日 3 服。

方解：黄芪益气大补元气，气旺血行，祛瘀不伤正，为主药。当归尾、赤芍、川芎、桃仁、红花、地龙活血通络，为辅药。方中加牛膝补肝肾强筋骨，行血脉引药下行，桂枝温经通阳，全虫熄风止痉，车前子利水通淋消肿，泽泻利水渗湿消肿。

4 月 13 日复诊：右手能抬举了，但头昏口干。治疗前方加石膏 30 克，夏枯草 20 克。4 剂。

5 月 4 日：（其女儿代诉），病人右侧手脚活动正常了，好了，还吃药否？令其再服华佗再造丸 2 盒，以巩固疗效。

岐按：治疗中风半身不遂，伴肢体肿胀，皮色暗紫，治用主方加桂枝、牛膝、全虫、车前子、泽泻，以引药归经，兼消肿活血化瘀，加速见效。

医案 4　杨某，男，60 岁。2001 年 2 月 22 日初诊。

因患中风，半身不遂，左侧偏瘫 8 天，3 人搀扶前来就诊。左手足发凉、皮色暗紫微肿胀。舌暗红苔薄白，脉沉迟。

分析：气虚血瘀，脉络不通。由于气虚不能运血，气不能行，血不能荣，气血瘀滞，血脉痹阻而见上症，左手足发凉为阳气不足不能达四末、皮色暗紫微肿胀，舌暗红为瘀血。

辨证：气虚血瘀。

治法：益气活血。

方药：补阳还五汤加味：黄芪 60 克，赤芍 20 克，川芎 15 克，当归 15 克，地龙 10

克，桃仁 20 克，红花 10 克，杏仁 20 克，全虫 10 克，蜈蚣 3 条，藁本 10 克，防风 10 克，葛根 20 克，桂枝 10 克，桑白皮 20 克。

5 剂，水煎服。每日 1 剂，日 3 服。华佗再造丸 2 瓶。

方解：黄芪益气大补元气，气旺血行，祛瘀不伤正，为主药。当归、赤芍、川芎、桃仁、红花、地龙活血通络，为辅药。方中加杏仁降气平喘，全虫、蜈蚣熄风止痉，藁本、防风、葛根祛风解痉，桂枝温经通阳，桑白皮泻肺热、利水消肿。

3 月 3 日：好转已能拄拐棍在房前房后慢慢行走。求上方再进 5 剂，而愈。妙在治疗及时，遣药得当，药切病机，故而速效。

岐按：以上 2 例均属中风偏瘫，但由于伴随症不同，所以随症加味也有异，但都获得满意效果。说明中医辨证论治，随症加减的重要性和灵活性，只要原机合法，才能药到病除，得心应手。治疗效果与来诊时间早晚关系密切，早发现、早治疗，一般 6～10 剂能治愈；若治疗晚，错过时机，则病情深重，治疗费时，难度大，效果欠佳。

医案 5　阮某，女，58 岁。1983 年 1 月 7 日就诊。

因高血压 6 年引起右半身不遂，头晕痛，周身肿胀，麻木无力，现血压高 240/120 毫米汞柱 。舌暗红，脉沉弦。

分析：肝阳上亢，火升风动，气血并逆于上，经脉阻塞而发右半身不遂、头晕痛、周身肿胀、麻木无力、舌暗红、脉沉弦。

辨证：肝阳上亢，血瘀阻滞。

治法：平肝潜阳，活血化瘀。

方药：血府逐瘀汤加味：生地 20 克，当归 12 克，桃仁 10 克，红花 10 克，川芎 12 克，枳壳 10 克，柴胡 10 克，桔梗 10 克，牛膝 10 克，赤芍 20 克，槐角 20 克，夏枯草 30 克，葶苈子 20 克，葛根 20 克，甘草 3 克。

3 剂，水煎服。每日 1 剂，日 3 服。

方解：当归、赤芍、川芎、桃仁、红花活血祛瘀，牛膝祛瘀血通经脉，引药下行，为主药。柴胡疏肝解郁升清阳，桔梗、枳壳行气，使气行血行，为辅药。生地凉血，配当归养血润燥，祛瘀而不伤阴血，为佐药。甘草调和诸药，为使药。本方活血而不伤阴血，祛瘀又能生新。方中加夏枯草降血压、清肝火，葶苈子泻肺平喘、利水消肿，葛根治疗高血压脑病，改善疼痛眩晕项强麻木、耳鸣。槐角凉血止血、清降泻热。

药后血压降至 200/120 毫米汞柱 ，自觉头昏痛，周身肿胀、麻木无力均减轻。上方再进 3 剂。

但因未坚持治疗，1983 年 4 月 1 日因争吵而亡。

证明高血压者不能生气吵架，情绪过于激动血压升高促其死亡，生者应吸取血的教训。应坚持治疗是上策，切勿轻视。

11. 半身不遂二次发作

医案　柯某，男，55 岁。1988 年 10 月 2 日就诊。

第二次发作半身不遂，右侧肢体欠温，皮肤色泽暗红，语言不清，舌强不灵。

分析：气虚血滞，脉络瘀阻，气虚不能运血，气不能行，血不能荣，气血瘀滞，血脉痹阻而引起半身不遂。右侧肢体欠温是阳气不足，不能达四末，瘀血引起皮肤色泽暗红，语言不清，舌强不灵。

辨证：血瘀阻滞，经脉不通。

治法：益气活血，化瘀通络。

方药：补阳还五汤加味：黄芪60克，赤芍20克，川芎10克，当归尾10克，地龙10克，桃仁10克，红花10克，红参20克，全虫10克，蜈蚣3条，土鳖虫20克，羌活10克，海马10克，桂枝10克，川牛膝10克，枸杞20克。

3剂，水煎服。每日1剂，日3服。

方解：黄芪益气大补元气重用使气旺血亦行，祛瘀不伤正，为主药。当归、赤芍、川芎、桃仁、地龙、红花活血通络，为辅药。方中加全虫、蜈蚣熄风止痉，土鳖虫破血逐瘀、续筋接骨，海马壮阳，羌活祛风，桂枝温经通阳，牛膝补肝肾强筋骨，枸杞补气血、益肝肾，红参大补元气。

另取1剂，用1.5千克酒浸泡15天后，缓缓服之。

药后功能恢复，生活基本能自理。随访有效。2006年去世多活了18年。

12. 脑梗死

医案　贾某，女，44岁。1996年10月19日就诊。

因头晕、耳闭塞，高血压，左半身不遂，左手不能端碗，生活不能自理，神志呆痴。食纳差，眩晕半月了，经安康地区医院CT提示为"脑梗死及腔梗，缺血性脑血管病"。舌红苔白腻，脉沉弦。

分析：肝阳上亢，脉络瘀阻，火升风动，气血并于上，络破血溢，经脉阻塞发生头晕、耳闭塞，左半身不遂，左手不能端碗，神情呆痴，舌红苔白腻，脉沉弦。

辨证：肝阳上亢，肝风内动。

治法：平肝熄风，清热安神，健胃消食。

方药：天麻勾藤汤加味：天麻20克，勾藤20克，石决明30克，黄芩20克，栀子10克，牛膝10克，杜仲10克，桑寄生10克，夜交藤20克，茯苓10克。加神曲20克，麦芽20克，山楂20克，砂仁10克，葛根20克，地龙10克，蔓荆子10克。

3剂，水煎服。每日1剂，日3服。

方解：天麻、勾藤、石决明平肝潜阳熄风，为主药。黄芩、栀子清肝火，为辅药。牛膝、杜仲、桑寄生补肝肾，为佐药。夜交藤、茯苓养心安神，为使药。方中加神曲、麦芽、山楂健胃消食，砂仁化湿行气温中，葛根治疗高血压脑病、改善疼痛眩晕项强肢体麻木。地龙熄风通络利尿，蔓荆子祛风止痛。

10月22日复诊：药后好转，求上方继服。岐按久病气虚血瘀，故用上方加黄芪30克，桃仁20克。3剂。

10月25日三诊：药后食增，病情平稳。前方加红花10克，赤芍10克。5剂。

11月4日四诊：药后食增，但仍头昏，视力模糊，脚肿，今眼底镜检为"眼底动脉硬化三级"。辨证：属气虚血虚血瘀，血不养目。治疗用补阳还五汤加炮穿山甲10克，枸杞10克，菊花10克，密蒙花10克，草决明10克，茺蔚子10克，天麻10克，土鳖虫10克，杜仲10克，川断10克，葛根20克。3剂。

11月8日五诊：头晕清，视力好转，但觉肩背痛。上方加羌活10克。3剂。

11月19日六诊：背冷痛。上方加麻黄3克，附子4克，细辛3克。3剂，开水煎服。

12月3日七诊：服药后耳闭塞已通了，头晕痛明显减轻，左半身不遂明显好转，生活已能自理，已能煮饭、扫地，操持家务。随访4年尚可。

岐按：善于借助现代检查技术，明确诊断，结合中医辨证论治，对症下药，多能应手取效。

13. 肌肉瞤动双手颤动

医案　刘某，女，45岁。1984年9月3日初诊。

肌肉瞤动，双手颤动已发作4次，昨晚整夜肌肉瞤动，双手颤动加重难忍，经常头晕乏力，阵阵心悸，口干喜饮水多，咽痛不利，大便干结，因失血过多。舌红苔白，脉沉细。

分析：肝肾阴虚，血虚不能养肝，肝阳上扰故见头晕乏力、肌肉瞤动、双手颤动。心血不足则神不安，故阵阵心悸。因失血过多，口干喜饮水多。咽痛不利、大便干结皆属于津液亏损所导致以上诸症。

辨证：肝肾阴虚，血虚生风。

治法：滋阴清热，养血安神。

方药：天王补心丹加味：生地20克，当归10克，玄参20克，丹参20克，太子参20克，茯苓10克，柏子仁20克，远志10克，天冬20克，麦冬20克，五味子10克，酸枣仁20克，桔梗10克，朱砂1克，牡蛎30克，元胡索20克。

3剂，水煎服。每日1剂，日3服。

方解：生地、玄参滋阴清热，使心神不为虚火所扰，为主药。丹参、当归补血养心，太子参、茯苓益心气，柏子仁、远志安心神，使心血足而神自藏，为辅药。天冬、麦冬滋阴清虚火，五味子、酸枣仁酸温敛心气，为佐药。桔梗载药上行，朱砂入心安神，为使药。方中加牡蛎平肝潜阳，元胡索活血行气。

9月7日：药后出汗多、心悸、肌肉瞤动、双手颤动均已停止，咽干痛消失，心悸头晕好转。前方继进2剂，随访再未复发。

第十一节　胸痛

胸痛即胸部疼痛，是病人的一种自觉症状。心肺两脏居于上焦胸部。心主血，是血液运行之主导；肺主气，是一身气化之总司。任何原因引起心肺气虚、胸阳痹阻、心血不畅、气滞血瘀或痰热壅肺均可导致胸痛。

现代医学的冠状动脉粥样硬化性心脏病、大叶性肺炎、肺脓肿、胸膜炎、肋间神经痛等，以胸痛为主证时，可参考本篇辨证施治。

1. 咳嗽胸痛（肺炎胸膜炎）

医案1　谭某，男，34岁。1996年7月29日就诊。

因咳嗽痰多胸痛月余，舌红苔黑腻，脉浮数。今胸透示：胸膜炎肺炎。

分析：痰热壅肺，气机不畅，肺气失宣故咳嗽痰多、胸痛。因咳嗽痰多胸痛月余，久病阴虚火旺，瘀血阻滞。肺的阴液不足则舌红苔黑腻、脉浮数。

辨证：肺阴虚火旺，内热外寒，瘀血阻滞。

治法：宣肺平喘，养阴清肺，止咳化痰，活血化瘀。

方药：麻杏石甘汤合养阴清肺汤加味：麻黄10克，杏仁10克，石膏30克，生地20克，麦冬20克，丹皮10克，薄荷10克，玄参20克，甘草3克，元胡索20克，半夏10克，酸枣仁20克，川芎10克，桃仁10克，红花10克。

3剂，水煎服。每日1剂，日3服。

方解：麻黄、石膏、杏仁、甘草宣肺平喘、清泻肺胃热，止咳平喘化痰，调和诸药。生地、麦冬、丹皮、薄荷、玄参养阴清肺、凉血解毒。方中加元胡、半夏、川芎、桃仁、红花燥湿化痰、活血行气、祛风止痛、活血祛瘀，酸枣仁养心安神。

7月31日复诊：药后好转，遵效不更方，继用上方3剂。

8月6日三诊：药后咳嗽胸痛明显减轻，痰少痰不利，上方加黄芩10克，栝楼仁20克。3剂。共服9剂，诸症消除。

岐按：肺炎、胸膜炎临床应抓紧治疗，效果很好。若不及时治疗会转为慢性胸膜炎粘连或胸膜积水。对久病在本方中加活血化瘀的桃仁、红花、川芎、元胡索等，效果迅速，疗效满意。本方曾治30余例，皆愈。

医案2　周某，男，61岁。1987年4月1日就诊。

因咳嗽胸痛痰少，右侧胸部尤痛已半月余。不咳嗽不痛，受凉后咳嗽加重，经胸透为“右侧胸膜炎”。原有“慢支炎”。舌红苔白，脉浮数。

分析：风寒犯肺，郁久化热，肺津受灼，肺气失宣故咳嗽痰少。肺主呼吸，外合皮毛主肺，风寒先犯皮毛内合于肺，肺气失宣，肺失清润，气机不利故咳嗽胸痛。舌红苔黄脉浮数为风寒束表、郁久化热、阴虚火旺之象。

辨证：风寒束表，肺气失宣，郁久化热。

治法：养阴宣肺，化痰止咳。

方药：银翘玄麦汤加味：金银花、连翘、玄参、麦冬、生地、杭芍、丹皮、牛蒡子、薄荷、杏仁各10克，紫菀10克，前胡10克，川贝母6克，胆南星6克。

3剂，水煎服。每日1剂，日3服。

方解：金银花、连翘、生地、玄参清热解毒、养阴润燥，为主药。麦冬、白芍助生地玄参清热润燥，丹皮凉血解毒，为辅药。贝母润肺解毒，薄荷、牛蒡子宣肺利咽，为佐药。甘草泻火解毒调和诸药，为使药。方中加杏仁止咳平喘，紫菀化痰止咳，前胡降气祛痰，胆南星清化热痰。

4 月 4 日：药后仅咳嗽时觉有点痛，一般可。治用上方 3 剂。

4 月 7 日：胸膜炎，咳嗽胸痛，服上方 6 剂后，明显好转。继用上方 3 剂。

4 月 9 日：药后平稳，但变天头闷痛，治疗用上方加川芎 20 克，白芷 10 克。3 剂。

4 月 13 日：药后头闷痛已好，治疗继用 4 月 9 日方。3 剂。

4 月 16 日：药后胸痛咳嗽诸症消失，劝其胸透复查，患者不肯，云胸膜炎好了。

本病每年治 10 余例，皆愈。

2. 咳嗽胸痛 3 年（陈旧性胸膜粘连症）

医案 代某，女，24 岁。1996 年 4 月 13 日就诊。

自诉 3 年前患咳嗽胸痛未治愈，经常深呼吸则胸痛，咳痰不利，口干，尿黄，舌红苔薄黄，脉细数。透视拍片为陈旧性胸膜粘连。

分析：肺主宣发，肺失宣发可出现咳嗽胸痛。肺主治节，调节着气的升降出入运动，因而辅助心脏，推动调节血液运行。久病伤络，瘀血阻滞，则经常深呼吸胸痛。肺阴亏虚，肺失滋润而生燥热。肺气上逆故咳痰不利。口干、尿黄、舌红苔薄黄脉浮数均属阴虚火旺之征。

辨证：久病伤络，肺阴亏损，肺气失宣，瘀血阻滞不通。

治法：养阴清肺，活血化瘀，理气止痛。

方药：养阴清肺汤加味：玄参 10 克，麦冬 20 克，生地 20 克，杭芍 20 克，丹皮 10 克，牛蒡子 10 克，薄荷 10 克，栝楼仁 20 克，桃仁 10 克，红花 10 克，乳香、没药各 20 克，川贝母 6 克，酸枣仁 20 克，元胡索 20 克，甘草 3 克。

3 剂，水煎服。每日 1 剂，日 3 次。

方解：生地、玄参清热解毒、养阴润燥，为主药。麦冬、白芍助生地玄参清热润燥，丹皮凉血解毒，为辅药。贝母润肺解毒，薄荷、牛蒡子宣肺利咽，为佐药。甘草泻火解毒调和诸药，为使药。方中加栝楼仁宽胸润肺，桃仁、红花、乳香、元胡索、没药活血止痛，酸枣仁养心安神。

4 月 20 日复诊：药后胸痛等症减轻，治遵效不更方，再 3 剂。

4 月 26 日三诊：药后诸症消失，求前方再进 3 剂以资巩固。

随访 2 年未见复发，而告痊愈。再三谢谢。

患者云：此病经常服西药未见效，后来求中医治疗，而获速效，甚为感谢！岐在临床上运用上方治疗多例均愈。本病应早检查、早诊断，及时正确治疗，可快速消除痛苦，获得健康。

3. 咳嗽胸痛（左胸膜炎粘连肥厚）

医案 杨某，男，30 岁。1979 年 8 月 8 日初诊。

因咳嗽胸痛 2 月余，经治疗咳嗽少减轻，但胸痛左侧尤甚。经 X 线胸透诊断为左胸膜炎粘连肥厚。伴口干，舌红苔白，脉沉细而数。

分析：肺主气，司呼吸。肺卫受感，于是肺气壅遏不宣。清肃之令失常，则痰液滋生，阻塞气道，影响肺气之出入，因而咳嗽。痰热壅交阻于胸中故胸痛。肺气失宣，郁久化热故口干。舌红苔白、脉沉细而数属于阴虚。

辨证：肺气失宣，郁久化热，郁滞不通。

治法：养阴清肺，宣肺化痰，行气止痛。

方药：银翘玄麦汤加味：金银花、连翘、玄参、麦冬、生地、杭芍、丹皮、牛蒡子、薄荷各10克，川贝母6克，甘草3克，元胡索、郁金、栝楼仁、杏仁、苏子各10克。

3剂，水煎服。每日1剂，日3服。

方解：金银花、连翘、生地、玄参清热解毒养阴润肺，为主药。麦冬、白芍、丹皮清热燥润、凉血解毒，为辅药。贝母、薄荷、牛蒡子润肺化痰、宣肺利咽、利咽消肿，为佐药。甘草泻火解毒，调和诸药，为使药。方中加元胡索、郁金活血止痛、行气解郁，栝楼仁、杏仁、苏子润肺化痰、止咳平喘、润肠通便。

8月13日复诊：药后咳嗽胸痛未见大效，因久病多瘀，治疗用上方加桃仁20克，红花10克，乳香20克，没药20克。3剂。

8月24日三诊：服8月13日药后疼痛明显减轻，求继服8月13日药，5剂。

岐按：因本方中加活血化瘀的桃仁、红花、乳香、没药，使瘀血散，络脉通畅。真正验证了中医理论“通则不痛，痛则不通”的道理。坚持正确治疗定会获得满意效果。每年治疗3～9例，皆愈。

4. 咳嗽胸痛（右侧胸膜炎、积液、肥厚粘连）

医案　赵某，男，68岁。1996年1月30日初诊。

因咳嗽胸痛2月余，加重3天，伴咯暗红色血液量多，手脚心发热，形瘦，舌红苔少，脉细数，胸透为“右侧胸膜炎、伴少量积液，胸膜肥厚粘连”。

分析：肺阴亏耗，阴虚内热。热伤血络则咳嗽，咯暗红色血液量多。肺阴虚为手脚心发热。阴虚精血空虚则形瘦，舌红苔少脉细数。

辨证：阴虚火旺，郁久化热，肺气失宣，郁滞不通。

治法：养阴清肺，止咳化痰，解毒燥湿。

方药：养阴清肺汤加味：玄参20克，麦冬20克，生地20克，杭芍20克，丹皮10克，贝母6克，薄荷10克，甘草3克，鱼腥草20克，酸枣仁20克，白及20克，焦地榆20克，黄芩20克，黄连6克，桑白皮30克，蒲公英20克，虎杖20克，牛蒡子10克。

3剂，水煎服。每日1剂，日3服。

方解：生地、玄参清热解毒养阴润肺，为主药。麦冬、白芍、丹皮清热燥润、凉血解毒，为辅药。贝母、薄荷、牛蒡子润肺化痰、宣肺利咽、利咽消肿，为佐药。甘草泻火解毒，调和诸药，为使药。方中加酸枣仁养心安神，白及、桑白皮、焦地榆止血凉血清热，黄芩、黄连泻火解毒，蒲公英、虎杖、鱼腥草清热解毒。

2月7日复诊：药后咳嗽咯血均少了，胸痛等症减轻。遵效不更方，上方继3剂。共服6剂而愈。

岐按：本案以养阴清肺、止咳化痰、燥湿解毒，组方严谨，药切病机，故而获效。

5. 咳嗽胸痛（肺癌）

医案 周某，男，68岁。1996年8月14日就诊。

因咳嗽胸痛2年，今CT："左肺不张，大量积水，肺癌可能"。目前伴大便干、色黑，形体消瘦。舌暗红苔薄黄，脉沉弦。

分析：肺者相傅之官，治节出焉，肺阴枯竭，肺气失宣，郁久化热，热伤阴津，郁滞不通出现形体消瘦、大便干、色黑、舌暗红苔薄黄、脉沉弦。

辨证：肺阴枯竭，肺气失宣，郁久化热，热伤阴津，郁滞不通。

治法：清热养阴，润肺理气，活血通便，扶正祛邪。

方药：银翘玄麦汤加味：金银花、连翘、玄参、麦冬、生地、杭芍、丹皮、牛蒡子、薄荷各20克，川贝母6克，甘草3克，仙鹤草20克，代赭石20克，红参20克，红花20克，桑白皮30克，大黄10克。

3剂，水煎服。每日1剂，日3服。

方解：金银花、连翘、生地、玄参清热解毒，养阴润燥，为主药。麦冬、白芍、丹皮清热润燥，凉血解毒，为辅药。贝母、薄荷、牛蒡子润肺化痰，宣肺利咽，为佐药。甘草泻火解毒调和诸症，为使药。方中加仙鹤草止血益气，代赭石降逆，红参益气补气，红花活血，桑白皮泻肺热利水，大黄泻下通便。

8月21日二诊：药后咳嗽胸不痛了，但头晕。用上方加天麻20克，3剂。

8月27日三诊：药后大便不干了，色不黑了，咳减少了，头不昏了，精神稍好点。治同前。

此方曾治3例均有效，能缓解症状，减少痛苦，延长寿命。

第十二节　胁痛

一侧（或两侧）胁肋疼痛为主要表现的病症。

病因：肝居胁下，其经脉布于两胁，胆附于肝，其脉循于胁，故胁痛之病，主要责于肝胆。

辨证：当以气血为主。胀痛属气郁，游走不定；刺痛多血瘀，痛有定处；隐痛多血虚，其痛绵绵。

1. 两胁胀痛（怄气引起）

医案 姚某，女，42岁。1995年10月18日初诊。

因家内不和夫妻争吵后情怀不畅，肝气不舒致使胸胁胀痛1周，嗳气不止，舌红苔白、脉沉弦。

分析：肝气失于条达，阻于胁络故胁肋胀痛。气机不畅故胸闷不舒。肝气横逆，侵犯脾胃故嗳气。舌红苔白、脉沉弦为肝郁之象。

辨证：肝气郁结，气机不畅。

治法：疏肝理气。

方药：柴胡疏肝散加味：柴胡 15 克，枳壳 15 克，白芍 30 克，甘草 6 克，香附 10 克，陈皮 10 克，川芎 15 克，元胡 20 克，良姜 10 克，青皮 10 克，木香 10 克，当归 10 克。

3 剂，水煎服。每日 1 剂，日 3 服。

方解：柴胡、香附、枳壳疏肝理气，为主药。川芎活血，为辅药。白芍、甘草缓急止痛，为佐药。陈皮理气调中，为使药。方中加元胡活血行气止痛，良姜温中止痛，青皮增强理气通络止痛，木香行气调中止痛，当归养血。

10 月 25 日复诊：药后胸胁胀痛均减轻，但有时心悸。治疗前方加酸枣仁 20 克，龙骨、牡蛎各 30 克。3 剂而愈。

2. 肋膜炎（从肝论治验）

医案 张某，女，42 岁。1993 年 2 月 18 日初诊。

因左肋肋膜疼痛 1 周余，剧痛不敢咳嗽，嗳气。局部微肿胀痛，求服中药。舌红苔白，脉沉弦。

分析：情志抑郁，暴怒伤肝，肝失条达，疏泄不利，气阻肝络而致肋膜疼痛。肝气横逆侵犯脾胃故嗳气。舌红苔白、脉沉弦属肝郁之象。

辨证：肝气郁结。

治法：疏肝理气。

方药：柴胡疏肝散加味：柴胡 10 克，枳壳 10 克，白芍 20 克，赤芍 20 克，甘草 6 克，香附 10 克，陈皮 10 克，川芎 12 克，细辛 6 克，青皮 10 克，元胡索 30 克，乳香 20 克，没药 20 克。

3 剂，水煎服。每日 1 剂，日 3 服。

方解：柴胡、香附、枳壳疏肝理气，为主药。川芎活血，为辅药。白芍、甘草缓急止痛，为佐药。陈皮理气调中，为使药；方中加赤芍清热凉血、祛瘀止痛，细辛散寒止痛开结气、宣泄郁滞，青皮增强理气通络止痛，元胡索活血行气止痛，乳香、没药活血止痛。

2 月 22 日：药后胸胁痛稍减轻，头痛减轻。前方加黄芪 20 克，桃仁 10 克。3 剂。

药后肿胀疼痛基本消失。

岐按：该病总结 10 例，其中 9 例发生在春季，仅有 1 例发生在秋季，其治疗均用上方 3～6 剂治愈。

3. 肋软骨炎

医案 杨某，女，56 岁。1996 年 8 月 16 日就诊。

胸、胁肋、软骨头痛 2 月，经胸透未见异常，咳嗽疼痛加重，刺痛，口干苦，尿黄，西诊“肋软骨炎”，服布络芬及中药等乏效，诊见舌暗红苔黄，脉沉涩。

分析：气郁日久，气滞血瘀，瘀血停着，痹阻脉络故肋痛如刺。肝郁气滞，郁久化热故口干苦、尿黄、舌暗红苔黄、脉沉弦。

辨证：肝气郁结，瘀血阻滞不通。

治法：疏肝理气，行气活血，破瘀通络。

方药：柴胡15克，枳壳10克，白芍20克，甘草6克，香附10克，陈皮10克，川芎10克，乳香、没药各10克，土鳖虫10克，细辛6克，穿山甲10克，桃仁10克，红花10克，元胡索30克。

3剂，水煎服。每日1剂，日3服。

方解：柴胡、香附、枳壳疏肝理气，为主药。川芎活血，为辅药。白芍、甘草缓急止痛，为佐药。陈皮理气调中，为使药。方中加土鳖虫破血逐瘀散结滞止痛，穿山甲活血通络，桃仁、红花活血祛瘀，元胡索活血行气止痛，细辛散寒止痛开结气、宣泄郁滞，乳香、没药活血止痛。

8月20日复诊：已应药。再3剂。

8月23日三诊：药后好转，痛减。又3剂。

9月2日四诊：已服药9剂，明显好转，头痛明显减轻。上方3剂。

9月11日五诊：服上方虽然明显好转，但未除根，劳动则复发。用上方加丹参20克，以加强活血养血之功效。再进3剂。以观后效。

9月19日六诊：因未坚持治疗，有时复痛，但很轻微了。治用上方3剂，1剂粉碎戴在胸胁疼痛部位，其他2剂粉碎冲服，每日2次，每次10克。

11月11日：药后好转。上方继进3剂。

4. 右肘痛引腋下及胸胁痛

医案　陈某，女，68岁。1995年11月10日初诊。

因右肘关节痛引起腋下及胁痛已2月余，曾服止痛药无效，下午及夜间痛甚，恶寒发热，口干苦，舌红苔白，脉沉细。

分析：风性善行而数变，风邪致病具有病位游移、行无定处。风寒湿三气杂至而引起的痹证，故右肘关节痛行腋下。肝居于胁下，其经脉步于两胁，胆附于肝，其脉循于胁，故胁痛之病。下午及夜间属阴，寒为阴邪，寒邪伤人多见疼痛。寒邪侵袭肌表，毛窍腠理闭塞，卫阳被郁不得宣泄，故恶寒发热。口干苦、舌红苔白、脉沉细属寒湿。

辨证：风寒湿痹证。

治法：除风寒湿，益气养血。

方药：蠲痹汤加味：当归15克，赤芍10克，羌活10克，生姜10克，大枣10克，姜黄10克，桂枝6克，黄芪20克，防风10克，细辛10克，乳香、没药各10克，土鳖虫10克，柴胡10克，黄芩10克，青皮10克，板蓝根20克，甘草3克。

3剂，水煎服。每日1剂，日3服。

方解：甘草、黄芪益气养血，为主药。羌活、防风疏风除湿，为辅药。当归、赤芍和营活血，姜黄理血中之气滞，祛寒湿，为佐药。生姜、大枣为引，和营卫，达腠理，共成营卫兼顾、祛风除湿之功。方中加细辛散寒止痛，乳香、没药活血止痛，土鳖虫破血逐瘀、续筋接骨、破瘀血、散结滞、止痛；柴胡疏肝解郁，黄芩泻火解毒，青皮破气通络，板蓝根清热解毒。

11 月 15 日：药后痛稍减轻，夜间痛甚。治疗前方加穿山甲 10 克。3 剂。

11 月 25 日：药后明显好转，疼痛基本消除，口不干苦了。上方再进 3 剂。以巩固疗效。

随访观察 10 年未犯。

5. 左胁疼痛半年（肋间神经痛）治愈

医案　梁某，男，50 岁。1987 年 1 月 12 日就诊。

西医曾诊为肋间神经痛。因左侧胸胁疼痛已半年，胁部游走不定，卧则加重，坐则减轻，曾治疗多次无效。舌红苔薄黄，大便干，脉沉弦。

分析：肝气失于条达，阻于胁络故胸胁疼痛。久病瘀滞，气血不通，气机不畅，气属无形，时聚时散故胁部游走不定。气血不足无力推动故卧则加重、坐则减轻。舌红苔薄黄、大便干、脉沉弦为瘀血之象。

辨证：气血不调，瘀滞不通，气机不畅。

治法：益气活血，理气化瘀。

方药：黄芪 30 克，丹参 20 克，当归 15 克，川芎 15 克，乳香、没药各 10 克，细辛 6 克，青皮 10 克，广三七 3 克（冲服）。

3 剂，水煎服。每日 1 剂，日 3 服。

方解：肋胁痛方：黄芪、丹参、当归、川芎益气补血，活血祛瘀，养血安神，养血活血行气祛风止痛；乳香、没药、广三七活血化瘀；细辛开结气，宣泄郁滞；青皮理气止痛。

3 月 4 日告知药后诸症好。

第十三节　惊悸、怔忡

惊悸、怔忡是指病人心中动悸不安，甚至不能自主的一种病证。一般多呈阵发性，因情志波动或劳累而发作。

现代医学的各种心脏病所引起的心率失常、心肌炎、冠心病、心动过缓、心动过速以及缺铁性贫血、甲状腺功能亢进、神经官能症等出现心悸为主症，可参考本篇辨证施治。

病因：精神因素、心血不足、心阳衰弱、水饮内停、瘀血阻络。

1. 心悸（风湿性心脏病）

医案 1　张某，女，20 岁。1978 年 6 月 29 日就诊。

西医多次诊为“风湿性心脏病，二尖瓣狭窄闭锁不全”。因心慌气短出汗多，不能劳累，劳累或行走上坡多了，则心慌气短加重，心口痛。舌淡红苔薄白，脉结代。

分析：心主血脉，血以养心，血液循环全身运行不息，全靠心脏的阳气推动，因此气血是互相作用的，气虚不能推动血液运行，致血行不畅则心悸、脉结代。血虚气亦弱故气短、出汗多、不能劳累，劳累或行走上坡多了，心慌气短加重。气机不利故胸口痛。舌红苔少、脉结代属于心血不足心气不振的征象。

辨证：气虚血少，血不养心

治法：益气养血，滋阴复脉，养心安神。

方药：炙甘草6克，党参15克，桂枝3克，干姜6克，麦冬15克，生地15克，黑芝麻15克，白芍15克，阿胶15克，柏子仁15克，酸枣仁15克，龙骨、牡蛎各15克，何首乌15克，玉竹参15克，远志8克，茯苓10克，石菖蒲6克。

6剂，水煎服。每日1剂，日3服。

方解：炙甘草益气补中，化生气血，复脉之本，为主药。党参大枣补气养胃，助气血生化之源，麦冬、生地、阿胶、麻仁补心血养心阴，为辅药，桂枝、炙甘草、干姜合用壮心阳，通血脉使血行旺盛，均为佐药。方中加白芍养血敛阴，柏子仁、酸枣仁、远志、茯苓养心安神健脾，龙骨、牡蛎平肝潜阳，何首乌补益精血，玉竹参生津养胃，石菖蒲开窍宁神。

连服8剂好转。

此方经常服用有缓解症状的作用。随访5年健在，还生育2个孩子。并嘱勿感冒、勿过劳累。《黄帝内经》云："生病起于过用"。请注意本病坚持治疗，可延长寿命。

医案2　黄某，男，11岁。1990年4月25日就诊。

其父云西医诊为"风湿性心脏病"，治疗无好转。症见颜面口唇暗紫、心慌气短、咳喘，咯血，下肢浮肿，舌红苔薄白，脉沉细。

分析：心主血脉，心脉瘀阻，心失所养故心慌气短。脉络瘀阻故见颜面口唇暗紫。肺气失宣故咳喘，肺络受伤则咳血。气化失利，水饮内停则下肢浮肿。舌红苔薄白、脉沉细为心阳不足。

辨证：气虚血少，血不养心，气机不利，络脉瘀阻。

治法：养阴清肺，降气利水，止咳平喘，养血安神。

方药：银翘玄麦汤加味：生地10克，玄参10克，金银花10克，连翘10克，麦冬10克，白芍10克，丹皮10克，薄荷6克，牛蒡子10克，甘草3克，苏子10克，葶苈子10克，桑白皮10克，沙参10克，猪苓10克，阿胶10克，酸枣仁20克，化红10克。

2剂，水煎服。每日1剂，日3服。

方解：金银花、连翘、玄参、生地清热解毒，养阴润燥，为主药。麦冬、白芍、丹皮助生地玄参养阴润燥，凉血解毒，为辅药。牛蒡子、薄荷宣肺利咽，为佐药。甘草泻火解毒，调和诸药，为使药。方中加苏子、葶苈子、桑白皮止咳平喘、利水消肿、泻肺平喘，沙参养阴，猪苓利水消肿，阿胶补血养血，酸枣仁养心安神，化红利气消肿。

5月5日：咳喘、咯血、心慌、下肢浮肿均减轻，颜面口唇暗紫色转淡了。继用前方3剂。

随访3年仍好转，坚持治疗可控制病情发展。

医案3　周某，女，24岁。1978年8月19日就诊。

因关节痛，周身痛，变天加重已2年，经治疗不见好转，加重年余，曾经西医诊为"风湿性心脏病"，右心膨大，Ⅲ级杂音，跳动剧烈，关节疼痛。病史3年多。症见：头昏心慌气短，活动则心跳加快，不能走上坡路，上楼气短气喘，舌淡红苔薄白，脉结代。

分析：血载气，气帅血，血虚不能推动血液运行故致血行不畅则心慌、脉结代。活动则心跳加快，不能走上坡路，上楼气短气喘，血不能上营于脑故头晕，血虚气亦弱故气短。舌淡红苔薄白、脉结代皆气血虚弱之象。

辨证：气血亏虚，气虚不运血，血虚不养心。

治法：大补气血，行气活血，安神养心。

方药：益气活血养心汤：党参 20 克，丹参 30 克，元胡 30 克，茯苓 15 克，木香 10 克，生地 15 克，酸枣仁 10 克，柏子仁 10 克，麦冬 15 克，天冬 15 克，五味子 10 克，川芎 10 克，赤芍 15 克，白术 10 克，泽泻 15 克。

6 剂，每日 1 剂。水煎服，日 3 服。

方解：党参、白术、茯苓益气健脾，资生血之源，为主药。生地、赤芍、川芎、丹参、元胡养血活血，为辅药。酸枣仁、柏子仁养心安神，麦冬、天冬、五味子滋阴，泽泻利水，木香理气，补而不滞，共为佐药。

带方回家，连服 35 剂后诸症消失。治愈后还生 1 小孩。云此方效良，特存方于此。

2. 心悸（心肌炎）

医案　王某，女，21 岁。1994 年 6 月 2 日就诊。

近 1 个月来自觉心慌气短，头晕发热，心前区辣痛，手足发热发麻，不发烦、不恶心，舌红苔薄黄，西诊为“心肌炎”，求中医治疗。

分析：心主脉，血虚不能养心故心慌，血虚气亦弱故气短，血不能上营于脑故头晕，血热故手足发热，血虚生风发麻，舌红苔薄黄属心血不足。

辨证：气血亏虚，心脾两虚。

治法：补养心脾，清热祛风。

方药：归脾汤加味：党参 20 克，白术 10 克，黄芪 20 克，当归 10 克，茯苓 10 克，远志 10 克，酸枣仁 20 克，木香 10 克，元肉 20 克，金银花 10 克，连翘 10 克，龙骨、牡蛎各 20 克，天麻 20 克，全虫 10 克，防风 10 克，甘草 3 克，生姜 3 片，大枣 3 枚。

3 剂，水煎服。每日 1 剂，日 3 服。

方解：党参、黄芪补气健脾，为主药。当归元肉养血合营，和主药益气养血，为辅药。白术、木香健脾理气，使补而不滞，茯苓、远志、酸枣仁养心安神，均为佐药。生姜、大枣、甘草和胃健脾，为使药，气旺血充。方中加金银花、连翘清热解毒，龙骨、牡蛎平肝潜阳，天麻、全虫、防风熄风止痉。

6 月 17 日复诊：药后心慌气短头昏发热、心前区痛均减轻。治疗前方继进 3 剂，诸症消失。

3. 心悸（病毒性心肌炎）

医案 1　钟某，男，20 岁。1993 年 10 月 4 日初诊。

因感冒加重，心慌气短，口干，四肢关节酸痛无力，大便干，精神疲倦。舌红苔白，脉细数。西医诊为“病毒性心肌炎”。求中医治疗。

分析：外邪乘袭，肺卫首当其冲，肺主气属卫，卫阳被遏，营卫失和，外邪由表入里，逆传心包，心主血脉，血虚不能养心故心悸。血亏气虚，故气短。阴虚津液不能上承则口干。营卫不和则四肢关节酸痛无力，精神疲倦。大便干、舌红苔白、脉细数属阴虚内热。

辨证：温邪上受，首先犯肺，逆转心包。

治法：清热败毒，养心安神。

方药：银翘玄麦汤加味：金银花20克，连翘10克，玄参30克，麦冬10克，生地20克，白芍30克，丹皮10克，牛蒡子10克，薄荷6克，柴胡10克，前胡10克，羌活10克，独活10克，大青叶20克，山豆根10克，射干10克，柏子仁20克，酸枣仁20克，甘草3克。

3剂，水煎服。每日1剂，日3服。

方解：金银花、连翘、玄参生地清热解毒，养阴润燥，为主药。麦冬、白芍、丹皮助生地玄参养阴润燥，凉血解毒，为辅药。牛蒡子、薄荷宣肺利咽，为佐药。甘草泻火解毒，调和诸药，为使药。方中加羌活、独活祛风散寒除湿，柴胡、前胡和解退热、宣散风热，大青叶、山豆根、射干清热解毒、利咽消肿，酸枣仁、柏子仁养心安神。

10月12日复诊：药后诸症好转，有点精神了。遵效不更方，上方3剂。

11月8日三诊：药后心慌气短口干咽痛，失眠均好，四肢关节不酸痛了。治疗上方去羌活、独活、柴胡、前胡，继进3剂。

11月15日四诊：药后心慌气短好。上方继进3剂，以巩固疗效。

11月26日五诊：药后头昏，关节痛均好，有精神了，但近日牙龈肿痛，口干不思饮食，舌红苔白。用甘露饮加味4剂，愈。

医案2　朱某，男，21岁。1986年8月8日就诊。

自去年5月开始觉得感冒后胸部闷胀憋气，先后经安康和省医院均诊断为“病毒性心肌炎”。伴双腿麻冷，有时流鼻血，咳嗽咯血，易感冒，治疗无好转，今求岐治。症如前。舌红苔微黄，口干，脉沉细。

分析：温邪上受，首先犯肺逆传心包，肺主气属卫，心主血属营，外邪犯肺，气道受阻，肺气失于宣肃则胸部闷胀憋气。上窍不利肺络受伤，可见流鼻血，咳嗽咯血。口干、舌红、脉沉细均属阴虚有热。

辨证：肺阴虚，卫阳不固。

治法：养阴清肺，固卫阳。

方药：银翘玄麦汤加味：金银花20克，连翘10克，玄参20克，麦冬20克，生地20克，杭芍20克，丹皮10克，牛蒡子10克，薄荷10克，黄芪20克，白术10克，防风10克，丹参10克，枳壳10克，甘草3克。

3剂，水煎服。每日1剂，日3服。

方解：金银花、连翘、玄参、生地清热解毒，养阴润燥，为主药。麦冬、白芍、丹皮助生地玄参养阴润燥，凉血解毒，为辅药。牛蒡子、薄荷宣肺利咽，为佐药。甘草泻火解毒，调和诸药，为使药。方中加黄芪、白术、防风益气固表健脾祛风邪，丹参、枳壳活血祛瘀、行气宽中除胀。

8 月 13 日复诊：曾用激化液有胸板闷胀，自觉服中药后舒适，求上方继进 5 剂（加苦参 10 克，因可治心律不齐）。

8 月 20 日三诊：觉上方效果好，药后胸闷消失。上方再进 5 剂，以巩固疗效。

患者持此方，若前症复发则服之，10 年未再复发。

4. 心悸（心房纤颤）

医案　朱某，女，50 岁。1992 年 9 月 13 日就诊。

因心悸胸闷 2 天，心电图诊为“心房纤颤”。令其住院，因无病床，求岐治疗。诊脉沉细，形体肥胖。

分析：《证治汇补·惊悸怔忡》曰：“人之所主者心，心之所养者血，心血一虚，神气失守，神去则舍空，舍空则郁而停痰，痰居心位，此惊悸之所以肇端也。”心阳被抑则胸闷，形体肥胖，脉沉细为痰湿阻滞气机不畅。

辨证：气血不畅，痰湿阻滞。

治法：益气活血，理气化痰。

方药：益气活血汤：党参 30 克，黄芪 30 克，丹参 20 克，赤芍 10 克，川芎 10 克，桃仁 10 克，郁金 10 克，栝楼仁 30 克，薤白 30 克，枳实 10 克，酸枣仁 20 克，桔梗 10 克。

2 剂，水煎服。每日 1 剂，日 3 服。

方解：党参、黄芪益气，为主药。丹参、赤芍、川芎、桃仁、郁金活血化瘀，通络行气解郁，为辅药。栝楼仁理气化痰，薤白温阳散结，为佐药。枳实理气引药下行，桔梗载药上行，为使药。加酸枣仁养心安神。

9 月 15 日复诊：药后心悸消失，仍胸闷。上方加降香 10 克，2 剂。

9 月 17 日三诊：药后心悸胸闷消失。上方再 2 剂。

9 月 21 日四诊：上症好转，唯头昏眼胀。用杞菊地黄丸调理而愈。若治之不当，易发心衰。

观察 2 年，无复发。

5. 心悸（心脏呈横位改变）

医案　杨某，男，60 岁。1997 年 11 月 15 日就诊。

自觉近半月来胸闷痛，心慌气短，精神差，呼气易，吸气难，今胸透拍片提示“心影呈横位改变”。经服救心丸稍缓解不痛了，口干不思饮食，脉沉细，求服中药。

分析：心主血脉，气血亏耗，心阳不振致心悸。心阳不振不能运血，气血亏虚不能养心故见心慌气短、呼气易、吸气难。脾主运化，脾不健运，不思饮食，脉沉细为心阳不足，鼓动无力，肺阴亏损津液不能上承则口干。

辨证：心血不足，无力振动，气滞血瘀。

治法：宜补气养血，活血化瘀，行气开郁。

方药：四参汤加味：红参 20 克，丹参 20 克，玄参 20 克，太子参 20 克，当归 10

克，黄芪30克，乳香10克，没药10克，川芎15克，葛根20克，元肉20克，穿山甲10克，山药20克，酸枣仁20克，陈皮10克，地龙10克，桂枝6克，山萸肉20克，柏子仁20克。

3剂，水煎服。每日1剂，日3服。

方解：红参、丹参、玄参、太子参、当归、黄芪益气补气血，为主药。葛根、元药肉、山药、陈皮益气健脾，为辅药。川芎、乳香、没药、穿山甲、地龙活血化瘀，为佐药。方中加桂枝温通脉阳，酸枣仁、柏子仁养心安神，山萸肉补肝肾涩精气。

11月28日复诊：药后好转。上方3剂，水煎服。

12月11日三诊：药后有精神了，胸不闷，能行走来就诊了，呼吸均匀正常了，仅服6剂。今再进3剂，以巩固疗效。

岐按：四参汤治疗心脏病、冠心病有效方，宜经常服用，连服3~6个月可痊愈。但因病人未坚持治疗，3年后该患者已故。凡有心脏病、冠心病应当坚持治疗，并要提高警惕，自我保护。

6. 心悸（受凉引起冠心病）

医案　包某，女，55岁。1987年1月4日就诊。

因受凉感冒后头昏心慌气短，咳嗽干呕、胸闷腹胀。舌红赤干燥苔白、脉浮数曾多次诊为“冠心病”。

分析：风寒束于肌表郁久化热，热邪犯及心肺。犯及心出现头昏心慌气短，犯及肺出现咳嗽干呕、胸闷腹胀，舌红赤干燥苔白、脉浮数，是风寒束表郁久化热之象。

辨证：风寒束表，郁久化热，热邪犯及心肺。

治法：养阴清肺，养心安神。

方药：银翘玄麦汤加味：金银花10克，连翘10克，玄参20克，麦冬10克，生地20克，白芍20克，丹皮6克，牛蒡子10克，薄荷10克，杏仁10克，紫菀10克，太子参20克，石斛20克，酸枣仁20克，甘草3克。

2剂，水煎服。每日1剂，日3服。

方解：生地、玄参、金银花、连翘养阴润燥，清热解毒，为主药。麦冬、白芍、丹皮助生地玄参养阴清肺而润燥，凉血解毒，为辅药。牛蒡子、薄荷利咽，为佐药。甘草泻火解毒。方中加杏仁止咳平喘，紫菀化痰止咳，太子参补气生津，石斛养胃生津、治肺虚咳嗽，酸枣仁养心安神。

2月26日，告知药后诸症消失，病好了。

患者持此方，每年感冒后就服3剂，愈。

7. 心悸（冠心病心慌S－T段改变）

医案　许某，男，29岁。1994年7月5日就诊。

因心慌6月3日做心电图，发现S－T段改变，服普萘洛尔（心得安）10毫克×12片，每次1片，日3次，4天服完，今做心电图正常，但心慌仍不好转，今求中医治疗。舌红苔薄白，脉细弱。

分析： 脾主思而统血，心藏神而主血，脾胃为气血生化之源，脾虚气衰血少，而心失所养故见心慌。舌为心苗，心主血脉，心血不足故舌质淡红、脉象细弱。

辨证： 心脾两虚。

治法： 补养心脾。

方药： 归脾汤：党参 20 克，白术 10 克，黄芪 20 克，当归 10 克，茯苓 10 克，远志 10 克，酸枣仁 20 克，木香 10 克，元肉 20 克，生姜 10 克，甘草 3 克，大枣 3 枚。

6 剂，水煎服。每日 1 剂，日 3 服。

方解： 黄芪、党参补气健脾，为主药。当归、龙眼肉养血合营，合主药益气养血，为辅药。白术、木香健脾理气补而不滞，茯苓、远志、酸枣仁养心安神，为佐药。甘草、生姜、大枣和胃健脾，以资生化则气旺而血充，为使药。

3 剂后心慌消除。随访 3 年健在，无复发。

8. 心悸（冠心病）

医案　陈某，男，65 岁。1987 年 11 月 11 日就诊。

患冠心病供血不足已 5 年，胸前区闷痛，头昏心慌气短，动则加重，失眠多梦，口干苦，大便干结。面色潮红，舌红苔薄黄，脉细数。自诉患病以来常常担忧恐惧不已，甚则夜不成寐。

分析： 心藏神而主血，思虑过度则劳伤心脾，脾为气血生化之源，脾虚气衰血少而心失所养，故心慌气短、动则加重、失眠多梦易惊、思虑过多阴虚血少，则虚火易动。阴虚阳亢虚火上炎，则面色潮红、口干苦、大便干、舌红苔薄黄、脉细数。

辨证： 思虑过度，耗伤心血，气虚血少。

治法： 滋阴清热，养血安神。

方药： 天王补心丹加味：柏子仁 20 克，酸枣仁 20 克，天冬、麦冬各 10 克，生地 10 克，当归 10 克，党参 15 克，玄参 15 克，丹参 15 克，桔梗 10 克，远志 10 克，茯苓 10 克，五味子 6 克，菖蒲 10 克，降香 10 克，鸡血藤 20 克，青皮 10 克，黄芪 20 克，栝楼仁 20 克。

3 剂，水煎服。每日 1 剂，日 3 服。

方解： 生地滋阴清热使心神不为虚火所扰，为主药。玄参、天冬、麦冬协助生地加强滋阴清热之功，为辅药。丹参、当归补血养心使心血足神自安，党参、茯苓益气安神，柏子仁、远志宁心安神，五味子、酸枣仁敛心气的耗散安神，均为佐药。桔梗载药上行入心安神，为使药。方中加石菖蒲开窍宁神，降香活血散瘀，鸡血藤行血补血，青皮疏肝破气散结，黄芪益气，栝楼仁清肺化痰、利气宽胸。

11 月 14 日：药后稍平稳。上方加红参 6 克，3 剂。

11 月 17 日：心悸。用天王补心丹加黄芪 30 克，红参 10 克，3 剂。

11 月 20 日：服 11 月 17 日药后心慌胸闷明显减少，大有好转。治用 11 月 17 日方 3 剂。

11 月 23 日：药后心慌胸闷明显减少，有精神。治用前方 3 剂。

12 月 2 日：冠心病已 5 年了，每因劳累及寒冷引起，频繁发作 3 个月，四肢不温，口不干，动则心悸胸闷，有时左臂也痛，舌红苔白，脉沉细弱。辨证：寒邪阻遏气机，寒胜阳弱。治法：温阳散寒，益气活血。方药：用参芪桂附四物汤：红参10克，黄芪30克，桂枝10克，附子10克，当归10克，川芎10克，生地10克，白芍30克，丹参15克，三棱6克，莪术6克，郁金10克，干姜10克。3剂，开水煎服，日3服。

12月11日：自觉服12月2日药后头昏胸闷痛减轻，复发的次数减少，大便干，食欲正常。舌红苔薄白，动即痛，平时不动有胸闷，脉沉细。用12月2日方加味：栝楼仁30克，薤白30克，枳壳10克。2剂，开水煎服，日3服。

12月14日：冠心病好转，继用12月11日方3剂。

12月21日：服14日药后大便通畅，心前区痛较前减少，疼痛减轻，继用前方加减：栝楼仁30克，薤白30克，枳壳10克，黄芪30克，太子参30克，桃仁10克，三棱10克，莪术10克，天南星10克，丹参20克，干姜10克，党参30克，桂枝10克，附子6克，地龙10克。5剂，开水煎服，日3服。

12月29日：胸痛减轻，发作稀疏。继进上方5剂。

随访药后诸症消失，2006年仍在。现已85岁，仍健在，生活自理，行动尚可。

9. 心悸（冠心病）

医案 汪某，女，58岁。1995年10月25日初诊。

因胸闷痛5年了，反复发作，时轻时重，近半月来住院，今做动态心电图结果：①ST－T异常，②窦性心动过缓。自觉心前区胸闷痛，气短头昏，乏力困倦，舌暗红苔白，口干苦，脉沉细。

分析：心主血脉，心阳被抑则胸闷，心络挛急则心痛。血亏气虚，头昏气短，乏力困倦，口干苦，热象较著，舌暗红苔白、脉沉细皆属于血瘀。

辨证：气血亏虚，瘀滞不通，气滞血瘀。

治法：益气活血，化瘀止痛。

方药：四参汤（自拟方）：红参20克，丹参20克，辽参20克，太子参20克，黄芪30克，元肉20克，葛根20克，山药20克，炮山甲10克，乳香、没药各10克，川芎10克，陈皮10克，酸枣仁20克，地龙10克，当归12克。

3剂，水煎服。每日1剂，日3服。

方解：红参、丹参、辽参、太子参、当归、黄芪益气养阴补气血，为主药。葛根、元肉、山药、陈皮解肌生津益气健脾，为辅药。川芎、乳香、没药、穿山甲、地龙活血化瘀，为佐药。酸枣仁养心安神。

10月27日：药后胸不闷痛了，精神好转，头昏轻，睡眠好。上方再进3剂。

10月31日三诊：药后头不昏了，心前区不痛了，不气短了，有精神。上方再进3剂。

11月4日四诊：药后基本缓解。前方再进5剂。

11月9日五诊：药后胸前区闷痛消失已稳定。但活动后觉阵发性心动过缓，食欲增加有精神了。上方又5剂。

11月25日六诊：药后诸症均好，今出院求上方再进5剂，以巩固疗效。

岐按：此方专治冠心病，每年经治10余例，均获满意效果。如果复发，继服也效验。如有心前区刺痛、触痛，心悸气短，夜间尤甚，舌红苔黄腻者，用治汪方加栝楼仁、薤白、柏子仁各20克，效验。

10. 心悸（冠心病）

医案　李某，男，45岁。1982年7月8日就诊。

因心慌气短出汗胸闷痛，曾做心电图确诊“冠心病，窦房阻滞，下壁供血不足”，曾服西药治疗无效，求岐治疗。自觉头晕心慌气短，四肢困倦，少气懒言，动则心慌气短加重、出汗、胸闷痛，舌淡红苔薄白，脉结代。

分析：心主血脉，血虚不能养心故心慌，不能上营于脑故头晕，血亏气虚则气短。脾主升清，脾主运化，脾胃为营卫气血生化之源，损伤脾胃则气血虚损。脾气不足故见少气懒言、四肢困倦、动则心慌气短加重。气虚则卫外不固故自汗。气机不利故胸闷痛，舌淡红苔薄白，脉结代，都属于节律失常而有歇止的脉象。

辨证：中气不足。

治法：补中益气。

方药：补中益气汤加味：黄芪20克，党参15克，炙甘草6克，白术10克，陈皮10克，升麻10克，柴胡10克，当归10克。加枳壳10克，栝楼仁20克，仙鹤草20克，龙牡各20克，大枣20克，太子参20克。

2剂，水煎服。每日1剂，日3服。

方解：黄芪补中益气，为主药。党参、炙甘草、白术益气健脾，为辅药。陈皮理气和胃、当归养血，为佐药。升麻、柴胡协助主药升提阳气。方中加枳壳、栝楼子行气宽中除胀、胸腕痞闷胸痹，仙鹤草、大枣脱力劳伤、补益之品，龙骨、牡蛎固涩止汗，太子参补气生津。

7月10日：冠心病，心律不齐，动则心慌气短，口干，出汗多，脉细数。按心阴虚论治。用天王补心丹加力参3克，黄芪20克，仙鹤草10克。3剂。

7月17日：冠心病。用7月8日方，3剂。

7月23日：做心电图提示：冠心病，心脏左心室下辟供血不足，但窦房阻滞已消失。自觉胸闷气短，偶有心胸闷痛几秒，脉结代都属于节律失常而有歇止的脉象。用炙甘草汤：炙甘草6克，力参6克，阿胶10克，生地20克，生姜10克，大枣20克，丹参20克，桂枝6克，黑芝麻20克，麦冬10克，酸枣仁20克。3剂。

7月26日：胸闷痛气短好了，其他还在。上方继进3剂。

7月31日：服7月23日药6剂，诸症好转。口干不思饮水，舌红苔黄燥。上方加石斛20克，6剂，水煎服。

8月6日：药后自觉胸闷气短好，口不干，心律齐了。治继用7月31日方，6剂。

8月12日：服7月31日方12剂后脉搏已无停动现象，无胸闷口干，仅有活动时气短。舌红苔薄黄。遵效不更方，用炙甘草汤：炙甘草6克，力参6克（冲服），桂枝6克，阿胶10克，生地20克，黑芝麻20克，麦冬10克，生姜10克，大枣20克，丹参20克，酸枣仁20克，石斛20克。3剂。

8月16日：冠心病供血不足，曾胸闷心慌气短，脉结代，服8月12日药后诸症消失，脉律齐，无结代。治用前方6剂。

8月23日：药后停药1天，仅觉心慌一阵，但心律齐。治用上方加仙鹤草、桑寄生各20克。3剂。

8月28日：口干。用上方去桂枝，3剂。

9月2日：药后偶有心前区闷，手发颤缩。方药：炙甘草汤加丹参、黄芪、龙骨、牡蛎各20克，3剂。

9月8日：药后手颤缩好转，但脉结代。治疗用炙甘草6克，党参20克，桂枝6克，阿胶10克，生地20克，黑芝麻20克，酸枣仁20克，大枣20克，生姜10克，麦冬20克，力参6克。3剂。

9月13日：药后无不适感，脉无结代。治用上方3剂，以巩固疗效。

岐按：坚持治疗定会好转，早期治疗定会控制。千万注意此病会有生命危险，必需给家人交代清楚预后不良，以免医疗纠纷。医生只要认真耐心负起了应尽的职责，全心救治，病家是会理解的。

11. 心悸（心肌劳损及梗死）

医案　李某，女，47岁。1979年5月16日初诊。

阵阵心悸，月经前月经后心悸明显，脉沉细。3月6日心电图提示“心肌劳损”，今天心电图提示“心肌梗死”。伴头昏心慌气短乏力，大便干结，舌红暗苔薄黄，脉细。

分析：心主血脉，肝藏血，脾统血。月经期血走下，不能养心，则头昏，血亏气虚，则心慌气短乏力。舌暗红瘀血之象，苔薄、脉细、大便干属津液亏虚。

辨证：气血不足，心脾两虚。

治法：补气血，养心脾，祛瘀生新。

方药：人参归脾汤加味：党参20克，白术10克，人参10克，黄芪20克，当归10克，茯苓10克，远志10克，酸枣仁20克，木香10克，元肉20克，生姜10克，龙骨、牡蛎各30克，川芎15克，赤芍15克，仙鹤草20克，柏子仁20克，甘草3克，大枣3枚。

3剂，水煎服。每日1剂，日3服。

方解：人参、黄芪、党参补气健脾，为主药。当归、龙眼肉养血合营，合主药益气养血，为辅药。白术、木香健脾理气补而不滞，茯苓、远志、酸枣仁养心安神，为佐药。甘草、生姜、大枣和胃健脾，以资生化则气旺而血充，为使药。方中加龙骨、牡蛎平肝潜阳，川芎、赤芍祛瘀生新，仙鹤草脱力劳伤，柏子仁养心安神。

连服6剂减轻。以后每当心悸发作服上方6剂就缓解，年余后患者云：此方好得很，吃了就管用，

以后每年服6剂，1992年因处方遗失，专门来求此方服用，1998年仍健在。

12. 心悸（心动过缓，窦房结缺血）

医案1　郑某，男，46岁。1983年1月8日初诊。

自觉心悸气短，口不干，失眠，纳差。怕冷，四肢发凉，脉迟缓，脉搏 45 ~48 次/分，心电图不正常，“窦房结缺血”。

分析：心阳不足，心失温养故心悸，胸中阳气不足故气短。心阳虚衰，血液运行迟缓，肢体失于温煦故怕冷、四肢发凉。心主神志，如果心主神志的生理功能异常则失眠。脾胃虚弱，运化力不足故纳差。口不干、脉迟缓为心阳虚衰。

辨证：心阳虚衰。

治法：温心阳，益气血。

方药：参芪麻桂附淫汤（自制方）：太子参 12 克，丹参 12 克，玉竹参 12 克，黄芪 20 克，麻黄 3 克，桂枝 6 克，附子 6 克，淫羊藿 10 克，细辛 3 克，熟地 20 克，五味子 6 克。

3 剂，开水煎服。每日 1 剂，日 3 服。

方解：太子参、丹参、玉竹参、黄芪养阴益气，为主药。熟地养血滋阴，五味子敛肺滋肾生津，淫羊藿补肾壮阳，为辅药。麻黄散寒，附子散寒温经，桂枝温通经络，细辛助麻黄解表，助附子温经散寒，均为佐药。

1 月 11 日复诊：药后诸症好转。心率平稳，60 次/分。治用上方 3 剂。

1 月 14 日：药后觉有精神，不怕冷了，四肢也温了，脉搏 61 次/分，睡眠好，食欲可。治疗继进上方 6 剂，以巩固疗效。

随访 3 年无复发。注意这类病容易突然死亡，接诊时一定要高度重视，凡是心脏病都要特别注意，告诉此病的危险性，交代清楚了，医患关系就改善了。有位医生说凡是有心脏病的人住院必须下病危通知书，因为心脏突然停博而死亡的临床并非少见，所以医生和家属必须提高警惕。

医案 2　潘某，男，30 岁。1987 年 11 月 17 日就诊。

因心口痛 3 ~4 年，经西医诊治 10 天，疗效欠佳。胸透：肺野清晰，心影左室大。心电图诊断：窦性心动过缓，43 次/分，血压 110/70 毫米汞柱。今来求中医治疗。脉沉迟，舌红苔黄，食纳差，乏力。

分析：心主血脉，心主神志，心血不足，血亏气虚，收缩无力则窦性心动过缓，左室大为心气不足。脾主运化，脾胃为营卫气血生化主之源。损伤脾胃则气血虚损、乏力、食纳差。舌红苔黄、脉沉迟为脾胃虚寒。

辨证：中气不足。

治法：补中益气。

方药：补中益气汤加味：党参 20 克，黄芪 20 克，白术、陈皮、升麻、柴胡、当归、茯苓、白芷、木香各 10 克，砂仁 10 克，红参 6 克，炙甘草 3 克。

1 剂，水煎服，日 3 服。

方解：黄芪补中益气，为主药。党参、炙甘草、白术益气健脾，为辅药。陈皮理气和胃、当归养血，为佐药。升麻、柴胡协助主药补中益气，为使药。方中加红参、茯苓健脾益气，砂仁、白芷、木香健胃行气止痛，补而不滞。

11 月 18 日：药后心口痛减，有劲，脉搏 60 次/分，有点精神。治用上方 2 剂。

岐按：*应加强治疗以防心脏衰竭，危及生命。*

医案3　张某，男，49岁。1997年9月15日就诊。

自觉阵阵心慌气短头晕，出冷汗，面色苍黄，四肢无力，以心动过缓住院1周，治疗无效。今求服中药。脉迟缓44次/分，背痛，舌红苔薄白。

分析：心主血脉，心藏神，脾主思而统血，思虑过度则劳伤心脾，脾胃为气血生化之源，脾虚则气衰血少，而心失所养故心慌气短。血虚不能上营于脑故头晕。损伤心阳，心阳虚衰，血液运行迟缓，肢体失于温煦故出冷汗、面色苍白、四肢无力、背痛。舌红苔薄白、脉迟缓为心气虚，心阳虚。

辨证：心脾两虚，气血不足。

治法：益气补血，健脾养心。

方药：归脾汤加味：党参20克，白术10克，黄芪20克，当归10克，甘草6克，茯苓10克，远志10克，酸枣仁20克，木香10克，元肉20克 ，大枣10克，柏子仁20克，肉桂6克，干姜10克，附子10克，麻黄3克，桑寄生20克，红参20克。

2剂，开水煎服。每日1剂，日3服。

方解：黄芪、党参补气健脾，为主药。当归、龙眼肉养血和营，和主药益气养血，为辅药。白术、木香健脾理气、补而不滞，茯苓、远志、酸枣仁养心安神，均为佐药。甘草、干姜、大枣和胃健脾以滋生化则气旺血充，为使药。方中加肉桂补火助阳温通经脉，附子助心阳以通脉，麻黄温化寒邪，桑寄生养血润筋祛风通络，柏子仁养心安神，红参加强益气。气衰血少之证，常以少量肉桂配入补气养血药中，有温运阳气，鼓舞气血生长的功效。

9月17日复诊：自觉好受，脉缓56次/分。治用上方加山药20克，山萸肉20克，3剂，开水煎服。

9月22日三诊：药后心里好受，诸症明显好转，头晕、出冷汗等症消失，脉和缓有力78次/分。上方5剂，以巩固疗效。

随访3年再未复发。正常上班，患者甚为感激，并称为特效方。

医案4　周某，女，39岁。1997年4月19日就诊。

因经常头昏、心悸气短、四肢无力已4年，反复发作，曾做心电图提示：窦性心率过缓46次/分。伴周身麻木，口不干，舌淡红苔薄白，脉迟缓。

分析：心主血脉，心脏的正常搏动，主要依赖心气，心气充沛，才能维持正常的心力、心率和心律，如果血衰少，血腔空虚则心悸，不能上营于脑就头晕。脾主四肢，脾胃为气血生化之源，脾胃的运化功能障碍导致四肢无力、周身麻木。血虚生风，口不干，舌淡红苔薄白、脉迟缓为心阳虚。

辨证：心脾两虚，气血不足。

治法：益气补血，健脾养心。

方药：归脾汤加味：党参20克，白术10克，黄芪20克，当归10克，甘草6克，茯苓10克，远志10克，酸枣仁20克，木香10克，元肉20克 ，大枣10克，干姜6克，肉桂6克，附子10克，桑寄生20克，麻黄3克，天麻20克，柏子仁20克，夜交藤20克，红参20克。

3剂，开水煎服。

方解：黄芪、党参补气健脾，为主药。当归龙眼肉养血和营，和主药益气养血，为辅药。白术、木香健脾理气、补而不滞，茯苓、远志、酸枣仁养心安神，均为佐药。甘草、大枣和胃健脾以滋生化则气旺血充，为使药。方中加干姜温中，肉桂补火助阳温通经脉，附子助心阳以通脉，麻黄温化寒邪，桑寄生养血润筋祛风通络，天麻熄风止痉、夜交藤、柏子仁养心安神，红参加强益气。

岐按：此方坚持治疗可获良效。

13. 心悸（冠心病高血压左前支传导阻滞）

医案　蔡某，男，75岁。1995年2月15日就诊。

因头昏、心悸气短、胸闷痛月余，伴大便干结下坠，舌暗红苔薄黄，脉沉细而弦数，血压140/100毫米汞柱，心电图：左前支传导阻滞。

分析：《证治汇补·惊悸怔忡》："人之所主者心，心之所养者血，心血一虚，神气失守。神去则舍空，舍空则郁而停痰，痰居心位，此惊悸之所肇端也。"心主血脉，心血不足不能上营于脑故头晕。血亏气衰则气短。年高心阳不足，胸中阳气不足故胸闷。肾在窍及二阴，粪便的排泄是大肠的传化糟粕功能，但于肾的气化有关，肾阴不足导致大便干结下坠。心在窍为舌，心的阴血不足则血虚不能养心故心慌。舌暗红苔薄黄、脉沉细而弦数属水亏火旺之象。

辨证：心阴虚，水亏火旺。

治法：养心阴，泻火生津，平肝潜阳。

方药：天王补心丹加味：柏子仁20克，酸枣仁20克，天冬、麦冬各10克，生地10克，当归10克，党参15克，玄参15克，丹参10克，桔梗10克，远志10克，茯苓10克，五味子6克，葶苈子10克，木香10克，天麻20克，石决明20克，草决明20克，石膏30克，知母20克。

3剂，水煎服，每日1剂。

方解：生地滋阴清热，为主药。玄参、天冬、麦冬协助生地加强滋阴清热之力，为辅药。丹参、当归补血养血，党参、茯苓益气安神，柏子仁、远志宁心安神，五味子、酸枣仁敛心气，均为佐药。桔梗载药上行，为使药。方中加葶苈子泻肺平喘降血压，木香行气调中，天麻熄风止痉，石决明、草决明平肝潜阳、清肝明目润肠，石膏、知母清热泻火、滋阴润燥。

2月23日复诊：药后诸症好转，但觉心前区痛。上方加元胡30克，3剂。

3月1日三诊：药后诸症明显好转，血压130/80毫米汞柱，唯手颤。上方加勾藤30克，龙骨、牡蛎各30克，3剂。

3月10日四诊：药后除手颤下坠胀外，其他均好。上方加牛膝10克，青皮10克，陈皮10克，3剂。

3月13日五诊：药后仅觉下坠，其他均好。今查动态心电图仅见"偶发室早"，左前支传导阻滞已不存在。治疗上方去龙骨、牡蛎，加黄芪30克，3剂。

随访5年仍健在。

14. 心悸（心动过速）

医案 王某，女，53岁。1979年9月5日初诊。

因心慌心悸，干咳无痰，咽红、口干舌燥，舌红苔黑，脉沉细而数。心电图提示“心动过速”，120次/分，服西药无效。今求服中药。

分析： 由于阴血不能养心故心悸。由于肺虚阴亏损，清肃之令不行故干咳无痰。阴虚火旺而伤津液故口干舌燥。舌红苔黑、心血不足、脉沉细属于阴虚火旺。

辨证： 心肺阴虚。

治法： 养阴清肺，养心安神。

方药： 金银翘玄麦汤加味：金银花10克，连翘10克，玄参20克，麦冬10克，生地20克，白芍20克，丹皮6克，牛蒡子10克，薄荷10克，甘草3克，柏子仁30克，酸枣仁30克，山豆根10克，石斛30克，玉竹参30克。

每日1剂，连服4剂。水煎服，日3服。

方解： 生地、金银花、玄参、连翘清热解毒，养阴润肺，为主药。麦冬、白芍助生地玄参清热润燥，丹皮凉血解毒，为辅药。牛蒡子、薄荷宣肺利咽，为佐药。甘草调和诸药，为使药。方中加山豆根利咽消肿，石斛、玉竹参滋阴润肺、养胃生津，柏子仁、酸枣仁养血安神。

10月13日：药后心悸心慌已好受，口干舌燥、黑苔也都消失。今心率降至88次/分。遵效不更方，上方再进4剂，以巩固疗效。

随访3年无复发。

15. 心悸（心功能衰弱症）

医案 魏某，男，62岁。1997年9月10日初诊。

因心悸气短、腿肿下午尤甚已2月余。在当地治疗无效，今求岐治疗，心悸气短、头昏乏力，双腿脚肿下午尤甚，休息一夜腿脚肿消失，舌红苔薄白，脉虚弱。

分析： 水为阴邪，赖阳气化之，今阳虚不能化水，水邪内停，上凌于心则心悸，饮阻于中，清阳不升则头晕、乏力。气化不利，水液内停则双腿脚肿。舌红苔薄白、脉虚弱属心气虚。

辨证： 心脾肾俱虚。

治法： 补养心脾，强心利水。

方药： 归脾汤加味：党参20克，白术10克，黄芪20克，当归10克，甘草6克，茯苓10克，远志10克，酸枣仁20克，木香10克，元肉20克，大枣10克，山药、山萸肉、生地、熟地、天冬、麦冬、车前子、泽泻、猪苓各20克，柏子仁20克，枸杞20克，菖蒲10克，黄连6克。

3剂，水煎服。每日1剂，日3服。

方解： 黄芪、党参补气健脾，为主药。当归龙眼肉养血和营，和主药益气养血，为辅药。白术、木香健脾理气、补而不滞，茯苓、远志、酸枣仁养心安神均，为佐药。甘草、大枣和胃健脾以滋生化则气旺血充，为使药。方中加山药益气养阴、补肺脾肾，山萸肉补益肝肾、收敛固涩，生地养阴生津，熟地养血滋阴，天冬清肺降火滋阴，麦冬养阴润肺，车前子利水通淋，泽泻、猪苓利水渗湿，菖蒲开窍宁神化湿，黄连反佐燥湿，柏子仁养心安神，枸杞滋补肝肾润肺。

9月13日：药后诸症消失，求前方再进3剂，以巩固疗效。

岐按：因药切病机，治疗得当，故获效迅速。

16. 心悸（心脏性水肿、心肾衰弱）

医案　代某，女，68岁。1988年2月2日就诊。

下肢水肿20余年。西诊“心脏性水肿”，伴乏力，腰痛，翻身困难，口不干，舌红苔薄白，脉沉细。

分析：水为阴邪，赖阳气化之，今阳虚不能化水，水邪内停，气化失利则下肢浮肿，血亏气虚则乏力。腰为肾之府，患者68岁精少肾气衰，肝肾两亏，气血不足故腰痛、翻身困难。口不干、舌红苔薄白、脉沉细属于肾阳虚。

辨证：肝肾不足，心阳虚弱。

治法：温阳益气，调补肝肾，强心利尿。

方药：独活寄生汤加味：独活10克，秦艽10克，防风10克，细辛6克，杜仲10克，牛膝10克，寄生10克，当归10克，生地10克，白芍10克，党参15克，茯苓10克，甘草3克，川芎10克，桂枝6克，附子10克，故子10克，车前子、泽泻、猪苓各20克。

3剂，开水煎服。每日1剂，日3服。

方解：独活、秦艽、防风、细辛祛风止痹痛、发散阴经风寒，为主药。杜仲、牛膝、寄生补肝肾，为辅药。当归、生地、白芍养血和血，党参、茯苓、甘草补益正气，均为佐药。川芎、桂枝温通血脉，为使药。方中加附子助心阳温通经脉，故子补肾壮阳、腰膝冷痛，车前子利水通淋，泽泻、猪苓利水渗湿。

2月6日：药后下肢水肿减轻，但腰仍痛，翻身困难。上方加千年健10克，3剂，开水煎服。

2月10日：药后下肢水肿消失，腰痛减轻。治用上方千年健加为30克，3剂，开水煎服。药后腰痛好转，诸症消失。

应坚持治疗，可以巩固疗效。本方加附子、故子、车前子、猪苓、泽泻有温阳益气，强心利水之功效，故诸症好转，水肿明显消除。

17. 心悸（心律不齐）

医案　陈某，男，50岁。1980年1月24日就诊。

因心悸、心慌，做心电图提示心律不齐，服中西药均效不著，于1月20日夜来家求治。诊见心律绝对不齐，心慌气短，胸闷，口干不思饮，脉结代。

分析：心主血脉，心血一虚，神气不守，血亏气衰则心慌气短，心阳不足故胸闷。

由于脾胃虚弱，饮食甚少，不能化精微，阴液来源不足，阴虚则火旺。如虚火扰动，则脾胃阴液更伤故口干不思饮，脉结代为气虚血少、血不养心所致。

辨证： 气血两虚，心失所养。

治法： 滋阴清热，养血安神。

方药： 天王补心丹加味：柏子仁 20 克，酸枣仁 20 克，天冬、麦冬各 10 克，生地 10 克，当归 10 克，党参 20 克，辽参 20，丹参 20 克，桔梗 10 克，远志 10 克，茯苓 10 克，五味子 6 克，龙骨、牡蛎各 20 克。

2 剂，水煎服。每日 1 剂，日 3 服。

方解： 生地滋阴清热使心神不为虚火所扰，为主药。辽参、天冬、麦冬协助生地加强滋阴清热，为辅药。丹参当归补血养血，党参、茯苓益心气而安神，柏子仁、远志、五味子、酸枣仁敛心气的耗散、安神，均为佐药。桔梗载药上行，为使药。方中加龙骨、牡蛎收敛固涩。

1 月 24 日复诊：自觉药后胸闷、心慌气短、口干不思饮均好转。治遵效不更方，上方 3 剂。

随访观察 5 年尚可。

18. 心悸（偶发性室早及房早）

医案　刘某，女，25 岁。1994 年 1 月 10 日就诊。

因心慌气短、心里难受半月。今做心电图提示："偶发性室早及房早"。曾服西药乏效。今求服中药，除见上症外，头抬不起，舌红少苔，脉沉细结代。

分析： 心主血脉，心血不足，血亏气少，心阳不足则心悸气短。脾胃气虚发展脾阳不振，中气虚寒，饮阻于中，清阳不升故头抬不起。心在窍为舌，心阴血不足则舌红少苔，脉沉细结代为气虚血少，血不养心，无阳以宣其气，无阴以养其心。

辨证： 气血不足，心神失养。

治法： 益气养血，滋阴复脉，养心安神

方药： 炙甘草汤加减：炙甘草 10 克，党参 20 克，干姜 10 克，桂枝 10 克，麦冬 10 克，生地 20 克，白芍 20 克，柏子仁 20 克，酸枣仁 20 克，大枣 10 个。

3 剂，水煎服。每日 1 剂，日 3 服。

方解： 炙甘草甘温益气缓急养心，为主药。党参、大枣益气补脾养心，生地、麦冬滋阴养血合主药益气养血，均为辅药。桂枝、干姜温通心阳，使气血流通则脉复常，为佐药。方中加白芍、柏子、酸枣仁养血敛阴、养心安神。

1 月 13 日：药后心慌气短心里难受好转，头也能抬起了。治用上方加红参 10 克，黄芪 20 克。3 剂。

1 月 27 日：上方 12 剂，今查心电图正常。

半年后痊愈。

19. 心悸（先天性心脏病）

医案　毕某，女，50 岁。1996 年 8 月 6 日就诊。

因心慌气短3个月逐渐加重。曾服西药无效，做心电图提示："窦性心律，频发期前收缩二联症"。伴胸闷嗳气，失眠，口干，不思饮，舌红少苔，脉细数。

分析：心主血脉，由于阴血不能养心故心悸失眠。心气不足，血液亏虚，脉道不利形成胸闷气短。胃气上逆出现嗳气，由于脾胃虚弱，饮食甚少，不能化精微，阴液来源不足，阴虚火旺，虚火扰动，脾胃津液更伤，所以口干不思饮、舌红少苔、脉细数使阴虚火旺。

辨证：心阴血虚不能养心。

治法：滋阴养心安神。

方药：天王补心丹加味：柏子仁20克，酸枣仁20克，天冬、麦冬各20克，生地20克，当归10克，党参20克，辽参20，丹参20克，桔梗10克，远志10克，茯苓10克，五味子6克。加半夏10克，旋覆花10克，红参20克，代赭石20克。

3剂，水煎服。每日1剂，日3服。

方解：生地滋阴清热使心神不为虚火上扰，为主药。辽参、天冬、麦冬协助生地加强滋阴清热，为辅药。丹参、当归补血养血、心神足而神自安，党参、茯苓益气安心神，柏子仁、远志宁心安神，五味子、酸枣仁敛心气的耗散、安神，均为佐药。桔梗载药上行，为使药。方中加半夏、旋覆花、代赭石降逆止呕，红参补肺纳气。

8月16日复诊：药后心悸气短期前收缩消失，唯嗳气。用上方加木香、枳壳、白豆蔻各10克，黄芪30克，夜交藤20克。5剂。

8月28日三诊：药后诸症好转。前方加山药10克，山萸10克，山楂10克，穿山甲10克。3剂。

9月10日四诊：药后诸症已好。但口干，胃胀痛，嗳气，舌红无苔，脉细数。辨证：属肝肾阴虚。治法：宜滋补肝肾。用一贯煎加味：沙参20克，麦冬10克，当归10克，生地10克，枸杞10克，川楝子10克，穿山甲10克，山楂10克，山药10克，山萸10克，广三七6克，白芍20克，乌梅20克，旋覆花10克，代赭石30克。3剂。

10月23日五诊：今动态心电图报告：①先天性心脏病房间隔缺损（原发性）；②左室后壁增厚，故为高血压心脏病；③少心电黏液。因心悸气短、失眠、出汗、口干、嗳气，动则心跳加快，口唇发绀，治宜养心安神，方用8月6日方2剂。

10月28日六诊：药后胸闷塞、嗳气、口干、心悸、出汗均减少，手麻、血压正常，舌红无苔，脉细数弱。治用上方加黄芪20克，西洋参20克，3剂。

11月1日七诊：药后均减轻，手麻只中午发生1次了。上方加地龙10克。3剂。

11月5日八诊：药后精神好，已不出汗了，口干轻，心悸气短少了，一天1~2次，睡眠可，手麻消失了。上方加通草10克。2剂。

11月8日九诊：手已不麻了，但胃胀。上方加木香10克，2剂。

11月11日十诊：心悸气短，烧痛游走不定。此乃病久元气亏损。方药：大补元煎汤加味：党参15克，当归10克，山药10克，山萸肉20克，甘草3克，枸杞15克，杜仲12克，熟地20克，黄芪20克，西洋参20克。3剂。

11月14日十一诊：减轻，带药3剂回家，以巩固疗效。

1997 年 9 月 1 日，告知尚好。

20. 心悸（饮邪上犯）

医案 张某，女，41 岁。1996 年 5 月 18 日就诊。

因心悸气短，腹胀，下午腿肿胀年余，形体肥胖，有风湿关节炎史。脉沉细。

分析： 脾主思而统血，心藏神而主血，脾胃为气血生化之源，脾虚则气衰血少，心失所养故见心悸。脾主升清，脾气不能升清，水谷不能运化而气血生化无源，可见腹胀。水为阴邪，赖阳气化之，今阳气不能化水，水邪内停，气化不利，水饮内停则下午腿肿胀，脉沉细为心阳不足。

辨证： 心脾两虚，湿邪壅滞，阻遏气机。

治法： 补养心脾，行气利水。

方药： 归脾汤加味：党参 20 克，白术 10 克，黄芪 20 克，当归 10 克，甘草 6 克，茯苓 10 克，远志 10 克，酸枣仁 20 克，木香 10 克，元肉 20 克，大枣 10 克，生姜 10 克，神曲、山楂、柏子仁、车前子、滑石、鸡内金、枳壳各 10 克。

5 剂，水煎服。每日 1 剂，日 3 服。

方解： 黄芪、党参补气健脾，为主药。当归、龙眼肉养血和营，和主药益气养血，为辅药。白术、木香健脾理气、使补而不滞，茯苓、远志、酸枣仁养心安神，为佐药。甘草、生姜、大枣和胃健脾以滋生化则气旺血充，为使药。方中加神曲、山楂消食健胃，柏子仁养心，车前子、滑石利水通淋，鸡内金消食健脾胃，枳壳行气宽中除胀。

6 月 28 日：药后前病已愈。今突然头昏眼花，恶心呕吐 4 天，来就诊，伴手脚心发热，口不干，食欲尚可，形胖，脉沉细。辨证：按痰浊朦憋，清阳不升，浊阴不降论治。治法宜降逆化痰，升阳益气，佐以养阴清肺。方药：用东垣半夏白术天麻汤加生地、丹皮、地骨皮各 10 克。3 剂，水煎服，日 3 次。

随访只服了 3 剂药就好了。

岐按： 前次患病下午腿肿胀，属心脾两虚、气血运行不畅所致，故用归脾汤加健胃消食理气之神曲、山楂、鸡内金、枳壳、滑石、车前子，用柏子仁以加强酸枣仁养心安神之力，所以见效迅速，疗效满意。这次患病是眩晕症伴手脚心发热、口不干，眩晕证属痰浊内阻、清阳不升、浊阴不降，手脚心发热属阴虚血虚血热，看似矛盾，但本着有是病用是药，辨证论治，用东垣半夏白术天麻汤以降逆化痰、升阳益气，加生地、丹皮、地骨皮以养阴清肺，诸药各司其职，各尽其能，方获良效。

21. 惊悸（脑动脉硬化、低血压）

医案 刘某，女，68 岁。1996 年 10 月 28 日就诊。

因经常头晕心悸烦躁乱跑，曾在内科诊为“脑动脉硬化”，治疗半年无明显改善。刻诊患者头晕心悸烦躁，想到处乱跑，感觉心里好受，口舌干燥，舌红苔少，脉细数，血压低 120/40 毫米汞柱。

分析： 心主血脉藏神，心神不能自主则心悸，不能上营于脑故头晕，心不藏神心中惕惕，则善惊易恐，则烦躁想乱跑。阴虚火旺，虚火上扰动则脾胃阴液更伤故见口舌干燥，舌红苔少、脉细数属于阴虚火旺。

辨证：心阴亏虚，气血不足。

治法：滋阴养心，调理气血。

方药：天王补心丹味：柏子仁 20 克，酸枣仁 20 克，天冬、麦冬各 20 克，生地 20 克，当归 10 克，党参 20 克，辽参 20，丹参 20 克，桔梗 10 克，远志 10 克，茯苓 10 克，五味子 6 克，龙骨 30 克，牡蛎 30 克，天麻 10 克，黄芪 30 克，西洋参 10 克，夜交藤 30 克。

3 剂，水煎服。每日 1 剂，日 3 服。

方解：生地滋阴清热使心神不为虚火上扰，为主药。辽参、天冬、麦冬协助生地加强滋阴清热，为辅药。丹参、当归补血养血、心神足而神自安，党参、茯苓益气安心神，柏子仁、远志宁心安神，五味子、酸枣仁敛心气的耗散、安神，为佐药。桔梗载药上行为使药。方中加龙骨、牡蛎镇静安神，黄芪、西洋参益气，天麻熄风止痉，夜交藤养心安神。

11 月 1 日复诊：药后心悸好转，也不乱跑了，测血压为 110/60 毫米汞柱。上方再进 5 剂。

2 月后来告知，药后诸症消失，疾病告愈，患者连声致谢。

岐按：天王补心丹适用于阴亏血少所致的虚烦不眠，心悸怔忡，健忘多梦，精神疲倦，大便干燥或口舌生疮，舌红苔少，脉细数等症，有滋阴清热、养心安神之功效。岐常用本方加味治疗心脑血管疾病效果显著。本例用天王补心丹加龙骨、牡蛎、天麻、黄芪、西洋参、夜交藤，治脑动脉硬化、低血压、心悸乱跑等症。药切病机，故获速效。

第十四节　积聚

腹内结块，或胀或痛的一种疾病。积是有形，固定不移，痛有定处，病属血分，乃为脏病。聚是无形，聚散无常，痛无定处。病属气分，乃为腑病。

就临床所见，积聚包括现代医学中肝硬化、肝脾肿大、胆囊疾患、胆结石及术后遗症等。

病因：七情郁结、气机郁滞、甚则瘀血内停，或饮食内伤，致令肝脾受损，痰滞交阻；或寒温失调，脏腑失和，正虚瘀凝所致。根据病情变化，大致初病多实，久病多虚。

一般积块软而不坚，正气未伤为初期；积块增大，按之觉硬，正气已伤为中期；积块坚硬，正气大伤为末期。

1. 癥瘕（肝脾肿大）治愈

医案　张某，男，30 岁。1979 年 11 月 20 日就诊。

患者因肝脾肿大，于 1979 年 10 月 27 日在安康地区医院检查 GPT 375 单位，其他各项均正常。11 月 20 日来求岐治疗，诊见前病原有肺门淋巴结核未痊愈病史，肝大肋下 1 指，剑突下 2 指，脾大肋下 1 指形瘦，剑下有压痛感，食纳差，舌红苔薄白，脉弦滑。

分析：脾主运化，运化水谷，即对饮食的消化和吸收，必须依赖于脾的运化功能，才能将水谷化为精微，也赖于脾的转输和散精功能，才能把水谷精微“灌溉四旁”和布散全身。脾的运化水谷精微功能旺盛，则机体的消化吸收功能才能健全，才能为化生精、气、血、津、液提供足够的养料，才能使脏腑经脉四肢百骸，以及筋肉皮毛等组织得到充分的营养，而进行正常的生理活动。反之若脾失健运，则机体的消化吸收机能即因而失常，而出现剑下压痛、食纳差、形瘦和气血生化不足。舌红苔薄白、脉弦滑属于痰饮、食积、实热。

辨证：肝脾肿大，见肝之病，当先实脾。

治法：消食和胃，理气止痛。

方药：保和汤加味：山楂 15 克，神曲 10 克，半夏 10 克，连翘 10 克，陈皮 10 克，茯苓 10 克，莱菔子 10 克，板蓝根、龙胆草、鸡内金、白芷、黄芩各 10 克。

5 剂，每日 1 剂，水煎服。

方解：山楂消一切饮食积滞，尤善消肉食油腻之积，为主药。神曲、莱菔子消食健脾、更化酒食陈腐之积，消食下气，并长于消面麦痰气之积，为辅药。半夏、陈皮行气化滞、和胃，茯苓、连翘健脾利湿、和中、清热散结，为佐药，诸药配伍，食滞得消，胃气得和。方中加龙胆草、板蓝根、鸡内金、白芷、黄芩清热燥湿、泻肝火、健脾消食、止痛、泻火解毒。

12 月 19 日复诊：服上方 17 剂后食增，但口干苦，因 GPT 值高。今用龙胆泻肝汤加焦三仙各 20 克，板蓝根 20 克，青皮 10 克。5 剂。

1980 年 1 月 12 日三诊：因肝区痛，食纳差，又改用保和汤加板蓝根 20 克，龙胆草、鸡内金各 10 克。5 剂。

1 月 17 日四诊：其父代诉，目前精神好，食增，肝不痛，检查 GPT 100 单位/升以内，肝脾不大，恢复正常。病告痊愈。

2. 积聚（肝硬化）

医案 1　凡某，男，38 岁。1980 年 1 月 12 日初诊。

因肝硬化腹水于 2 月前住本院治疗腹水消失而去西安进一步检查，经西安第四军医大学确诊为“门静脉肝硬化，脾功能亢进”。目前因右肋下疼痛 2 月不止，肝区不痛，但有压痛感，食纳差，脉弦数，舌红苔薄黄。

分析：胁肋为肝胆分野，肝胆郁热，气机不畅，肝胆之病影响到脾胃，使升降运化功能失常而出现肝区压痛、食纳差。舌红苔薄黄、脉弦数属于肝胆热盛之象。

辨证：肝脾不调，肝郁化火。

治法：疏肝理气，清热凉血。

方药：丹栀逍遥散加味：当归 15 克，白芍 20 克，柴胡 10 克，茯苓 10 克，白术 10 克，薄荷 10 克，生姜 10 克，炙甘草 3 克。丹参 20 克，丹皮 10 克，栀子 10 克，郁金 10 克，青皮 10 克，陈皮 10 克，焦三仙各 20 克，鸡内金 10 克，乳香、没药各 20 克，元胡索 20 克。

5 剂，每日 1 剂，水煎服。

方解：柴胡疏肝解郁，当归、白芍补血养肝，为主药。茯苓、白术补中理脾，为辅药。薄荷、生姜疏散条达，为佐药。炙甘草调和诸药，为使药。方中加丹皮清热凉血入血分，栀子凉血、清热、泻火，丹参、郁金、元胡索活血行气止痛、活血养血，乳香、没药活血止痛，青皮疏肝破气，陈皮理气调中，焦三仙消食和胃，鸡内金健脾消食。

1 月 18 日复诊：药后觉左胁部不痛，食增，觉饮食有味了。治疗上方 5 剂。

1 月 31 日三诊：觉有时肝区压痛，其他可，以前常流鼻血，现在也不流鼻血了。治疗上方 5 剂。以后该患者调铜川市工作，请求带处方回家服用。

随访 3 年已愈。

医案 2　高某，男，40 岁。1995 年 6 月 19 日初诊。

患乙肝从 1988 年发现至今，反复发作，时轻时重，以前检查蛋白比例正常，今化验结果：白蛋白 37 克/升，球蛋白 35 克/升，TTT（麝浊度）↑，乙肝大三阳。根据蛋白比例系慢性肝炎或肝硬化可能，球蛋白显然升高，而白蛋白明显下降，表示肝脏功能代谢合成差。

分析：肝主疏泄，肝的疏泄反映了肝为刚脏主升主动，生理特点是调畅全身气机，推动血和津液运行的一个重要环节。肾位于腰部，腰为肾之府，肾主要功能藏精，主生长发育、肾中精气是机体生命活动之本，对机体各方面的生理活动均起着极其重要的作用。由于肾阴和肾阳是各脏腑阴阳之本。故肾阴阳失调时会导致其他各脏的阴阳失调，这就是久病及肾。

辨证：按肝肾阴虚、气滞血瘀论治。

治法：滋阴养血，疏肝理气。

方药：一贯煎加味：沙参 30 克，麦冬 30 克，当归 10 克，生地 20 克，枸杞 20 克，川楝子 10 克，乌梅 30 克，白芍 30 克，山楂 30 克，何首乌 20 克，天麻 20 克，山药 20 克，山萸肉 20 克，草决明 20 克，三棱 10 克，莪术 10 克。

5 剂，水煎服。每日 1 剂，日 3 服。

方解：生地滋阴养血以补肝肾，为主药。沙参、麦冬、当归、枸杞养阴而柔肝，合主药滋阴养血生津，为辅药。川楝子疏肝理气，为佐药。方中加乌梅生津，白芍养血敛阴、柔肝止痛，何首乌补益精血，山药益气养阴、补脾肺肾，山萸肉补益肝肾。草决明助肝气、益精水，天麻久服益气力、长阴、增年、轻身，山楂、三棱、莪术破血祛瘀、行气止痛。

6 月 23 日：服药后大便好转。上方又 5 剂。

7 月 27 日三诊：药后大便有时一日 1 次，有时一日 2 次。治用丹栀逍遥散加猪苓汤加味：丹皮、栀子、当归各 10 克，杭芍 30 克，柴胡 10 克，茯苓 10 克，白术 10 克，甘草 6 克，薄荷 6 克，猪苓 10 克，泽泻 10 克，阿胶 20 克，滑石 20 克，龙骨、牡蛎各 30 克，罂粟壳 3 克，山药 20 克，芡实 20 克。5 剂。

8 月 3 日四诊：药后大便日 1 次，其他均可。治前方 5 剂。

8 月 10 日五诊：药后大便每日 1 次，干稀均匀。治前方 5 剂。

8 月 26 日六诊：曾肝硬化蛋白比例失调，经用中药治疗 2 个月后（1995 年 8 月 16 日化验结果蛋白比例正常，TTT 正常），复查正常，肝硬化治愈。

9 月 9 日：用二至合剂治乙肝。

9 月 18 日：治同前二至合剂。

11 月 3 日：大便稀，日 3 ~ 4 次不利索，且乏力困倦，无精神。用大补元煎汤加味：党参 20 克，山药 20 克，山萸肉 20 克，甘草 6 克，当归 10 克，枸杞 20 克，杜仲 10 克，熟地 10 克，黄芪 30 克，穿山甲 10 克，贯仲 10 克，山楂 10 克，蒲公英 10 克，诃子 10 克，龙骨、牡蛎各 30 克。5 剂。

11 月 8 日：药后有精神了，求上方 10 剂。11 月 18 日 5 剂，11 月 22 日 5 剂，12 月 16 日 10 剂。观察 20 年仍在。

岐按：乙肝易发展为肝硬化，进一步成为肝癌。50 岁以后肝病易恶化，请注意。

3. 积聚（肝硬化）

医案 1 段某，男，29 岁。1995 年 6 月 9 日就诊。

因肝区胀痛 1 月，伴胃胀痛，嗳气，口干苦，食纳差，大便干，在池河镇治疗乏效，查肝功，于 6 月 14 日见 TTT 7 单位，白蛋白 30 克/升（正常 36 ~ 55 克/升），球蛋白 26 克/升（正常 20 ~ 29 克/升），肝大质硬，蛋白比例失常，故诊断为“肝硬化”，同时伴有口鼻出血，乏力困倦，气短，有时尿黄。舌红苔微黄，脉沉细而数。

分析：由于情志抑郁，肝气不舒，致令脏腑失和，气滞血瘀，故肝区胀痛；肝主疏泄，肝失疏泄，气机郁结，故胃胀痛、嗳气；肝胆互为表里，肝热则胆火上承，故口干苦；肝气郁结，可影响胆汁分泌与排泄，故食纳差、尿黄；气升太过，则血随气逆而导致口鼻出血。脾主运化，主升清，若脾气不能升清，则水谷不能运化，气血生化无源，故乏力困倦；舌红苔微黄，脉弦属于肝气郁结郁久化热之象。

辨证：肝气不舒，致令脏腑失和，气机阻滞，脉络受伤。

治法：疏肝健脾，理气解郁。

方药：逍遥散加味：柴胡 10 克，当归 10 克，白芍 10 克，茯苓 10 克，白术 10 克，薄荷 10 克，生姜 10 克，甘草 3 克，木香 10 克，枳壳 10 克，车前子 20 克，滑石 30 克，板蓝根 20 克，元胡索 10 克，代赭石 20 克，知母 20 克，女贞子 30 克，旱莲草 20 克，刘寄奴 20 克。

7 剂，每日 1 剂，水煎服，日 3 服。

方解：柴胡疏肝解郁，当归、白芍养血补肝，为主药。茯苓、白术补中健脾，为辅药。薄荷、生姜疏散条达，为佐药。炙甘草调和诸药，为使药。方中加丹皮清热凉血，栀子清热凉血泻火，木香、枳壳行气调中、消胀，元胡索活血行气止痛，代赭石降逆止呕止血，车前子、滑石利水通淋，知母、板蓝根清热泻火、清热解毒，女贞子补益肝肾，旱莲草滋阴益肾、凉血止血，刘寄奴破血散瘀止痛。

6 月 20 日复诊：药后精神好转，食增，大便通畅，肝区痛减轻。治疗同前，并加服阿胶浆 2 盒。

6 月 30 日三诊：药后肝区痛减，尿清，口干减轻，喝水少了，口鼻再未出血了。治疗用前方加穿山甲 10 克，鳖甲 20 克，10 剂。

7 月 11 日：药后肝区不痛，食增，走平路有劲，上坡无劲，精神好转。治同6 月 30 日方药，10 剂。

7 月 24 日：服中药 29 剂后复查肝功正常，蛋白比例正常。

岐按：本例证明肝硬化早期若治疗得当是可以治愈的。

医案2　李某，女，73 岁。1996 年 4 月 19 日初诊。

因患酒精中毒性肝硬化长期在门诊及住院服西药治疗效果不佳，今求用中药治疗，刻诊：腹胀腹水，腿肿，牙龈出血，皮肤瘙痒，肝区刺痛，形瘦，四肢皮包骨头，舌红苔黄燥，脉沉弦。

分析：肝脾不和，气滞湿阻，升降失司，浊气充塞，故腹胀腹水。肝失条达，气血痹阻，故肝区刺痛。气滞湿阻，水道不利，浸渍肌肤故腿肿。阴虚内热故牙龈出血，血虚生风故皮肤瘙痒。脾的运化水谷精微功能减退，脾失健运，则出现形体消瘦。脾为后天之本，气血生化之源。舌红苔黄燥、脉细数属阴虚、血亏，兼有内热之象。

辨证：肝脾不和，阴血亏虚，湿浊停滞。

治法：滋阴养血，行气化浊。

方药：银翘玄麦汤加味：生地 20 克，玄参 15 克，金银花 15 克，连翘 10 克，麦冬 10 克，白芍 15 克，丹皮 10 克，白及 20 克，大腹皮 10 克，车前子 20 克，桑白皮 10 克，滑石 20 克，山药 20 克，山萸肉 20 克，薄荷 6 克，炙甘草 3 克。

5 剂，水煎服。每日 1 剂，日 3 服。

方解：生地、玄参养阴润燥，金银花、连翘清热解毒，为主药。麦冬、白芍助生地玄参清肺而润燥，丹皮助生地玄参凉血解毒，为辅药。薄荷宣肺利咽，为佐药。炙甘草泻火解毒调和诸药，为使药。方中加大腹皮、车前子、桑白皮、滑石、白及、山萸肉、山药行气利水、利水通淋、利尿消肿、收敛止血、消肿生肌、补益肝肾、益气养血、补脾肺肾。

4 月 26 日复诊：药后腹胀腹水、牙龈出血、皮肤瘙痒、肝区刺痛均明显好转，但觉眼胀蒙雾。治疗上方加菊花、蒙花、桃仁各 10 克，6 剂。

6 月 13 日三诊：药后腹胀腹水轻，牙龈不出血，肝区不痛，唯觉下午腿肿，眼蒙胀，但较前明显好转，已能自己走来就诊。治用桃红四物汤加五苓散加蝉蜕 10 克，车前子 20 克，菊花 10 克，草决明 20 克，蒙花 20 克，茺蔚子 20 克，炮山甲 10 克。3 剂，服法同前。

又多活了 3 年。

4. 癥瘕（肝内血管瘤）

医案　王某，女，58 岁。1996 年 9 月 11 日就诊。

今 B 超“肝内血管瘤，胆囊炎”，肝右叶可见 1.0 厘米 ×0.7 厘米强光团。自觉胁痛、胃痛及背部阵发性刺痛，绞痛至汗出而痛减，1966 年至今反复发作，伴大便干，舌红苔黄，脉弦数。

分析：胁肋为肝胆之分野，肝胆郁热，气机不畅，又胆经行于人身之侧故胁疼痛、胃痛牵引背部。瘀血留滞于胁下，气血流通受阻故阵发性刺痛。湿热之邪阻滞于肠胃故大便干、舌红苔黄、脉弦数为湿热壅盛、病在肝脾之象，久病累及于肾损耗肾中精气，导致肾的阴阳失调。

辨证：肝肾阴虚，气血瘀阻，不通则痛。

治法：补益肝肾，活血化瘀，行气止痛。

方药：一贯煎加味：沙参、麦冬、当归、生地、枸杞、川楝子、川芎、乳香、没药、穿山甲、三棱、莪术、桃仁、红花各10克，元胡索20克，夏枯草30克。

3剂，水煎服。每日1剂，日服3次。

方解：生地滋阴养血以补肝肾，为主药。沙参、麦冬、当归、枸杞益阴柔肝，为辅药。川楝子疏泄肝气，为佐使药。方中加川芎活血行气，乳香、没药活血止痛，穿山甲活血通经，元胡索活血行气止痛，三棱、莪术破血祛瘀、行气止痛，桃仁、红花活血祛瘀、润肠通便，夏枯草清肝火、散郁结。

9月21日二诊：药后痛减一半。治遵效不更方，上方再进8剂。

10月14日：服前方后明显好转，近日嗳气。治疗上方加仙鹤草、代赭石各30克，再加僵蚕15克，因治囊肿特效。

岐按：病人求治病只重视感觉，只要痛苦的感觉减轻或消除了，就觉病好了，就不再就医了，也不愿复查，怕多花钱。

5. 癥瘕（脂肪肝，肝右叶内结石）

医案 唐某，男，41岁。1995年5月15日就诊。

因胃腹胀痛突然发作急诊住院治疗，B超为“肝右叶内结石，脂肪肝”。经住院治疗后缓解，但仍觉胃腹胀痛，形体肥胖，大便干，乏力。舌红苔黄燥。求服中药治疗。

分析：肝主疏泄，脾主运化，脾的升清与胃的降浊之间是否协调平衡，而肝的疏泄功能又和脾胃的升降密切相关。肝的疏泄功能正常是脾胃正常升降的一个重要条件。如肝的疏泄功能异常，不仅影响脾的升清功能，还影响胃的降浊功能，在中则为脘腹胀痛，在下便秘，舌红苔黄糙、脉弦数为肝胃热盛。

辨证：肝胃气滞，郁结不通，日久化热，积结成石。

治法：疏肝解郁，健脾理气，化坚消石。

方药：逍遥散加味：当归10克，白芍30克，柴胡、茯苓、白术、薄荷、木香、枳壳、三棱、莪术各10克，穿山甲10克，金钱草60克，鸡内金20克，海金沙20克，大黄10克，芒硝10克，王不留行20克，郁金20克，白花蛇舌草20克，炙甘草3克，生姜3片。

5剂，水煎服。每日1剂，日3服。

方解：柴胡疏肝解郁，当归、白芍养血补肝，为主药。茯苓、白术补中健脾，为辅药。薄荷、生姜疏散条达，为佐药。炙甘草调和诸药，为使药。方中加木香、枳壳行气、调中、消胀，三棱、莪术、王不留行、郁金破血祛瘀、行气止痛、活血通经、行气解郁，白花蛇舌草清热解毒、通利小便，穿山甲活血通经，金钱草、海金沙利水通淋、排石消坚，鸡内金化坚消石，大黄泻下攻积、芒硝攻坚泻下。

5月20日：药后大便通畅，诸症轻松，有精神，求上方20剂带药出院治疗。

半年后随访，诸症好，脂肪肝消失，再未复发。

6. 肝内结石病

医案　李某，女，45岁。1995年9月4日初诊。

因肝区及背胀痛月余，经当地输液5天无效，仍疼痛背胀，头昏口干苦，大便干结，舌红苔黄，今B超提示为"肝内结石"。

分析：胁肋为肝胆分野，肝胆郁热，气机不畅，又胆经行于人身之侧，故胁痛牵引背痛胀。肝主疏泄，脾主运化，肝胆之病影响脾胃，脾的运化功能正常的一个重要环节，是脾的升清与胃的降浊之间是否协调平衡，而肝的疏泄功能又和脾胃的升降密切相关，肝的疏泄功能正常是脾胃正常升降的一个重要条件。如肝疏泄功能异常则不仅影响脾的升清功能，在上头晕，肝气郁结，则影响胆汁的分泌与排泄，出现胁下胀痛，口干苦。湿热之邪阻于肠道故大便干，舌红苔黄属肝胃热盛。

辨证：肝胃气滞，郁结不通，日久化热，积结成石。

治法：疏肝解郁，健脾理气，化坚消石。

方药：逍遥散加味：柴胡10克，当归10克，白芍30克，茯苓10克，白术10克，薄荷10克，生姜10克，炙甘草3克，木香、枳壳、三棱、莪术、郁金、穿山甲、大黄（另包后下）、芒硝（冲服）各10克，海金沙20克，白花蛇舌草20克，金钱草50克，鸡内金20克，牛膝10克，黄芩10克。

5剂，水煎服。每日1剂，日3服。

方解：柴胡疏肝解郁，当归、白芍养血补肝，为主药。茯苓、白术补中健脾，为辅药。薄荷、生姜疏散条达，为佐药，炙甘草调和诸药，为使药。方中加木香、枳壳行气调中，三棱、莪术破血祛瘀、行气止痛，郁金活血止痛、行气解郁，穿山甲活血通络，金钱草、海金沙排石消坚，芒硝、大黄泻下攻积，牛膝引药下行，黄芩清热泻火，鸡内金化坚消石，白花蛇舌草清热，利湿。

9月12日复诊：药后疼痛消失，唯觉头项痛。治疗不更方，上方加川芎20克，葛根20克，蜈蚣3条。5剂，而疼痛消失。

岐按：附9月4日方：当归10克，杭芍30克，柴胡10克，茯苓10克，白术10克，甘草6克，牛膝10克，黄芩10克，三棱10克，莪术10克，穿山甲20克，金钱草60克，鸡内金20克，海金沙20克，木香10克，王不留行20克，芒硝10克（冲服），大黄10克（另包后下），5剂。本方中有鸡内金、金钱草、海金沙皆能化石。2012年才发现鸡内金含有多酚生物碱成分，证明了鸡内金能化石，但中医早已从实践中认识到了。

7. 肝内结石

医案　刘某，女，22岁。1997年3月28日就诊。

患病2年，每日发作则胃痛、背心痛，每次按胃病痛治疗也减轻，曾做胃镜未见异常，今做B超发现“肝内结石”。发则胃痛背心痛，呕吐头昏，舌红苔薄黄，脉弦。

分析：胃主受纳，腐熟水谷，容纳于胃中的水谷，经过胃的腐熟后下传于小肠，其精微经脾之运化而营养全身。胃主通降，以降为和。脾主升清，脾气不能升清导致胃失通降。胁肋为肝胆之分野，肝胆郁热气机不畅，又胆经行于人身之侧故胃痛牵引背心痛。胃气上逆，可出现呕吐。肝主疏泄，肝的疏泄功能异常，影响脾的升清功能，在上头晕。

辨证：肝胃不和，肝郁气滞，湿热蕴结成石。

治法：疏肝散结，清热利湿，排石化坚消石。

方药：逍遥散加味：柴胡10克，当归10克，白芍30克，茯苓10克，白术10克，薄荷10克，生姜10克，炙甘草3克，木香10克，枳壳10克，三棱10克，莪术10克，炮山甲10克，鸡内金10克，海金沙10克，金钱草30克，王不留行20克，白花蛇舌草20克，元胡索20克，大黄10克，芒硝10克（冲服）。

水煎服。但必须注意观察大便情况，若大便日3次以上者应缓服少服，大便次数多者宜暂时停药。应当坚持缓服久服可获效。

方解：柴胡疏肝解郁，当归、白芍补血养肝，为主药。茯苓、白术补中健脾，为辅药。薄荷、生姜疏散条达，为佐药。炙甘草调和诸药，为使药。方中加木香、枳壳、行气调中、消胀宽中，元胡索活血行气止痛，穿山甲活血通络，海金沙、金钱草、鸡内金利水通淋、排石消坚、健胃消食，三陵、莪术破血祛瘀、行气止痛，王不留行活血通经，大黄、芒硝泻下攻积、攻坚泻下，白花蛇舌草清热解毒、通利小便。

另据《新中医》1995年第10期介绍用蒲公英15克，鸡内金15克，金钱草30克，生牡蛎30克，瓦楞子20克，浙贝10克，炮山甲10克，三棱10克，莪术10克，生大黄10克，川楝子10克，栀子10克。连服60天，B超复查，治愈率40%，有效率为91%，说明肝内结石用中药还是有效的。

8. 肝内胆结石治疗录

医案　丁某，女，40岁。1988年1月9日就诊。

自从1982年开始阵发性胃腹胀痛，呕吐清水，大便干结，经常发作，食油肉后加重。今年1月8日B超报告：“左叶肝胆管可探及最大结石10厘米×10厘米，总管有13厘米×12厘米，增强光团声影。”舌红苔黄腻，脉沉弦。

分析：胆与肝相连，胆汁是肝之余气积聚而成，肝主疏泄，肝的疏泄正常，则胆汁能正常地分泌和排泄，有助于脾胃的运化功能，肝气郁结，影响胆汁的分泌与排泄而出现胃腹胀痛、口苦、纳食不化，胃气上逆则呕吐，水饮停胃故吐清水。湿热蕴结于肠胃，气机阻滞，腑气不通故大便干。舌红苔黄腻、脉沉弦为肝胆湿热。

辨证：肝胆湿热蕴结，日久成石。

治法：清肝利胆，化坚排石。

方药：茵陈三金顺气汤：茵陈30克，栀子10克，大黄10克（另包后下），赤芍10

克，桃仁10克，海金沙10克，金钱草30克，蒲公英20克，鸡内金30克，虎杖20克，厚朴10克，枳实10克，芒硝10克（另包冲服），木香10克。

5剂，水煎服。嘱冲洗大便，观察结石。

方解：茵陈清热利湿，为主药。栀子清三焦湿热，为辅药。大黄降泄瘀热，为佐药。方中加赤芍、桃仁活血祛瘀，海金沙、金钱草利水通淋、排石消坚，鸡内金化坚消石，蒲公英、虎仗清热解毒，厚朴、枳实、木香行气、调中、消胀，芒硝泻下攻坚。

1月18日：药后大便稀，日3～4次，近日已排出结石，最大为黄豆大1枚。患者信心大增，遵效不更方，治用上方再进5剂。

1月22日：昨天早晨又排出3枚结石，以黄豆瓣大小，现在已不觉胀痛了，治疗应坚持多服药才能纠正其结石再生，继用上方5剂。

1月30日：服上方15剂后于1月29日B超复查，除左叶胆管内探及数枚增强光团伴声影，最明显的是10毫米×10毫米，胆囊大小正常，胆囊壁模糊毛糙不厚，囊内未见异常，治疗继用上方5剂。

2月4日：药后未见结石排出。治疗继用上方5剂。

2月9日：左肝叶胆管可探及10毫米×10毫米结石，其他已排出了。治用茵陈30克，黄芩10克，黄连3克，栀子10克，木香10克，枳壳10克，金钱草20克，鸡内金10克，海金沙10克，大黄10克（另包后下），芒硝10克，三棱10克，莪术10克，5剂。

3月4日：服1月30日药后进食油肉均无胀痛，大便日2次。用茵陈30克，栀子10克，大黄10克（另包后下），黄芩10克，海金沙10克，金钱草30克，郁金10克，鸡内金10克，木香10克，枳壳10克，蒲公英20克，虎杖20克，槟榔10克，白芍20克，5剂。

4月4日：近日来又剧烈疼痛如排石样痛。今用茵陈30克，栀子10克，大黄10克（另包后下），赤芍10克，桃仁10克，海金沙10克，金钱草30克，鸡内金30克，蒲公英20克，虎杖20克，厚朴10克，枳实10克，芒硝10克（冲服），木香10克，三棱10克，莪术10克，5剂。

4月9日：药后仅呕吐痛1次。舌红苔黄，治疗遵效不更方，用上方5剂。

4月14日：药后无呕吐无腹痛，大便日1次。治用上方3剂。

4月20日：药后不痛了。用茵陈60克，金钱草60克，郁金10克，海金沙10克，虎杖30克，蒲公英20克，黄连6克，黄芩10克，木香10克，枳壳10克，大黄10克（另包后下），3剂。

4月23日：药后不痛无不适感。上方5剂。

5月7日：药后平稳。治同上。

随访10年未再复发。

9. 胆结石

医案1　吴某，男，55岁。1976年10月21日就诊。

因经常胃脘痛，反复发作，一直当胃病治疗，近半月来，呕吐恶心，胃痛右肋骨内胀痛，面目微黄，于10月20日到某地区医院B超检查诊断为“胆结石”。

分析：肝气郁结，不得疏泄，横逆犯胃，肝的疏泄功能异常，不仅影响脾的升清功能，还影响及胃的降浊功能，在上呕吐恶心，在中则胃脘胀痛，在下为便秘。肝气郁结影响胆汁的分泌与排泄，而出现右胁下胀痛、面目微黄。胁为肝之分野故疼痛攻撑连胁，舌红苔薄黄、脉沉弦属于肝胆郁热之象。

辨证：肝胆湿热蕴结，瘀滞不通。

治法：和解少阳，清泻湿热。

方药：利胆排石汤：柴胡10克，大黄10克，枳实10克，黄芩10克，半夏10克，白芍20克，金钱草30克，厚朴10克，郁金10克，木香10克，青皮10克，元胡索20克，茵陈20克，鸡内金10克，海金沙20克。

2剂，水煎服。每日1剂，日3服。

方解：柴胡、黄芩和解少阳，为主药。大黄、枳实泻阳明实热，为辅药。白芍、半夏助柴胡、黄芩清肝胆热，半夏和胃降逆止呕吐，为佐药。方中加郁金、元胡索活血行气止痛，海金沙、金钱草利水通淋、消坚排石，木香、厚朴、青皮行气调中、消胀、破气，茵陈清利湿热，鸡内金化坚消石。

10月23日：胆结石服10月21日药后大便仍不畅通，不呕吐。用柴胡10克，大黄10克（后下），枳实10克，黄芩6克，白芍20克，甘草3克，木香10克，枳壳10克，金钱草20克，厚朴10克，海金沙10克，鸡内金10克，芒硝20克（冲服），栝楼仁20克，3剂，水煎服。

11月1日：服10月23日药后大便稀，自觉胃脘胀痛有所缓解。治疗继用10月23日方，3剂。

11月3日：今早已排出结石2枚，大小约为3毫米×4毫米，才服9剂中药，胆结石就排出。即10月23日方。

11月19日：服10月21日、10月23日药后胃脘胀痛及右肩痛都好了，共服9剂。于11月3日排出结石。今用10月23日方3剂，以巩固疗效。

岐按：胆结石中医治疗应抓着少阳不和，阳明热结的病机，治疗以和解少阳，清泻阳明热结之法，选用大柴胡汤加木香、枳壳、厚朴舒畅气机，再选金钱草、海金沙、鸡内金、芒硝、栝楼仁以加强化石、溶石、排石之功力。临床运用得心应手，效如浮鼓。岐体会排石方药中芒硝、大黄不可缺，厚朴、木香、枳壳必须有，三金、大柴胡汤是主力军。用本方每年治疗20余例均能排出结石。

医案2　刘某，女，67岁。1996年8月23日就诊。

因右肋下剧烈疼痛6天，伴右肩背痛，恶心纳差，面黄，尿黄赤，疼痛难眠，加重3天。今B超确诊为“胆结石”，建议手术治疗，家属和患者害怕手术，而求服中药。

分析：胁肋为肝胆之分野，肝胆郁热，气机不畅，又胆经行于人身之侧故胁痛牵引肩背痛。脾主运化，运化水谷精微，脾失健运，则机体的消化吸收机能即因而失常，而出现食纳差。胃气上逆，故恶心。肝主疏泄，肝的疏泄有助于脾胃的运化功能，还体现于胆汁的分泌与排泄，肝气郁结，可影响胆汁的分泌与排泄，而出现黄疸、面黄、尿黄。

辨证：肝胆湿热，蕴结日久，胆汁留滞，煎熬成石。

治法：清热利湿，疏肝解郁，消坚排石。

方药：大柴胡汤加味：柴胡10克，黄芩10克，大黄10克，枳实10克，白芍20克，半夏10克，木香15克，金钱草30克，鸡内金20克，海金沙20克，郁金10克，姜黄10克，芒硝10克（另包冲服），元胡索30克，川芎10克。

5剂，水煎服。日1剂，日3服。

方药：柴胡、黄芩和解少阳，为主药。大黄、枳实泻阳明实热，为辅药。白芍、半夏助柴胡、黄芩清肝胆，肝胆相表里、胆热及肝、木乘中土，半夏和胃降逆止呕。方中加木香、川芎理气调中、活血行气，金钱草、海金沙、鸡内金利水通淋、消坚排石、化坚消石。元胡索、姜黄活血、行气、止痛，芒硝泻下攻坚。

8月28日复诊：药后剧痛减轻，已能睡觉了，大便稀泻，治用上方5剂，嘱冲洗大便掏结石。观察有无结石排出。

9月4日三诊：已掏出黑黄白色各种大小不等结石9枚。上方7剂。

9月11日四诊：药后食增，睡觉好，又排出许多粉末状结石。上方6剂，黄疸已消失。

共服23剂中药后诸症消失而愈。病人及子女同来道谢。

医案3　王某，女，32岁。1996年11月11日就诊。

因肝区疼痛剧烈发作，于8月23日做B超诊断为“急性胆囊炎，胆结石”。可探及数枚0.3～0.5厘米的强光团回声。因突然发现右肋下绞痛，右肩背胀痛伴口干苦，大便干，舌红苔黄，曾服消炎利胆片、甲硝唑等2月余，无效。今求服中药。

分析：胁肋为肝胆之分野，肝胆郁热，气机不畅，又胆经行于人身之侧故胁痛牵引肩背胀痛。肝胆互为表里，肝热则胆火上乘故口干苦。肝主疏泄，肝的疏泄功能异常，影响到胃的降浊功能，在下大便干，舌红苔黄属内有实热，脉弦主肝主痛。

辨证：肝气郁结，胆汁滞留，煎熬成石。

治法：清肝利胆，消坚排石

方药：大柴胡汤加味：柴胡15克，枳实15克，黄芩20克，半夏15克，白芍20克，大黄10克，金钱草30克，鸡内金20克，郁金15克，姜黄15克，木香10克，川芎10克，元胡索20克，芒硝10克（冲服）。

5剂，水煎服。每日1剂，日3服。嘱其冲洗大便，观察有无结石。

方解：柴胡、黄芩和解，为主药。大黄、枳实泻阳明实热，为辅药。白芍助柴胡、黄芩清肝胆，肝与胆相表里，胆热及肝，半夏和胃降逆，为使药。方中加金钱草、鸡内金利水通淋、消坚排石、化坚、消石，郁金、姜黄、元胡索活血行气、止痛，川芎活血行气。芒硝泻下攻坚，木香调中行气。

11月18日：药后大便稀，日泻6～7次，未见结石，但诸症减轻。治疗上方去芒硝、大黄，又7剂。

11 月 25 日：药后诸症消失，已排出泥沙样结石。患者甚为高兴，治疗信心大增。治疗同前 7 剂。

12 月 2 日：药后排出泥沙样结石比上次多。今用柴胡 15 克，枳壳 20 克，黄芩 20 克，半夏 10 克，杭芍 20 克，金钱草 30 克，鸡内金 20 克，郁金 10 克，姜黄 10 克，木香 10 克，元胡索 20 克，川芎 10 克，海金沙 20 克，大黄 10 克（后下），芒硝 10 克（冲服），砂仁 10 克，焦三仙各 20 克，3 剂。

12 月 6 日：觉诸症明显减轻，结石排出不少。B 超复查，未见明显结石。治疗继用上方 7 剂。嘱粉服以观后效。

随访 8 年未见复发。临床见到泥沙结石应用中药坚持治疗防止复发。

10. 胆结石术后后遗症治验

医案 1　俞某，男，70 岁。1989 年 8 月 3 日就诊。

胆结石手术治疗后，2 年来总觉得胆囊区及伤口处疼痛，曾服消炎利胆片 3 瓶无效，于 6 月 4 日求服中药 3 剂后腹胀痛减轻，今求治疗。

分析：肝主疏泄，肝的疏泄功能正常，则气机顺畅，气血调和，经络通利，脏腑器官等活动也就正常和调。如果肝的疏泄功能异常，即肝失疏泄，出现胸胁胀痛。脾在体合肌肉，由于脾胃为气血生化之源，全身肌肉都需要依靠脾胃运化的水谷精微来营养，才能使肌肉发达丰满，臻于健壮。脾的运化功能障碍，气日以衰，脉道不利，瘀血阻滞故伤口处疼痛。

辨证：肝脾不调，气滞血瘀。

治法：调和肝脾，活血化瘀。

方药：芍药甘草汤加味：白芍 30 克，甘草 3 克，柴胡 15 克，枳壳 15 克，桃仁 10 克，红花 10 克，木香 10 克，元胡索 20 克，郁金 20 克，金钱草 30 克。

10 剂，水煎服。每日 1 剂，日 3 服。

方解：芍药、甘草和营散逆，缓急止痛。方中加柴胡疏肝理气，枳壳、木香行气消胀调中，桃仁、红花活血化瘀，元胡索、郁金行气止痛活血，金钱草利水通淋、消坚排石。

本方为专治胆结石手术后遗症特效方，一般连服 20 剂诸症消失。曾治 24 例均有效验。

医案 2　赵某，女，57 岁。1990 年 12 月 10 日初诊。

患者胃脘胀痛，有肋下胀痛，口干苦。1987 年查胆固醇 450 万单位，今年 7 月 9 日，B 超为“胆囊炎，胆结石”。于同年 9 月 29 日在安康地区医院做胆囊摘除术。术后半月有肋下及后背疼痛复发，且逐渐加重，夜间 12 点疼痛加剧，难以忍受。曾在安康服中西药，效不著，疼痛仍不能控制。右胸胁及后背疼痛，伴口干苦，食纳差，大便干结，伤口愈合良好，但里面仍疼痛，舌红苔黄燥，脉沉弦。

分析：胁肋为肝胆之分野，肝胆郁热，气机不畅，又胆经行于人身之侧故胸胁及后背痛。肝胆互为表里，肝热则胆火上乘故口干苦。脾主运化，运化水谷精微，脾失健运，则机体的消化吸收机能即因而失常，出现食欲减退。胃主通降，以降为和，降浊是受纳的前提条件，所以胃失通降，不仅影响食欲，而且因浊气在上，故胃脘胀痛、大便干。胃气不仅失于通降，进而形成胃气上逆则恶心呕吐。伤口愈合好属于外伤，但仍疼痛说明病邪在脏腑瘀血阻滞。舌红苔黄燥说明邪入阳明化热而成实。脉弦数属于肝胆热盛。

辨证：肝胆郁热，气滞不通。

治则：清肝利胆，活血通络。

方药：柴胡 10 克，枳实 10 克，白芍 30 克，黄芩 10 克，半夏 10 克，青皮 10 克，大黄 10 克后下，芒硝 10 克（冲服），元胡索 30 克，川楝子 10 克，郁金 10 克，厚朴 10 克，木香 10 克，鸡内金 15 克，金钱草 30 克。

6 剂，水煎服。每日 1 剂，日 3 服。

方解：柴胡、黄芩和解，为主药。大黄、枳实泻阳明实热，为辅药。助紫胡、黄芩清肝胆热，半夏和胃降浊治呕逆，为佐药。方中加厚朴、木香、青皮破气、消胀、行气调中，元胡索、郁金、川楝子活血行气、止痛，鸡内金、金钱草化坚消石、利水通淋、消坚排石，芒硝泻下攻坚。

药后大便通畅，诸症轻松，完全消除。随访 9 年无不适而愈。

医案 3　高某，男 40 岁。1996 年 8 月 10 日就诊。

因胆囊炎 3 年不愈，经手术治疗后 3 个月复发。发则病情较前加重，胃胀痛，右肋下痛甚，有时肩背痛，食少，痛甚则肠鸣，大便干结，口干，舌红苔黄，脉弦。

分析：肝气郁结，不得疏泄，横逆犯胃而作痛，胁为肝之分野故疼痛连肩背痛。津液不能上承则口干。脾胃腐熟运化功能低下则食少，胃胀痛。痛甚则肠鸣属于肠胃气机受阻，寒热互结也。大便干结，舌红苔黄，脉弦属于阳明化热络脉受阻，热盛伤津。

辨证：肝胆湿热，郁滞不通，络脉受阻。

治法：清热散结，疏通气机，活血通络。

方药：大柴胡汤加味：柴胡 10 克，黄芩 10 克，大黄 10 克（后下），枳实 10 克，白芍 20 克，半夏 10 克，桃仁 10 克，红花 10 克，当归 10 克，生地 10 克，川芎 10 克，青皮、三棱、莪术、郁金、乳香、没药、穿山甲各 10 克。

5 剂，水煎服。每日 1 剂，日 3 服。

方解：柴胡、黄芩和解，为主药。大黄、枳实泻阳明实热，为辅药。白芍助柴胡、黄芩清肝胆、肝胆相表里，胆热及肝，半夏降逆和胃，为佐药。方中加桃仁、红花、当归、生地、川芎活血化瘀、补血调血，青皮、乳香、没药、三棱、莪术、郁金、穿山甲破气、活血化瘀、行气止痛、通络。

8 月 16 日复诊：药后，肋下痛等症均减轻。上方再进 5 剂。

岐按：胆囊手术后遗症，临床多见。岐用桃红四物汤合大柴胡汤加青皮、莪术、山甲，效果非常满意，3 ~9 剂诸症消除。曾治 10 余例均愈。

医案 4　齐某，女，47 岁。1988 年 12 月 12 日求治。

因胆结石于 1984 年在西安某医院手术取石约 10 枚，术后 1 年总觉胆囊区疼痛及右肩胛下角均胀痛，食油、肉、鸡蛋后加重，有时刺痛，舌红苔薄黄，大便干，脉弦。

分析： 胁肋为肝胆之分野，肝胆郁热，气机不畅，又胆经行于人身之侧，故胆囊区疼痛牵引肩胛下角胀痛。脾失运化，肝失疏泄，因此食肉、鸡蛋后加重；气郁日久，气滞血瘀，致瘀血停滞，痹阻脉络故刺痛。大便干为湿热蕴结肠胃，舌红苔黄为内有实热，脉弦主肝主痛。

辨证： 肝胆郁滞，湿热蕴结，气滞血瘀。

治法： 清热散结，疏肝解郁，活血化瘀。

方药： 柴桃三金顺气汤：柴胡 20 克，枳壳 10 克，桃仁 20 克，红花 10 克，木香 10 克，郁金 10 克，鸡内金 10 克，金钱草 40 克，元胡索 30 克，白芍 30 克，甘草 3 克，大黄 10 克。

5 剂，水煎服。每日 1 剂，日 3 服。

方解： 柴胡疏肝解郁，为主药。枳壳、木香行气调中、消胀，为辅药。桃仁、红花活血祛瘀，为佐药。方中加郁金、元胡索行气、活血止痛，白芍、甘草柔肝止痛、养血、缓急止痛，鸡内金化坚消石，健脾，金钱草利水通淋、消坚排石，大黄泻下攻积。全方具有疏肝解郁，清热散结，活血祛瘀，疏通络脉之功效，诸症消除之目的。

12 月 23 日复诊：药后已不胀痛了。岐劝其上方再进 3 剂，以巩固疗效。

随访药后诸症消失，未复发。

用此方曾治数 10 例胆结石手术后遗症效果满意，特整理如下：柴胡疏肝，桃仁、红花活血化瘀，木香、枳壳顺气，郁金、鸡内金、金钱草、滑石、元胡索、白芍、甘草缓解疼痛，大黄泻热通滞。诸症合用有疏肝利胆，清热散结，行气活血，共消除胀痛之目的，临床验证效果良好。如胆囊炎、胆结石并皮肤瘙痒症者，按肝胆湿热蕴结，血虚生风论治。用茵陈祛胆汤加金银花 15 克，枳实 10 克，苦参 20 克，地肤子 20 克，当归 10 克，酸枣仁 20 克。水煎服，每日 1 剂，9 剂痊愈，痒止。

第十五节　腹痛

腹痛指胃脘以下，耻骨毛际以上部位发生疼痛的症状。

病因：外感风、寒、暑、湿，内伤饮食，气滞、血瘀，以及虫病、癃闭、积聚均能导致腹痛。或寒热交错、或虚实夹杂。因此，从临床实际出发，分析其不同的病理机理，做出正确的辨证和治疗。

辨证论治：根据疼痛的部位和性质，脐以上痛，多属于脾胃肠道之病；脐以下痛，属于厥阴肝经之病；虫病多见于绕脐疼痛，肠痈则多见于脐右下方疼痛。按疼痛性质而言，虚痛喜按，实痛拒按；饱则痛为实，饥则痛为虚；有形而痛多实，无形而痛多虚；暴痛而无间断，得热痛减者为寒，燥热内结，疼痛阵作，得寒痛减者为热；脐腹疼痛，时发时止者为虫积，脘腹痞硬，嗳腐吞酸，腹满拒按者为食滞；腹部胀痛，时聚时散，痛无定处者为气滞；腹部刺痛，固定不移，或按之有块者为血瘀。

治疗腹痛原则：多以通字立法。如《医学传真》说："夫通则不痛，理也，但通之之法，各有不同。调气以和血，调血以和气，通也。下逆者使之上行，中结者使之旁达，亦通也；虚者助之使通，寒者温之使通。无非通之之法也，若必以下泄为通，则妄矣。叶天士又有‘久痛入络’之说，宜采取辛润活血通络之法。”

1. 脐周围疼痛

医案　王某，男，55岁。1994年7月1日就诊。

因经常脐以下腹痛，喜按得热痛减，反复发作，口不干，舌淡苔薄白，脉沉迟。

分析：脐以下痛属于厥阴肝经上入少腹，肝主筋故牵引疼痛，虚者喜按，得热痛减者为寒，反复发作久痛入络，舌淡苔薄白，脉沉迟而弦为寒侵肝脉。

辨证：属肝肾阴虚，寒凝气滞，气机阻滞，使肝络失养，气滞不行。

治法：宜温补肝肾，散寒行气止痛。

方药：景岳暖肝煎加味：台乌药12克，当归10克，枸杞10克，小茴香10克，沉香10克，肉桂6克，茯苓10克，白芍20克，甘草6克，香附10克，良姜10克，细辛6克，乳香10克，没药10克。

3剂，水煎服。每日1剂，日3服。空腹服。

方解：当归、枸杞补肝肾，为主药。小茴香、肉桂温肾散寒，为辅药。台乌药、沉香行气顺气，为佐药。茯苓利湿降逆，为使药。方中加白芍、甘草柔肝止痛，良姜、细辛、香附散寒止痛、调气疏肝，乳香、没药活血祛瘀。

7月5日：药后脐腹痛明显减轻，治疗遵效不更方，上方再进3剂。

随访，服药6剂后2年未复发。

2. 脐周围腹痛（肠痉挛症）

医案　张某，女，9岁。1985年1月5日就诊。

因脐周围疼痛，反复发作，阵阵腹痛，绕脐而痛，多因受凉而发作，曾多次求西医治疗乏效，有时夜间脐腹痛，有时白天，发无定时，曾2次查大便未见蛔虫卵，排出蛔虫腹痛，今见舌淡红苔薄白。

分析：感受寒邪，外感阴寒邪气，阴寒内盛，阳气不足，外邪所伤，不能发挥温煦形体故脐周围腹痛，反复发作，阵阵腹痛，发无定时，阳虚不化，寒湿内生则舌淡苔白。

辨证：由寒邪困扰，气机不畅，阻滞不通。

治法：调畅气机，行气止痛，散寒。

方药：良附丸加味：香附10克，良姜10克，元胡索10克，枳壳10克，陈皮10克，白芍20克，甘草6克。

2剂，水煎服。每日1剂，日3服。

方解：香附、良姜温中散寒、调气疏肝，白芍、甘草止痛。加元胡索活血行气止痛，陈皮、枳壳理气调中、行气宽中消胀。

1月7日：药后脐周围再未痛了，也有精神，求前方2剂，以巩固疗效。

随访2年再未复发。

岐按：脐周围腹痛，临床并不少见，无论老少皆可出现，用芍药甘草汤加元胡索、良姜、香附、枳壳、陈皮以缓急理气而调畅气机，疼痛缓解而愈。实属肚腹部受寒凉导致肠痉挛腹痛症，每年治愈数10例皆效。

3. 左中腹痛（缺血性结肠炎）

医案1 万某，女，50岁。1987年7月21日就诊。

因左中腹痛突然发作3天伴大便干结不畅，曾在当地县医院诊为缺血性结肠炎，用阿尼利定（安痛定）等止痛药无效，又用磺胺药过敏，皮肤发红瘙痒。诊见口干苦，恶寒发热，左中腹痛甚，舌红苔薄黄厚，脉沉弦。查尿蛋白、脓球均少许。

分析：腹内有许多脏腑并为冲、任、带经脉循行之处，冲脉又称血海，脏腑经脉受外邪侵袭故左中腹痛。少阳未解，病入阳明化热之证。口干苦、恶寒发热，乃少阳病未解，由于冲脉之气失调，与足阳明之气相并而上逆，不能下降，所以左中腹痛。舌红苔黄厚、脉弦属于邪入阳明化热而成实。

辨证：少阳未解，病入阳明化热之证。

治法：和解少阳，内泻热结，行气止痛。

方药：大柴胡汤加味：柴胡10克，黄芩10克，大黄10克，枳实10克，白芍10克，半夏10克。加乳香、没药、苦参、地肤子、蛇床子各20克。

3剂，水煎服。每日1剂，日3服。

方解：柴胡、黄芩和解少阳，为主药。大黄、枳实泻阳明实热，为辅药，并有杜绝热邪入侵成阳明腑实证，少阳化热，肝胆相表里，胆热及肝，故加入白芍助柴胡、黄芩以清肝胆，半夏和胃降逆，为佐药。方中加乳香、没药活血止痛，加苦参、地肤子、蛇床子清热利湿、祛风杀虫止痒、清热散寒祛风燥湿。

5月26日复诊：服药1剂后大便稀，泻4次，药服完诸症好转。治疗前方去大黄，3剂。

6月8日三诊：左中腹痛共服6剂诸症消失。复查尿常规正常。

岐按：中医治病不受西医诊断约束，仅供参考。中医治病立足辨证论治，灵活运用，有是病用是药，药随病变，因此本例选方药以大柴胡汤加乳香、没药活血行气止痛，加苦参、地肤子、蛇床子以祛风除湿、防止瘙痒、控制过敏。效果显著。

医案2 罗某，女，20岁。1989年8月12日就诊。

左中腹压痛5天，恶寒发热，头晕目眩，咽干口苦，恶心欲吐食纳差，经当地及我院西医治疗2次仍左中腹痛，咽干口苦，恶心，食纳差，大便日1次，舌红苔黄燥，脉沉弦。

分析：腹内有许多脏腑并冲、任、带经脉循行之处，冲脉又称血海，因此脏腑经脉受外邪侵袭，故左中腹疼痛。少阳半表半里，邪犯少阳，邪正相争故见恶寒发热。胆火上炎故头晕目眩、咽干口苦。胆病影响，胃失和降故见食纳差、恶心。舌红苔黄燥为热伤津液，脉弦乃肝胆之病。

辨证：少阳证日久，郁热阳明。

治法：和解少阳，兼清阳明燥热。

方药：小柴胡汤加味：柴胡15克，黄芩15克，党参15克，半夏10克，元胡索20克，甘草6克，知母20克，石膏30克，玄参20克，大黄10克（后下），蒲公英20克，虎杖 20 克，生姜 10 克。

2 剂，水煎服。每日 1 剂，日 3 服。

方解：柴胡清解少阳之邪，舒暢气机之郁滞，为主药。黄芩助柴胡清少阳之邪热，为辅药。党参补中扶正，半夏和胃降逆，生姜温中散寒，为佐药。甘草调和诸药，为使药。方中加元胡索行气止痛，知母、石膏、玄参清热泻火滋阴、清热解毒养阴，蒲公英、虎杖清热解毒，大黄泻下攻积。

8 月 17 日：药后开始进食，恶心欲呕，恶寒发热，左中腹痛减轻。治疗遵效不更方，原方继进 2 剂。

8 月 19 日：药后左中腹不痛了，想吃饭了，不恶心了，诸症均好。患者云服 4 剂中药就好了。

医案 3　陈某，女，19 岁。1990 年 12 月 25 日就诊。

因左中腹部疼痛 4 天，伴恶寒发热，头晕痛，口干苦，恶心呕吐，食纳差，左腹痛阵阵加剧，经当地西医及打针均无效。今来诊时体温 38.4℃，血象：白细胞 13.3×10^9/升（高）。舌红苔黄燥，脉弦数。

分析：腹内有许多脏腑并冲、任、带经脉循行之处，冲脉又称血海，调节十二经脉气血。经脉受外邪侵袭，故左中腹部疼痛。少阳位于半表半里，邪犯少阳，邪正相争故见恶寒发热。少阳胆火上炎故见口苦咽干，头晕目眩。少阳经布胸胁，病在经气郁遏，胆病影响，胃失和降故食纳差，恶心呕吐。舌红苔黄燥，说明邪入阳明化热而成实，脉弦数乃为肝胆之症。

辨证：少阳证未解，郁久化热，郁滞不通而出现诸症。

治法：和解少阳，清阳明燥热。

方药：小柴胡汤加味：柴胡 20 克，黄芩 20 克，党参 15 克，半夏 10 克，元胡 20 克，炙甘草 6 克，知母 30 克，石膏 30 克，玄参 20 克，大黄 10 克（另包后下），蒲公英 30 克，虎杖 30 克，生姜 3 片。

3 剂，水煎服。每日 1 剂，日服 3 次，

方解：柴胡清解少阳之邪，疏畅气机之郁滞，为主药。黄芩助柴胡清少阳之邪热，为辅药。党参补中扶正，半夏和胃降逆，生姜温中散寒，为佐药。炙甘草调和诸药，为使药。方中加元胡索行气止痛，知母、石膏、玄参清热泻火滋阴、清热解毒养阴，蒲公英、虎杖清热解毒，大黄泻下攻积。

12 月 29 日复诊：药后左中下腹不疼痛了，也不呕吐了，口舌干燥等症都好了，左侧下腹无压痛感。复查血象正常，白细胞 6.5×10^9/升，体温 36.1℃，脉细缓。为巩固疗效上方再进 2 剂。

岐按：以上 3 例左中下腹部疼痛类似现代西医称“缺血性降结肠炎”病。经用西药无效，中药治疗显效，4 剂痊愈。《中老年保健》1988 年第 3 期 8 页中报道：缺血性结肠炎多因动脉硬化，血管供血不足引起。常发生在结肠的左半部，即降结肠和乙状结肠处，这种病起病急，左侧腹痛剧烈，并阵阵加重，伴有发热、恶寒、呕吐、腹泻及便血等。若拖延诊治，结肠壁可能发生坏死，危及生命。以上 3 例均以左中腹部痛为主诉，求中医治疗均获痊愈。

第十六节　痢疾

痢疾以腹痛、里急后重、下痢赤白脓血为主症。

细菌性痢疾、阿米巴痢疾属于本病范畴，结肠病变如非特异性溃疡性结肠炎、过敏性结肠炎等，亦可参考本病辨证施治。

病因：①外受湿热、疫毒之气。②内伤饮食生冷，损及脾胃与肠而形成。人体中气的强弱与所感病邪有密切关系。素体阳虚，易感受寒湿，或感受湿邪后湿从寒化。阳盛者，易感受湿热，或感受湿邪后，湿从热化。

临床分为：湿热痢，疫毒痢，寒湿痢，虚寒痢，休息痢。

1. 湿热痢（急性菌痢治验）

医案1　余某，女，29岁。1995年11月21日就诊。

因腹痛下坠，大便脓血每日10余次已半月，于11月15日在医院化验大便黏液（+++），脓球（+++），红细胞（+++），经打针2天后复查大便黏液（++），脓球（+++），红细胞（+），但仍觉腹痛下坠，红白大便每日10余次，小便短赤，口干，无力，舌红苔黄，脉滑数。

分析：湿热之邪壅滞肠中，气机不畅，传导失司，故腹痛，里急后重、湿热薰灼肠道脉络受伤，气血瘀滞化为脓血故下痢赤白。湿热下注故小便短黄。热伤津液故口干。久病气虚故无力。舌红苔黄、脉滑数是湿热蕴蒸之象。

辨证：湿热蕴结，壅滞肠中，脉络受损，气血瘀滞。

治法：清热解毒，调气行血，燥湿止痢。

方药：芍白合剂：白芍20克，黄芩10克，黄连3克，大黄10克，肉桂6克，木香10克，槟榔10克，甘草6克，当归10克，白头翁20克，秦皮20克，黄柏10克，桔梗10克，升麻10克，柴胡10克，神曲10克，山楂10克，诃子10克。

3剂，水煎服。每日1剂，日3服。忌生冷。

方解：白芍调气和血，止下痢腹痛后重，为主药。黄连、黄芩、大黄清热解毒，为辅药。当归、肉桂和营行血，行血则使脓自愈。木香、槟榔导滞调气，调气则后重自除，为佐药。甘草调和诸药，缓急止痛，为使药。方中加白头翁苦寒、清热解毒、凉血止痢，黄柏、秦皮协助白头翁清热解毒，桔梗载药上升，升麻、柴胡升举阳气，神曲、山楂消食积胃，诃子涩肠止泻。

11月27日复诊：药后大便脓血减少，每日3次，腹痛减轻，有食欲了。治疗遵效不更方，用芍白合剂：白芍20克，黄芩10克，黄连3克，大黄10克，肉桂6克，木香10克，槟榔10克，甘草3克，当归10克，白头翁20克，秦皮20克，黄柏10克，焦地榆20克，焦芥穗20克，仙鹤草20克，粟壳4克，诃子10克。3剂，水煎服。

12月2日三诊：药后大便每日1次，黄色，无腹痛下坠，无脓血便，今复查大便均正常。用香砂养胃丸1盒调理善后。

医案2　杨某，女，32岁。1995年10月21日就诊。

因患急性菌痢4天，曾打吊针及服西药无效。于10月20日查大便见黏液（+++ +），脓球（++++），红细胞（+++），昨夜腹痛下坠，大便红白桃花色，一夜大便10次，伴口干，食少，神疲，舌红苔薄黄，脉弦滑。

分析：湿热之邪壅滞肠中，气机不畅，传导失司故腹痛，下坠。热重下痢故大便红。湿热熏灼肠道，脉络受伤，气血瘀滞，化为脓血，故下痢赤白。热伤津液故口干。寒湿滞留肠中故食少，神疲。舌红苔薄黄、脉滑数是湿热蕴蒸之象。

辨证：湿热蕴结，阻滞肠道。

治法：清热利湿，行气导滞。

方药：芍药汤加味：白芍30克，黄芩20克，黄连6克，大黄10克，肉桂3克，木香10克，槟榔10克，甘草6克，当归10克，仙鹤草20克，焦地榆20克，焦芥穗20克，车前子20克，滑石20克。

3剂，水煎服。每日1剂，日3服。

方解：白芍调和气血，止下痢腹痛后重，为主药。黄连、黄芩、大黄清热解毒，为辅药。当归、肉桂和营行血，血行则便脓自愈，木香、槟榔导滞调气，调气则后重自除，为佐药。甘草调和诸药，缓急止痛，为使药。方中加仙鹤草、焦地榆、焦芥穗、车前子、滑石止血收敛、利水通淋。

10月26日告知药后愈。此方治疗多例均愈。

医案3　周某，女，50岁。1995年10月4日就诊。

因痢疾3天，曾用氯霉素等无效，昨晚大便脓血10余次，腹痛下坠，舌红苔白，脉弦数。

分析：湿热之邪壅滞肠中，气机不畅，传导失司，故腹痛下坠。湿热熏灼肠道，脉络受伤气血瘀滞，化为脓血，故下痢赤白。舌红苔白、脉弦数是温热蕴蒸之象。

辨证：湿热蕴结，郁滞不通。

治法：清热利湿，活血化瘀，解毒泻火。

方药：芍药汤加味：白芍30克，黄芩20克，黄连6克，大黄10克，肉桂3克，木香10克，槟榔10克，甘草6克，当归10克，车前子20克，滑石20克，乳香10克，没药10克，蒲公英20克，虎杖20克，败酱草20克。

3剂，水煎服。每日1剂，日3服。

方解：白芍调和气血，止下痢腹痛后重，为主药。黄连、黄芩、大黄清热解毒，为辅药。当归、肉桂和营行血，行血则便脓自愈，木香、槟榔导滞调气，调气则后重自除，为佐药。甘草调和诸药，缓急止痛，为使药。方中加车前子、滑石利水通淋，乳香、没药活血化瘀、止痛，蒲公英、虎杖、败酱草清热解毒。

10月27日：1剂效，3剂愈。

医案4　高某，男，20岁。1979年11月10日初诊。

因患急性菌痢4天，服西药3天无效，仍拉脓血便，次数增多，今化验大便见黏液（+++），脓球（+++），红细胞（+），腹痛下坠，恶寒发热，大便脓血每日6~7次，舌红苔白黄，口干苦，不思饮食，脉沉滑。

分析：湿热之邪壅滞肠中，气机不畅，传导失司，故腹痛下坠。湿热薰灼肠道，脉络受伤，气血瘀滞，化为脓血，故下痢赤白。热伤津液故口干。寒湿滞留肠中故食少。舌红苔黄、脉滑数是湿热蕴蒸之象。

辨证：湿热蕴结肠中，脉络受伤，气血郁滞。

治法：清热利湿解毒。

方药：芍白合剂加味：白芍30克，黄芩20克，黄连6克，大黄10克，肉桂3克，木香10克，槟榔10克，甘草6克，当归10克，白头翁20克，秦皮10克，黄柏10克，车前子20克，滑石20克，台乌10克。

3剂，水煎服。每日1剂，日3服。忌生冷。

方解：白芍调和气血，止下痢腹痛后重，为主药。黄芩、黄连、大黄清热解毒，为辅药。当归、肉桂和营行血，行血则便脓自愈，木香、槟榔导滞调气，调气则后重自除，为佐药。甘草调和诸药，缓急止痛，为使药。方中加白头翁清热解毒、凉血止痢，黄柏、秦皮清热解毒、燥湿止痢，车前子、滑石利水通淋，台乌片散寒止痛。

11月13日复诊：药后诸症好转。上方又进3剂而痊愈。每年治20余例。

医案5　聂某，女，45岁。1987年4月16日就诊。

因急性菌痢4天，住院13天曾用庆大霉素、卡那霉素、氯霉素、维生素B_6、呋喃唑酮（痢特灵）、小檗碱（黄连素）均无效。今化验未见好转，且腹痛下坠，大便脓血及稀水样便，口干不思饮，食纳差，日进食100克，舌红苔白黄腻，脉沉弦。

分析：湿热之邪壅滞肠中，气机不畅，传导失司，故腹痛下坠、湿邪所胜，脾胃功能障碍引起故稀水样便。湿热熏灼肠道，脉络受伤，气血瘀滞，化为脓血，故大便脓血。津液输布障碍故口干不思饮。脾的运化水谷精微功能减退，即脾失健运，则机体的消化吸收机能即因之而失常而出现食纳差。舌红苔黄腻、脉滑数属于湿热蕴蒸之象。

辨证：湿热蕴结，腐血成脓。

治法：清热化湿解毒，调气和血。

方药：芍药汤加味：白芍20克，黄芩20克，黄连3克，大黄6克，肉桂3克，木香10克，槟榔10克，甘草3克，当归10克，车前子20克，滑石20克，虎杖20克，山楂20克，牡蛎20克。

3剂，水煎服。每日1剂，日3服。忌生冷、酒油。

方解：白芍调和气血，止下痢腹痛后重，为主药。黄芩、黄连、大黄清热解毒，为辅药。当归、肉桂和营行血，行血则便脓自愈，木香、槟榔导滞调气，调气则后重自除，为佐药。甘草调和诸药，为使药。方中加车前子、滑石利水通淋，虎杖、山楂、清热解毒、消食化积、活血散瘀，牡蛎收敛固涩。

4月18日复诊：加服中药后腹痛下坠减轻，大便日1次为粪便，无脓血便，但仍头昏乏力，纳差，舌红苔薄黄，脉沉弦。治疗继用上方3剂，以巩固疗效。

医案6　张某，男，29岁。1987年5月7日就诊。

因急性菌痢住院10天。伴腹痛下坠，脓血便日4～7次，反复发作。今又加重，腹痛下坠胀，脓血便日7次，脓少血多，伴恶心，口黏无味，舌红苔薄白黄，脉弦滑。

分析：　湿热之邪壅滞肠中，气机不畅，传导失司，故腹痛下坠。湿热熏灼肠道，脉络受伤，气血瘀滞，化为脓血，故下痢赤白，热重下痢故脓少血多，胃气上逆则恶心。湿热蕴结脾胃，浊气上泛故口黏无味。舌红苔薄黄、脉滑数是湿热蕴蒸之象。

辨证：湿热不解，热毒壅盛，伤及血络。

治法：清热利湿，凉血止血。

方药：芍药汤和白头翁汤加味：白芍 20 克，黄芩 20 克，黄连 3 克，大黄 6 克，肉桂 3 克，木香 10 克，槟榔 10 克，甘草 3 克，当归 10 克，白头翁 20 克，黄柏 10 克，秦皮 10 克，仙鹤草 20 克，焦地榆 20 克，焦芥穗 20 克，半夏 10 克。

3 剂，水煎服。每日 1 剂，日 3 服。忌生冷、酒肉。

方解：白芍调气和血，止下痢腹痛后肿，为主药。黄连、黄芩、大黄清热解毒，为辅药。当归、肉桂和营行血，行血则脓自愈。木香、槟榔导滞调气，调气则后重自除，为佐药。甘草调和诸药，为使药。白头翁清热解毒，凉血治痢。黄柏、秦皮协助白头翁清热解毒，燥湿治痢。加仙鹤草、焦地榆、焦芥穗活血止血，半夏燥湿和胃降逆。

5 月 11 日复诊：药后已愈，停药后又复发，实际是治疗不彻底，应坚持治疗 1 周。继用芍白合剂加丹皮 10 克，栀子 10 克，滑石 20 克，3 剂，水煎服。药后已愈。

岐按：治痢疾一般用芍药汤可以获效，但近年来单用芍药汤效果不佳，用本方临证加味效果显著，故存方于后。芍白合剂：白芍 20 克，黄芩 10 克，黄连 6 克，大黄 10 克，肉桂 3 克，木香 10 克，槟榔 10 克，当归 10 克，甘草 3 克，白头翁 10 克，秦皮 10 克，黄柏 10 克，焦地榆 20 克，焦芥穗 20 克，半夏 10 克，每日 1 剂，水煎日 3 服，忌生冷酒油。本方随症加减，治脓血痢效果显著，服 6 ~9 剂可痊愈。

医案 7　史某，男，38 岁。1994 年 10 月 17 日就诊。

腹痛下坠，大便脓血 20 余天，住院诊断为“痢疾”治疗 1 周效不显著。今求服中药治疗，仍腹痛下坠，大便脓血每日 2 ~3 次，今化验大便黏液（+ + +），脓球（+ + +），红细胞（+ + +），均明显异常，小便黄少，舌红苔黄，脉滑数。

分析：湿热之邪壅滞肠中，气机不畅，传导失司，故腹痛下坠，里急后重。湿热熏灼肠道，脉络受伤，气血瘀滞，化为脓血，故下痢赤白。湿热下注则小便黄少。舌红苔黄、脉滑数是湿热蕴蒸之象。

辨证：湿热蕴结，壅滞肠中，日久湿热之毒损及血分。

治法：宜清热解毒，燥湿止痢。

方药：芍白合剂：白芍 20 克，黄芩 10 克，黄连 3 克，黄柏 6 克，肉桂 3 克，木香 3 克，槟榔 10 克，甘草 3 克，当归 10 克，白头翁 20 克，秦皮 20 克，滑石 20 克，车前子 20 克，罂粟壳 6 克。

3 剂，水煎服。每日 1 剂，日 3 服。忌生冷、酒肉油腻之品。

方解：白芍调气止血，止下痢腹痛后重，为主药。黄连、黄芩、黄柏清热解毒，为辅药。白头翁、秦皮凉血止痢，清热解毒、燥湿止痢，为辅药。当归、肉桂和营行血，行血则脓自愈，木香、槟榔导滞调气，调气则后重自除，为佐药。甘草调和诸药，为使药。方中加滑石、车前子利水通淋，罂粟壳涩肠止痛，久泻久痢。

10 月 19 日复诊：药后腹痛下坠止，脓血便没有了。上方继进 3 剂，以巩固疗效。

岐按：腹痛下坠，大便脓血者临床多见，尤甚夏秋季节易引起肠道疾病。按湿热蕴结，壅滞肠中，日久湿热之毒损及血分，发为痢疾。治宜清热解毒，燥湿止痢。用芍药汤合白头翁汤加车前子、滑石、仙鹤草、蒲公英、败酱草、焦地榆，效果显著。

医案8 范某，女，4岁。1978年10月21日就诊。

腹痛下坠，大便频数，口干，每15～30分钟便脓血1次，黏液少许，20日查大便，脓球（++），黏液（+++），红细胞少许。今求治。

分析：湿热之邪壅滞肠中，气机不畅，传导失司，故腹痛下坠。湿热熏灼肠道，脉络受伤，气血瘀滞，化为脓血，故下痢赤白。气化不利，津液不能化气上承则口干。

辨证：湿热壅滞肠中，气机不畅，传导失司，脉络受伤。

治法：清热利湿，凉血止痢。

方药：芍白合剂：炒白芍10克，炒黄芩10克，黄连3克，肉桂3克，木香6克，槟榔10克，当归6克，甘草3克，炒白术12克，白头翁10克，秦皮10克，焦三仙各6克，黄柏6克，滑石10克。

3剂，水煎服。每日1剂，日3服。忌生冷、油肉。

方解：白芍调和气血，止下痢腹痛后重，为主药。黄连、黄芩清热解毒，为辅药。当归、肉桂和营行血，行血则便脓自愈，木香、槟榔导滞调气，调气则后重自除，为佐药。甘草调和诸药，为使药。方中加白头翁、秦皮、黄柏清热解毒、凉血治痢、燥湿止痢，焦山楂、焦神曲、焦麦芽消油肉食积、各种消化不良、各种不良淀粉性食物、滑石利水通淋，土炒白术健脾燥湿而治痢。

10月24日复诊：痢疾好转，每3小时大便1次。腹痛轻。上方继进3剂愈。

2. 寒湿痢（下痢，大便白冻）

医案 陈某，男，36岁。1982年12月22日就诊。

因慢性痢疾年余不愈，于12月18日请许大夫治疗用当归建中汤加味乏效。而来求治，腹痛，时有下坠，大便带白冻而不爽，头身困重，口不干，腹痛肠鸣，小便少，舌淡苔白腻，脉濡缓。

分析：寒湿滞留肠中，气机阻滞故腹痛，时有下坠。寒湿伤于气分故下痢白冻。湿热互结则大便不爽。寒湿中阻，运化不及则头身困重。口不干，宿食内停阻滞肠胃故腹痛肠鸣。脾喜燥恶湿，外来湿邪，最易困脾，脾失健运，水湿相杂而下，清浊不分故小便少。舌淡苔白腻、脉濡缓是寒湿内盛之征。

辨证：寒湿内盛，瘀滞不通。

治法：温化寒湿，行气散寒。

方药：胃苓汤加味：苍术10克，炒白术10克，厚朴10克，肉桂6克，茯苓10克，泽泻10克，猪苓10克，陈皮10克，甘草3克，木香10克，半夏10克，元胡索20克，炮姜10克，仙鹤草、蒲公英、败酱草各30克。

3剂，水煎服。每日1剂，日3服。忌生冷、油腻之品。

方解：苍术、白术、厚朴燥湿运脾，为主药。肉桂、茯苓、泽泻、猪苓温化寒湿，为辅药。陈皮理气散满，为佐药。甘草调和诸药，为使药。方中加半夏、炮姜、木香、元胡索散寒行气、行气止痛、仙鹤草收敛止血、治血痢，蒲公英、败酱草清热解毒。

12月27日复诊：药后诸症消失。上方再进3剂，以巩固疗效。

第十七节　泄泻

指排便次数增多、粪便清稀，甚至如水样而言。主要由于湿邪所胜和脾胃功能障碍引起。一年四季均可发生。

现代医学由于胃、肠、肝、胆、胰腺等器官功能性和器质性引起的某些病变，如：急、慢性肠炎，肠结核，胃肠神经功能紊乱等引起的腹泻。

病因：主要病变在于脾胃与大小肠。①感受外邪；②饮食所伤；③七情不和及脏腑虚弱；④脾胃功能障碍。

1. 寒湿泄泻

医案　陈某，女，40 岁。1979 年 7 月 23 日初诊。

泄泻腹痛半月不止，昨日出现双腿转筋疼痛，夜间尤甚。曾服西药疗效欠佳。刻诊头身重困，四肢无力，尿少，舌淡红苔薄白，脉濡缓。

分析：湿热之邪伤及肠胃，传化失常而发生泄泻。寒湿内盛，肠胃气机受阻则腹痛。寒性收引，寒邪侵袭人体，可使气机收敛，腠理经络、筋脉收缩而挛急。寒气客于脉外则脉寒，脉寒则缩踡，缩踡则脉绌急，绌急则外引小络，故双腿转筋疼痛。湿性重浊，感受湿邪可见头身重困，四肢无力，使脾胃升降失调，亦可损伤脾胃，导致运化失常，清浊不分而尿少。舌淡红苔薄白，脉濡数，湿邪偏重。

辨证：寒湿蕴结，郁滞不通。

治法：健脾燥湿，淡渗分利。

方药：胃苓汤加味：苍术 10 克，炒白术 10 克，厚朴 10 克，肉桂 6 克，茯苓 10 克，泽泻 10 克，猪苓 10 克，陈皮 10 克，甘草 3 克，半夏 10 克，黄连 6 克，龙骨 20 克，牡蛎 20 克。

2 剂，水煎服，每日 1 剂，日 3 服。

方解：苍术、白术、厚朴燥湿运脾，为主药。肉桂、茯苓、泽泻、猪苓温化寒湿，为辅药。陈皮理气散满，为佐药。方中加半夏燥湿，黄连清热燥湿，龙骨、牡蛎收敛固涩。

7 月 26 日复诊：药后腹泻好转，腿转筋已止。治疗效不更方，上方再进 3 剂，以资巩固疗效。

岐按：腿转筋，西医说是缺钙。中医认为，本病例由于腹泻半月，导致身体营养流失。气血亏虚，血虚生风，血不养筋，故而出现诸症等等。但临床应根据具体病情的前因后果，全面推敲。该例属湿泻转筋。治用胃苓汤治泻，重加龙牡而治腿转筋，既止腹泻，又治转筋，可谓两全其美也。

2. 脾肾两虚泄泻（五更泻）

医案 1　李某，男，40 岁。1996 年 9 月 5 日就诊。

自诉患慢性结肠炎，五更泻已5年，曾服双歧天宝，见效甚微，今求服中药。刻诊每天清晨至中午腹痛、腹泻4～5次，大便稀黄色。舌红苔薄白，脉沉细。查大便：脓球（+）、黏液少许。

分析：泄泻5年，肾阳虚衰不能温养脾胃，运化失常，黎明前阳气未振，阴寒较盛故腹部作痛即五更泻，泻后则安。舌红苔薄白、脉沉细为脾肾阳气不足之征。

辨证：脾肾阳虚，阴寒内盛，运化失常。

治法：温肾健脾，化气利水，固涩止泻。

方药：四神丸和五苓散加味：补骨脂10克，肉豆蔻10克，五味子6克，吴茱萸10克，炒白术10克，茯苓20克，猪苓20克，泽泻20克，肉桂6克，黄连6克，车前子20克，大腹皮20克。

5剂，水煎服，每日1剂。一日3服。忌酒肉、生冷之品。

方解：补骨脂补肾阳，为主药。吴茱萸、肉豆蔻温中散寒，温肾暖脾，为辅药。五味子涩肠止泻，为佐药，久病命门火衰，不责于脾。方中加猪苓利水渗湿；泽泻渗湿利水；白术健脾以助运水湿之力；茯苓之淡渗，增强利水，蠲饮之功；肉桂温化膀胱之气，均为利水渗湿，温阳化气。黄连清热燥湿，车前子利水通淋，大腹皮利水消肿。

9月12日复诊：药后每日大便1次，不成形，但次数明显减少。治疗遵效不更方，上方继进5剂。

9月23日三诊：药后大便基本成形，每日1次。治疗上方5剂。复查大便均正常。

10月3日四诊：药后大便成形，每日1次，为了巩固疗效上方加诃子10克，5剂，共为细粉，每次10克，日3次，温开水冲服。

随访3年均好，痊愈。本方曾治多例五更泻，效果很好。

医案2 张某，男，40岁。1978年5月29日初诊。

自诉每日凌晨肠鸣、腹泻2～3次，稀便已3个月，舌淡苔白，脉沉细。经服中西药无效今求治疗。

分析：泄泻日久，肾阳虚衰，不能温养脾胃，运化失常，寒湿内盛，肠胃气机受阻，则腹痛、腹泻、肠鸣。由于脾喜燥恶湿，湿邪最易困阻脾阳，脾失健运，水湿相杂而下，故大便2～3次，湿多成泄，无湿不成泻。舌淡苔白、脉沉细为脾肾阳虚之征。

辨证：肾阳虚衰，不能温养脾胃，脾虚湿盛。

治法：温肾健脾，固涩止泻。

方药：土炒白术汤（自拟）：白术50克（土炒），猪苓10克，茯苓15克，泽泻15克，肉桂3克，苍术10克，陈皮10克，大腹皮10克，红参6克，五味子6克，罂粟壳6克，佛手10克，黄芩15克（土炒）。

2剂，水煎服。每日1剂，一日3服，

方解：泽泻直达膀胱，渗湿利水，为主药。茯苓、猪苓淡渗，增强利水、蠲饮之功，为辅药。炒白术健脾以助运化水湿之功，肉桂温化膀胱之气均，为佐药。方中加苍术除湿运脾，陈皮理气化滞，大腹皮利水消肿，红参补脾大补元气，五味子、罂粟壳收敛固涩，佛手痢下后重，炒黄芩清热燥湿。

注：本方妙在土炒白术、土炒黄芩增强燥湿健脾，达以土制水之目的。五味子、罂

粟壳以收敛固涩，达止泻之目的。

6 月 2 日复诊：药后觉得很舒服，前天拉稀便 1 次，昨天拉稠便 1 次，今天拉稠便 1 次。治疗效不更方，上方继进 3 剂，加半夏 6 克，焦地榆 10 克。以观后效。

6 月 6 日三诊：药后每天 1 次稠便。上方 3 剂。

6 月 12 日：告知已好。

随访 2 年无复发。本方曾治 10 余例慢性五更泻，包括有多年不愈的，均效如桴鼓。

医案 3　赵某，男，45 岁。1986 年 10 月 25 日就诊。

每日黎明时腹胀、腹痛、腹泻已半年，泻后则安。每年夏秋复发，已 3 年了，舌淡红苔薄白，脉沉细。

分析：泄泻日久，肾阳虚衰不能温养脾胃，运化失常，黎明之前阳气未振，阴寒较盛，故腹胀、腹痛、腹泻。泻后则腑气通利，故泻后则安。舌淡苔白、脉沉细为脾肾阳气不足之征。

辨证：脾肾阳虚，运化无力，气机不畅。

治法：温肾健脾，固涩止泻，燥湿散寒，调畅气机。

方药：四神汤加味：补骨脂 10 克，吴茱萸 6 克，肉豆蔻 6 克，五味子 6 克，龙骨 20 克，牡蛎 20 克，木香 10 克，枳壳 10 克，山楂 10 克，槟榔 10 克。

3 剂，水煎服。每日 1 剂，日 3 服。

方解：补骨脂补肾阳，为主药。吴茱萸、肉豆蔻温中散寒，为辅药。五味子涩肠止泻，为佐药。方中加木香、枳壳行气调中消胀，龙骨、牡蛎收敛固涩，山楂消肉油食，槟榔导滞调气。

11 月 1 日复诊：药后五更泻已好。为巩固疗效，求上方再进 3 剂。

随访 5 年未复发，效果很好。

3. 脾虚水湿停滞（慢性腹泻年余）

医案　常某，女，30 岁。1979 年 10 月 25 日初诊。

因慢性腹泻年余不愈，每日 2 ~ 3 次稀便，腹痛，肠鸣，口淡无味，舌淡苔薄白，脉沉细，曾服中西药无效。

分析：寒湿之邪侵袭肠胃，脾失健运，升降失调，清浊不分，饮食不化，传到失司，故腹泻、每日 2 ~ 3 次稀便。寒湿内盛，肠胃气机受阻，则腹痛、肠鸣。脾气通于口，脾和则知五谷矣，脾失健运，可出现口淡无味。舌淡苔薄白、脉沉细为脾肾阳气不足之征。

辨证：脾虚水湿停滞、寒湿内盛，肠胃气机受阻。

治法：健脾化湿，淡渗分利。

方药：胃苓汤加味：白术 30 克（土炒），猪苓 15 克，茯苓 15 克，泽泻 15 克，肉桂 3 克，苍术 10 克，陈皮 10 克，厚朴 10 克，甘草 3 克，参须子 10 克，五味子 6 克，黄芩 15 克（土炒），罂粟壳 10 克，佛手 10 克。

3 剂，水煎服。每日 1 剂，一日 3 服。

方解：苍术、白术、厚朴燥湿运脾，为主药。肉桂、茯苓、猪苓、泽泻温化寒湿，为辅药。陈皮理气，为佐药。方中加参须子益气补脾气，五味子、罂粟壳收敛固涩，佛手疏肝理气，黄芩清热燥湿。

6剂后，腹泻肠鸣消失，又3剂而愈。本方治多例均效验。

4. 寒热互结（慢性腹泻）

医案 张某，女，33岁。1990年4月21日就诊。

因腹胀、腹痛、腹泻反复发作年余，每日腹泻4～5次，大便先干后稀，形体消瘦，食纳差，口干苦，舌红苔薄白，脉沉弦。曾服西药及中药丹栀逍遥散加味、四神丸等效果不佳。

分析：脾主运化，胃主受纳，若因饮食不节，劳倦内伤，久病缠绵，导致脾胃虚衰，不能受纳水谷和运化精微，水谷停滞，清浊不分混杂而下，故腹胀痛、腹泻反复发作，每日腹泻4～5次，大便先干后稀。脾失健运，则机体的消化吸收机能因之而失常，故身体消瘦、食纳差。阴虚津液不足，不能上承于口，故口干。胆火上升则口苦。舌红苔薄白、脉沉弦属寒热互结之象。

辨证：寒热错杂，上热下寒，气血两虚。

治法：温脏补虚，调理气机，补养气血。

方药：乌梅汤加味：乌梅20克，细辛6克，当归10克，桂枝6克，党参10克，附子6克，川椒6克，干姜6克，黄连3克，黄柏10克，枳壳20克，厚朴20克，葛根20克，泽泻20克，木香10克。

5剂，开水煎服。每日1剂，一日3服。

外用：苦参30克，红藤30克，白及30克，焦地榆30克，水煎灌肠，日1次，连用30天愈。

方解：乌梅收敛涩肠，为主药。细辛、川椒性温，温脏祛寒，桂枝、附子、干姜加强温脏祛寒，党参、当归补养气血，黄连、黄柏清上热，均为辅药。黄连、黄柏之寒性又能缓和方中诸药之过于温热，以防伤阴之弊，为佐药。方中加葛根升阳，泽泻利水渗湿，木香、枳壳、厚朴行气调中消胀。

随访5年无复发。由于慢性病顽固，治疗时必须采用口服药及灌肠药内外结合，坚持治疗才能治愈。

第十八节 水肿

指体内水液潴留，泛滥肌肤，引起头面、眼睑、四肢、腹、背甚至全身浮肿，严重的伴有胸水、腹水。

包括现代医学的急慢性肾炎、充血性心力衰竭、肝硬化、内分泌失调以及营养障碍等疾病所出现的水肿。临床包括无名水肿、特发性水肿、急性肾炎水肿、慢性肾炎水肿、关格症水肿、尿毒症水肿。

病因：《素问·灵兰秘典论》云：三焦者，决渎之官，水道出焉。人体水液的运行，依靠肺气的通调、脾气的转输、肾气的开阖，从而使三焦能够发挥决渎的作用，使膀胱气化畅行，小便通利。反之，肺、脾、肾三脏功能障碍，三焦决渎无权，膀胱气化不利，就可发生水肿。

1. 无名水肿（风寒郁久化火型）

医案　王某，女，42岁。1987年2月5日就诊。

诉浮肿3天，颜面手脚肿强、口干喜饮水多、头痛发热、咽痛。化验尿、血、透视均正常。门诊诊为无名水肿。经详细询问病史，在1周前受凉感冒、恶寒发烧引起的浮肿，舌红咽红充血，脉浮数。

分析：风邪外袭，肺气失宣，不能通调水道，下输膀胱，故颜面手、脚肿强。风为阳邪，其性轻扬。风善行而数变，风水相搏，推波助澜，故水肿起于颜面，迅即遍体。邪在肌表，卫阳被遏营卫不和，故恶寒发烧、头痛。舌红咽充血、脉浮数是风水偏热。

辨证：风寒郁久化热而伤阴。

治法：养阴清肺，利水消肿。

方药：银翘玄麦汤加味：金银花20克，连翘10克，玄参20克，麦冬20克，生地20克，杭白芍20克，丹皮10克，牛蒡子10克，薄荷10克，车前子20克，泽泻20克，猪苓20克，川芎20克，白芷20克，甘草3克。

3剂，水煎服。每日1剂，日3服。忌盐、酒、辣之品。

方解：生地、玄参、金银花、连翘养阴润燥，清热解毒，为主药。麦冬、白芍助生地，玄参养阴清肺而润燥，丹皮助生地、玄参凉血解毒而消肿，为辅药。牛蒡子疏散风热，薄荷宣肺利咽，为佐药。甘草泻火解毒，调和诸药，为使药。方中加车前子、泽泻、猪苓利水渗湿、治小便不利，川芎行气止痛，白芷解表祛风止痛。

2月28日复诊：药后浮肿、口干等症已好转，唯觉头顶疼痛、阵阵出虚汗。治疗上方加藁本20克。3剂，水煎服。

随访，药后诸症消失，疾病痊愈。并嘱其要注意休息，不要劳累。余认为无名水肿发病原因较多，较为复杂，难以治疗，只有根据中医理论，辨证治疗，对症下药，才能取得满意疗效。

2. 无名水肿（湿邪阻滞型）

医案　郭某，女，55岁。1987年2月21日就诊。

因面目浮肿、下肢浮肿1周，伴咳嗽，不发热，验尿正常。

分析：肺为水之上源，又主一身之表，外合皮毛，肺为风邪所袭气失宣畅，不能通调水道下输膀胱故面目、下肢浮肿。水气凌肺，宣降失司故咳嗽，外邪在肌表病人体温正常，病人全身或局部没有发热感觉为不发热。

辨证：水湿停滞。

治法：化气利湿。

方药：五苓散加味：苍术10克，陈皮10克，厚朴10克，白术10克，茯苓10克，猪苓10克，泽泻10克，肉桂3克，桑白皮10克，杏仁10克，车前子20克，白芷10克。

3 剂，水煎服。每日 1 剂，日 3 服。

方解：泽泻渗湿利水，直达膀胱，为主药。茯苓、猪苓淡渗，增强利水蠲饮之功，为辅药。白术健脾运化水湿，肉桂温化膀胱之气，为佐药。五药合用，则水行气化表解健脾，蓄水停饮之证可除。方中加苍术、陈皮、厚朴除湿运脾、理气化滞、行气化湿，桑白皮利尿消肿，车前子利水通淋，白芷解表止痛，杏仁止咳平喘。

2 月 23 日复诊：药后全身浮肿减轻，上方再进 3 剂。

随访，浮肿消失，疾病痊愈。

3. 特发性水肿

医案 1　熊某，女，34 岁。1994 年 12 月 13 日就诊。

西医诊为“特发性水肿”已半年，经中西医药治疗不消。开始因感冒后腰痛、背痛、面肿腿肿、五心烦热、月经提前、乱梦频频、心悸气短，曾经 B 超及化验检查均正常。

分析：风邪外袭，邪在肌表，卫阳被遏，营卫不和，故腰痛、背痛。风为阳邪，其性轻扬，善行数变，风水相搏，推波助澜，故水肿起于面部肿，迅速遍及肢体。阴虚生内热，其病在阴分，故五心烦热。阴虚而火炎于上，扰动心火，故乱梦多。血热引起月经提前。肾阴不足不能上济于心，以致心火内动，扰乱心神，故心悸。肺气不足，皮毛不固，则气短。

辨证：风寒束表，郁久化热，导致阴虚火旺，引起肝脾不调。

治法：调和肝脾，养心安神，滋阴降火。

方药：当归芍药散加味：当归 10 克，白芍 30 克，川芎 10 克，茯苓 20 克，白术 10 克，泽泻 10 克，元胡索 20 克，柏子仁 20 克，酸枣仁 30 克，鳖甲 20 克，五味子 6 克，党参 20 克，黄芪 20 克，丹皮 10 克，地骨皮 10 克。

3 剂，水煎服。每日 1 剂，日 3 服。

方解：白芍泻肝木而安脾土，为主药。川芎、当归调肝养血，为辅药。白术补脾燥湿，为佐药。泽泻、茯苓渗湿泄浊为使药。方中加元胡索行气止痛，酸枣仁、柏子仁、五味子养心安神，鳖甲滋阴潜阳，丹皮清热凉血，地骨皮清泄肺热，黄芪、党参补气升阳、益气生津。

12 月 23 日复诊：诉药后浮肿消退，诸症均有好转。上方再进 3 剂。

医案 2　庞某，女，30 岁。1994 年 11 月 28 日就诊。

诉因肠炎后出现水肿，面目及胫、踝均肿已半年，查尿常规正常。舌红苔薄白，脉沉细。岐按照“特发性水肿”治疗。

分析：脾主运化，喜燥恶湿，脾为湿困，健运失司，不能升清降浊，以致水湿不能运行，浮于肌肤故面目、胫踝均肿。舌红苔薄白、脉沉细为湿盛脾弱之象。

辨证：脾虚运化无力，水湿停滞。

治法：健脾理气，利水消肿。

方药：当归芍药散加味：当归 15 克，白芍 20 克，茯苓 20 克，川芎 10 克，白术 10 克，泽泻 20 克，知母 10 克，桑白皮 20 克，大腹皮 20 克，车前子 20 克。

3 剂，水煎服。每日 1 剂，日 3 服。

方解：白芍泻肝木而安脾土，为主药。川芎、当归调肝养血，为辅药。白术补脾燥湿，为佐药。泽泻、茯苓渗湿泄浊，为使药。方中加知母清热泻火，桑白皮利尿消肿，大腹皮利水消肿，车前子利水通淋。

12 月 3 日复诊：药后水肿消失。

岐按：此症虽经西医检查，没有发现器质性病变，但出现了各种症状，岐按照“有是病，用是药，治是方”的原则辨证治疗。根据临床表现，用党参、黄芪、白术、茯苓补养心脾；用当归、川芎、白芍养血；用柏子仁、酸枣仁、鳖甲、五味子补养心神；用鳖甲潜阳平肝；用地骨皮、丹皮清热凉血；用元胡索理气活血；泽泻、茯苓、白术合用以加强利水消肿之力，诸药配合，切中病机，故获良效。用本方治疗多例均获得良效。此 2 例均属特发性水肿，但治疗各异。证明辨证施治之科学性、重要性不能丢也。

4. 急性肾炎

医案 1　黄某，男，36 岁。1978 年 9 月 23 日就诊。

患肾炎半月。出现颜面、下肢浮肿，按之没指。胸闷，腹部肿胀，尿少，舌红苔白，脉沉缓。尿常规：蛋白（＋＋）。

分析：水湿之邪，浸渍肌肤，壅阻不行，以致下肢浮肿，水湿内聚，三焦决渎失司，膀胱气化失常，所以尿少。水湿日增而无出路，横溢肌肤，所以肿势日甚，按之没指。脾为湿困，阳气不能舒展故胸闷、腹部肿胀。苔白、脉沉缓为湿盛脾弱。

辨证：脾虚湿邪蕴滞三焦，气化不利。

治法：健脾利湿，理气消肿。

方药：四苓散加味：苍术 20 克，陈皮 12 克，厚朴 10 克，桑白皮 10 克，茯苓 10 克，半夏 10 克，木香 10 克，莱菔子 10 克，泽泻 12 克，白术 12 克，黄芩 10 克，赤小豆 15 克，猪苓 12 克，薏苡仁 15 克，益母草 20 克。

3 剂，水煎服。每日 1 剂，日 3 服。

方解：泽泻渗湿利水，为主药。茯苓、猪苓淡渗，增强利水蠲饮之功，为辅药。白术健脾以助运化水湿之功，为佐药。方中加桑白皮利尿消肿，陈皮理气化滞，厚朴行气化湿、宽中，苍术除湿运脾，木香行气调中，莱菔子降气，益母草利尿消肿，赤小豆利水消肿，薏苡仁利水渗湿、健脾，黄芩清热燥湿。

10 月 28 日：服药 12 剂后诸症消失，尿常规正常。疾病痊愈。

医案 2　李某，男，48 岁。1984 年 6 月 13 日就诊。

全身浮肿 1 周，头晕乏力，腰痛腿肿，尿少，舌红苔薄黄，脉沉细而缓。尿常规：蛋白＋＋，红细胞＋＋。

分析：水湿之邪，郁而化热，壅于肌肤经遂之间故全身浮肿。脾胃气虚发展为脾阳不振，中气虚寒，不能运化水谷、助长体力故头晕乏力。腰为肾之府，肾虚而水气内盛故腰痛腿肿。肾与膀胱相表里，肾阳不足，导致膀胱气不利，故尿量减少。舌红苔薄黄、脉沉细而缓为湿热壅盛之象。

辨证：水湿壅滞，脾肾气虚。

治法：化气利水，清热解毒。

方药：金银花20克，连翘10克，麦冬20克，茯苓20克，泽泻20克，猪苓20克，陈皮10克，桔梗10克，桑白皮10克，车前子10克，薏苡仁10克，蒲公英20克。

6剂，水煎服。每日1剂，日3服。

方解：泽泻渗湿利水，直达膀胱，为主药。茯苓淡渗，增强利水蠲饮之功，为辅药。猪苓、薏苡仁利水渗湿、健脾，为佐药。方中加陈皮理气化滞，桑白皮利尿消肿，车前子利水通淋，金银花、连翘、蒲公英清热解毒，麦冬养阴生津，桔梗载药上行。

6月19日二诊：药后水肿腰痛减轻，但下肢仍肿。今用上方加牛膝10克，黄芪20克。6剂，水煎服。

6月29日三诊：药后下肢肿已消失。上方继服3剂。

7月7日四诊：腰痛浮肿消失，仍觉心口胀，舌红苔白黄，脉浮数。查尿常规仍有蛋白少许。方药：金银花20克，连翘10克，麦冬10克，白芍20克，车前子20克，薏苡仁20克，滑石20克，厚朴10克，蒲公英20克，枳壳10克。3剂，水煎服。

7月14日五诊：诸症消失，查尿常规正常。上方继服3剂。

7月31日六诊：今日复查尿常规又见脓球、红细胞。查患者有头昏头痛、咽痛咽红、流涕等感冒症状，舌红苔黄。方药：银翘玄麦汤加车前子、滑石、厚朴、薏苡仁、蒲公英各20克，枳壳10克。3剂，水煎服。

8月6日七诊：药后查尿常规正常。但因食用鸡蛋，今日查尿常规又出现少量蛋白。方药：银翘玄麦汤加车前子、滑石、厚朴、薏苡仁、蒲公英各20克，枳壳10克。3剂，水煎服。

8月16日八诊：上方继服3剂。

8月20日九诊：查尿常规又见蛋白+，尿黄腰痛。按照膀胱湿热治疗。方药：黄连6克，黄芩10克，黄柏10克，栀子10克，车前子20克，薏苡仁20克，滑石20克，甘草3克。3剂，水煎服。

9月6日十诊：诉腰痛减轻，尿黄，查尿蛋白少许。上方加金银花20克，连翘20克，猪苓20克。3剂，水煎服。

9月12日十一诊：复查尿常规正常。上方继服3剂。

9月17日十二诊：诉腰不痛，尿不黄，查尿常规正常。上方继服3剂。

9月21日十三诊：诉诸症消失，查尿常规3次均正常，肾炎痊愈，但汗多、梦多。此乃久病气血虚，心神不宁。方药：前方加黄芪20克，酸枣仁20克。3剂，水煎服。

9月25日十四诊：因食盐不减，出现了尿常规不正常，各项指标均少许。今治疗用9月6日的方药，3剂，水煎服。

药后疾病痊愈。嘱其注意休息，不要劳累，防止感冒，饮食少盐。

随访，疾病未再复发。

医案3　夏某，男，8岁。1979年10月18日初诊。

因上感发热咳嗽日久不愈导致全身浮肿、尿少，按之没指，体温38℃。舌红苔白，脉浮数。尿常规：蛋白（++）、脓球（++）、红细胞（++）、管型（少许）。

分析：水湿之邪，浸渍肌肤，壅阻不行，以致肌体浮肿不退。水湿内聚，三焦决渎失司，膀胱气化失常，所以小便短少，水湿日增而无出路。横溢肌肤，所以肿势日甚，按之没指。寒邪外束，玄府闭塞，阳气不得宣发则发热。舌红苔黄、脉浮数为湿热之象。

辨证：外感风邪，肺气失宣，水湿壅滞。

治法：解表宣肺，健脾利水，理气消肿。

方药：五皮饮加味：陈皮 10 克，大腹皮 10 克，茯苓皮 10 克，桑白皮 10 克，生姜皮 10 克，柴胡 10 克，石膏 20 克，薏苡仁 10 克，车前子 10 克。

3 剂，水煎服。2 日 1 剂，日 3 服。忌生冷、食盐，注意保暖防止感冒，控制活动量。

方解：茯苓皮利水渗湿兼健脾助运化，为主药。生姜皮辛散水饮，为辅药。桑白皮肃降肺气，通调水道，为佐药。大腹皮、陈皮理气除湿，为使药。方中加柴胡解表退热，石膏清热泻火，薏苡仁利水渗湿健脾，车前子利水通淋。

11 月 23 日复诊：药后体温正常，咳嗽浮肿减轻，尿量增多。复查尿常规蛋白少许、脓球少许。上方再服 3 剂。

11 月 26 日三诊：诉咳嗽已止，复查尿常规一切正常。上方加黄芪 10 克，3 剂以巩固疗效。

1 月后随访，疾病痊愈。

医案 4　胡某，女，18 岁。1983 年 6 月 3 日就诊。

因浮肿 3 ~ 4 天，尿少，食纳差，全身水肿明显，每因劳累后出现，伴头昏、乏力。查下肢呈压陷性水肿，舌红苔白，脉沉细。化验尿常规蛋白（＋＋）、脓球少许、红细胞（＋＋）。

分析：水湿之邪，浸渍肌肤，壅阻不行，以致肢体浮肿不退。水湿内聚三焦决渎失司，膀胱气化失常，所以小便短少。水湿日增而无出路，横溢肌肤，肿势日甚，按之没指。脾为湿困，阳气不得舒展故头昏乏力、食纳差。舌红苔白、脉沉细为湿阻气滞之象。

辨证：脾虚失运、水湿停滞。

治法：健脾利湿，行气利水。

方药：五苓散加味：泽泻 20 克，茯苓 20 克，猪苓 10 克，白术 10 克，桂枝 6 克，苍术 15 克，厚朴 10 克，陈皮 10 克，蒲公英 20 克，车前子 20 克，牛膝 10 克，桑白皮 10 克，白茅根 20 克，鱼腥草 20 克。

3 剂，水煎服。每日 1 剂，日 3 服。嘱其禁忌食盐。

方解：泽泻直达膀胱，渗湿利水，为主药。茯苓、猪苓淡渗，增强利水蠲饮之功，为辅药。白术健脾助运化水湿，桂枝外解太阳之表，温化膀胱之气，为佐药。方中加苍术除湿运脾，厚朴行气化湿，陈皮理气化滞，蒲公英、鱼腥草清热解毒，白茅根清热利尿，车前子利水通淋，桑白皮利尿消肿，牛膝引药下行。

6 月 6 日复诊：全身浮肿减退、尿少，食纳差、头昏，舌红苔白，脉沉细。复查尿常规蛋白（＋＋）、脓球少许、红细胞少许、管型少许。辨证：属脾胃虚寒。治法：温中散寒。方药：香砂六君子汤加味：党参 10 克，白术 10 克，茯苓 10 克，陈皮 10 克，半夏10克，木香10克，砂仁10克，猪苓10克，泽泻10克，麻黄3克，连翘10克，赤小豆20克，车前子20克，金钱草20克。3剂，水煎服。

6月9日三诊：药后浮肿基本消退，查尿常规完全正常。遵循效不更方的原则，上方继服3剂，水煎服。

6月14日四诊：药后浮肿消失，化验尿常规完全正常。上方继服3剂，水煎服。

6月20日五诊：药后饮食增加，再次化验尿常规完全正常。诸症消失，疾病痊愈。

医案5　张某，女，18岁。1981年12月9日就诊。

因全身浮肿半月。尿黄赤，查尿常规：蛋白（+）、红细胞（+++）、管型少许。曾治疗无效，今查全身浮肿加重，颜面、下肢浮肿甚，按之没指，尿少，小腹及腰胀痛，舌红苔黄，脉沉细。

分析：水湿之邪，浸渍肌肤，壅阻不行，以致肌体浮肿不退。水湿内聚，三焦决渎失司，膀胱气化失常，故小便短少。水湿日增而无出路，横溢肌肤，故以肿势日甚，按之没指。脾为湿困，阳气不能舒展，故腹胀。腰为肾之府，肾虚而水气内盛，故腰痛。肾与膀胱相表里，肾阳不足，导致膀胱气化不利，故小腹胀痛。舌红苔黄、脉沉细为湿热壅盛之象。

辨证：水湿停滞，阻遏气机，郁久化热，耗伤血络。

治法：养阴清肺，健脾化湿，行气利水。

方药：银翘玄麦汤加味：金银花15克，连翘10克，玄参15克，麦冬10克，生地10克，白芍10克，丹皮10克，薄荷6克，车前子20克，滑石20克，泽泻20克，薏苡仁20克，白茅根20克，木香10克，枳壳10克，厚朴10克，川芎10克。

6剂，水煎服。每日1剂，日3服。嘱忌盐。

方解：生地、玄参养阴润燥，金银花、连翘清热解毒，为主药。麦冬、白芍养阴清肺而润燥，丹皮凉血解毒，为辅药。薄荷疏风宣肺，为佐药。方中加滑石利水通淋，泽泻渗湿利水、直达膀胱，薏苡仁利水渗湿、健脾，白茅根清热利尿，木香、枳壳、厚朴行气调中、消胀、川芎行气活血，车前子利水通淋。

12月21日二诊：药后浮肿消失，复查尿常规仅见盐类结晶外，其余均正常。方药：银翘玄麦汤加杏仁20克，桑白皮20克，车前子20克，泽泻20克，白茅根20克。6剂，水煎服。嘱其注意切记不可感冒，少食盐。

随访药后疾病痊愈，未再复发。

医案6　陈某，男，50岁。1979年5月6日就诊。

因全身浮肿1周，颜面及全身浮肿，按之没指，尿少色黄，腰痛，舌红苔白，脉沉细。查尿常规：蛋白（++）、红细胞（++）、脓球（++）、管型0~3。

分析：水湿之邪，浸渍肌肤，壅阻不行，以致肌肤浮肿不退。脾为湿困，健运失司，不能升清，水湿不能下行，水湿内聚，三焦决渎失司，膀胱气化失常，故小便短少色黄。水湿之邪日增，而无出路，横溢肌肤，故颜面及全身浮肿，按之没指。腰为肾之府，肾虚而水气内盛，故腰痛。舌红苔白、脉沉细均为湿胜脾弱。

辨证：脾虚水湿停滞，三焦气化无力。

治法：健脾燥湿，行气利水。

方药：五皮饮加味：陈皮 15 克，大腹皮 15 克，桑白皮 10 克，茯苓皮 15 克，生姜皮 10 克，肉桂 3 克，白术 15 克，猪苓 10 克，泽泻 20 克，车前子 20 克，薏苡仁 20 克，苍术 20 克，厚朴 10 克，滑石 20 克，鱼腥草 20 克，赤小豆 10 克。

3 剂，水煎服。每日 1 剂，日 3 服。忌烟、酒和辣，少食盐。防感冒劳累。

方解：茯苓皮利水渗湿，健脾助运化，为主药。生姜皮辛散水饮，为辅药。桑白皮肃降水气，通调水道，为佐药。大腹皮、陈皮理气除湿，为使药。方中加泽泻渗湿利水、直达膀胱，猪苓增强利水，白术健脾助运化，肉桂温化膀胱之气，滑石、车前子利水通淋，薏苡仁利水渗湿，苍术除湿运脾，厚朴行气化湿，赤小豆利水消肿，鱼腥草清热解毒。

5 月 10 日二诊：药后尿多，浮肿减轻。上方继进之。

5 月 13 日三诊：诸症明显好转，今复查尿常规，已完全正常。治疗按肾炎善后调理，用六味地黄汤加五皮饮以巩固疗效。

观察 10 年，未复发。

岐按：水肿病人体虚易于感冒，要多加注意预防感冒，发现因感冒引起水肿复发。水肿如反复发作，预后不良。切记！如果不重视，还会导致慢性肾炎，慢性肾炎日久不愈，会发生肾衰，危及生命。

5. 急性肾炎中西医结合治验

医案 1　程某，男，33 岁。1980 年 6 月 1 日就诊。

因突然全身浮肿、尿少住院治疗，查尿常规蛋白（+++）、脓球（++）、红细胞（+++）、管型少许。西药用青霉素 40 万单位一日 2 次肌肉注射、氢氯噻嗪（双氢克尿塞）50 毫克，口服，一日 3 次。654-2，10 毫克，一日 3 次，肌肉注射。螺内脂（安体舒通）20 毫克，一日 3 次，口服。求服中药，诊见面目浮肿，下肢肿甚，尿少，口干，舌红苔黄，脉细数。

分析：水湿之邪，浸渍肌肤，壅阻不行，以致肢体浮肿。水湿内聚，三焦决渎失司，膀胱气化失常，所以小便短少。脾为湿困，健运失司，不能升清降浊，以致水湿不能下行，泛于肌肤经遂之间故遍身浮肿。舌红苔黄、脉细数均为湿热壅盛之象。

辨证：脾湿中阻，健运无力，水湿壅盛。

治法：健脾利湿，化气利水，清热解毒。

方药：四苓散加味：苍术 20 克，陈皮 10 克，厚朴 10 克，白术 10 克，茯苓 20 克，猪苓 20 克，泽泻 20 克，黄柏 10 克，薏苡仁 20 克，车前子 20 克，鱼腥草 30 克，白茅根 30 克。

3 剂，水煎服。每日 1 剂，日 3 服。嘱其忌食盐、酒、辣椒，注意休息不可劳累感冒。

方解：泽泻直达膀胱，渗湿利水，为主药。茯苓、猪苓淡渗，增强利水蠲饮之功，为辅药。白术健脾以助运化水湿之功，为佐药。方中加苍术除湿运脾，厚朴行气化湿、消胀除满，陈皮理气化滞，黄柏清热燥湿、泻火解毒，鱼腥草清热解毒，白茅草清热利尿，薏苡仁利水渗湿、健脾，车前子利水通淋。

6月7日：复查尿常规蛋白（+）、脓球少许、红细胞少许、管型（-）。诸症好转，治疗遵效不更方，前方继进3剂。

6月16日：再次复查尿常规均正常。诸症消失，疾病痊愈而出院。

岐按：见此症者用胃苓汤加味每获良效。

6. 因扁桃体化脓致急性肾炎

医案 薛某，女，16岁。1979年10月23日就诊。

因扁桃体化脓引起颜面浮肿、下肢肿。口干，大便结，尿少，舌红苔白，脉浮数。查尿常规：蛋白（+++）、红细胞（++）、管型（+）。

分析：肺为水之上源，又主一身之表，外合皮毛，风邪外袭，肺气失宣，不能通调水道，下输膀胱故颜面浮肿及全身肿。水湿之邪，浸渍肌肤，壅阻不行，以致下肢浮肿，水湿内聚，三焦决渎失司，膀胱气化失常，所以小便短少。肺失清肃，热灼津液故口干、大便干结。舌红苔黄燥、脉数为湿热壅盛之象。

辨证：热毒壅盛，肺气失宣，三焦气化无力。

治法：清热解毒，化气利水。

方药：五皮饮加味：陈皮10克，大腹皮10克，桑白皮10克，茯苓皮10克，生姜皮10克，车前子、薏苡仁各10克，金银花、连翘各20克，山豆根6克，射干、苍术、大黄、厚朴各10克，芒硝10克（另包冲服），白茅根20克，鱼腥草20克。

3剂，水煎服。每日1剂，日3服。嘱其忌盐、辛辣。

方解：茯苓皮利水渗湿，健脾助运化，为主药。生姜皮辛散水饮，为辅药。桑白皮肃降肺气、通调水道，为佐药。大腹皮、陈皮理气除湿，为使药。方中加薏苡仁利水渗湿、健脾，车前子利水通淋，苍术除湿运脾，厚朴行气化湿宽中，金银花、连翘、鱼腥草清热解毒，山豆根、射干利咽消肿，白茅根利尿，芒硝软坚散结，大黄泻热通便。

10月28日复诊：药后诸症好转，尿量增加，浮肿减轻。查尿常规：蛋白（++）、脓球（+）、红细胞少许、管型消失。治疗上方继服3剂。

11月3日三诊：诸症持续好转。查尿常规：蛋白（+）、脓球（+）、红细胞少许。治疗上方继服3剂。

11月10日四诊：诉诸症好转。治疗同前。

11月15日五诊：诸症好转。嘱其继服上方10剂。

12月3日六诊：诉诸症消失。复查尿常规均正常。

岐按：本病例临床多见，每年治10余例均愈。若不及时治愈，会变成慢性肾炎或肾衰，危及生命，千万勿小瞧此小毛病。

7. 狗咬伤致使急性肾炎

医案 吴某，男，15岁。1980年1月22日初诊。

因1月前被狗咬伤，伤口感染，出现全身浮肿，颜面浮肿下肢肿甚。尿少，腰痛咳嗽，舌红苔薄黄，脉细数。1月21日化验尿常规：蛋白（++）、脓球（+）、红细胞少许。

分析：肺在体合皮，其华在毛。皮毛包括皮肤、汗腺、毫毛等组织是一身之表，依赖于卫气和津液的温养和润泽，成为抵御外邪侵袭的屏障。由于肺主气属卫，具有宣发卫气，输精于皮毛的生理功能，皮毛亦有宣肺气的作用，肺气失宣畅，不能通调水道，下输膀胱故全身浮肿。水湿之邪，浸渍肌肤，壅阻不行以致肌体浮肿不退。水湿内聚，三焦决渎失司，膀胱气化失常，所以尿少。水气凌肺，宣降失司故咳嗽，水气内盛故腰痛。舌质红、脉浮数是风水偏热之象。

辨证：肺气失宣，热邪壅滞。

治法：宣肺泻热，利水消肿。

方药：越脾加术汤加味：麻黄5克，石膏20克，生姜10克，大枣10克，白术10克，甘草3克，白茅根20克，板蓝根20克，杏仁10克，桑白皮15克，茯苓20克，车前子20克。

2剂，水煎服。每日1剂，日3服。

方解：麻黄散风宣肺兼利水退肿，为主药。石膏清肺泻热，为辅药。白术健脾利水，使肺气宣通，水湿下行，为佐药。甘草、生姜、大枣调和营卫，为使药。方中加白茅根、板蓝根清热解毒利小便，车前子利水通淋，杏仁泻肺平喘利水，桑白皮利尿消肿，茯苓淡渗助健脾运水湿。

1月24日复诊：药后全身浮肿较前减轻，但咳嗽、腰痛、尿不多、左腿部狗咬伤尚未愈合。今用六味地黄汤加五皮饮加薏苡仁20克，地肤子20克，土茯苓20克，杏仁10克，前胡10克。3剂，水煎服。

1月31日三诊：药后水肿消失，饮食增加，胃脘不胀，但夜间咳嗽、咽痒、咽痛，痰多不利、口干不思饮，舌尖红，苔薄白，脉浮数。查尿常规：蛋白少许、脓球少许、红细胞（-）。治疗银翘玄麦汤加桔梗、杏仁、紫菀、前胡、炙桑白皮、苏子、芥子各10克。3剂，水煎服。

随访药后复查尿常规均正常，狗咬伤已愈合。水肿未再复发。

岐按：狗咬伤后应及时注射狂犬疫苗，但此病例因条件差未能及时注射疫苗，也未对伤口进行处理，导致伤口感染迁延一月不愈，而后出现全身浮肿疾病（急性肾炎）。中医用辨证论治，治疗得当，所以获得良效。此例患者未发生狂犬病已十分幸运。

8. 急性肾炎、高血压、扁桃体炎三病和一治验

医案1　代某，男，13岁。1982年9月29日就诊。

9月22日以“咽痛发烧3天”为主诉到县医院内科门诊就诊，当时查体精神差、咽红、双侧扁桃体2度肿大，左侧有脓性分泌物，治疗青霉素40万单位肌肉注射，一日2次；9月26日再次到县医院内科门诊二诊，当时颜面、下肢均浮肿，尿少，查体心肺（-）、血压120/95毫米汞柱。血常规：白细胞10.7×10^9/升、中性69%、红细胞3.92×

10^{12}/升、尿常规：蛋白（+）、脓球黏液均少许、管型0~3，治疗庆大霉素4万单位肌肉注射1日2次，654-2，24片，双氢克尿噻25毫克×12片，口服；9月29日，因连续西药治疗效果不佳，病情较前加重，背来转求中医治疗，诊见患儿全身浮肿、咽红、纳差、尿少、大便不畅干结、舌红苔黄、脉浮数，查尿常规：蛋白（++）、脓球黏液、管型均少许。

分析：水湿之邪，郁而化热，壅于肌肤经遂之间故全身浮肿。湿热熏蒸，膀胱为湿热所扰，气化不利故尿少。脾为湿困，健运失司，不能升清降浊故食纳差。风热上扰，则咽红。热盛消耗津液故大便干结。舌红苔黄、脉浮数为风热侵于肺卫之象。

辨证：风热上扰，郁滞肺脾肾，膀胱气化不利，发为水肿。

治法：养阴清肺，行气利水。

方药：银翘玄麦汤合四苓汤加味：金银花15克，连翘10克，生地10克，玄参10克，麦冬10克，白芍10克，丹皮10克，薄荷6克，泽泻10克，甘草3克，白术10克，猪苓10克，茯苓10克，大腹皮10克，车前子10克，大黄10克，牵牛子6克，赤小豆20克，陈皮10克。

2剂，水煎服。每日1剂，日3服。

方解：金银花、连翘、生地、玄参清热解毒，养阴清肺，为主药。麦冬、白芍、丹皮助生地玄参养阴清肺润燥，助生地、玄参凉血解毒，为辅药。薄荷宣肺利咽，为佐药。甘草调和诸药，为使药。方中加泽泻直达膀胱、渗湿利水，猪苓、茯苓淡渗增强利水蠲饮之功，白术健脾以助运化水湿，大腹皮利水消肿，车前子利水通淋，赤小豆利水消肿，大黄泻下攻积、清热泻火、解毒，牵牛子泻下逐水，陈皮理气化滞。

10月2日复诊：便通畅，食量增加，但眼结膜发红。治疗上方加桃仁、红花各6克。2剂，水煎服。

10月4日三诊：水肿减退，眼红消失。尿多，色清，大便一日2次，血压下降至106/68毫米汞柱。治疗上方3剂，水煎服。

10月23日四诊：诸症减轻，因为没坚持服中药，活动量大，故有反复，颜面仍肿，血压120/70毫米汞柱。查尿常规：蛋白（+）、脓球、管型各少许。西医用青霉素、654-2。中药：金银花10克，连翘10克，玄参10克，麦冬10克，生地10克，杭芍20克，丹皮10克，牛蒡子10克，薄荷10克，车前子20克，薏苡仁20克，滑石20克，山豆根10克，苍术10克，厚朴10克，柴胡10克。每日1剂，连服10剂。嘱病期注意休息，忌盐、油、肉和鸡蛋。

11月7日五诊：复查尿常规完全正常。上方继服。10剂，用法同前。

11月28日六诊：再次复查尿常规，完全正常，但面色苍白。方药：六味地黄丸2盒，每次1丸，1日2次。

半年后随访，疾病未复发。

医案2　余某，男，7岁。1986年12月25日就诊。

诉因全身脓痂疮已半月，3天前出现全身浮肿，食纳差，颜面四肢浮肿，尿少色黄，大便干结，舌红苔黄，脉细数。查尿常规：蛋白（++）、脓球少许、红细胞（+）、管型 0 ~2。

分析：水湿之邪内侵，湿蕴于中，脾为湿困，健运失司，不能升清降浊，以致水湿不能运行，泛于肌肤经遂之间故全身颜面浮肿。脾为湿困，阳气不能舒展，运化水谷精微的功能减退则食纳差。尿少、色黄乃膀胱为湿热所扰，气化不利所致。湿热蕴结于肠胃，气机阻滞，腑气不通故大便干结。舌红苔黄、脉浮数为湿热壅盛之象。

辨证：湿热蕴结，热毒内陷。

治法：清热解毒，利水消肿。

方药：普济消毒饮加味：黄连 3 克，黄芩 10 克，牛蒡子 10 克，连翘 10 克，薄荷 3 克，僵蚕 6 克，玄参 6 克，陈皮 6 克，板蓝根 6 克，桔梗 6 克，甘草 3 克，升麻 3 克，柴胡 6 克，桑白皮、车前子、泽泻各 10 克。

嘱其用白茅根 100 克煎水取汁熬药，3 剂，水煎服，每日 1 剂，日 3 服。嘱其少食盐，严禁感冒、剧烈运动。

方解：黄连、黄芩清泄上焦热毒，为主药。牛蒡子、连翘、薄荷、僵蚕疏散上焦风热，为辅药。玄参、板蓝根、桔梗、甘草清热解毒，陈皮理气疏通壅滞，为佐药。升麻、柴胡疏散风热，为使药。方中加桑白皮、车前子、泽泻利尿消肿、利水通淋、直达膀胱、渗湿利尿。

1 月 8 日复诊：水肿基本消失，口干喜饮水。方药：银翘玄麦汤加车前子、滑石、柴胡、大黄、木香、赤小豆、大腹皮各 10 克。3 剂，水煎服。

1 月 12 日三诊：诉药后脓痂疮已全部结痂，全身浮肿减轻，食量增加。上方继服 3 剂。

1 月 25 日四诊：复查尿常规均正常。

随访，疾病痊愈，未再复发。

医案 3　唐某，男，5 岁。1980 年 3 月 22 日就诊。

因四肢皮肤脓痂疮 10 余天，3 ~4 天前出现全身浮肿，伴尿少，口干，舌红苔黄，脉细数。查尿常规：蛋白（+ + + +）、脓球（+ +）、红细胞（+）、管型（+）。

分析：水湿之邪，郁而化热，壅于肌肤经遂之间故全身浮肿。脾为湿困，健运失司，不能升清降浊，以致水湿不得下行，泛于肌肤。湿郁化热，湿热交蒸，膀胱输化无权致尿少。热盛消耗津液故口干。舌红苔黄、脉浮数均属于湿热壅盛之象。

辨证：脾虚湿盛，疮毒内侵。

治法：健脾利湿，清热解毒。

方药：五皮饮加味：陈皮 10 克，大腹皮 10 克，桑白皮 10 克，茯苓皮 10 克，生姜皮 10 克，泽泻 6 克，白术 6 克，黄芩 10 克，黄连 3 克，金银花 10 克，连翘 10 克，土苓 10 克，车前子 20 克，薏苡仁 20 克。

3 剂，水煎服。每日 1 剂，日 3 服。

方解：茯苓皮利水渗湿兼健脾以助运化。生姜皮辛散水饮，桑白皮肃降肺气通调水道。大腹皮、陈皮理气兼以除湿。方中加泽泻直达膀胱、渗湿利水，白术健脾以助运化水湿，黄芩、黄连清泻热毒，金银花、连翘、土苓清热解毒、除湿，车前子、薏苡仁利水通淋、利水渗湿、健脾。

3 月 24 日复诊：药后诸症好转。继服上方 3 剂。

连服 15 剂，诸症消失，连续复查尿常规 3 次均正常。

随访 2 年疾病未复发。1982 年患急性黄疸肝炎求岐治疗也获愈。

医案 4 林某，男，5 岁。1980 年 8 月 25 日就诊。

因右下肢皮肤感染半月，1 周前出现颜面浮肿，伴腹胀恶寒发热、口干、尿少，脉沉弦，舌红苔薄黄。化验尿常规：蛋白（+++）、脓球（++）、红细胞少许。西医诊断为：急性肾炎。

分析：肺为风邪所袭，肺气失宣，不能通调水道，下输膀胱故颜面浮肿。脾为湿困，健运失司，不能升清降浊故腹胀。邪在肌表卫阳被遏，营卫不和故恶寒发热。热盛消耗津液故口干。水湿内聚，三焦决渎失司，膀胱气化失常，致以尿少。舌红苔黄、脉沉弦为湿热壅滞之象。

辨证：疮毒内陷，急性水肿。

治法：清热解毒，健脾利湿。

方药：四苓散加味：白术 10 克，猪苓 10 克，茯苓 20 克，泽泻 10 克，薏苡仁 20 克，桑白皮 10 克，大腹皮 10 克，陈皮 10 克，黄芩 10 克，黄连 3 克，黄柏 10 克，苍术 10 克，金银花 20 克，连翘 10 克，柴胡 10 克。

3 剂，水煎服。每日 1 剂，日 3 服。

方解：泽泻直达膀胱，渗湿利水，为主药。茯苓、猪苓淡渗，增强利水蠲饮之功，为辅药。白术健脾以助运化水湿，为佐药。方中加薏苡仁利水渗湿、健脾，桑白皮利尿消肿，大腹皮利水消肿，陈皮理气化滞，黄芩、黄连、黄柏清热解毒、泻火解毒，苍术健脾燥湿，金银花、连翘清热解毒，柴胡和解退热。

8 月 30 日复诊：药后诸症好转。前方去黄芩、黄连、黄柏。3 剂，水煎服。

9 月 2 日三诊：药后浮肿消退，下肢疮疡感染处已结痂，今复查尿常规完全正常。继服上方 3 剂，以巩固疗效。

医案 5 郑某，女，28 岁。1995 年 1 月 9 日就诊。

因患急性肾炎已 3 个月在安徽省萧县治疗好转。花了 8 千元好转出院。但因回陕途中受凉感冒咳嗽，痰咳不利，大便干，尿少，舌红苔黄燥，脉浮数。今面目微肿，查尿常规见：尿蛋白+++，红细胞++，脓球+，血压 150/100 毫米汞柱。

分析：风邪外袭，肺气失宣，不能通调水道，下输膀胱故尿少、面目微肿。邪在肌表，卫阳被遏，营卫不和故感冒受凉咳嗽。水气凌肺宣降失司，热灼津液故口干，咳嗽，痰不利，大便干，舌红苔黄燥，脉浮数，风水偏热。

辨证：风邪外袭，肺气失宣，郁久化火。

治法：宣肺解表，养阴清肺。

方药：银翘玄麦汤加味：金银花 20 克，连翘 10 克，玄参 10 克，麦冬 20 克，生地 10 克，杭芍 20 克，丹皮 10 克，牛蒡子 10 克，薄荷 10 克，杏仁 10 克，前胡 10 克，栝楼仁 20 克，薏苡仁 10 克，焦芥穗 20 克，仙鹤草 20 克，川贝田 6 克，甘草 3 克。

5 剂，水煎服。每日 1 剂，日 3 服。

方解：金银花、连翘、生地、玄参清热解毒，养阴润燥，为主药。麦冬、白芍助生地、玄参养阴清肺而润燥，丹皮助生地玄参凉血解毒，为辅药。贝母润肺止咳、清热化痰，薄荷宣肺利咽，牛蒡子利咽消肿，为佐药。生甘草泻火解毒，调和诸药，为使药。合用清热解毒，养阴清肺。方中加杏仁止咳、润肠，前胡降气祛痰、宣散风热，栝楼仁润肺化痰、通便，焦芥穗、仙鹤草用于止血、收敛止血，薏苡仁利水渗湿、健脾。

1 月 16 日复诊：药后咳嗽减轻，大便通利，尿多。复查尿常规红细胞消失，其余同前。治疗上方继服 5 剂。

1 月 21 日三诊：药后头晕、恶心、口干好转，咳痰利，但咽红、流鼻血。辨证：肺阴虚火旺。治法：养阴清肺，滋阴补肾。方药：金银花 20 克，连翘 10 克，玄参 10 克，麦冬 20 克，生地 20 克，杭芍 30 克，丹皮 10 克，牛蒡子 10 克，薄荷 6 克，桑白皮 30 克，山豆根 6 克，射干 10 克，太子参 30 克，山药 20 克，山茱萸 20 克，桑寄生 20 克，芡实 20 克，覆盆子 20 克，黄芪 20 克，白术 10 克，蝉蜕 10 克 。5 剂，水煎服。

1 月 26 日四诊：药后好转，但腰痛。查尿常规蛋白（＋＋）、脓球（＋）。治疗上方加杜仲 20 克，续断 20 克。5 剂，水煎服。

2 月 8 日五诊：复查尿常规蛋白（＋）、脓球少许。自觉口干苦、心慌、出汗。治疗上方加黄柏 10 克，龙骨 30 克，牡蛎 30 克。5 剂，水煎服。

2 月 15 日六诊：药后口已不干苦，出汗止，尿多。复查尿常规完全正常。患者高兴地说曾在安徽治疗花费 8000 余元都未治愈，但在石泉县仅花 200 余元就治愈。甚为感谢。嘱其要注意休息，不可劳累，切记不可感冒。

医案 6　罗某，女，9 岁。1982 年 10 月 5 日就诊。

因口角溃疡，半月不愈，而后引起全身浮肿，下肢肿甚，伴咽红、扁桃体肿大、口干苦、纳差、腹胀痛，大便干结，舌红苔黄，脉细数。昨天门诊诊为“急性肾炎”，查血常规：白细胞 12×10^9/升，尿常规蛋白（＋＋）、脓球（＋）、红细胞少许、管型少许。

分析：皮肤溃疡属皮肤之厄，肺主皮毛司呼吸，皮肤归属肺。肺为风邪所袭，肺气失宣，不能通调水道、下输膀胱故全身浮肿。水湿之邪，浸渍肌肤，壅阻不行，以致下肢肿甚。内热上扰则咽喉红肿疼痛。阳从火化，最易伤阴故口干苦。脾为湿困，健运失司，不能升清降浊故腹胀痛、食纳差。湿热蕴结于肠胃，气机阻滞，故大便干结。舌红苔黄、脉细数为湿热壅盛之象。

辨证：风毒内陷，阴虚火旺，湿毒壅盛。

治法：清热解毒，化气利水，养阴清肺。

方药：银翘玄麦汤加味：金银花 10 克，连翘 10 克，玄参 10 克，麦冬 10 克，生地 10 克，白芍 10 克，丹皮 6 克，牛蒡子 6 克，薄荷 6 克，车前子、薏苡仁、滑石各 10 克，山豆根 6 克，苍术 10 克，厚朴 10 克，白茅根、鱼腥草各 20 克，生甘草 3 克。

3 剂，水煎服。每日 1 剂，日 3 服。

方解：金银花、连翘、生地、玄参清热解毒，养阴清肺，为主药。麦冬、白芍、丹皮助生地、玄参养阴清肺而润燥、助生地，玄参凉血解毒而消肿，为辅药。薄荷、牛蒡子宣肺利咽消肿，为佐药。生甘草调和诸药，为使药。合用清热解毒，养阴清肺。加车前子、薏苡仁、滑石利水通淋、渗湿，山豆根利咽消肿，苍术健脾燥湿，厚朴行气燥湿，白茅根、鱼腥草清热解毒利尿。

10月9日复诊：上方连服3剂后，诸症好。查尿常规均正常。嘱其继服5剂以巩固疗效。

9. 慢性肾炎（因扁桃体炎化脓引起肾炎反复发作）

医案 张某，男，26岁。1983年7月19日就诊。

因急性肾炎反复发生，住院4次，历时3年，每次复发均需要住院治疗2~3个月。这是第5次复发，全身浮肿、尿少、尿常规检查异常。检查发现扁桃体化脓肿大疼痛，令其摘除扁桃体，并进行中西药治疗，浮肿消失，尿常规正常出院。但半月后浮肿乏力、尿少。复查尿常规：蛋白（++），其他正常。求服中药。

分析：久病，脾胃气虚，运化乏力所致，脾虚则精微气血生化不足，四肢无力，运化失常则乏力。吴昆说：面黄白则望之而知其气虚，语言轻微则闻之而知之气虚矣，四肢无力则问之而知其气虚矣，脉虚弱则切之知其气虚矣。膀胱气化无力则尿少。

辨证：脾虚运化无力，水湿停滞。

治法：健脾益气化湿。

方药：四君子汤加味：党参20克，白术15克，茯苓10克，甘草3克，陈皮10克，半夏10克，木香10克，砂仁10克，生姜10克，黄芪20克，车前子10克，薏苡仁20克，益母草20克。

3剂，水煎服。每日1剂，日3服。旨在增强免疫力，提高抵抗力。

方解：党参益气补中，为主药。白术健脾燥湿，合党参以益气健脾，为辅药。茯苓渗湿健脾，为佐药。甘草和中，为使药。方中加陈皮理气化滞，半夏燥湿，木香行气调中，砂仁化湿行气温中，黄芪补气升阳，车前子利水通淋，薏苡仁渗湿利水健脾，益母草利尿消肿，生姜辛温温中。

8月15日复诊：受凉微咳、咽干、尿黄，化验尿常规见脓球、红细胞均少许。辨证：风寒郁久化热。治法：清热解毒，养阴清肺，健脾利湿。方药：金银花20克，连翘10克，玄参10克，麦冬10克，生地20克，白芍20克，丹皮10克，牛蒡子10克，薄荷10克，猪苓10克，茯苓10克，泽泻10克，车前子20克，滑石20克，党参10克，黄芪20克。3剂，水煎服。

8月22日三诊：化验尿常规：蛋白少许，其余正常。上方加薏苡仁30克。3剂，水煎服。

随访观察10年，该患者慢性肾炎未再复发，已结婚生子。

岐按：临床上因扁桃体发炎造成肾炎的病例十分多见，若反复发作，化脓水肿者，应耐心劝其摘除发炎的扁桃体，去除病灶，杜绝病根，再进行治疗，如治疗得法，可以治愈，再不复发。望患者、医者切记切记。

10. 反复水肿（慢性肾炎）

医案1　吴某，女，41岁。1994年1月26日就诊。

诉10年来肾炎反复发作，曾住院治疗痊愈，但今又复发，全身浮肿、尿少，恶寒发热，身困重。查尿常规：蛋白、脓球、红细胞均（+）。

分析：久病阳虚未复，又见阴虚之症，水肿反复发作，脾为湿困，健运失司不能升清降浊，以致水湿不能下行。水湿之邪，浸渍肌肤，壅阻不行，壅阻于肌肤经隧之间则全身浮肿。水湿内聚，三焦决渎失司，膀胱气化失常，所以尿少。风邪在肌表，卫阳被遏，营卫不和，故恶寒发烧、身困重。

辨证：阴虚外感，气机不畅。

治法：养阴清肺，解表散寒，除湿健脾补肾。

方药：银翘玄麦汤加味：金银花20克，连翘10克，玄参10克，麦冬10克，生地10克，白芍10克，丹皮10克，牛蒡子10克，薄荷10克，甘草10克，柴胡、前胡、羌活、独活各10克，芡实、金樱子、蒲公英、虎杖、车前子、益母草各20克，鱼腥草30克。

10剂，水煎服。每日1剂，日3服。

方解：金银花、连翘清热解毒，生地、玄参养阴清肺，为主药。麦冬、白芍助生地、玄参养阴清肺，丹皮助生地、玄参凉血解毒，为辅药。牛蒡子、薄荷宣肺利咽，为佐药。生甘草调和诸药，为使药。方中加柴胡、前胡和解少阳、宣解表邪，羌活、独活散风寒湿邪，蒲公英、虎杖、鱼腥草清热解毒利湿，益母草利尿消肿，车前子利水通淋，芡实补脾祛湿补肾，金樱子补肾。

3月3日复诊：诉诸症消失，复查尿常规均正常。

4月11日三诊：查尿常规均正常。疾病痊愈。

医案2　叶某，男，40岁。1993年3月2日就诊。

因患慢性肾炎1年余，反复发作，现觉尿黄、腰痛、咽红、口干，脉细数。查尿常规：蛋白（+）、脓球、红细胞均少许。

分析：久病阳虚未复，又见阴虚之证，水湿之邪，郁而化热，热盛消耗津液故口干、咽红、尿黄。腰为肾之府，肾虚则水气内盛故腰痛。脉细数为阴虚之象。

辨证：久病阴虚，肾精不固。

治法：宜养阴清肺，固肾祛浊。

方药：银翘玄麦汤加味：金银花20克，连翘10克，玄参20克，麦冬20克，生地20克，杭芍30克，丹皮10克，牛蒡子10克，薄荷10克，蒲公英30克，虎杖20克，山药20克，芡实30克，焦地榆30克，仙鹤草30克，滑石30克，甘草3克。

3剂，水煎服。每日1剂，日3服。

方解：金银花、连翘清热解毒，生地、玄参养阴清肺，为主药。麦冬、白芍助生地、玄参养阴清肺，丹皮助生地玄参凉血解毒，为辅药。薄荷、牛蒡子宣肺利咽、消肿，为佐药。生甘草调和诸药，为使药。方中加蒲公英、虎杖热解毒，山药补脾补肾、益气养阴，芡实补脾祛湿、益肾固精，焦地榆、仙鹤草收敛止血，滑石利水通淋。

3 月 8 日复诊：药后诸症消失。今复查尿常规均正常。上方继服 3 剂。

岐按：慢性肾炎，若见此症候群者属阴虚肺燥，肾精不固。治宜养阴清肺，固肾祛浊。用本方治疗，效果显著，值得研究。曾用本方治疗多例，效果满意。

医案 3　李某，男，9 岁。1981 年 3 月 21 日就诊。

患儿慢性肾炎 3 年，反复发作，在西乡县城内几家医院治疗效果不佳，曾服卢丁、维生素 C、654－2、青霉素等药物。现见患儿面色㿠白，颜面浮肿，四肢及全身中度水肿，舌红苔薄黄，脉细数。持某县医院化验单尿常规：蛋白（＋＋＋）、上皮细胞（＋＋）、红细胞（＋）、管型 0－2。

分析：水湿之邪，浸渍肌肤，壅阻不行，以致肌体浮肿不退，水湿日增无出路，横溢肌肤，所以肿势日甚。人体水液的运行，依靠肺气的通调，脾气的转输，肾气的开阖，从而使三焦能发挥决渎作用，使膀胱气化畅行，小便通利。反之，肺脾肾三脏功能障碍，三焦决渎无权，膀胱气化不利而发生上述症状。舌红苔薄黄、脉细数是风水偏热之证。

辨证：久病肺脾两虚，湿浊内阻。

治法：养阴清肺，健脾化湿。

方药：银翘玄麦汤加味：金银花 15 克，连翘 10 克，玄参 10 克，麦冬 10 克，生地 10 克，杭芍 15 克，丹皮 10 克，牛蒡子 10 克，薄荷 6 克，薏苡仁 20 克，车前子 20 克，陈皮 10 克，茯苓 10 克，苍术 20 克，厚朴 10 克，鱼腥草 20 克，甘草 3 克。

3 剂，水煎服。每日 1 剂，日 3 服。

方解：金银花、连翘清热解毒，生地、玄参养阴清肺润燥，为主药。杭芍、麦冬、丹皮助生地玄参养阴清肺，助生地玄参凉血解毒，为辅药。薄荷、牛蒡子宣肺利咽、消肿，生甘草调和诸药，为使药。方中加薏苡仁利水渗湿、健脾，车前子利水通淋，陈皮理气化滞，茯苓淡渗增强利水蠲饮之功，苍术除湿运脾，厚朴行气化湿，鱼腥草清热解毒利水。

3 月 26 日复诊：药后全身感觉轻松，浮肿减轻，舌红苔白厚腻。复查尿常规：蛋白（＋＋）、红细胞少许，上皮细胞（＋＋），脓球少许。辨证：湿浊之邪深重。治法：燥湿化浊。方药：苍术 20 克，陈皮 10 克，厚朴 10 克，白术 10 克，茯苓 20 克，猪苓 10 克，车前子 20 克，薏苡仁 20 克，鱼腥草 30 克，旱莲草 20 克，泽泻 20 克，白茅根 20 克。每日 1 剂，连服 15 剂。

4 月 25 日三诊：（其母代子来诉）药后全身水肿基本消退，复查尿常规均正常，但面色㿠白尚未改变，请求治疗。辨证：久病愈后，肾气未复。治法：宜温补肾阳，固根本。方药：金匮肾气丸。每次 1 丸，一日 2 次，连服 1 月。

半年后随访，疾病痊愈，未再复发，患者表示再三感谢。以后该患者还陆续介绍了数位慢性肾炎患者来诊，均获得较好效果。

11. 慢性肾炎二次复发

医案 1　何某，男，13 岁。1980 年 3 月 8 日就诊。

1 年 2 次水肿，今下肢浮肿，腰痛固定不移，口干不思饮。查尿常规：蛋白（＋＋），红细胞、脓球、管型均（＋）。舌暗红苔黄，尿少，色黄。

分析：久病阳虚未复，又见阴虚之证，水肿反复发作，腰膝以下，肾气主之，肾阳衰微，阴盛于下，故下肢浮肿。瘀血阻滞经脉，以致气血不能畅通故腰痛固定不移。热盛消耗津液不能上承故口干不思饮，尿少色黄。舌暗红乃瘀血，苔黄为热壅盛之象。

辨证：肾阴虚火旺，血瘀气滞。

治法：活血化瘀，清热解毒，补肾消肿。

方药：益肾汤加味：川芎 15 克，当归 15 克，丹参 20 克，桃仁 10 克，红花 10 克，赤芍 10 克，金银花 20 克，板蓝根 20 克，补骨脂、金樱子、山楂、猪苓、桑白皮、陈皮各 10 克。

4 剂，水煎服。每日 1 剂，日 3 服。

方解：川芎、当归活血养血，为主药。丹参、桃仁、红花活血祛瘀，为辅药。赤芍清热凉血，祛瘀止痛，为佐药。金银花、板蓝根清热解毒，为使药。方中加补骨脂、金樱子固精补肾，山楂消食和胃、祛瘀，猪苓利水渗湿，桑白皮利尿消肿，陈皮理气化滞。

3 月 12 日复诊：诉诸症好转。复查尿常规均正常。上方继服 4 剂以巩固疗效。附方：丹参、赤芍各 10 克，川芎 15 克，当归 15 克，桃仁 10 克，红花 10 克，金银花 20 克，板蓝根 20 克，虎杖 20 克，泽泻 10 克，山药 20 克，芡实 20 克，车前子 20 克。此方连服 6 剂后，查尿常规正常。

5 月 12 日三诊：复查尿常规亦正常。上方加土茯苓 30 克，蒲公英 30 克，败酱草 30 克。3 剂，水煎服。

医案 2　刘某，男，65 岁。1978 年 8 月 17 日就诊。

因慢性肾炎 6 年，下肢肿甚，尿少，头昏乏力，腰酸腿软，舌红少苔，脉沉细。查尿常规：蛋白（＋＋）。舌红苔白，脉沉细。

分析：水湿之邪，浸渍肌肤，壅阻不行，以致肢体浮肿不退，肾与膀胱相表里，肾阳不足导致膀胱气化不利，故尿少。腰为肾之府，肾虚而水气内盛故腰酸腿软。脾为湿困，健运失司，不能升清降浊，则水谷不能运化，气血生化无源，可出现头目眩晕、神疲乏力。舌红、脉沉细为肾阴虚内热之象。

辨证：脾肾虚弱，运化无力，水湿停滞。

治法：滋阴补肾，行气利水。

方药：六味地黄汤加味：熟地 20 克，山萸肉 15 克，山药 20 克，茯苓 15 克，泽泻 10 克，丹皮 10 克，车前子 20 克，薏苡仁 20 克，枳壳 15 克，天花粉 20 克，怀牛膝 15 克。

4 剂，水煎服，每日 1 剂，日 3 服。

方解：熟地滋肾填精，为主药。山萸肉养肝肾而涩精，山药补益脾阴而固精，为辅药。茯苓淡渗脾湿助山药之益脾，泽泻清泻肾火并防熟地之滋腻，为佐药。丹皮清热肝火并制山萸肉之温，为使药。各药合用，滋补而不留邪，降泻而不伤正，补中有泻，寓泻于补，相辅相成是通补开合的方剂。方中加车前子利水通淋，薏苡仁淡渗利水健脾，枳壳行气宽中，天花粉生津止渴，怀牛膝引药下行。

共服6剂，尿量增多，水肿消失。复查尿常规：蛋白（-）。

12. 慢性肾炎反复发作

医案 刘某，女，9岁。1999年9月7日就诊。

因“肾炎”颜面虚肿已2年，多方治疗无效。现面色无华、食纳差、尿黄赤。查尿常规：蛋白30毫克、红细胞少许。

分析：脾主运化，运化水液，脾虚生湿，诸湿肿满，皆属于脾，脾的运化功能减退，必然导致水液在体内停滞而产生的病理产物故颜面虚肿。若脾气不能升清，则水谷不能运化，气血生化无源，脾失健运可出现面色无华、食纳差。尿黄赤为膀胱湿热所扰，气化不利所致。

辨证：脾胃虚弱，肾虚膀胱湿热。

治法：健脾补肾，清热化湿。

方药：四君子汤加味：党参10克，白术10克，茯苓10克，甘草3克，陈皮10克，半夏10克，木香6克，砂仁6克，生姜6克，山药10克，芡实10克，蒲公英15克，虎杖10克，薏苡仁15克，滑石20克，焦三仙各10克，仙鹤草20克。

3剂，水煎服。每日1剂，日3服。

方解：党参益气补中，为主药。白术健脾燥湿，合党参益气健脾，为辅药。茯苓渗湿健脾，为佐药。炙甘草甘缓和中，为使药。方中加陈皮理气化滞，半夏燥湿，木香行气调中，砂仁化湿行气温中，生姜温中，山药、芡实补脾祛湿、利水渗湿、健脾，滑石利水通淋，炒山楂、神曲、焦麦芽消食和中祛瘀，仙鹤草收敛止血，蒲公英清热解毒，虎杖清热燥湿。

9月12日复诊：药后复查尿常规蛋白消失、唯有少许红细胞。治疗上方加山萸肉10克，焦地榆20克。3剂，水煎服。

9月21日，随访药后复查尿常规均正常。2008年随访，本病未再复发。

13. 急性肾炎反复发作

医案 陈某，男，20岁。1983年2月26日就诊。

因急性肾炎住院治愈后的3个月内复发，水肿基本消失，但头昏心慌、纳差、乏力、面目浮肿、面色㿠白、腰酸腿颤、尿少，舌红苔白。化验尿常规有时正常有时不正常。今日化验尿常规：蛋白少许，脓球少许，红细胞0~2个，但不发烧，咽不红。

分析：肾炎治愈后3个月内复发，属于脾胃气虚，中气不足所致，脾气不足故头昏、心慌、乏力、动则气短。脾失健运则纳差。李东垣曰：“内伤脾胃，乃伤其气，脾胃虚弱则下注于肾。”脾的运化水液功能减退，导致水液在体内停滞，故面目浮肿、面色㿠白。《素问·至真要大论》说诸湿肿满，皆属于脾。肾主水，肾中精气的蒸腾气化失常，则可引起关门不利，小便代谢障碍发生尿少。腰为肾之府，肾虚而水气内盛故腰酸腿颤。舌红苔白皆属气虚现象。

辨证：中气虚弱，湿邪未尽。

治法：补中益气，健脾利水。

方药：补中益气汤加味：党参 15 克，白术 10 克，陈皮 10 克，柴胡 10 克，当归 10 克，炙甘草 3 克，黄芪 20 克，升麻 6 克，蒲公英、猪苓、泽泻、赤小豆各 20 克。

3 剂，水煎服。每日 1 剂，日 3 服。

方解：黄芪补中益气，升阳固表，为主药。党参、炙甘草、白术益气健脾，合主药益气补中，为辅药。陈皮理气和胃，当归养血，少量的升麻、柴胡协助主药升阳，为佐药。方中加蒲公英清热解毒，猪苓、泽泻利水渗湿，赤小豆利水消肿。

3 月 1 日复诊：药后仍有微肿，今查尿常规各项均正常。上方继服 3 剂。

3 月 7 日三诊：因近日感冒，发烧 38℃，尿黄量少，面目微肿，咽干痛红。此乃久病体虚，卫外不固所致的阴虚发热。治法：养阴清肺。方药：养阴清肺汤加味：金银花 20 克，连翘 10 克，玄参 20 克，麦冬 20 克，生地 20 克，白芍 20 克，丹皮 10 克，牛蒡子 10 克，薄荷 10 克，山豆根 10 克，射干 10 克，大青叶、蒲公英、猪苓、泽泻、车前子各 20 克。3 剂，水煎服。

3 月 12 日四诊：药后咽干痛减轻、红赤转淡，体温正常。上方继服 3 剂。

3 月 16 日五诊：药后诸症消失，但复查尿常规仅见红细胞少许。治疗上方加旱莲草 10 克，藕节 3 个。3 剂，水煎服。

3 月 19 日六诊：诉觉周身困重，腰酸痛，食纳差，面色皖白。辨证：脾虚，湿邪未尽。治法：健脾利湿，和胃消食。方药：党参 20 克，白术 10 克，茯苓 20 克，甘草 3 克，木香 10 克，砂仁 10 克，半夏 10 克，陈皮 10 克，黄芪 30 克，车前子 20 克，猪苓 20 克，泽泻 20 克，山楂 20 克，益母草 20 克。3 剂，水煎服。

3 月 23 日七诊：复查尿常规全部正常。上方继服 3 剂。

3 月 25 日八诊：诸症消失。上访继服 3 剂。

4 月 2 日九诊：上方继服 3 剂。

4 月 8 日十诊：化验尿常规正常。上方继服 3 剂。

4 月 12 日十一诊：感冒体温 37.5℃。用银翘败毒散加板蓝根、大青叶、党参各 10 克。3 剂，水煎服。

4 月 16 日十二诊：感冒好转，但见面色皖白，腰酸痛，舌红苔白。按肾虚治疗。方药：六味地黄汤加牛膝 10 克，车前子 10 克，党参 20 克，黄芪 30 克，淫羊藿 10 克。3 剂，水煎服。

4 月 18 日十三诊：药后心跳加快，尿量减少。改用 3 月 19 日方药。

4 月 22 日十四诊：觉腰酸痛，有时心慌，余症消失。治疗上方加酸枣仁 20 克。3 剂，水煎服。

4 月 27 日十五诊：感冒后周身困痛，大便稀，尿少色黄，舌红苔黄白，脉浮数有力。此乃外感风邪，内除湿邪。方药：藿香正气汤加味。

5 月 3 日十六诊：复查尿常规正常，但仍觉腰酸痛，口干，尿黄，舌红苔黄。方药：知柏地黄汤加白茅根 20 克，黄芪 10 克，黄连 3 克，黄芩 10 克。3 剂，水煎服。

5 月 9 日十七诊：药后食量减少。仍用 3 月 19 日方药 3 剂。

5 月 11 日十八诊：化验尿常规正常，但觉面目微肿强，尿少。方药：金银花、连翘、玄参、麦冬、生地、白芍各15克，丹皮、牛蒡子、薄荷各10克，茯苓、猪苓、苍术、车前子各20克。3剂，水煎服。

5月15日十九诊：诉诸症消失。上方继服3剂。

嘱其注意休息，不要劳累，要忌盐，用代盐。随访10年肾炎未再复发。

岐按：肾炎急性期，早期治疗得当，效果很好，且不易复发。若不及时有效治疗，则易转为慢性肾炎，慢性肾炎若得不到正确治疗，极易转为尿毒症、肾衰，危及生命。

14. 急性肾炎（肾型高血压）

医案 程某，男，48岁。1980年3月22日就诊。

因全身浮肿、尿少住院治疗（住院号26786）。查尿常规：蛋白（++）、脓球（+）、红细胞（++++）。西医诊断为急性肾炎（肾型高血压）。求中医治疗，舌红苔白，脉沉弦。

分析：水湿之邪，郁久化热，壅于肌肤经隧之间，故遍身浮肿。肾与膀胱相表里，肾阳不足导致膀胱气化不利故尿少。舌红苔白、脉沉弦属湿盛脾弱之象。

辨证：水湿浸渍，运化无力。

治法：健脾利湿，化气利水。

方药：五苓散加味：白术10克，茯苓10克，猪苓10克，泽泻10克，桂枝3克。加苍术15克，陈皮10克，厚朴10克，车前子20克，薏苡仁20克。

10剂，水煎服。每日1剂，日3服。

西药：降压灵、卢丁、维生素C，654-2。

方解：泽泻直达膀胱，渗湿利水，为主药。茯苓、猪苓淡渗，增强利水蠲饮之功，为辅药。白术健脾以助运化水湿之力，桂枝温化膀胱之气，为佐药。方中加苍术燥湿健脾，陈皮理气燥湿，厚朴行气宽中燥湿，车前子利水通淋，薏苡仁利水渗湿、健脾。

4月2日复诊：上方服药10剂后，水肿消失，尿量增多，但仍头晕项强，口干苦，脉弦数。量血压170/110毫米汞柱，查尿常规蛋白少许，脓球0~2。治疗上方加葛根20克，黄柏6克，夏枯草20克。3剂，水煎服。

4月5日三诊：查尿常规均正常，血压126/70毫米汞柱。治疗上方继服3剂。

4月7日，疾病痊愈出院。

岐按：中西医结合对急性肾炎高血压效果很好。如尿有脓球加鱼腥草30克，尿血加大小蓟、益母草、白及、焦地榆各20克，蛋白尿加芡实、黄精、山药、覆盆子、金樱子、益智仁，血压高加葛根、黄柏、夏枯草。每年治疗10余例效果满意。中西医结合有利于患者健康，有利于减轻病人经济负担，有利于社会和谐发展，有利于造福人类美好生活，希望大力提倡中西医结合。

15. 肾炎高血压复发治疗（尿毒症）

医案 余某，女，30岁。1997年6月15日初诊。

患肾炎日久不愈导致出现尿毒症，现头晕、失眠、浮肿、尿少、呕吐等症状。舌淡苔白，脉沉细。

分析：脾主运化，脾为后天之本、气血生化之源。肾主骨，生髓。肾主二便，肾为先天之本，每当久病脾肾功能衰弱，先后天均不足，久病导致脾肾阳衰，气化不利，故见上症。

辨证：脾肾阳衰，气化不利。

治法：温肾助阳，化气利水，和胃降逆。

方药：真武汤加味：人参 10 克，茯苓 20 克，白术 10 克，白芍 10 克，乌附子 10 克，生姜 10 克，酸枣仁 20 克，夜交藤 10 克，苏叶 10 克，黄连 6 克，半夏 10 克，竹茹 15 克，麦冬 10 克，天冬 10 克，柏子仁 20 克，天麻 10 克，黄芪 20 克，山药 15 克，山萸肉 15 克，仙鹤草 20 克。

3 剂，开水煎服。

方解：乌附子温肾壮阳，化气利水，为主药。茯苓、白术健脾渗湿利水，为辅药。白芍养阴利水，生姜温散在里之寒水，共为佐使药。方中加酸枣仁、夜交藤、柏子仁养心安神，黄芪、仙鹤草补气升阳，山药、山萸肉健脾补肾，黄连、竹茹清心火，麦冬、天冬滋阴，半夏降逆止呕，天麻熄风止痉，苏叶和胃止呕。

6 月 19 日复诊：（其爱人代诉）药后呕吐止，已能下地行走，头晕、心悸、失眠均减轻，但仍浮肿，阵阵发热，肌肉润动，出气时觉有尿臭气。治疗用上方去附子加车前子 20 克，泽泻 20 克，大腹皮 20 克；高血压加牛膝 20 克，夏枯草 20 克。3 剂，水煎服。

6 月 24 日三诊：病情平稳。上方加阿胶 20 克。3 剂，水煎服。

7 月 4 日四诊：目前口干苦、全身水肿、胃积水、响即水在胃，胃中有振水声，尿少、色清、舌淡白，有时恶心。余用 6 月 15 日方加菊花、阿胶、车前子、泽泻、牛膝各 20 克。3 剂，水煎服。

因病情反复无常，此后转西安某医院治疗半月，无效死亡。

岐按：急性肾炎应早期积极治疗，如转变为慢性肾炎更应积极有效治疗，病情恶化发展急易转为肾衰、尿毒症，此时治疗就非常困难，近年来，中西医结合，千方百计搞科研，初见成效。2007 年西安第四军医大学用中药水蛭、地龙提取制为疏血通，用大黄、丹参、红花、黄芪提取制为肾康注射液，这 2 种注射液对尿毒症有控制作用，其作用是活血通络，改善肾脏血液流通，促进肾脏血液供应，防止肾脏因缺血而失去功能，功在活血化瘀、祛瘀生新、推陈致新、排毒解毒、扶正祛邪、攻补兼施，希望能攻克尿毒症肾衰之难题。岐用大黄苏打片，口服，每次 2 片，日 2 次，连服半月，可降低血中尿酸浓度，坚持服用，可使之降到正常范围。岐近年来用大黄、黄芪、丹参、红花、三七、天麻、川芎、附子、红参、地龙各等份，晒干共为细粉，密封，每次服 10 克，日 2～3 次，可降低血肌酐浓度。目前和西医朋友交谈，其观点大多为不可能降低，不可能治愈。但是中医药有可能控制其过快上升，稳定不上升、延缓上升速度也就是延长生存时间，也就是起到了延长寿命，其何乐而不为呢？所以吾坚持服用 3 年，肌酐最高 160 单位降至 140 单位，由 140 单位降至 123 单位。2011 年春朋友约一同去旅游，回来后 1 周因感冒发热咳嗽，住院诊断患了“双肺下叶肺炎”，血肌酐才 140 单位。肺炎好后还要继服大黄细粉，一定保持肌酐正常。

第十九节　痹证

痹症指气血为病邪阻闭而引起的疾病。痹是闭阻不通之意，凡人体肌表经络遭受风寒湿邪侵袭后，使气血运行不畅而引起筋骨、肌肉、关节等处的疼痛、酸楚、重着、麻木和关节肿大、屈伸不利等症，统称痹证。

多因素体虚弱、腠理疏松、营卫不固、外邪乘虚入侵或风寒湿邪外入导致，因素体阳气偏盛，内有蕴热，或阴虚阳亢之体，易感受外邪而发病。

辨证分类：根据疼痛性质分为：风痹、寒痹、湿痹、热痹。

行痹，疼痛游走不定，因风邪善行数变，又称风痹；痛痹，疼痛剧烈，甚则痛如锥刺，是寒邪凝滞不散，又称寒痹；着痹，湿气重着缠绵，四肢麻木不仁，重着不移，是湿邪黏滞不去，流注肌肉、关节，又称湿痹；热痹，发热不退，关节红肿热痛、不能屈伸。

1. 痛痹（失枕）

医案1　钟某，女，45岁。1979年6月8日初诊。

自诉因头颈部及左肩臂僵痛麻木，头颈活动困难，经针灸按摩5天无效而就诊。

分析：寒邪偏胜，寒为阴邪，其性凝滞故头颈部。左肩臀痛，湿为阴邪，重浊黏滞故痛僵。湿性留滞，阻闭气血，经络失和故麻木、头颈活动困难。因瘀血内阻，气化不利，津液不能化气上承则口干。

辨证：寒湿留滞，阻闭气血，经络失和，经脉痹阻。

治法：除湿散寒，活血祛瘀止痛。

方药：杜仲10克，狗脊10克，乳香、没药各20克，牛膝10克，桔梗10克，地龙10克，桃仁10克，红花10克，赤芍10克，细辛10克，白芍10克，全虫10克，石膏20克，甘草6克。

3剂，水煎服。每日1剂，日3服。

方解：桃仁、红花、赤芍活血祛瘀。乳香、没药活血止痛。全虫、地龙熄风通络。细辛散寒止痛，发散阴经风寒，搜利筋骨风湿。白芍、甘草缓急止痛。杜仲、狗脊、牛膝补益肝肾，祛风湿。桔梗载药上行。

共服9剂诸症消除，病告痊愈。郭香华，颈项疼痛数月，用上方9剂也愈。

2. 左肩周炎治验

医案　邱某，男，59岁。1982年12月23日就诊。

自诉左肩疼痛日久，10余年来反复发作，西医诊为肩周炎，久治无效。舌红苔白，脉弦细。

分析：痹症日久，经久不愈，由于风寒湿邪，闭阻经络。邪气壅阻，气血凝塞，血行不畅，脉络不通故疼痛。痹症多属于风邪重，疼痛游走不定，时而走窜上肢，时而流窜下肢，因风性善行而数变，故左肩疼痛。舌红苔白、脉弦细属于风湿痹阻之征。

辨证： 风寒湿邪，闭阻经脉不通。

治法： 祛风除湿，活血通络。

方药： 蠲痹汤加减：当归 15 克，赤芍 15 克，羌活 15 克，姜黄 12 克，桂枝 10 克，黄芪 20 克，防风 12 克，炙甘草 6 克，丹参 20 克，胆南星 10 克，骨碎补 20 克，益母草 20 克。

3 剂，水煎服。每日 1 剂，日 3 服。

方解： 黄芪、炙甘草补气升阳，为主药。羌活、防风祛风除湿止痹痛，为辅药。姜黄、当归、赤芍养血活血、理血中之气滞，为佐药。方中加丹参活血祛瘀、养血安神，胆南星祛痰湿，骨碎补活血续伤，益母草活血祛瘀，桂枝温经散寒。

1983 年 2 月 2 日复诊：服上药有效。求再进 3 剂，药后痊愈。

本院某职工也患左肩背痛，活动受限，曾服西药无效，求治疗，用上方亦效愈。

3. 右肩周炎

医案　代某，女，49 岁。1983 年 4 月 30 日初诊。

自诉右肩臂痛引头颈部疼痛已半月，曾服西药无效。查舌红苔白，脉沉弦。

分析： 风寒湿邪外入肌肉关节筋脉，风性游走，故右肩臂痛引起头颈部疼痛，寒胜则痛也。舌苔薄白属寒邪，脉弦紧为寒邪所致。

辨证： 风寒湿邪阻滞经络不通。

治法： 祛风散寒，疏通经络。

方药： 白芍 20 克，当归 15 克，羌活 10 克，姜黄 10 克，桂枝 10 克，黄芪 20 克，防风 10 克，大枣 3 枚，生姜 3 片，细辛 6 克，胆南星 10 克，元胡索 20 克，酸枣仁 20 克，僵蚕 10 克，桃仁 10 克，川芎 10 克，甘草 3 克。

3 剂，水煎服，每日 1 剂，日 3 服。

方解： 黄芪、甘草益气，为主药。防风、羌活疏风除湿，为辅药。当归、白芍养血和营，姜黄理血中之气滞，祛寒除湿，姜、枣为引，和营卫达腠理。方中加桂枝温经通络、祛风寒湿邪、细辛散寒止痛、发散阴经风寒、搜利筋骨风湿，胆南星祛痰湿，元胡索行气止痛、活血，桃仁活血祛瘀，川芎活血行气、祛风通络，僵蚕熄风止痉、祛风止痛，酸枣仁宁心安神。

5 月 4 日：（其夫代诉）药后疾病痊愈。

4. 肩痛（骨质增生）治验

医案　彭某，女，44 岁。1995 年 4 月 20 日就诊。

自诉左肩关节及臂部胀痛 1 年余，多方求治无效。今拍片为“肩关节骨质增生”。

分析： 痹证日久，缠绵不愈，邪气壅阻，气血凝塞，血运不畅，脉络不通，邪留经脉，故左肩关节及臂部胀痛。

辨证： 风湿痹痛，瘀血阻络。

治法： 祛风蠲痹，活血通络。

方药： 蠲痹汤加味：当归 15 克，赤芍 10 克，杭芍 20 克，羌活 10 克，姜黄 10 克，桂枝 10 克，黄芪 20 克，防风 10 克，大枣 3 枚，生姜 10 克，炮穿山甲 10 克，乳香、没药各20克，元胡索20克，桑枝10克，骨碎补10克，炙甘草6克。

3剂，水煎服。每日1剂，日3服。

方解：黄芪、炙甘草益气，为主药。防风、羌活疏风除湿，为辅药。当归、赤芍、杭芍养血和营活血，姜黄理血中气滞，祛除寒湿，为佐药。姜、枣为引，和营卫达腠理，共成营卫兼顾，祛风除湿。方中加炮穿山甲活血通经脉，乳香、没药、元胡索活血祛瘀、行气止痛，桑枝祛风通络，骨碎补活血续伤，桂枝温经通络，祛风寒湿邪。

4月24日复诊：胀痛减轻。上方加细辛10克，威灵仙20克，千年健20克。3剂，水煎服。

4月28日三诊：药后诸症明显减轻，十分有效。治疗继用4月24日处方，3剂，研粉，每次10克，早晚各服1次，以巩固疗效。

1年之后告之服药后疼痛消失，疾病痊愈。本方曾治6例皆验。

5. 肩颈痛（颈椎骨质增生）

医案 陆某，男61岁。1980年8月1日就诊。

因经常颈痛、肩痛、活动不力，右臂不能抬高，麻木已1月余，经拍片确诊为“颈椎骨质增生”。

分析：湿为阴邪，重浊黏滞，故颈痛、肩痛。湿邪留滞，阻闭气血，经络失和，故麻木。肝肾气血不足之风寒湿痹，故右臂抬不高、活动不力。

辨证：肝肾亏损，气血不通。

治法：滋补肝肾，疏经络止痛。

方药：芍药甘草汤加味：杭芍60克，木瓜12克，桑寄生15克，甘草10克。

10剂，每日1剂，水煎服，日3服。

连服10剂后，疼痛较前明显减轻，麻木渐止。效不更方，再服10剂，疾病痊愈。

6. 着痹（颈椎骨质增生）治验举例

医案1 黄某，女，52岁。1999年11月7日就诊。

自诉因颈椎骨质增生3～4年，住院拍片确诊，曾服颈复康无效，伴颈痛、头昏、乏力、右手臂麻木，出汗多，心悸气短，面色苍黄，舌淡红苔薄白，脉沉弦。

分析：痹证迁延不愈，风湿乘虚袭入经遂故颈痛，头昏乏力，右手臂麻木。外邪趁虚而入，卫虚邪郁流注筋脉关节，羁延进展，由浅入深，内舍于心，心主血脉，心被邪伤，心脉受损，痹塞不通故心悸气短、面色苍黄。舌质淡苔薄白、脉沉弦属于风湿之象。

辨证：气血不足，肝肾亏损，筋脉失养。

治法：滋补肝肾，养血祛风，疏通经脉。

方药：芍药甘草汤加味：白芍30克，甘草6克，木瓜20克，威灵仙20克，鸡血藤20克，葛根30克，丹参30克，当归20克，川芎15克，地龙10克，红花10克，全虫5克，天麻20克，勾藤20克，骨碎补20克。

3 剂，水煎服。每日 1 剂，日 3 服。

方解：白芍、甘草血虚引起的四肢拘挛作痛，养血，缓急止痛。当归、川芎养血活血。方中加木瓜舒筋活络，威灵仙祛风湿、通经络、止痹痛，鸡血藤行血补血、舒筋活络，葛根止项强，地龙、全虫、天麻、勾藤熄风止痉、通络，骨碎补活血续伤，红花、丹参活血祛瘀。

11 月 9 日复诊：疼痛好转，上方继服 3 剂。

11 月 13 日三诊：连服 6 剂后，颈痛、头昏、右手臂麻木均明显减轻，出汗减少。上方再服 6 剂。

共服 12 剂后，症状全部消失，随访 3 年无复发。

医案 2　陈某，男，53 岁。1987 年 11 月 23 日就诊。

因右臂疼痛，右拇指麻木已 10 天，他医生就诊时给以吲哚美辛（消炎痛）、保泰松等药，服药后觉得颜面四肢发胀、全身肿强、心口发胀，右肩臂疼痛麻木不减。余详细询问病情，让患者头前后左右活动，觉颈部强痛不适，建议拍片，结果显示为“颈椎骨质增生”。

分析：风寒湿邪，闭阻经络，致气血运行不畅，不通则痛，故右臂疼痛，湿邪留滞，阻闭气血。筋脉关节缺乏气血之濡养，故右拇指麻木。水湿之邪，浸渍肌肤，壅阻不行，故颜面全身水肿、四肢发胀。脾为湿困，阳气不能舒展则心口发胀。

辨证：①湿邪留滞，阻闭气血，经络失和。②服西药导致的新病，全身肿胀。

治法：养阴活血，益气利水，消肿止痛。

方药：芍药甘草汤加味：白芍 40 克，甘草 3 克，桑白皮 20 克，川芎 15 克，细辛 10 克，乳香、没药各 20 克，车前子 20 克，泽泻 20 克，黄芪 30 克。

3 剂，水煎服，每日 1 剂，日 3 次。

方解：白芍、甘草养血缓急止痛。加细辛散寒止痛、发散阴经风寒、搜利筋骨风湿，川芎活血祛瘀，桑白皮、车前子、泽泻利水通淋、消肿，黄芪益气升阳，乳香、没药活血止痛。

11 月 28 日复诊：服药后颜面四肢发胀、全身肿强、心口发胀等症状减轻。再用上方 3 剂。

12 月 2 日三诊：全身肿胀消失，但颈椎及右肩疼痛，以下午较重，不能向右侧睡。辨证：属颈椎骨质增生压迫神经、气血不畅所致。治法：益气活血，除湿通络。方药：黄芪威灵仙汤：黄芪 30 克，威灵仙 30 克，白芍 30 克，骨碎补 20 克，当归 10 克，羌活 10 克，姜黄 10 克，桂枝 10 克，防风 10 克，乳香、没药各 20 克，川芎 20 克，秦艽 20 克。3 剂，水煎服。另用威灵仙 100 克，陈醋 500 毫升煮开后待温敷颈椎增生处，一日 3 次。

12 月 7 日四诊：继用上方 3 剂。

12 月 15 日五诊：诉服上方 6 剂后诸症减轻。继用上方 3 剂。

随访，共服 32 剂，诸症均好。

岐按：余认为，医生在接诊病人时要认真仔细诊察，切不可只注意局部症状予以治疗，应详细检查仔细查找病因。有报道：威灵仙能软化骨刺，用陈醋煮威灵仙外敷骨质增生处，以软化骨质增生，减轻压迫症状，疏通血管，使疼痛麻木消失，同时内服黄芪威灵仙汤，以益气活血通络软骨，内外兼治，以消除因骨质增生而引发的压迫诸症，从而消除疼痛。

医案 3　赵某，男，59 岁，工人。1989 年 10 月 8 日就诊。

自诉颈项疼痛，不能俯仰和顾盼，两手臂麻木已 2 年，顽固疼痛，活动不灵，脉沉涩。后经拍片诊断为“颈椎骨质增生”，先后服中西药 2 月无效。

分析：寒为阴邪，其性凝滞故颈项疼痛，不能俯仰和顾盼。湿邪留滞，经脉失和，阻闭气血故两手臂麻木。寒邪偏胜，故颈顽固疼痛，活动不畅，筋脉失于濡养。

辨证：寒湿凝滞经络，气血运行不畅，筋脉失于濡养。

治法：祛风，除湿，通络，祛瘀活血。

方药：乌梢蛇 60 克，威灵仙 75 克，当归、防风、地鳖虫、血竭、透骨草各 30 克。共为细面，每次 10 克，每日服 2 次，温开水冲服。

连服 1 月后，诸症明显减轻，原方再服 1 月诸症消失。

随访 1 年未见复发。余用此方治疗 2 例均痊愈。

7. 胸椎骨质增生治验

医案　李某，男 50 岁。1983 年 9 月 9 日就诊。

因第 2 胸椎处压痛、麻木 20 余天后，引起左上肢麻木至中指。拍片示：“第 2 胸椎骨质增生”，同时觉左侧腰腿酸痛，舌红苔黄燥，大便干结。

分析：湿为阴邪，重浊黏滞故第 2 胸椎处压痛。湿邪留滞，阻闭气血，经络失和，故左上肢麻木至中指。痹证迁延日久，缠绵不愈，邪留经络，气血运行不畅，脉络不通，经络痹阻，此是瘀血，故腰腿酸痛。舌红苔黄燥、大便干结亦为热盛之征。

辨证：气血不畅，经脉痹阻，瘀血凝滞。

治法：除湿清热，活血化瘀，补肝肾。

方药：威灵仙白芍寄生汤治疗：威灵仙 30 克，杭芍 40 克，桑寄生 30 克，当归 12 克，土鳖虫 15 克，全虫 10 克，细辛 10 克，防风 12 克，甘草 10 克。

3 剂，水煎服。

方解：杭芍、甘草养血缓急止痛。方中加当归补血活血止痛，威灵仙祛风湿、通经络、止痹痛，桑寄生补肝肾强筋骨祛风湿，防风祛风散寒、胜湿止痛，细辛散寒止痛、祛风、发散阴经风寒、搜利筋骨风湿，全虫熄风通络止痛，土鳖虫破血逐瘀血、续筋接骨。

9 月 14 日复诊：药后麻痛减轻。上方再进 3 剂。

9 月 28 日三诊：因第 2 胸椎骨质增生压痛，引起左侧肢体麻痛在服药后明显减轻，唯觉左手臂轻微麻木，继用上方 3 剂。

10 月 7 日：药后诸症消失。

8. 肝肾不足（风湿关节炎肿痛）

医案　刘某，女，30 岁。1997 年 1 月 7 日就诊。

因患风湿关节肿痛，年久不愈，腰腿痛无力，舌淡红苔薄白，脉沉细。

分析：肢体关节疼痛，屈伸不便为风寒湿邪侵袭，痹证日久故关节肿痛。由于风寒湿邪，闭阻经络，致气血运行不畅，不通则痛。腰为肾之府，痹入腰腿经脉，气血为寒邪所凝闭阻滞，故腰腿无力。舌淡苔白属寒邪，脉沉细属于肝肾亏虚。

辨证：肝肾不足，经脉失养，气血两虚。

治法：补肝肾强筋骨，祛风止痛活络。

方药：独活寄生汤加味：独活 15 克，桑寄生 10 克，秦艽 10 克，防风 10 克，细辛 6 克，川芎 10 克，当归 10 克，熟地 20 克，白芍 20 克，桂枝 10 克，茯苓 10 克，杜仲 20 克，川牛膝 10 克，党参 20 克，甘草 6 克，苍术 20 克，黄柏 10 克，薏苡仁 20 克，威灵仙 20 克，千年健 20 克，乳香、没药各 20 克，骨碎补 20 克。

3 剂，水煎服。每日 1 剂，日 3 服。

方解：独活、秦艽、防风祛风湿止痹痛，细辛发散阴经风寒，搜利筋骨风湿，且能止痛，为主药。杜仲、牛膝、桑寄生补益肝肾，祛风湿，为辅药。当归、熟地、白芍养血和血，为佐药。党参、茯苓、甘草补益正气，为佐药。川芎、桂枝温痛血脉，并助祛风，为使药。方中加苍术、黄柏清热燥湿，薏苡仁利水渗湿、除痹，威灵仙、千年健祛风湿、通经络、强健筋骨除痹痛，骨碎补活血补肾，乳香、没药活血止痛治痹证。

2 月 27 日复诊：药后腰腿膝痛减轻，但脚板痛麻，手指胀痛。辨证：风湿痹痛游走四肢。治法：补肝肾祛风湿，散寒通痹。方药：荆防败毒散合独活寄生汤加威灵仙 20 克，千年健 20 克，薏苡仁 20 克，骨碎补 20 克，乳香 20 克，没药 20 克。5 剂，水煎服。

3 月 21 日三诊：服上药明显好转，脚板痛麻，手指胀痛已好，唯觉腰腿冷，口不干。辨证：属风寒重浊。治法：温阳散寒。方药：继用上方加附子 10 克，5 剂，开水煎，每日 1 剂，日 3 服。

半年后告知药后已愈，并介绍数位这类病人专来求治。岐在临床上常用本方合剂效果满意。蠲痹汤合独活寄生汤复方获效迅速。银翘败毒散合独活寄生汤复方皆效验。

9. 右臀部酸痛

医案　陈某，男，63 岁。1988 年 11 月 25 日就诊。

因右臀部酸痛，经服用布洛芬等药后出现颜面肿强，再不敢服药，但臀部仍疼痛。

分析：风寒湿邪，闭阻经络，致气血运行不畅。寒性凝滞，寒客血脉则气血凝滞、痛者寒气多也。腰为肾府，肾主骨髓，肾精亏虚，骨髓不充故右臀部酸痛。

辨证：风寒湿痹阻臀部经脉，肾精亏虚。

治法：补肾强筋，清热利湿。

方药：知柏地黄汤加味：熟地 20 克，山萸肉 15 克，山药 15 克，茯苓 10 克，泽泻 10 克，丹皮 6 克，知母 10 克，黄柏 8 克，车前子 20 克，薏苡仁 20 克，苍术 20 克，牛膝 20 克，大腹皮 20 克。

3 剂，水煎服。每日 1 剂，日 3 服。

方解：熟地滋肾填精，为主药。山萸肉养肝肾而涩精，山药补益脾阴而固精，为辅药。茯苓淡渗脾湿助山药之益脾，泽泻清泻肾火防熟地滋腻，为佐药。丹皮清泻肝火并制山萸肉之温，为使药。方中加知母、黄柏滋阴降火，车前子利水通淋，薏苡仁利水渗湿，苍术燥湿，牛膝补肝肾强筋骨，大腹皮利水消肿。

12 月 1 日复诊：颜面肿强消失，臀部疼痛减轻。治疗上方加威灵仙 20 克，千年健 20 克。3 剂，水煎服。

12 月 5 日三诊：药后肿痛均好，并云此方为特效方。再进 3 剂，以巩固疗效。

10. 老年腿抽筋疼痛

医案　陈某，男，69 岁。1989 年 8 月 25 日就诊。

因腿抽筋疼痛难眠已 4～5 年，每年在夏秋交际多发作，冬春很少发作。此病情发作已半月，经使用葡萄糖酸钙，每次 2 支。静脉推注已 2 次，效果不明显。昨晚两腿抽筋疼痛加重，难以入眠。口不干，舌红苔薄白，脉沉弦而细。

分析：患者年老体虚，血虚风扰，风血相搏，重感风寒湿邪，寒性收引，寒邪侵袭人体，可使气血收敛，腠理、经络、筋脉收缩而挛急故两腿抽筋。舌苔薄白属寒邪，脉沉细属气血虚弱感受风寒湿之气。

辨证：气血虚弱，血不养筋，感受风寒湿之气。

治法：补气血，养筋骨。

方药：四物汤加味：当归 15 克，川芎 10 克，熟地 20 克，白芍 20 克，黄芪 30 克，酸枣仁 20 克，龙骨 30 克，牡蛎 30 克，牛膝 10 克，木瓜 10 克，勾藤 20 克（另包后下）。

3 剂，水煎服。每日 1 剂，日 3 服。

方解：熟地滋阴养血填精为主药。当归补血和血为辅药。白芍和营养血为佐药。川芎活血行滞为使药。方中加黄芪益气升阳，酸枣仁养心安神，龙骨、牡蛎平肝潜阳，牛膝补肝肾强筋骨，木瓜舒筋通络，勾藤熄风止痉。

9 月 1 日复诊：药后腿已经不抽筋了，也不疼痛了。上方再进 3 剂，以巩固疗效。

岐按：正如名医朱丹溪说“气血充和，万病不生；一有怫郁，诸病生焉”。老年气血空虚，血不养筋，治法补气血，平肝熄风安神。故选四物汤补血，黄芪补气，酸枣仁安神，龙骨、牡蛎、木瓜、勾藤平肝熄风，牛膝引药下行，直达病所，故而获得奇效。中医认为气血亏虚，经脉失养。岐见此状，用补气血、平肝、熄风安神治法，效果满意。曾治多例，均效验。

11. 痛痹（上楼梯膝关节痛）

医案　陈某，女，53 岁。1996 年 5 月 10 日就诊。

因膝关节疼痛半年，有时发响，走平路还可以，但上坡、上楼梯时，膝关节痛甚，不敢上楼梯。曾吃药无效，今用上楼梯膝痛方3剂，而痛减轻，又3剂后，疼痛消除，6剂病愈。

分析：脾在体合肌肉，主四肢。脾胃为气血生化之源，全身的肌肉都要靠脾胃所运化的水谷精微来营养，才能使肌肉发达丰满，脾的运化功能障碍必致肌肉瘦削，软弱无力。人体四肢，同样需要脾胃运化的水谷精微来营养，四肢的营养输送全赖于清阳的升腾宣发，清阳实四肢，脾气健运，四肢营养充足，活动也有劲有力。若脾失健运，清阳不升，布散无力，则四肢的营养不足，可见膝关节疼痛，有时发响，上坡、上楼时，膝关节痛甚，不敢上楼梯。加之病情半年风寒湿邪之气外入，邪直入肌肉关节，使气血运行不畅，血瘀阻滞不通所致。

辨证：脾气虚弱，气血郁滞，经脉不通。

治法：健脾益气活血，通络止痛。

方药：上楼梯膝痛方（1993年3月8日创立）：党参20克，白术10克，茯苓10克，陈皮20克，半夏10克，穿山甲10克，细辛6克，威灵仙20克，川牛膝20克，木瓜10克，乳香、没药各10克，骨碎补30克，全虫6克，甘草6克。

水煎服，每天1剂，日3服。连服6~9剂痊愈。

方解：党参益气补中、生津养血，为主药。白术健脾燥湿，合党参益气健脾，为辅药。茯苓渗湿健脾，为佐药。甘草甘缓和中，为使药。方中加穿山甲活血通经，乳香、没药活血止痛，骨碎补活血补肾，细辛散寒止痛、发散阴经风寒、搜筋骨风湿，威灵仙祛风湿通经络止痹痛，全虫熄风通经，陈皮、半夏理气燥湿，木瓜舒筋活络，牛膝补肝肾，强筋骨。

岐按：本人通过临床实践，整理行之有特效治病方药，并加以命名，我国改革开放后经济迅速发展，到处楼房林立，上下楼梯十分普遍，因此，患膝痛病的城市人民比农民更多，所以产生了上楼梯膝痛病和下楼梯膝痛病，余研究了其治疗方，效果很好。凡患这种病痛，服之皆效验，一般服6~9剂痊愈，特献方于世，欲普济众生，岐心乐也。

12. 痛痹（下楼梯膝关节痛）

医案　张某，男，45岁。于1974年9月9日就诊。

因左膝关节疼痛半月，活动则痛更甚，夜间也痛，尤其下楼梯时疼痛更加厉害。微肿胀。西医诊断为“膝关节半月板损伤”，治疗1周无效。又经中西药多方治疗均无效。今求诊治。症如前，细问病史，因军训时不慎扭伤，左膝关节疼痛微肿，形体稍胖，舌淡红苔薄白，脉弦紧。

分析：脾在体合肌肉，主四肢。脾主运化水谷之精，以生养肌肉。人体肌肉的壮实与否与脾胃的运化功能有关。脾的运化功能障碍软弱无力。人体的四肢同样需要脾胃运化水谷精微营养，四肢的营养运输全赖于清阳的升腾宣发。清阳实四肢。脾失健运，故使下楼梯时疼痛更加厉害，因军训不慎扭伤，是瘀血阻滞经络，以致气血运行不能畅通。膝关节疼痛外伤引起故为肿痛。脾的运化水液功能减退，导致水液在体内停滞，故形体稍胖。舌淡红苔薄白为气血虚弱、血不养筋，脉弦紧为感受风寒湿之气。

辨证：血虚气弱，气血郁滞，经脉不通。

治法：补气生血，益气活血，通经止痛。

方药：当归补血汤加味：当归 10 克，黄芪 20 克，党参 15 克，白术 10 克，赤芍 10 克，骨碎补 10 克，白芷 10 克，细辛 6 克，木瓜 9 克，川牛膝 9 克，防风 9 克，藁本 9 克，穿山甲 9 克，甘草 6 克。

2 剂，水煎服。每日 1 剂，日 3 服。另用七厘散外敷。

方解：当归养血和营，则阳生阴长，气旺血行。黄芪大补脾肺之气，以资生血源。党参益气补中，生津养血。白术健脾燥湿，合党参益气健脾。赤芍活血祛瘀。甘草甘缓和中。骨碎补活血补肾，白芷祛风燥湿止痛。木瓜舒经活络。川牛膝补肝肾强筋骨。防风胜湿止痛，祛风。藁本祛风胜湿止痛，穿山甲活血通经。细辛散寒止痛，发散阴经风寒，搜筋骨风湿。

9 月 12 日复诊：服用其他医生处方如下：木瓜 12 克，当归 9 克，牛膝 9 克，赤、白芍各 12 克，寄生 12 克，川芎 9 克，独活 8 克，生芪 18 克，桂皮 6 克，黄柏 9 克，秦艽 12 克，防风 9 克，杜仲 12 克，山甲 12 克，生、熟地各 9 克。2 剂，外用：七厘散。

9 月 14 日三诊：服 9 月 9 日药效果很好，疼痛明显减轻，但服他医药后，反而加重疼痛，今仍请求服 9 月 9 日处方药，再服 2 剂。

9 月 16 日四诊：服这 2 剂药后膝痛大减，求原方继进 2 剂。1 周后随访，服这 6 剂药后病就好了。

岐按：他医药方错不了多少，为什么效果悬殊，说明辨证不准，药不对症。这就证实了古人云："差之毫厘，失之千里。"在此之后临床时，凡遇到膝关节疼痛肿痛、有劳伤史而导致下楼梯或下坡走路时疼痛加重者用此方治之，效如桴鼓。2 年总结 36 例，皆服 6～9 剂，诸症消失。总结后附歌诀："参术芪芍归碎草，防芷膝瓜穿辛蒿，半月板损伤膝痛甚，下楼梯痛方最灵。"

13. 热痹（右腿胫骨头缺血坏死）

医案　周某，男，13 岁。1996 年 4 月 14 日就诊。

自述右膝关节红肿疼痛 1 月，活动更痛，不能屈伸，行动受限。伴常流鼻血，又头昏贫血。曾当地治疗无效，今来拍片确诊为"右腿胫骨头缺血坏死"，但西医无药可治。转求服中药。舌红苔黄腻，脉弦数。

分析：湿热下注，湿热相搏，着于下肢，阻滞经脉则见右膝关节红肿热痛为阳邪其性属火，热邪郁阻脉络，气血运行受阻，故关节活动更痛，不能屈伸。湿热不攘，筋脉弛缓，则下肢痿软无力，活动受限。热痹化火伤津，鼻为肺窍，风热犯肺，肺有蕴热，迫血妄行上循其窍，故流鼻血。舌红苔黄腻、脉弦数均为湿热之象。

辨证：肺阴虚火旺，湿热下注，湿热不攘。

治法：清热燥湿，养阴清肺。

方药：四妙散加味：金银花 20 克，连翘 10 克，元参 10 克，麦冬 10 克，生地 20 克，杭芍 20 克，丹皮 10 克，牛蒡子 10 克，薄荷 10 克，桑白皮 10 克，白及 20 克，焦芥穗 10 克，仙鹤草 20 克，黄柏 10 克，苍术 10 克，牛膝 10 克，木瓜 10 克，蒲公英 20 克，桃仁 10 克，红花 10 克。

5 剂，水煎服。每日 1 剂，日 3 次。

方解：黄柏苦寒清热、燥湿、泻火解毒，苍术苦温燥湿清热燥湿之效。方中加牛膝、木瓜补肝肾强筋骨、舒筋活络，蒲公英、金银花、连翘清热解毒，元参、麦冬、生地、杭芍养阴清肺而润燥，白及、仙鹤草、焦芥穗收敛止血，桑白皮泻肺热，桃仁、红花活血祛瘀，牛蒡子、薄荷宣肺利咽，丹皮凉血解毒。

4 月 22 日复诊：药后膝关节肿痛减轻，仍流鼻血。上方去桃红，加阿胶 20 克（另包煎服），再 5 剂。

因膝关节红肿疼痛月余，不能屈伸，也不能蹲下，蹲下不能自己站立，活动则痛甚，病情加重才上县检查治疗，余接诊开方，连服 10 剂病愈。

岐按：此病临床不多见，又因缺乏相关的检查和诊断，所以易于误治，延误病情。中医根据辨证论治整体观念，全面考虑，准确选药，选养阴清肺汤和四妙散加味，药切病机，故而获效迅速，患者和家长云此方特效，故存方于此，供后生治疗膝胫骨头缺血坏死病例之参考。

14. 热痹（左拇指掌关节肿痛）

医案　陈某，男，34 岁。1982 年 6 月 4 日就诊。

因左拇指掌关节肿痛 20 余天，局部灼热。曾用西药乏效，他医又用中药也无效，且肿痛加重。舌苔黄，脉数。

分析：湿热壅于掌关节经脉故肿痛，热为阳邪，其性属火，热邪郁于关节，气血郁滞故局部灼热。热邪郁阻脉络，气血运行受阻，故左拇指、掌关节肿痛。舌苔黄、脉数亦为热盛之征。

辨证：湿热蕴结，脉络郁阻，气血郁滞不通。

治法：清热除湿，活血通络法。

方药：黄柏 20 克，苍术 20 克，牛膝 10 克，薏苡仁 20 克，金银花 20 克，连翘 10 克，元参 20 克，生地 20 克，当归 10 克，赤芍 20 克，元胡索 20 克，羌活 10 克。

3 剂，水煎服。每天 1 剂，日 3 服。

方解：黄柏、苍术清热燥湿。方中加牛膝补肝肾强筋骨，薏苡仁利水渗湿健脾除痹，金银花、连翘、生地、玄参清热解毒，当归、赤芍养血活血。元胡索理气止痛、活血。羌活祛风胜湿止痛、走上半身。

6 月 7 日：药后肿痛减轻。治疗上方加威灵仙 20 克。3 剂，水煎服。

6 月 9 日：药后肿痛明显消退。前方再进 3 剂。

共服 9 剂拇指掌关节肿痛消失。

15. 热痹（小腿肌肉胀痛）

医案　陈某，女，57 岁。1997 年 3 月 19 日就诊。

因小腿肌肉胀痛，痛有定处，牙痛，伴大便干，小便赤热，舌红苔黄，脉细数。

分析：湿热下注，湿热壅于小腿经脉，故小腿肌肉胀痛。热邪郁阻脉络，气血运行受阻故痛有定处。胃热上蒸故牙痛。湿热蕴结于肠胃气机不畅，腑气不通故大便干。小便赤热乃膀胱为湿热所扰，气化不利。舌红苔黄，肠胃热盛，脉细数为血虚血热之征。

辨证：气血虚弱，感受热邪。

治法：清热通络，补血养血。

方药：当归10克，川芎10克，生地10克，白芍10克，黄柏10克，苍术10克，牛膝10克，薏苡仁10克，石膏20克，知母10克，元胡索10克，杜仲10克，川断10克，桑寄生10克，乳香、没药各10克，细辛6克，大黄10克（另包后下）。

3剂，水煎服。每天1剂，日3服。

方解：黄柏苦寒清热燥湿，苍术苦温燥湿健脾。方中加牛膝、薏仁补肝肾、强筋骨、健脾除痹，当归补血和血，生地滋阴养血，白芍和营养肝，川芎活血行滞，知母、石膏清热泻火，元胡索活血行气止痛，乳香、没药活血祛瘀止痛，细辛散寒止痛、发散阴经风寒、搜利筋骨风湿，大黄泻下攻积，杜仲、桑寄生、川断补肝肾、强筋骨、行血脉。

3月31日复诊：药后腿痛轻，牙痛止，大便通畅。上方去大黄，加龙、牡各30克，3剂。

药后诸症消失。

16. 热痹（左下肢灼痛）

医案　周某，男，62岁。1997年3月28日就诊。

因左下肢灼热红肿疼痛月余，不能屈伸，烦闷。舌苔黄，脉滑数。曾服西药乏效。有外伤史。今求服中药。

分析：湿热壅于小腿经脉，热为阳邪，其性属火，热邪郁于关节，气血郁滞，故下肢灼热红肿疼痛。热邪郁阻脉络，气血运行受阻故下肢疼痛，不能屈伸。烦闷为热盛伤津的表现。舌苔黄、脉滑数均属热盛之征。

辨证：热邪郁于关节，气血瘀滞，运行受阻。

治法：清化湿热，活血通络。

方药：桃红四物汤加二妙散加味：熟地20克，当归10克，川芎10克，赤芍10克，桃仁10克，红花10克，黄柏10克，苍术10克，牛膝10克，蒲公英30克，骨碎补30克，元胡索20克。

3剂，水煎服。每天1剂，日3服。

方解：桃红四物汤养血活血，黄柏苦寒清热，苍术苦温燥湿、清热燥湿。方中加牛膝补肝肾、强筋骨，元胡索行气止痛，骨碎补活血补肾，蒲公英清热解毒。

4月16日：服岐药后减轻，来复诊时本人不在，服他人药后反而加重，今再求岐。治疗继用前方加知母20克，石膏30克。3剂。

随访，药后痊愈。

17. 热痹（下肢动脉炎）

医案　代某，男，13岁。1993年2月27日初诊。

因双下肢红肿硬，疼痛1周，伴皮肤潮红色，活动受限，查血常规、血沉、心电图均正常。西医诊为“下肢动脉炎”，曾服吲哚美辛（消炎痛）、氢氯噻嗪（双氢克尿塞）均无效。方来求岐治疗。诊见：双腿从脚趾到大腿皮肤潮红、肿胀、硬如鼓皮，按之褪色，而不凹陷，强痛，活动不利。舌红苔薄白，脉沉弦。

分析：痹症多属风邪，风邪最易化热，当感受外邪时，则发病较急，寒邪入里化热流注经络关节，热为阳邪，其性属火，热邪郁于关节，气血郁滞故双腿从脚趾到大腿皮肤潮红肿胀。热邪郁阻脉络，气血运行不畅，经脉痹阻，瘀血凝滞则硬如鼓皮。寒性凝滞，寒气客于脉外则血少，故按之退色、而不凹陷。湿邪留滞阻闭气血，经络失和故强痛、活动不利。舌红苔薄白为寒湿，脉沉主里弦主痛。

辨证：热毒壅盛，气血瘀滞经络。

治法：清热解毒，行气散瘀，疏通经络。

方药：四妙勇安汤加味：金银花 20 克，元参 20 克，当归 10 克，甘草 6 克，穿山甲 20 克，杭芍 30 克，川牛膝 20 克，木瓜 10 克，槟榔 10 克，陈皮 20 克，吴茱萸 6 克，黄柏 10 克，桂枝 6 克。

3 剂，水煎服。每天 1 剂，日 3 服。

方解：金银花甘寒入心，清热解毒，为主药。当归活血散瘀，为佐药。玄参泻火解毒，为辅药。甘草和解百毒，为使药。方中加穿山甲活血通经，牛膝活血祛瘀、引药下行，黄柏清热燥湿，木瓜舒筋活络，槟榔行气利水，杭芍养血敛阴、柔肝止痛，陈皮理气调中、燥湿，吴茱萸、桂枝散寒止痛。

3 月 2 日复诊：诸症稍好转。治疗前方加地龙 6 克。3 剂，水煎服。

肿痛等均消失。又进 3 剂，以巩固疗效。

随访至 1998 年 6 月 01 日未复发。

岐按：该患者双下肢红肿硬痛 1 周，伴皮肤潮红，行走困难。经门诊化验血常规、血沉、心电图均正常，诊为“下肢动脉炎”。中医根据皮肤潮红、肿胀、硬如鼓皮等症属热毒壅胜；按之退色而不凹陷，属气血郁滞；按之皮肤强痛、两腿行走活动受限，属经络痹阻、不通则痛，治宜清热解毒。用金银花、连翘、黄柏以清热解毒；甘草调和诸药，以养阴液；用陈皮、吴茱萸、槟榔、穿山甲疏通经络；用木瓜、桂枝、牛膝引药下行，直达病所。诸药配合，药切病机，故而获效。

18. 热痹（双踝关节炎）

医案　张某，女，23 岁。1983 年 10 月 14 日初诊。

因脚腿肿，踝关节肿痛经常发生，已半年。曾多次查尿都未见异常，一般在月经前期发作肿痛明显，这次已 20 多天不消肿，尿少，脉细数 82 次/分，舌红苔薄微黄。许先生用五苓散加车前子、通草、鸡血藤，3 剂。5 月 19 日云诸症未消，而且双踝关节红肿热痛加重，皮肤发紫。今求治疗。舌红苔薄黄，脉沉弦而迟。

分析：湿热下注所致，湿热相搏，着于下肢。阻滞经脉则双踝关节，脚腿灼热红肿疼痛。气血凝于关节，筋脉失于濡养，则皮肤发紫。舌红苔薄黄、脉滑数均为热盛之征。

辨证：湿热下注，湿热相搏着于下肢，阻滞经脉。

治法：清热燥湿，理气通络。

方药：四妙散加味：黄柏10克，苍术10克，川牛膝10克，薏苡仁10克，白术10克，茯苓10克，猪苓10克，泽泻10克，槟榔10克，木瓜10克，吴茱萸10克，台乌片10克。

6剂，水煎服。每天1剂，日3服。

方解：黄柏苦寒清热，苍术苦温燥湿、清热燥湿。方中加牛膝引药下行，薏苡仁利水渗湿、除痹，白术健脾运化水湿，茯苓、猪苓、泽泻渗湿利水，槟榔行气利水，木瓜舒经活络，吴茱萸、台乌片散寒止痛。

半年后随访，告知服药后疾病已痊愈，未复发。

岐按：下肢脚腿关节肿痛发紫胀痛难忍，岐用四妙散、四苓散、槟榔、木瓜、吴茱萸、台乌片，方中加吴茱萸散寒，槟榔除湿，木瓜疏经通络，台乌药温中散寒，加强散寒温通作用，清除下肢湿热肿痛效果极佳。特存方于后，以供参考。

19. 痛痹（双膝关节冷痛）

医案　唐某，女，60岁。1997年3月28日就诊。

因双膝关节冷痛，乏力困倦年余。畏寒喜温，酸软无力。舌淡苔白，脉细弱。

分析：风寒湿三气痹着日久，寒为阴邪，寒邪直中少阴，则见双膝关节冷痛乏力困倦，感受寒邪，最易损伤人体阳气。阳气受损，失去正常人的温煦气化作用，则畏寒喜温。心肾阳虚则酸软无力。舌淡苔白、脉细弱为气血不足。

辨证：风寒湿三气痹证日久，肝肾不足，气血两虚。

治法：益肝肾，补气血，止痹痛，祛风散寒。

方药：独活寄生汤加味：独活10克，桑寄生10克，秦艽10克，防风10克，细辛10克，川芎10克，当归10克，熟地15克，白芍15克，肉桂6克，党参15克，茯苓10克，杜仲10克，牛膝10克，甘草3克，元胡索20克，骨碎补20克，威灵仙20克，千年健20克，黄芪30克。

3剂，水煎服。每天1剂，日3服。

方解：独活、秦艽、防风祛风湿止痹痛，细辛发散阴经风寒、搜利筋骨风湿且止痛，为主药。杜仲、牛膝、寄生益肝肾、祛风湿，为辅药。当归、熟地、白芍养血和血，党参、茯苓、甘草补益正气，为佐药。川芎、肉桂温通血脉，并助祛风，为使药。方中加骨碎补活血补肾，千年健祛风湿健筋骨，黄芪补气升阳。

4月16日，告药后好了。

20. 风痹（类风湿关节痛）

医案　凡某，男，29岁。1983年2月23日就诊。

因患小关节痛2年，加重半年，曾服中西药、针灸、封闭等治疗乏效且扩大，由手指关节到踝、膝关节、手指关节均强直，夜间痛甚，如遇阴雨变天加重，脉沉弦。

分析：正气不足，外感风寒湿邪。风寒湿三气犯于肌表，故手指关节到髁、膝关节疼痛强直。寒为阴气盛的表现，其性属阴，阴胜则寒，阴雨天寒湿增故病情加重，关节疼痛，故夜间痛盛。脉弦紧为寒邪所致。

辨证：风寒湿邪侵袭关节，阻闭络脉，经络不通。

治法：祛风散寒除湿，补气温阳。

方药：人参败毒散加味：党参20克，桔梗10克，川芎10克，茯苓10克，枳壳10克，前胡10克，柴胡10克，羌活10克，独活10克，生姜10克，甘草3克，黄芪20克，附子6克，薄荷3克。

3剂，开水煎服。每日1剂，日服3次。

方解：羌活、独活、川芎散风寒湿邪，行血祛风，增强宣痹止痛，为主药。柴胡、前胡、薄荷解表祛邪，枳壳、桔梗宽胸利气，为辅药。茯苓、生姜、甘草健脾化痰，为佐药。党参扶正祛邪，为使药。方中加附子散寒止痛，黄芪益气固表。

2月26日复诊：药后痛强直好转。前方附子量由6克为10克，再进3剂，开水煎服。

3月4日三诊：踝关节肿痛（右）。用上方加川断10克，3剂，开水煎服。

3月10日四诊：药后肿痛减轻。上方3剂。

3月14日五诊：减轻较前好转。上方3剂。

3月22日六诊：风湿关节炎强直疼痛，由于连续治疗，所以现在变天不但没加重反而减轻，治疗用前方加补骨脂10克，3剂，以巩固疗效。

半年后随访药后诸症消失。

21. 风湿热痹（皮下结节）

医案1　付某，男，7岁。1986年9月18日初诊。

关节肿痛游走无定处，早轻晚重，早晨能行走到学校，下午脚腿痛无法行走需背回家，已3天，双下肢皮下结节肿硬、大如樱桃，伴有心慌心悸，口干纳差。心电图无异常，心率105次/分，扁桃体Ⅱ度大，查血沉快，血象正常。建议去西安治疗，患儿家长请求用中医治疗试试看。

分析：风湿痹阻关节，故关节肿痛。风性善行而数变，是指风邪致病具有病位游移，行无定处的特性。由于风寒湿邪，闭阻经络致气血运行不畅，故脚腿痛无法行走。疼痛剧烈，难以忍受是寒邪偏盛，证属痛痹。由于肺主气心主血脉，气血不畅，凝滞心胸故心慌气短胸中痹塞不通，气血凝于关节，筋脉失于濡养，则双下肢结节肿硬，大如樱桃。因瘀血内阻，气化不利，津液不能化气上承，则口干。脾失健运出现纳差。因风善行走窜故涉及范围较大，寒热表证是表邪外束，则扁桃体Ⅱ°肿大。

辨证：风寒湿痹阻，郁久化热。

治法：清热解毒，祛风除湿。

方药：银翘败毒散加味：金银花10克，连翘10克，桔梗10克，川芎10克，苦参10克，前胡10克，柴胡10克，羌活10克，独活10克，枳壳10克，茯苓10克，甘草3克，细辛6克，蒲公英10克，地肤子10克，蛇床子10克，知母10克，黄柏10克，生姜3片，薄荷3克。

3剂，水煎服。每日1剂，日服3次。

方解： 羌活、独活散风寒湿邪，川芎行血祛风，为主药。柴胡、前胡、薄荷宣解表邪，枳壳、桔梗宽胸利气，为辅药。茯苓、生姜、甘草和中健脾，为佐药。金银花、连翘清热解毒，为使药。方中加细辛散寒止痛、发散阴经风寒、搜利筋骨风湿，蒲公英清热解毒，苦参清热燥湿，地肤子清湿热利水，蛇床子散寒祛风、燥湿，知母清热泻火、滋阴润燥，黄柏清热燥湿。

9 月 22 日复诊：药后皮下结节肿硬消散。扁桃体Ⅱ°大，口干纳差仍早轻晚重，下午放学仍需背回家，因站不稳，走不动，关节肿痛、烧痛。辨证：白虎历节风。治法：清热和营，活血通络。方药：石膏 20 克，知母 10 克，甘草 3 克，桂枝 6 克，白术 15 克，黄芩 10 克，黄柏 10 克，黄连 3 克，木瓜 10 克，防己 10 克，桑白皮 10 克，赤芍 10 克，丹皮 10 克，三七 3 克，山楂 10 克。3 剂，配合青霉素肌注 2 天。

9 月 26 日三诊：服 9 月 22 日药后全身关节肿痛消了。心慌好转，微咳，扁桃体肿大Ⅰ°。治疗用前方加山豆根 6 克，3 剂，水煎服，已能行走了。

岐按： 风湿热痹辨证论治，用银翘败毒散加减消除皮下结节肿痛之苦，但关节及下肢肿痛不能行走，按历节风、关节肿痛用白虎桂枝汤加味诸症消除而痊愈。随访 2 年未复发。

医案 2　秦某，女，37 岁。1989 年 7 月 17 日就诊。

因风湿结节肿痛 1 周，行动困难，下肢尤重，两下肢散在皮下结节红肿约有 10 余枚，触痛明显，舌红苔薄黄，血沉 48 毫米/时。

分析： 痹证多属风邪，风善行数变，风邪最易化热，热为阳邪，其性属火，热邪郁阻脉络，气血运行受阻故关节肿痛结节。湿邪留滞，阻闭气血，经脉失和则行动不便。湿热下注则下肢散在皮下结节红肿约 10 余个。舌红苔薄黄为热盛之象。

辨证： 风湿热痹，郁滞不通。

治法： 清热解毒，祛风除湿，散结止痛。

方药： 银翘败毒散加味：金银花 10 克，连翘 10 克，川芎 10 克，桔梗 10 克，甘草 6 克，茯苓 10 克，枳壳 10 克，前胡 10 克，羌活 10 克，独活 10 克，柴胡 10 克，苦参 30 克，地肤子 20 克，蛇床子 20 克，知母 20 克，黄柏 10 克，细辛 10 克，蒲公英 30 克，生姜 3 片，薄荷 3 克。

2 剂，水煎服。每日 1 剂，日服 3 次。

方解： 羌活、独活祛风除湿，川芎行血祛风，为主药。柴胡、前胡、薄荷宣解表邪，枳壳、桔梗宽胸利气，为辅药。茯苓、生姜、甘草和中健脾，为佐药。金银花、连翘清热解毒，为使药。方中加细辛止痛、搜利筋骨风湿，蒲公英清热解毒，苦参清热燥湿，地肤子清湿热利水，蛇床子祛风燥湿，知母清热泻火、滋阴润燥，黄柏清热燥湿。

7 月 21 日复诊：药后疼痛轻了，肿少消。上方 2 剂。

8 月 27 日三诊：药后下肢疼痛已止、肿消，皮下结节肿痛不明显。上方 2 剂。

8 月 28 日四诊：诸症好了。

9 月 4 日五诊：复查血沉 15 毫米/时，已正常，病告痊愈。

观察 5 年，无复发。

医案 3　唐某，女，34 岁。1997 年 7 月 24 日就诊。

因下肢皮下结节红肿灼痛散在两小腿，反复发作已 3 年，夏季尤甚，结节红肿烧痛，肿大如樱桃。舌红苔薄白，脉滑数。

分析：风寒湿痹犯于肌表，痹阻关节，痹证日久，邪流经络，郁久化热，迁延不愈，由肌肤经络，此时气血运行不畅，经络痹阻瘀血凝滞，而出现下肢皮下结节散布两小腿。热为阳邪，其性属火，热邪郁于下肢，气血郁滞故红肿热痛肿如樱桃，舌红苔薄白属寒湿，脉滑数亦为湿热之症。

辨证：风寒湿痹，郁久化热，湿热下注。

治法：祛风除湿，疏散郁结，消肿止痛。

方药：银翘败毒散合四妙散加味：金银花 15 克，连翘 10 克，桔梗 10 克，甘草 3 克，川芎 15 克，茯苓 10 克，枳壳 10 克，前胡 10 克，羌活 10 克，独活 10 克，柴胡 10 克，黄柏 10 克，苍术 20 克，川牛膝 20 克，薏苡仁 20 克，元胡索 20 克，蒲公英 20 克，虎杖 20 克，穿山甲 10 克，土鳖虫 10 克，薄荷 3 克，生姜 3 片。

5 剂，水煎服。每日 1 剂，日服 3 次。

方解：羌活、独活散风寒湿邪，川芎行血祛风，为主药。柴胡、前胡、薄荷宣解表邪，枳壳、桔梗宽胸利气，为辅药。茯苓、生姜、甘草和中健脾，为佐药。金银花、连翘清热解毒，为使药。方中加苍术、黄柏苦温燥湿、苦寒、清热燥湿，牛膝引药下行、活血祛瘀，薏苡仁利水渗湿，元胡索活血行气止痛，穿山甲活血通经，土鳖虫破血逐瘀，虎杖清热解毒、活血止痛、蒲公英清热解毒。

12 月 20 日复诊：服 5 剂后下肢皮下结节肿痛好了，今因红白带多伴腰腹痛加重 4 天求治，口干，脉弦数。辨证：脾虚肝旺。治法：清肝泻火，利湿止带。方药：用丹栀逍遥散加杜仲 10 克，川断 10 克，龙骨、牡蛎各 30 克，车前子 20 克，春根皮 20 克，5 剂，水煎服。

岐按：以上 3 例同属下肢皮下结节，风湿热痹，但由于伴随症状不同，选方遣药各异，表明中医辨证论治的重要性，只有辨证治疗才能效如桴鼓。临床上大部分病人治愈后就投入农活，无暇告知其疗效情况，只有在有其他疾病来就诊时才告知，这种现象多见。

22. 脚后跟疼痛

医案　林某，男，60 岁。1982 年 12 月 8 日初诊。

右脚后跟疼痛 2 ~3 年，时轻时重，平时口干，着地则痛，抬高不痛，脉沉弦而数，舌红苔薄黄微黑。

分析：感受风寒湿外邪而形成右脚后跟疼痛，痛者寒气多也，有寒故痛也。诸痹迁延不愈，尚气血不足，故着地则痛、抬高不痛。肝肾虚弱，有风有寒有湿皆标也，肾虚其本也，肾主骨生髓，骨的生长发育有赖于骨髓的充盈及其所提供的营养，肾中精气充盈，才能充养骨髓，肾阴虚则津液不足，虚火上炎故平时口干，舌质红，脉细数为阴虚有热之象。

辨证：肾虚火旺。

治法：滋阴降火。

方药：知柏地黄汤加味：熟地20克，茯苓10克，山药15克，山萸肉15克，丹皮6克，泽泻6克，知母10克，黄柏10克，威灵仙20克，骨碎补20克，前仁10克，川牛膝10克，石斛20克，桔梗10克，石膏20克。

3剂，水煎服。每日1剂，日服3次。

方解：熟地滋肾填精，为主药。山萸肉养肝肾而涩精，山药补益脾阴而固精，为辅药。茯苓、泽泻淡渗脾湿，清泻肾火，防熟地滋腻，为佐药。丹皮清泻肝火，并制山萸肉之温，为使药。方中加知母、黄柏滋阴降火，威灵仙祛风湿通经络，骨碎补活血补肾止痛，车前子利水通淋，川牛膝补肝肾强筋骨，石斛滋阴除烦，石膏清热泻火，桔梗除寒热治风痹。

随访药后疼痛消失。

岐按：医脚跟痛有4方：气血两虚者用人参养营汤；肾虚者用六味地黄汤加味；血瘀者用当归10克，赤芍15克，红花10克，川芎15克，元胡索15克，牛膝15克，续断15克，桂枝15克。水煎服，每日1剂，一般6剂愈；兼见风湿的用丹参50克，威灵仙30克，千年健50克，元胡索30克，水煎服，连服15剂。

23. 手足冷治验

医案　杨某，女，13岁。1995年10月5日初诊。

因手冷脚冷、麻、强，全身不冷，舌红苔白，口不干。脉弦紧。

分析：寒为阴邪，寒伤厥阴肝经，阳虚血亏，则不能温阳四肢，血寒凝滞则脉行不利故手冷脚冷。寒性收引，寒客经络关节，经脉拘急收引则手脚麻强。舌淡苔白、脉弦紧、口不干均为寒邪，阳虚血亏。

辨证：寒伤厥阴肝经，阳虚血亏。

治法：温经散寒，养血通脉。

方药：当归四逆汤加味：当归20克，白芍20克，桂枝10克，炙甘草6克，细辛6克，大枣2个，通草10克，附子6克，干姜6克，羌活10克，独活10克。

3剂，开水煎服。每日1剂，日3服。

方解：当归归经入肝温补肝血，为主药。桂枝温通经脉，白芍养血和营，内疏厥阴之功，为辅药。细辛通血脉散寒，为佐药。大枣、炙甘草补脾气而调和诸药，为使药。各药合用共成温补通脉之剂。方中加羌活、独活祛风胜湿，通草利水渗湿，附子补火助阳、散寒止痛，干姜温中回阳。

10月21日复诊：药后好转，手足不冷了。近日又怕冷，穿2双袜子还冷。今前方再进5剂。

岐按：有些疾病并非中病即止，而应该是见效后，遵效不更方，再坚持继续服药，使病症完全消除，再服几剂，以巩固疗效。根据病情，按疗程治疗，有利于控制治疗效果。

第二十节　腰痛

是以腰部疼痛为主要症状的一种病证，可表现为一侧或者两侧腰部疼痛。因腰为肾之府，故腰痛与肾的关系最为密切。

现代医学的肾脏疾病、风湿病、类风湿病、腰部肌肉骨骼的劳损及外伤引起的腰痛均可参照治疗。

辨证施治：表里虚实寒热。感受外邪所致者，多属表属实，发病多急，治宜祛邪通络，根据风湿、寒湿、湿热的不同分别处理。由肾精亏损所致者，其症多属里属虚，多见慢性反复发作，治宜补肾益气；气滞血瘀者，其症多虚实并见，治宜活血行瘀，善后还需调摄肾气。

1. 风湿腰痛

医案　邱某，女，38岁。1995年9月7日就诊。

自诉腰冷痛，关节痛，痛无定处，因变天下雨疼痛加重来就诊。舌苔白腻，脉迟缓。

分析：寒湿之邪，侵袭腰部，阻塞经络，气血不畅，寒性收引，湿性重着故腰冷痛。风寒湿三气杂至引起的痹证，故关节痛、痛无定处，阴雨寒冷则寒湿更甚故疼痛加重。舌苔白腻、脉沉细而迟缓均为寒湿停滞所导致。

辨证：风寒湿邪侵袭，肝肾两亏，气血不足，变天受阴雨寒湿而加重者。

治法：祛风寒湿痹，益肝肾，补气血。

方药：独活寄生汤加味：独活10克，桑寄生（炒焦）15克，杜仲（盐水炒焦）10克，牛膝10克，细辛6克，秦艽10克，茯苓10克，肉桂心6克，防风10克，川芎10克，党参12克，甘草3克，当归10克，白芍10克，熟地15克，全蝎10克，蜈蚣3条，葛根20克。

3剂。水煎服，每日1剂，每日3次。

方解：独活、秦艽、防风祛风湿止痹痛，细辛发散阴经风寒，搜利筋骨风湿，且能止痛为君药；杜仲、牛膝、寄生补益肝肾兼祛风湿为臣药；当归、熟地、白芍养血和血；党参、茯苓、甘草补益正气，为佐药。川芎、肉桂温通血脉，并助祛风为使药；全蝎、蜈蚣祛风通络止痛；葛根解肌止痛。

9月16日复诊：药后疼痛减轻。前方加威灵仙20克，千年健20克。3剂，水煎服。

1996年5月28日再次就诊，诉去年服药6剂后疼痛消失，但现在又复发。上方再进5剂。

岐按：风湿腰痛的特点是多伴随着天气变化而疼痛加重等现象。余常用独活寄生汤加味治疗，效果很好。此系常用方，应坚持连服10剂，可防复发。此方每年治疗多例，效果满意。

2. 肾阳虚（腰背及膝关节冷痛）

医案 师某，男，23岁。1979年8月11日初诊。

因腰背及膝关节冷痛，遇寒加重，口不干，舌苔白腻，脉沉而迟缓。

分析：寒湿之邪，侵袭腰部，阻塞经络，气血不畅，加之寒性收引，湿性重着故腰部冷痛。背为阳，寒为阴邪，易伤阳气。寒性凝滞，阻滞不通，寒气入经，经脉气血为寒邪所凝闭阻滞，气血阻滞不通，不通则痛，故背痛。寒邪客于经络关节，故膝关节痛。口不干、舌苔白腻、脉沉而迟缓皆属于寒湿停聚。

辨证：寒湿阻络，气血不畅。

治法：祛寒化湿，温经通络，补肾阳。

方药：肉桂6克，附子6克，狗脊、川芎、独活、秦艽、良姜、牛膝各10克，鸡血藤、丹参各30克。

6剂，每日1剂，开水煎服，每日3次。

方解：肉桂、附子补肾阳，祛寒湿；狗脊补肝肾强腰膝为君药。秦艽、独活、川芎祛风湿止痛，活血行气；鸡血藤、丹参补血活血共为臣药。良姜温中止痛，为佐药。牛膝引药下行为使药。

于今年2月9日诊治2次后已愈。今又复发，求原方治疗。服后诸症消失。

后用此方泡酒服之，随访10年无复发。

3. 瘀血型腰扭伤疼痛两月不愈

医案 柯某，男，50岁。1979年12月3日初诊。

因腰扭伤疼痛2月，他医用独活寄生汤治疗无效。细询病史，因活动不慎扭伤腰部所致疼痛。刻诊腰部不可俯仰，活动受限。脉沉涩，舌紫红，大便干。

分析：瘀血阻滞经脉，以致气血不能畅通，故腰痛。瘀积于体内久聚不散，舌质紫红脉涩均为瘀血内停之征。

辨证：气滞血瘀，筋脉不通。

治法：活血化瘀，理气止痛。

方药：复元活血汤加味：柴胡10克，栝楼根10克，当归10克，红花10克，甘草3克，炮穿山甲6克，大黄10克，桃仁10克，加炒杜仲20克，细辛10克，炒乳香20克，炒没药20克，狗脊20克，骨碎补20克，䗪虫20克。

3剂，水煎服，一日3次。

方解：当归、桃仁、红花、穿山甲活血祛瘀，消肿止痛为君药；大黄荡涤凝瘀败血，引药下行为臣药；栝楼根消补损瘀血；柴胡疏肝，解郁，为佐药。甘草缓急止痛，调和诸药为使药。加杜仲补肾强筋骨，细辛止痛，乳香、没药行气祛瘀止痛，狗脊补肝肾强腰，䗪虫加强活血止痛。各药合用，使瘀祛新生，行气络通，则疼痛自平。

12月6日复诊：诉药后疼痛明显减轻。上方继服3剂。

12月10日三诊：诉药后疼痛消失，腰部活动自如。再服上方3剂，以巩固疗效。

岐按：治病必须要详细询问病史，病因不明难以获效。

12 月 6 日，唐某腰扭伤，疼痛难忍。余用此方治疗，6 剂而愈。

附：复元活血汤：柴胡、当归、甘草、天花粉、穿山甲、桃仁、红花、大黄。

4. 腰椎增生（疼痛特效方）

医案 1　蒋某，男，42 岁。1997 年 7 月 21 日就诊。

因腰痛经常发生、疼痛加重半月，不能屈伸，活动受限，自觉疼痛欲死。今拍片诊断为“腰椎增生”。曾服药效不显著，今来就诊。

分析：腰为肾之府。肾主骨髓，肾精亏虚，骨髓不充，故腰痛经常发生。寒湿痹着日久，寒性凝滞而主痛，气血阻滞不通，不通则痛，故寒邪伤人多见疼痛。《黄帝内经·素问·痹论》：岐伯曰：“痛者寒气多也。有寒故痛也。”寒气客于脉外则脉寒，脉寒则缩蜷，缩蜷则脉系绌急。寒客于经络关节故不能屈伸、活动受限。

辨证：肝肾两亏，寒湿痹证日久，气血阻滞不通。

治法：益肝肾，补气血，祛寒行湿，止痹痛。

方药：独活 15 克，寄生 15 克，炒杜仲 15 克，牛膝 15 克，细辛 10 克，秦艽 10 克，茯苓 10 克，桂枝 10 克，防风 10 克，川芎 12 克，党参 12 克，甘草 3 克，当归 10 克，白芍 15 克，熟地 20 克，加全蝎 10 克，䗪虫 10 克，威灵仙 20 克，千年健 20 克，骨碎补 20 克，炮穿山甲 10 克，元胡 20 克。

2 剂。水煎服，每日 1 剂，日 3 次服。

方解：独活、秦艽、防风祛风湿止痹痛，细辛发散阴经风寒，搜利筋骨风湿，且止痛为君药；杜仲、牛膝、寄生补益肝肾兼祛风湿为臣药；当归、熟地、白芍养血和血，党参、茯苓、甘草补益正气，为佐药。川芎、桂枝温通血脉，祛风为使药；加全蝎通络止痛，䗪虫接骨续筋破瘀、活血止痛，威灵仙通经络止痹痛，千年健祛风湿、健筋骨，骨碎补活血止痛、补肾，穿山甲、元胡活血止痛通经。

7 月 24 日复诊：药后腰部疼痛减轻，求上方再进 3 剂。并云此方特效。

嘱其坚持服用 7～10 剂。患者诉此方效果奇佳，他是听别人介绍而来就诊，果然名不虚传。

医案 2　董某，女，56 岁。1986 年 9 月 15 日就诊。

患者因腰腿痛、酸、麻、胀、困、肿已 1 年余，两腿交替出现疼痛，从腰部下沿至膝下，外踝脚之间的筋胀痛，劳累后症状加重，与天气变化无关，曾拍片示“腰 3 至腰 4 椎骨增生”，曾多次服药无效。今来就诊。诊见面部浮肿、全身浮肿，舌红苔白，脉濡。

分析：湿性重浊，易阻遏气机，损伤阳气感受湿邪则腰腿痛，酸麻胀肿困。湿邪留滞关节，经络阻滞不畅，则阳气布达受碍，故两腿、腰部下沿膝下、内外脚踝之间胀痛；脾为阴土，乃运化水湿的主要脏器，性喜燥恶湿，湿邪留滞体内，首先困脾使脾阳不振，运化无权，水湿停聚发为水肿，故面部及全身浮肿。舌红苔白、脉濡为湿之象。

辨证：湿邪侵袭，经络阻滞，脾肾阳虚。

治法：温肾健脾，除湿通络。

方药： 济生肾气汤加味：熟地20克，茯苓10克，山药15克，山萸肉15克，丹皮6克，泽泻10克，肉桂6克，附子（炮制）6克，车前子10克，川牛膝10克，知母10克，黄柏10克，木瓜10克，白芍20克，乳香10克，没药10克，全虫6克，蜈蚣2条。

3剂，开水煎服，每日1剂，一日3次。

方解： 熟地滋阴补肾为君药；山药、山茱萸补益肝脾精血，附子、肉桂温阳暖胃为臣药；茯苓、泽泻丹皮调协肝脾，为佐药。车前子、川牛膝补肾利水为使药。加知母、黄柏滋阴润燥，白芍敛阴止痛养血，木瓜化湿、舒筋活络，乳香、没药活血止痛，全蝎、蜈蚣通络止痛。

10月4日复诊：患者服药后全身肿消，双小腿肚筋不痛了，食量增加。上方再进3剂。

10月7日三诊：药后诸症减轻。考虑到其病程长，需要长期服药，用上方3剂研成粉末，每次6克，一日2次，开水送服。

随访，疼痛消失，疾病痊愈。

5. 腰痛（腰椎间盘突出）

医案1 周某，男35岁。1996年6月3日就诊。

因腰痛反复发作10余年，加重1周，卧床休息则觉得减轻，劳累加重。痛点固定在左侧，屈伸更痛。今拍片为“腰3至腰4椎间盘突出”。听当地周某介绍说曾患此病经余治愈，专程来就诊。

分析： 腰为肾府，肾主骨髓，肾精亏虚，骨髓不充故腰痛反复发作，病属虚证。卧床休息则觉减轻，劳则气耗故遇劳更甚，卧则减轻。瘀血阻滞经脉，以致气血运行不畅，故痛点固定在左侧，屈伸更痛。

辨证： 肝肾不足，瘀血阻滞，筋脉失养。

治法： 补益肝肾，强筋壮骨，祛风通络。

方药： 独活寄生汤加味：独活12克，寄生15克，炒杜仲12克，牛膝12克，细辛10克，秦艽12克，茯苓12克，防风10克，川芎12克，党参10克，当归10克，白芍15克，甘草3克，熟地15克，加全蝎10克，蜈蚣3条，酸枣仁20克，乳香20克，没药20克，炮穿山甲10克，骨碎补20克，肉桂6克。

3剂，水煎服，每日1剂，一日3次。嘱其如药后出现大便稀，可减少服药量。

方解： 独活、秦艽、防风祛风湿止痹痛，细辛发散阴经风寒、搜利筋骨风湿且止痛为君药；杜仲、牛膝、寄生补益肝肾兼祛风湿为臣药；当归、熟地、白芍养血和血，党参、茯苓、甘草补益正气，为佐药。川芎、肉桂温通血脉，并助祛风为使药；加全蝎、蜈蚣通络止痛，酸枣仁宁心安神，乳香、没药活血止痛，炮穿山甲活血通络，骨碎补活血止痛、补肾。

6月8日复诊：诉药后疼痛明显减轻。上方继用3剂。

岐按： 此方经多年临床治疗总结而成，治疗腰椎间盘突出所致的腰痛有速效，余临床用之，效果很好。

医案2　陆某，女，49岁。1997年6月6日就诊。

拍片提示“腰椎间盘脱出及腰椎增生”。引起腰腿疼3年，坐下去起不来，睡觉时翻身困难。这种病症已年久，曾服西药多次无效。今求服中药。

分析：腰为肾之府，肾主骨髓，风寒湿三气痹证日久，肝肾亏虚，气血不足，骨髓不充，络脉瘀阻。故腰腿疼、坐下起不来，睡觉时翻身困难。

辨证：风寒湿三气痹证日久，肝肾亏虚，气血不足，络脉瘀阻，故见上症。

治法：祛风湿，止痹痛，益肝肾，补气血，通络脉。

方药：独活寄生汤加味：独活12克，桑寄生15克，牛膝12克，细辛10克，秦艽12克，茯苓12克，防风12克，肉桂10克，川芎12克，党参12克，当归12克，白芍15克，甘草3克，熟地15克，全蝎6克，蜈蚣3条，地龙10克，炮穿山甲10克，元胡索30克，桃仁10克，红花10克，骨碎补20克，炒杜仲15克。

3剂，水煎服，每日1剂，日3服。

方解：独活、秦艽、防风祛风湿止痹痛，细辛发散阴经风寒，搜利筋骨风湿且止痛为君药；杜仲、牛膝、桑寄生补益肝肾兼祛风湿为臣药；当归、熟地白芍养血和血，党参、茯苓、甘草补益正气，为佐药。川芎、肉桂温通血脉，并助祛风为使药；加全蝎、蜈蚣通络止痛，地龙息风通络，穿山甲活血通络，元胡索活血行气、止痛，骨碎补活血、补肾，桃仁、红花活血祛瘀。

7月11日复诊：诉药后诸症好转，疼痛减轻。上方再服3剂。

随访，患者服药6剂后，疼痛消失，患者诉此方为特效方。

医案3　温某，男，40岁。1983年2月21日初诊。

因腰扭伤疼痛难忍，活动受限，拍片为“腰3至腰4椎间盘膨出”，曾服跌打丸2盒无效。早在1979年因此病求余治疗，用活络效灵丹加味1月而治愈。今因扭伤腰痛难忍。

分析：瘀血阻滞经脉，以致气血不能畅通，故腰痛难忍，活动受限。

辨证：扭伤瘀血阻滞经脉，气血不能畅通。

治法：活血化瘀，理气止痛，补肾强腰。

方药：活络效灵丹加味：当归10克，丹参20克，赤芍20克，白芍20克，青皮10克，乳香20克，没药20克，骨碎补20克，狗脊20克，党参20克，黄芪20克，全虫10克，䗪虫20克，穿山甲10克。

3剂，水煎服，每日1剂，日3服。

方解：当归、丹参养血活血，乳香、没药行气祛瘀，止痛。加赤芍、白芍、青皮破气，散结消滞，祛瘀止痛；骨碎补活血止痛、补肾，党参、黄芪补气、升阳；全蝎通络止痛，䗪虫接骨续筋，活血止痛；穿山甲活血通络；狗脊补肝肾，强腰膝，祛风湿。

2月24日复诊：药后疼痛减轻，咳嗽时已不痛了，但弯腰时仍疼痛。上方再服3剂。

2月28日三诊：弯腰时疼痛减轻。上方再服3剂。

3月3日四诊：腰痛明显好转，但左侧腰腹部总觉有点酸痛。上方再服3剂。

随访诸症消失，活动自如，共服中药12剂痊愈，诸症消失。嘱此病易于复发，应注意活动姿势和自我保养。

6. 跌伤导致坐骨神经疼

医案 王某，男，45岁。1983年10月13日就诊。

自诉由于半年前因背煤上楼扭伤腰部，导致腰痛腿肿，时轻时重，在半月前上楼时滑倒导致右腿疼痛难忍，不能走路，小腿肌肉疼痛甚，经针灸、烤电，用野木瓜注射液、吲哚美辛（消炎痛）、维生素B_1、独活寄生汤加减、风湿宁等中西药无效，今来就诊。令其做抗“O”测试，结果为“阴性”，排除风湿。查患者口不干，舌暗紫，脉迟缓。

分析：《证治准绳·腰痛》篇所说：“有风、有湿，有寒，有热，有挫闪，有瘀血，有滞气，有痰积皆标也；肾虚，其本也。”外伤史日久，腰为肾之府，肾主骨髓，肾精亏虚，骨髓不充故腰痛。瘀血阻滞经脉，以致气血不能畅通故腿肿、不能走路。小腿肌肉痛，寒邪侵袭则口不干。舌暗紫、脉迟缓均为瘀血内停征象。

辨证：瘀血阻滞经络，肾阳亏虚。

治法：疏经活络，温补肾阳。

方药：苍术20克，附子（炮制）10克，当归12克，白芍20克，丹参15克，牛膝10克，细辛10克，广三七3克，木瓜10克，桑寄生20克。

3剂，开水煎服，每日1剂，日3服。

方解：当归、白芍、丹参养血活血；广三七活血定痛；桑寄生、牛膝补肝肾；附子，补火助阳，散寒止痛；细辛发散阴经风寒，搜利筋骨风湿，且能止痛；苍术、木瓜，燥湿健脾，祛风湿，舒经活络，化湿于下肢。

10月17日复诊：药后腿肚疼痛减轻，但腰胯仍痛。治疗遵效不更方，用上方3剂。

10月24日三诊：服上方6剂后，疼痛明显减轻，病情好转，行动方便，生活能够自理。为巩固疗效，上方继进3剂，以调善后。

药后诸症痊愈。随访半年，从未复发。观察3年无复发。

7. 湿热蕴结（坐骨神经痛）

医案1 马某，男，64岁。1989年7月13日就诊。

因左侧腰腿疼痛、麻木、口干，诊断为坐骨神经痛，2年曾多方治疗效果不佳，今来求治。查舌红苔黄燥，大便干，脉弦数。

分析：湿热壅于腰部经脉，故腰痛。湿热下注，着于下肢，阻滞经脉，故腿疼痛、麻木。气化不利津液不能化气上承则口干。舌红苔黄燥、大便干、脉弦数均为湿热之象。

辨证：湿热下注，经脉阻滞。

治法：清热利湿，疏通经络，祛风湿痹痛。

方药：四妙散加味：黄柏10克，苍术15克，薏苡仁10克，牛膝10克，木瓜15克，白芍20克，威灵仙20克，千年健20克，全虫6克，蜈蚣2条，地龙10克，细辛6克，大黄10克，伸筋草30克，川芎20克，五加皮20克。

3 剂，水煎服。

方解： 黄柏、苍术清热燥湿，为君药；牛膝补肝肾，活血祛瘀，为臣药；薏苡仁舒筋脉、缓和挛急、除痹，木瓜舒筋活络化湿、筋脉痉挛，为佐药。加威灵仙祛风湿、通经络、止痹痛，千年健祛风湿、健筋骨，伸筋草祛风通络，五加皮祛风湿、强筋骨，蜈蚣、全蝎、地龙通络止痛，细辛散寒止痛、发散阴经风寒、搜利筋骨风湿，大黄泻下攻积，白芍养血敛阴柔肝止痛，川芎活血行气。

劝其连服 9 剂，但只服了 6 剂后，来告知诸症消失。自觉腰腿疼痛、麻木消失，行走有力。求上药 3 剂，共为细粉，每次 10 克，日 2 次，开水冲服。以巩固疗效。

随访共服 12 剂，已治愈。

岐按： 本方主治顽固性腰腿疼痛、麻木症。证属湿热蕴结于下焦，半身以下者，经络痹阻不通而导致的腰腿疼痛、麻木，日久不愈之顽症用之有效。方中黄柏、苍术、牛膝、薏苡仁专治下部湿热引起的腰腿疼痛，但由于病程日久，久病入络，故选蜈蚣、全虫、地龙、木瓜，以祛风通络除顽痹，加白芍、川芎、大黄、伸筋草、五加皮、威灵仙、千年健、细辛增强祛风湿，活血通络补肝肾之力以除痼疾。临床用本方医治这种顽固病甚效。

医案 2　刘某，男，37 岁。1989 年 3 月 8 日就诊。

因腰腿疼痛月余，经门诊诊断为坐骨神经痛，服西药打针半月无效，今来求治。查患者腰腿疼痛剧烈，翻身困难，双腿屈伸不利，口干，舌红，苔薄黄，脉弦数。

分析： 湿热壅于腰部经脉不通，故腰痛。翻身困难，风湿热三气杂至而引起的痹证，湿热相搏，着于下肢，阻滞经脉，故腿痛、双腿屈伸不利。气化不利，津液不能化气上承则口干。舌红苔薄黄、脉弦数均为湿热之象。

辨证： 风湿热三气杂至而引起的痹证，下注着于下肢。

治法： 清热祛风除湿。

方药： 四妙散加味：黄柏 10 克，苍术 20 克，牛膝 10 克，薏苡仁 20 克，白芍 30 克，威灵仙 20 克，秦艽 20 克，千年健 20 克，全虫 10 克，细辛 6 克，大黄 10 克。

6 剂，水煎服，每日 1 剂，日 3 服。

方解： 黄柏、苍术清热燥湿，为君药；牛膝补肝肾、活血化瘀，为臣药；薏苡仁舒筋脉、除痹，为佐药。加白芍养血敛阴、柔肝止痛，威灵仙祛风湿、通经络止痹痛，秦艽祛风湿，千年健祛风湿、健筋骨，全蝎通络止痛，细辛散寒止痛，大黄活血散瘀。

3 月 15 日复诊：诉药后疼痛减轻。上方继服，3 剂。

3 月 19 日三诊：诉药后疼痛消失。但劳累后，又有轻微疼痛，但不影响走路。治疗上方加党参 20 克，黄芪 20 克，地龙 10 克。3 剂，水煎服。

1 年后随访，疼痛全部消失，疾病痊愈。本方曾治 10 余例，效果满意。

8. 风寒湿痹（右侧坐骨神经疼痛）

医案 1　汤某，男，60 岁。1997 年 7 月 3 日就诊。

因右侧坐骨神经疼痛 1 年余，反复发作，曾经多处治疗无效，且疼痛逐渐加重，翻身困难，出现腰腿胀痛、酸痛、腿直不能抬平，站立不稳，自觉从右侧腰、胯、膝、腿踝及脚背一条筋疼痛难忍，拄杖来就诊。查舌红苔薄白，脉沉弦。

分析：腰为肾府，肾主骨髓，肾精亏虚，骨髓不充故腰胀痛、酸痛。风寒湿三气痹着日久，风善行数变，寒性凝滞收引，寒邪易伤阳气，湿性重浊，故右侧腰、胯、膝、腿踝脚背一条筋疼痛、胀、酸、重。舌红苔薄为寒湿之象，脉沉主里，弦主痛。

辨证：肝肾不足，筋脉失养，风寒湿痹，阻滞经络。

治法：滋补肝肾，祛风寒除湿，活血通经。

方药：独活寄生汤加味：独活 10 克，桑寄生 10 克，秦艽 10 克，防风 10 克，细辛 10 克，川芎 10 克，当归 15 克，熟地 20 克，白芍 20 克，肉桂 10 克，茯苓 20 克，杜仲 20 克，牛膝 20 克，党参 20 克，甘草 6 克，广三七 6 克，木瓜 10 克，全虫 10 克，蜈蚣 3 条，地龙 10 克，元胡 30 克。

3 剂，水煎服。每日 1 剂，日 3 服。

方解：独活、秦艽防风祛风湿、止痹痛，细辛发散阴经风寒、搜利筋骨风湿，且止痛，为君药；杜仲、牛膝、桑寄生益肝肾兼祛风湿，为臣药；当归、熟地、白芍养血和血，党参、茯苓、甘草补益正气，为佐药。川芎、肉桂温通血脉，并助祛风湿，为使药。加广三七、元胡索活血止痛，全蝎、蜈蚣、地龙通络止痛，木瓜舒筋活络化湿。

7 月 8 日复诊：药后疼痛减轻，已经能够翻身了。遵效不更方的原则，上方再进 3 剂，以观后效。

7 月 14 日三诊：药后好转，已不疼痛了。治疗用上方继进 3 剂。

7 月 28 日四诊：自从服 7 月 3 日药 9 剂后效果很好，行动自如，已不用拐杖了，再用原方 3 剂打成粉末口服，以巩固疗效，每次 10 克，1 日 2 次，白开水送服。

随访 3 年，坐骨神经疼痛没有再复发过。

医案 2　冯某，女，34 岁。1983 年 8 月 5 日就诊。

诉 4 年来经常腰腿疼痛、右侧尤甚，活动不力、腰伸不直、腿抬不平，且有冷麻痛感，从腰至右腿肚疼痛冷麻，口不干，舌红苔白，曾经按摩、中药、西药等多种方法治疗无效。

分析：风性善行而数变，寒性凝滞，寒性收引，寒邪伤人多见疼痛。正如《素问·痹论》所说："痛者，寒气多也，有寒故痛也。"寒客于经络关节，经脉拘急收引，肢体屈伸不利，冷厥不仁，湿性重浊，湿邪留滞经络关节，肌肤不仁，关节疼痛重者，故风寒湿三气痹着日久，出现上述病症。

辨证：寒湿阻滞，筋脉不通。

治法：温阳散寒，活血通络。

方药：活络效灵丹加味：苍术 20 克，附子 10 克，丹参 10 克，当归 10 克，乳香 20 克，没药 20 克，牛膝 10 克，细辛 10 克，桑寄生 20 克。

3 剂，开水煎服。每日 1 剂，日 3 服。

方解：当归、丹参养血活血；乳香、没药行气祛瘀止痛。加牛膝、寄生补肝肾、祛风湿，细辛发散阴经风寒、搜利筋骨风寒，且止痛，苍术健脾燥湿、祛风湿，附子散寒止痛，桔梗利气机。

8 月 10 日复诊：药后疼痛减轻。上方加白芍 30 克，木瓜 20 克。3 剂，开水煎服。

9 月 1 日三诊：药后腰腿疼痛消失，腿能抬高，活动自如。疾病告愈，患者连声道谢。

1999 年 1 月，患者左侧坐骨神经痛复发，症状同前，仍用 8 月 5 日方药，连服 6 剂而愈。

医案 3　邓某，男，45 岁。1983 年 5 月 3 日就诊。

因突然腰痛 1 周，经按摩、服用六味地黄丸等治疗无效，今来求诊。诊见腰部疼痛难忍，阴雨天加重，行走跛行、腰不能伸直，牵引到左腿外侧疼痛，舌苔白，口不干，脉沉弦。

分析：寒湿之邪，侵袭腰部，阻塞经络，气血不畅，加之寒性收引，湿性重着，故腰部冷痛，行走跛行，腰不能伸直，阴雨寒冷寒湿更甚，疼痛加剧。风性善行而数，若风游走性关节疼痛，痛无定处，属于风气偏盛的表现，故又称行痹，则牵引到左腿外侧疼痛。舌苔白、口不干、脉沉迟均为寒湿停聚之象。

辨证：寒湿阻滞，经脉不通。

治法：温阳散寒除湿，养血通络。

方药：活络效灵丹加味：附子 10 克，苍术 20 克，丹参 20 克，当归 10 克，乳香 20 克，没药 20 克，桔梗 10 克，牛膝 10 克，甘草 3 克，细辛 6 克，白芍 40 克，桑寄生 20 克。

6 剂，开水煎服。每日 1 剂，日 3 服。

方解：当归、丹参养血活血；乳香、没药行气祛瘀、止痛；附子散寒止痛；加苍术健脾燥湿、祛风湿；牛膝、寄生补益肝肾、祛风湿；桔梗利气机，气行则血行；细辛散寒止痛发散阴经风寒、搜利筋骨风湿；白芍、甘草养血敛阴柔肝、止一切疼痛。

5 月 9 日复诊：药后腿已不痛了，仅觉得腰酸痛。治疗用上方加骨碎补 20 克，补骨脂 10 克。6 剂，开水煎服。

岐按：坐骨神经疼痛由腰部至臀部腿部外侧放射性疼痛，病因多由外伤负重“闪”“扭”病史，也有许多的患者因受寒而发。此例患者除腰腿疼痛还伴有舌红苔白、口不干等症，余用温阳散寒除湿养血通络法而获得良效。本方治疗 9 例均治愈。

医案 4　杨某，男，48 岁。1978 年 4 月 3 日就诊。

腰腿疼、坐骨神经疼痛 1 月余，活动睡觉均疼痛、翻身困难，行走时需要拄杖方可，曾多方治疗无效。症见舌红苔白，脉沉迟。

分析：寒湿之邪，侵袭腰部，阻塞经络，气血不畅，加之寒性收引，湿性重浊，故腰腿疼痛，活动睡觉均疼痛，翻身困难。舌红苔白、脉沉迟属于寒湿停聚之象。

辨证：寒湿痹痛，经络阻滞不通。

治法：散寒除湿，温经通络。

方药：附子 10 克，苍术 20 克，丹参 15 克，当归 15 克，乳香 10 克，没药 10 克，松香 6 克（另包冲服），桔梗 10 克，牛膝 10 克，甘草 3 克。

3 剂，开水煎服。每日 1 剂，日 3 服。

方解：当归、丹参养血活血；乳香、没药活血止痛；附子散寒止痛、祛风湿；苍术健脾燥湿、兼祛风湿；松香祛风燥湿、止痛；牛膝活血祛瘀、补肝肾、强筋骨，引药下行；桔梗载药上行。

4 月 8 日复诊：药后腰腿疼痛明显减轻，已不拄杖了。治疗用上方 3 剂开水煎服而愈。

第二十一节　淋证

小便频数短涩、滴沥刺痛、欲出未尽，小腹拘急，或痛引腰腹者为淋证。

历代医家将淋证分为五种：石淋、血淋、气淋、膏淋、劳淋。

淋病多见于现代医学泌尿系感染、泌尿系结石和肿瘤、前列腺疾病以及乳糜尿等病种。

病因：主要病因是湿热蕴结于下焦。临床医治时，必须辨虚实。

1. 热淋（尿道炎）

医案 1　王某，女，43 岁。1996 年 5 月 5 日就诊。

因尿道感染，反复发作，诊为“尿道炎”，甚则尿频尿急、烧痛，腰酸痛，舌红苔黄腻，脉沉弦。

分析：湿热下注所致的尿道炎，湿热蕴蓄于膀胱则水道不利，故尿频尿急烧痛。少腹乃足厥阴肝经循行之处，气机郁结，膀胱气化不利，小便涩滞，腹痛。湿热未清而肾阴亏耗故腰酸痛。舌红苔黄腻为下焦湿热，脉弦主肝，沉主里。

辨证：肝经湿热蕴结。

治法：清泻湿热。

方药：八正散加味：车前子 20 克，瞿麦 10 克，萹蓄 10 克，滑石 20 克，栀子 10 克，大黄 10 克，通草 10 克，甘草 3 克，蒲公英 20 克，虎杖 20 克，杜仲 10 克，续断 10 克，白芍 20 克，鱼腥草、马鞭草各 30 克。

3 剂，水煎服。每日 1 剂，日 3 服。

方解：瞿麦利水通淋清热凉血，通草利水降火，为主药。萹蓄、车前子、滑石清热利湿，为辅药。栀子、大黄清热泻火，泻热下行，为佐药。甘草调和诸药，缓急止痛，为使药。方中加蒲公英、虎杖、鱼腥草清热解毒利尿，杜仲、续断补肝肾、强筋骨，白芍养血敛阴、柔肝止痛，马鞭草利水凉血，血滞湿阻尤宜也。

5 月 11 日复诊：药后诸症消失。并云上方为特效方。

岐按：尿道炎反复发作，关键是药物不能切中病机。辨证要准确，用药要准、重，方能获效。

医案 2　何某，女，52 岁。1996 年 7 月 24 日就诊。

诉患尿道炎已 4 个月，经内科、妇科治疗效果不佳。现觉尿道口烧痛、遇热加重，尿频急，一日约 24 次，咽喉干燥，舌暗红，脉细数。

分析：湿热下注，发为热淋。湿热蕴蓄于膀胱，血热妄行，则水道不利，故尿道口烧痛。热甚则遇热加重，尿频尿急。邪火上炽，津液被灼故咽喉干燥。舌红、脉数皆为热的征象。

辨证：湿热蕴蓄下焦，热耗阴津。

治法：养阴清肺，清热利湿。

方药：银翘玄麦汤合八正散：金银花 10 克，连翘 10 克，生地 10 克，玄参 10 克，麦冬 10 克，白芍 15 克，丹皮 10 克，贝母 6 克，薄荷 6 克，甘草 3 克，车前子 20 克，瞿麦 10 克，萹蓄 10 克，滑石 20 克，栀子 10 克，大黄 10 克，通草 10 克。

3 剂，水煎服。每日 1 剂，日 3 服。

方解：生地玄参养阴润燥，金银花连翘清热解毒，为主药。麦冬、白芍助生地、玄参养阴清肺润燥，丹皮助生地、玄参凉血解毒，为辅药。贝母清热润肺，薄荷宣肺利咽，为佐药。甘草泻火解毒，调和诸药，为使药。方中加瞿麦利水通淋清热凉血，通草利水降火，萹蓄、车前子、滑石清热利湿通淋，栀子大黄清热泻火、泄热下行。

7 月 31 日复诊：药后诸症均稍好转，已不再口干咽燥。治疗用八正散加蒲公英 20 克，虎杖 20 克，金银花 20 克，连翘 20 克，乳香、没药各 20 克，败酱草 20 克，黄柏 10 克，知母 20 克，元胡索 20 克，细辛 10 克。3 剂，水煎服。

8 月 5 日三诊：药后诸症明显好转。上方继服 3 剂。

8 月 9 日随访，诉诸症消失，疾病痊愈。

岐按：本例病情复杂，按照辨证论治，灵活用药，园机活法，是中医医术的精髓，也是中医巧妙之处，更是中医立足之本。

医案 3　谭某，男，28 岁。1996 年 4 月 19 日就诊。

诉尿频、尿急、尿痛已半月，伴口干、心悸、烦躁，舌红苔薄黄，脉细数。

分析：由于湿热下注膀胱，水道不利故尿频、尿急、尿痛。邪火上炽，津液被灼，故口干。心火亢盛见心悸、烦躁。舌红苔薄黄、脉细数属阴虚火旺，扰动阴血。

辨证：心肾阴虚，膀胱湿热下注。

治法：滋阴降火，养心安神，清热泻火，利水通淋。

方药：银翘玄麦汤加蒲公英 20 克，虎杖 20 克，黄柏 10 克，酸枣仁 20 克，牛膝 10 克，滑石 20 克，车前子 20 克。

水煎服。每日 1 剂，日 3 服。连服 6 剂痊愈。

方解：生地、玄参养阴润燥，金银花、连翘清热解毒，为主药。麦冬、白芍助生地、玄参养阴清肺润燥，丹皮助生地、玄参凉血解毒，为辅药。贝母清热润肺，薄荷宣肺利咽，为佐药。甘草泻火解毒，调和诸药，为使药。方中加蒲公英、虎杖、黄柏清热、解毒、泻火，酸枣仁养心安神，牛膝利尿通淋，滑石、车前子利水通淋。

岐按：尿道炎多属下焦湿热蕴结、郁滞不通所致，但此例患者有口干、心悸、烦躁，舌红苔薄黄、脉细数等症状。故用银翘玄麦汤加味而获效。

医案 4　叶某，男，28 岁。1996 年 12 月 12 日就诊。

因尿道口烧痛，尿频、尿急 6 个月，曾打青霉素 1 个月效果不佳，现尿道仍有分泌物黏液，化验尿常规有黏液、蛋白少许。

分析：湿热下注膀胱，血热妄行以致尿道口烧痛。湿热下注，膀胱气化不利，清浊相混，不能制约脂液下流，故尿道仍有分泌物黏液。

辨证： 湿热下注膀胱，日久不散，发为热淋。

治法： 清热泻火，利水通淋。

方药： 八正散加味：车前子 20 克，瞿麦 20 克，萹蓄 20 克，滑石 20 克，栀子 20 克，大黄 10 克，甘草 6 克，鱼腥草 20 克，黄柏 10 克，土茯苓 20 克，薏苡仁 20 克，金银花 20 克，连翘 20 克，通草 6 克。

3 剂，水煎服。每日 1 剂，日 3 服。嘱禁食辛辣，保持讲卫生。

方解： 瞿麦利水通淋清热凉血，通草利水降火，为主药。萹蓄、车前子、滑石清热利湿通淋利窍，为辅药。栀子大黄清热泻火，泄热下行，为佐药。甘草调和诸药，缓急止痛，为使药。方中加鱼腥草、黄柏清热解毒泻火利尿，土茯苓解毒除湿，薏苡仁利水渗湿，金银花、连翘清热解毒。

12 月 17 日复诊：药后诸症好转。今化验尿蛋白消失。上方继服 3 剂，以巩固疗效。

余曾用此方治疗 16 例均 6 剂而愈。岐对于反复治疗无效者，特别认真，仔细思考，尽力解除痛苦。本病夏秋季节多见，若没治好，延到冬天，临床少见。不论哪个季节，只要运用辨证论治，总能治好。

2. 热淋（急性肾盂肾炎、尿道炎）

医案 都某，女，79 岁。1996 年 7 月 1 日就诊。

因腰痛腹痛 2 天，伴尿频尿急、尿烧痛，口干，舌红苔薄黄，脉弦数。查尿常规：蛋白（+）、脓球（+++）、红细胞少许。西医诊断为急性肾盂肾炎、尿道炎。

分析： 湿热下注蕴蓄于膀胱，则水道不利。少腹乃足厥阴肝经循经之处，情志怫郁，肝失条达，气机郁结，膀胱气化不利则腰腹痛，伴尿频尿急。心火移于小肠，热盛故尿烧痛。热邪上炽津液被灼，故口干。舌红苔薄黄、脉弦数皆为热的征象。

辨证： 下焦湿热，蕴结不通。

治法： 清热利湿。

方药： 八正散加金钱草 30 克，虎杖 20 克，蒲公英 20 克，败酱草 20 克，金银花 20 克，连翘 10 克，元胡索 20 克，马鞭草 20 克。

3 剂，水煎服。每日 1 剂，日 3 服。

方解： 瞿麦利水通淋清热凉血，通草利水降火，为主药。萹蓄、车前子、滑石清热利湿通淋利窍，为辅药。栀子、大黄清热泻火，泄热下行，为佐药。甘草调和诸药，缓急止痛，为使药。方中加金钱草利水通淋，虎杖、蒲公英、败酱草、金银花、连翘清热解毒，元胡索活血行气止痛，马鞭草利水凉血，血滞湿阻尤宜也；杜仲、川断补肝肾、强筋骨。

7 月 9 日复诊：药后诸症好转。上方去败酱草、马鞭草，加白芍 20 克。3 剂，水煎服。

7 月 11 日：疾病痊愈，复查尿常规均正常。嘱其注意休息，忌辛辣，注意卫生。

3. 热淋（急性膀胱炎）

医案1　周某，男，28岁。1997年7月3日就诊。

诉小腹痛，尿急、尿痛、烧热、色黄已1周，查尿常规：脓细胞（+++）、蛋白（+）。舌红苔黄，脉洪数。

分析：湿热下注，湿热蕴蓄于膀胱，清浊互结，则水道不利，故小腹痛，尿急、尿痛、烧热。舌红苔黄、脉洪数为热盛的征象。

辨证：膀胱湿热蕴结。

治法：清热解毒，利湿通淋。

方药：八正散加减：车前子20克，瞿麦20克，萹蓄20克，滑石20克，栀子20克，大黄10克，甘草6克，蒲公英20克，虎杖20克，穿山甲10克，鱼腥草20克，黄柏10克，土茯苓20克，薏苡仁20克，金银花20克，连翘10克，元胡索20克。

3剂，水煎服。每日1剂，日3服。嘱其戒酒辣。

方解：瞿麦利水通淋清热凉血，为主药。萹蓄、车前子、滑石清热利湿通淋利窍，为辅药。栀子、大黄清热泻火，泄热下行，为佐药。甘草调和诸药，缓急止痛，为使药。方中加蒲公英、虎杖、鱼腥草、黄柏、金银花、连翘清热解毒、利尿泻火，土茯苓解毒除湿，薏苡仁利水渗湿，元胡索活血行气止痛，穿山甲活血通经。

7月28日：药后诸症消失，复查尿常规正常，再服3剂，以巩固疗效。

医案2　张某，女，35岁。1983年5月5日就诊。

因小腹胀痛，尿频尿急尿痛、口干，5月3日化验尿常规：脓球、红细胞均少许，西医诊断为“急性膀胱炎”，服西药无效。现来就诊，查舌红苔白黄，脉滑数。

分析：湿热下注，湿热蕴蓄于膀胱，水道不利，故尿频、尿急、尿痛、小腹胀痛。邪热上炽，津液被灼，故口干。舌红苔白黄、脉滑数为湿热蕴蓄于膀胱。

辨证：膀胱湿热蕴结。

治法：清热利湿通淋。

方药：八正散加减：车前子20克，瞿麦20克，萹蓄20克，滑石20克，栀子20克，大黄10克，甘草3克，金钱草20克，石韦20克，冬葵子20克，元胡索20克。

3剂，水煎服。每日1剂，日3服。嘱其戒酒辣。

方解：瞿麦利水通淋清热凉血，为主药。萹蓄、车前子、滑石清热利湿通淋利窍，为辅药。栀子、大黄清热泻火，泄热下行，为佐药。甘草调和诸药，缓急止痛，为使药。方中加金钱草、石韦、冬葵子利水通淋，元胡索活血祛瘀、行气止痛。

5月9日复诊：诸症好转。查尿常规仅见脓球少许。治疗继用上方加蒲公英20克，山楂20克。3剂，水煎服。

5月14日三诊：诸症消失，尿常规正常，疾病痊愈。为巩固疗效，上方继用3剂。

岐按：膀胱炎为常见病，女性比男性多见，如急性期治疗不及时不彻底，极易演变为慢性疾病。应坚持用本方，再服可痊愈。

医案3　刘某，女，53岁。1995年8月29日就诊。

因膀胱炎3个月，经服中西药治疗效不佳，反复发作，久治不愈，今来求治。尿不尽、尿频、小腹痛，尿痛，烧痛感十分严重，伴口干、心烦，舌红苔黄腻，脉数。

分析：湿热蕴蓄于下焦，清浊互结则水道不利，膀胱气化不利故小腹痛、尿频、尿急、淋漓不畅。热盛则烧痛十分严重。邪热上炽，津液被灼，故口干。舌红苔黄腻、脉数为实热之象。

辨证：下焦湿热，蕴结郁滞不畅。

治法：清热解毒，利湿通淋。

方药：八正散加减：车前子 20 克，瞿麦 20 克，萹蓄 20 克，滑石 20 克，栀子 20 克，大黄 10 克，甘草 6 克，蒲公英 20 克，虎杖 20 克，金钱草 20 克，鸡内金 10 克，鱼腥草 20 克，牛膝 10 克，黄柏 10 克，酸枣仁 20 克，金银花 20 克，连翘 10 克，元胡索 20 克。

3 剂，水煎服。每日 1 剂，日 3 服。嘱其戒酒辣。

方解：瞿麦利水通淋清热凉血，为主药。萹蓄、车前子、滑石清热利湿通淋利窍，为辅药。栀子、大黄清热泻火，泄热下行，为佐药。甘草调和诸药，缓急止痛，为使药。方中加蒲公英、虎杖、鱼腥草、黄柏、金银花、连翘清热解毒、利尿泻火，金钱草利水通淋，鸡内金健脾消食，牛膝引药下行，酸枣仁养心安神，元胡索活血行气止痛。

9 月 5 日复诊：药后诸症好转，上方继服 3 剂。

9 月 21 日三诊：上症痊愈。但因下部长湿疣、生小红疹，不痒。方药：用黄芪 30 克，薏苡仁 30 克，板蓝根 20 克，大青叶 20 克，紫草 20 克，赤芍 10 克，牛膝 20 克，鸡内金 20 克，砂仁 10 克，蒲公英 30 克，鱼腥草 30 克 。14 剂，水煎服。

随访疾病痊愈，观察 3 年未见复发。

4. 膏淋

医案 1　朱某，女，42 岁。1982 年 7 月 24 日就诊。

因尿混浊、尿痛、口干，半月来治。舌苔黄腻，脉数。

分析：湿热下注，膀胱气化不利清浊相混，不能制约脂肪下流，故小便混浊、尿道痛。邪热内蕴，故口干。舌苔黄腻、脉数为湿热之象。

辨证：湿热下注，膀胱气化不利。

治法：清利湿热，分清泌浊。

方药：八正散加萆薢 10 克，黄柏 10 克，知母 20 克。

3 剂，水煎服。每日 1 剂，日 3 服。

方解：瞿麦利水通淋清热凉血，通草利水降火，为主药。萹蓄、车前子、滑石清热利湿通淋利窍，为辅药。栀子、大黄清热泻火，泄热下行，为佐药。甘草调和诸药，缓急止痛，为使药。方中加萆薢利湿而分清去浊，黄柏清热泻火，知母清热泻火滋阴。

8 月 5 日复诊：药后尿不混浊了，口干减轻，但活动时腰痛。治疗前方加菟丝子 20 克。3 剂，水煎服。

8 月 10 日：疾病痊愈。

岐按：八正散中有木通，现已知晓木通对肾脏有损害，今后不可使用，可改为通草。

医案2　周某，男，24岁。1996年4月18日就诊。

自诉去年10月以来，经常出现尿白浊，在当地治疗无效，伴头晕腰痛，脉沉细。

分析：淋浊日久，初则以湿热为主，久则湿热未清而肾阴亏耗，下焦湿热为标，肾阴不足为本，乃肾虚下元不固，脂溢下泄，故出现尿白浊，伴头晕腰痛。

辨证：肾虚精关不固。

治法：滋阴补肾。

方药：知柏地黄汤合金锁固精汤合五子衍宗丸加诃子10克，补骨脂10克，杜仲10克，续断10克。

5剂，水煎服。每日1剂，日3服。

方解：熟地滋肾填精，为主药。山萸肉养肝肾而涩精，山药益脾阴而固精，为辅药。茯苓淡渗脾湿，以助山药之益脾，泽泻清泄肾火，并防熟地之滋腻；丹皮清泄肝火，并制山萸肉之温，共为佐使药。黄柏、知母滋阴降火。

金锁固精丸：沙苑蒺藜补肾益精止遗；莲肉、芡实补肾涩精，益气宁心；龙骨、牡蛎、莲须涩精止遗，收敛固脱。

五子衍宗丸：菟丝子、枸杞子、五味子、覆盆子、车前子。菟丝子补肝肾，壮阳固精；枸杞子滋补肝肾；五味子肾虚遗精止遗尿泄泻，收敛肺气，益肾生津；覆盆子益肾固精缩尿；车前子利尿通淋。

方中加诃子涩以固滑泄，补骨脂补肾壮阳、固精缩尿，杜仲续断补肝肾强筋骨。

5月2日复诊：药后尿白浊消失。上方再进5剂，以巩固疗效。

岐按：以上4例类型，均依辨证论治，与整体观念相结合，而都收到满意效果。

5. 虚淋

医案　蔡某，男，11岁。1986年7月23日就诊。

因饥饱不匀，近半月来尿不利，排尿不畅，自觉有尿意却排之不出，不痛不烧，食纳少，舌红苔白，脉沉细弱。化验尿常规正常。

分析：胃气之盛衰，关系到人体的生命活动及其存亡。元气充足，皆脾胃之气无所伤，而后能滋养元气。若胃气之本弱，饮食自倍则脾胃之气既伤，而元气亦不能充，中气不足，气虚下陷故半月来尿不利，排尿不畅，尿排不出，不痛不烧。脾失健运则机体的消化吸收机能即因之而失常，出现食纳少。舌红苔白、脉沉细弱属中气不足、气血亏虚。

辨证：中气不足，气血亏虚，不能摄纳。

治法：补中益气，利尿通淋。

方药：补中益气汤加红参10克，覆盆子10克，车前子20克，滑石20克。

3剂，水煎服。每日1剂，日3服。

方解：黄芪补中益气，为主药。党参、炙甘草、白术益气健脾，合主药益气补中，为辅药。陈皮理气和胃，当归养血，升麻、柴胡协助主药升提下陷之阳气，均为佐药。方中加红参大补元气、补脾益肺、生津止渴、安神增智，覆盆子补肝肾、固精缩尿，车前子、滑石利水通淋。

7 月 28 日复诊：药后好转。上方加补骨脂 10 克。3 剂，水煎服。

8 月 1 日三诊：药后诸症消失。上方再进 3 剂以巩固疗效。

6. 尿失禁（神经中毒症）

医案 刘某，男，32 岁。1982 年 3 月 16 日初诊。

自诉 1967 年后出现遗尿、尿失禁伴头昏眩晕、口干等，经西医诊断为“神经中毒症”，经治乏效。求岐治疗。舌红苔白，脉沉细数。

分析：张介宾在《类经》中指出：心为脏腑之主，而总统魂魄，并该意志，故恐动于心则肾应。所以出现遗尿、尿失禁，久则肾阴亏耗，肾阴不足是本，故口干。肾主骨生髓，肾中精气充盈，则髓海得养，脑的发育就健全，就会发挥其“精明之府”的生理功能，反之肾中精气不足则髓海失养，而形成髓海不足的病理变化，则头昏眩晕。舌红、脉细数均属于肾阴不足。

辨证：肾阴亏虚。

治法：滋阴补肾。

方药：六味地黄汤加味：知母 10 克，泽泻 10 克，黄柏 10 克，熟地 20 克，茯苓 10 克，山药 10 克，山萸肉 10 克，丹皮 10 克，芡实、沙蒺藜、故子、覆盆子各 20 克，党参 20 克，黄芪 20 克。

3 剂，水煎服。每日 1 剂，日 3 服。

方解：熟地滋肾填精，为主药。山萸肉养肝肾而涩精，山药益脾阴而固精，为辅药。茯苓淡渗脾湿，以助山药之益脾，泽泻清泄肾火，并防熟地之滋腻；丹皮清泄肝火，并制山萸肉之温，共为佐使药。方中加知母、黄柏滋阴降火，沙蒺藜补肾益精，故子固精缩尿，覆盆子益肾固精缩尿，党参补中益气生津养血，黄芪补气升阳、益气固表。

1982 年 7 月 24 日患者告知：连服 12 剂药，自觉此方药效果最好，治疗尿失禁等症特效方，故存方于此。也治平时进食疲乏爱打瞌睡。因本方能增强免疫力，对肾虚症特效。

7. 尿频治验（肾虚型）

医案 1 李某，女，36 岁。1997 年 2 月 3 日就诊。

因尿频、尿急半年多，每隔 20 ~ 40 分钟即尿 1 次，夜晚尿 4 ~ 5 次，尿时只觉得胀但不觉得痛，曾多次查尿常规，均正常，舌淡红苔薄白，口不干。脉沉缓。

分析：肾主水，主要是指肾中精气的气化功能，对体内的津液输布和排泄，维持体内津液代谢的平衡起着极为重要的调节作用。如果肾中精气的蒸腾气化失常，则引起关门不利，小便代谢障碍而发生尿少、水肿等病理现象。如《素问 · 水热穴论》所说：肾者，胃之关也。关门不利，故聚水而从其类也。上下溢于皮肤故为肤肿。肤肿者聚水而生病也，也可引起气化不利而发生小便清长、尿量大、量增多。舌淡红苔薄白、口不干、脉沉缓均属肾虚、下元不固。

辨证：肾阳虚弱，固摄无力。

治法：温补肾阳，益气固摄。

方药：桂附地黄汤加味：肉桂 6 克，附子 10 克，熟地 20 克，茯苓 10 克，山药 20 克，山茱萸 20 克，丹皮 10 克，泽泻 10 克，五味子 6 克，覆盆子 10 克，益智仁 10 克，金樱子 10 克，枸杞 10 克，补骨脂 10 克，诃子 10 克。

5 剂，开水煎服。每日 1 剂，日 3 服。

方解：熟地滋肾填精，为主药。山萸肉、山药补益肝脾、精血，附子、肉桂温阳暖肾，意在微微生火，以鼓舞肾气，取少火生气，均为辅药。茯苓、泽泻、丹皮调协肝脾，为佐药。方中加五味子肾虚遗精、止遗尿、泄泻，覆盆子、金樱子、益智仁益肾固精缩尿，枸杞滋补肝肾，补骨脂补肾壮阳、固精缩尿，诃子涩以固滑泄。

2 月 12 日复诊：药后尿频尿胀消除，夜间尿 1 次，但觉得两侧腰痛。治疗上方加续断 10 克，杜仲 10 克，菟丝子 20 克。5 剂，开水煎服。

2 月 18 日三诊：药后 2 小时尿 1 次，夜间已不尿，腰痛消失。近日月经来潮已 3 天，量多，余用止崩汤治疗也有效。

医案 2　袁某，男，6 岁。1997 年 2 月 14 日就诊。

因尿频已 4 ~ 5 个月，每小时尿 2 ~ 3 次，查尿常规正常，求西医无药可治。查舌淡红，苔薄白，脉沉细。

辨证：肾气虚弱，固摄无力。

治法：温阳补肾，益气固精。

方药：七八汤：肉桂 4 克，附子 6 克，茯苓 6 克，熟地 15 克，山药 10 克，山茱萸 10 克，丹皮 6 克，泽泻 6 克，五味子 3 克，覆盆子 10 克，益智仁 10 克，金樱子 10 克，枸杞子 10 克，补骨脂 6 克，柯子 6 克。

5 剂，开水煎服。每日 1 剂，日 3 服。

2 月 20 日复诊：药后好转，尿次数减少。药已见效。用上方加黄芪 20 克，白术 10 克以补气助肾。5 剂，开水煎服。

随访，疾病痊愈。

岐按：小孩肾气不足，是发育过程中容易出现的问题，因为小孩是稚阴稚阳之体，易虚易实，因此出现问题，应及时调理，早日康复。每年治 3 ~ 9 例皆愈，岐常用仲景金匮肾气丸（汤）加七子补肾汤有满意疗效。

医案 3　丁某，男，46 岁。1996 年 1 月 18 日就诊。

尿频 20 余天，曾服西药三金片、复方十味片各 2 盒无效。口干不思饮，每日尿 10 余次，下午尤频，夜间 4 次，查尿，血常规均正常，仅觉小腹隐痛，舌红苔薄白，脉虚大。

分析：中气不足，肾气固摄无力。气虚下陷故小腹隐痛。舌淡红苔薄白，脉虚大亦属气血亏虚之证。

辨证：中气不足，肾气固摄无力。

治法：补中益气，补肾固涩。

方药：补中益气汤加减：黄芪 20 克，白术 10 克，陈皮 10 克，升麻 10 克，柴胡 10 克，当归 10 克，覆盆子 20 克，菟丝子 20 克，薏苡仁 20 克，五味子 6 克，枸杞 10 克，台乌药10克，山药20克，车前子10克，故子10克，鱼腥草20克，党参15克，炙甘草3克。

3剂，水煎服。每日1剂，日3服。

方解：黄芪补中益气，为主药。党参、炙甘草、白术益气健脾，合主药益气补中，为辅药。陈皮理气和胃，当归养血，升麻、柴胡协助主药升提下陷之阳气，均为佐药。方中加覆盆子益肾固精缩尿，菟丝子补阳益阴、固精缩尿，薏苡仁利水渗湿，五味子收敛固摄，枸杞子滋补肝肾，台乌药温肾散寒，山药补益脾阴而固精，车前子利水通淋，鱼腥草清热解毒利尿，故子补肾壮阳固精缩尿。

1月22日复诊：日尿4~5次，尿量多，尿色清长，食增。上方再进3剂。

患者云服你3剂中药就好了。

观察5年未复发。

岐按：尿频辨证抓住小腹隐痛，脉虚大，辨证属中气不足，肾气固摄不力，选用补中益气汤合五子衍宗汤加味，药切病机，故而获效迅速。

8. 尿频尿急（前列腺炎）

医案1　张某，男，34岁。1990年4月18日就诊。

因尿频尿急，口干喜饮，大便干结已2月，经门诊肛指检后确诊为“前列腺炎”，服西药1周后无效来就诊，查舌红苔黄腻，脉数。

分析：湿热蕴结膀胱，水道不利，故尿频尿急。湿热下注膀胱，阴津不足故口干喜饮。邪热内蕴，故大便干结。舌红苔黄腻、脉数均属下焦湿热之象。

辨证：下焦湿热蕴结，郁滞不通。

治法：清热利湿，解毒。

方药：八正散加蒲公英、虎杖、金银花、连翘各20克，黄柏10克，萆薢、川牛膝、土茯苓各20克。

3剂，水煎服。每日1剂，日3服。

方解：通草利水降火，瞿麦利水通淋，清热凉血，为主药。车前子、萹蓄、滑石清热利湿，通淋利窍，均为辅药。栀子、大黄清热泻火，泄热下行，为佐药。甘草调和诸药，缓急止痛，为使药。方中加蒲公英、虎杖、金银花、连翘清热解毒，牛膝利尿通淋、引药下行，土茯苓解毒除湿。

5月19日复诊：药后诸症消失。但今天觉得尿道有不适之感，害怕前病复发，急来就诊。方药八正散加菖蒲、远志、桃仁、红花各10克，蒲公英、虎杖、金银花、连翘各20克，萆薢、川牛膝、土茯苓各20克。

3剂，水煎服。嘱其连服9剂，以防止复发。

随访，诸症消失。

岐按：前列腺病是男性特有的病种，患此病应特别注意，要及时治疗，要忌酒辣食品。如有尿血现象，则多有癌变可能，患者要提高警惕，早检查、早诊断、早治疗、早康复。本方每年治疗二三十例，均服9~12剂痊愈。

医案2　杨某，男，64岁。1996年6月6日就诊。

诉半年前在西安确诊为“前列腺炎”，目前加重，尿胀痛、尿不利、尿急、口干、大便干，舌红苔薄黄，脉沉弦数。

辨证：湿热蕴结于下焦。

治法：清热利湿，利尿通淋，活血通经。

方药：八正散加王不留行 10 克，蒲公英、虎杖各 20 克，穿山甲、桃仁、红花各 10 克，元胡索 20 克。

3 剂，水煎服。每日 1 剂，日 3 服。

6 月 11 日复诊：药后大便稀泻一日 3～4 次，尿色黄、尿臭味减少，尿痛、尿急、尿不利索均减轻，腰痛。治疗上方去大黄加杜仲、川断、黄芪各 20 克。3 剂，水煎服。

随访，服药 6 剂后诸症消失。

医案 3　邱某，男，63 岁。1983 年 1 月 14 日就诊。

因前列腺炎、尿潴留、尿不利 8 个月，伴小腹胀痛，大便干结，口干苦，喜饮水，有时欲尿而尿不畅，舌红苔白黄而燥，脉弦数。

分析：湿热蓄于膀胱，水道不利，淋漓不畅，小腹胀痛。邪热内蕴故口干苦、喜饮水。大便干结、舌红苔黄燥、脉弦数乃湿热下注所致。

辨证：下焦湿热，蕴结不通。

治法：清热利湿。

方药：八正散加木香 10 克，枳壳 20 克，金钱草 20 克，石韦 20 克，猪苓 20 克，茯苓 20 克，琥珀 10 克，川芎 10 克。

3 剂，水煎服。每日 1 剂，日 3 服。

方解：通草利水降火，瞿麦利水通淋，清热凉血，为主药。车前子、萹蓄、滑石清热利湿，通淋利窍，均为辅药。栀子、大黄清热泻火，泄热下行，为佐药。甘草调和诸药，缓急止痛，为使药。方中加木香、枳壳理气和中，金钱草、石韦利水通淋，猪苓、茯苓利水渗湿，川芎活血行气，琥珀利尿通淋、活血散瘀。

4 月 7 日诉：药后疾病痊愈。

9. 前列腺肥大治验

医案　高某，男，52 岁。1995 年 9 月 14 日就诊。

出现排尿不畅已 2 月，西医诊断为前列腺肥大，曾服西药打针时轻时重，近来觉得尿不利、尿下坠、有时尿细尿粗、尿后淋漓不尽，伴口干、舌红苔薄黄，脉沉弦。

分析：老年肾气渐衰，肾阳不足，下焦虚寒，不能蒸化水液，致使膀胱气化不利，小便频数，淋漓不断。肾阴不足，相火偏亢，膀胱水液不足，小便频数故尿不利、尿下坠，有时尿细尿粗、尿后淋漓不尽。邪热上炽故口干。舌红苔薄黄、脉弦数皆为热邪征象。

辨证：肾虚下焦湿热蕴结。

治法：滋阴清热，化湿通淋。

方药：六味地黄汤加蒲公英 20 克，虎杖 20 克，鱼腥草 20 克，王不留行 10 克，菖蒲 10 克，萆薢 10 克，牛膝 10 克，黄芪 10 克，金银花 20 克，连翘 20 克，黄柏 10 克，知母10克。

3剂，水煎服。每日1剂，日3服。

方解：熟地滋肾填精，为主药。山萸肉养肝肾而涩精，山药益脾阴而固精，为辅药。茯苓淡渗脾湿，以助山药之益脾，泽泻清泄肾火，并防熟地之滋腻；丹皮清泄肝火，并制山萸肉之温，共为佐使药。方中加知母、黄柏滋阴降火，蒲公英、虎杖、鱼腥草、金银花、连翘清热解毒利尿，王不留行利小便、通血脉，菖蒲开窍宁神化湿，牛膝补肝肾、强筋骨、利尿通淋、引药下行，萆薢利湿、分清去浊。

9月19日复诊：药后口干减轻。上方再进3剂。

9月22日三诊：药后觉得小便舒服多了。上方再服3剂。嘱其忌酒、辛辣、房事。

10. 慢性前列腺炎治验举例

医案 张某，男，63岁。1995年10月7日就诊。

诉尿频、尿急、尿不利、尿胀已3年，时轻时重，有时夜间尿5~6次，尿不利。曾服酚苄明（竹林胺）后头晕加重且作用不大。用1995年9月14日治疗高某药方6剂。

2004年5月26日随访，其仍健在，疾病未复发。

11. 老年前列腺肥大治验

医案 杨某，男，61岁。1986年12月27日就诊。

因老年前列腺肥大急性发作住院，检查为前列腺肥大、质硬、中央沟消失、压痛（+）。现出现尿频、尿急、尿痛、尿不利、排尿不畅甚至点滴不出，急予以导尿。患者求服中药治疗，诊见尿痛、少腹痛，波及双侧腹股沟及两侧大腿疼痛，行动困难，口干，食纳差，大便干，舌红苔薄黄，脉沉弦而数。

分析：老年肾气渐衰，伤精耗气，使三焦功能失调。由于湿热下注膀胱，膀胱被湿热所阻，气化不利故尿痛、尿急，少腹胀痛。湿热内蕴蓄结则食纳差无味，热伤津液则口干、大便干。舌红苔薄黄、脉沉弦而数皆为下焦湿热的征象。

辨证：阴虚火旺，热结壅滞。

治法：滋阴降火，消肿散结。

方药：生地20克，知母20克，栀子10克，滑石20克，牛膝20克，山楂20克，蒲公英20克，苦参20克，金钱草20克，冬葵子10克，通草10克，车前子20克。

6剂，水煎服。每日1剂，日3服。

方解：生地、知母滋阴生津润燥，为主药。滑石、通草、车前子、冬葵子、金钱草利尿通淋，为辅药。栀子、蒲公英、苦参清热解毒，利尿利湿，为佐药。山楂消食化积，活血化瘀，为使药。

1月5日复诊：药后排尿较利索，尿道已不痛，舌红，苔少，无黄苔。上方加麦冬30克。3剂，水煎服，嘱其忌烟酒、生冷、辣椒。

3月12日随访，服药9剂后疾病痊愈。

岐按：此方曾治疗多例均获良效。

12. 多囊肾

医案1　陈某，女，40岁。1996年8月29日就诊。

因左侧胁下隐隐疼痛、不能屈伸、腰部疼痛已3月余，加重1周，经石泉县医院B超确诊为“多囊肾并多囊肝”。西医无特殊方法治疗。诊见左胁下胀痛、加重1周，伴腰痛不能屈伸，头晕、面色萎黄，舌红少苔，口干不思饮水，脉沉细数。血压160/96毫米汞柱。

分析：胁肋为肝胆之分野，肝胆郁热，气机不畅，故左胁下胀痛。腰为肾之府，肾虚府失所养，故腰痛不能屈伸。脾胃虚弱，气血不足，血败而不华色，故头晕、面色萎黄。阴虚则津液不足，不能上承于口，则口干。体内无实热耗津，故不思饮水。舌红少苔、脉沉细数乃阴血不足。

辨证：肝肾阴虚，兼有瘀血。

治疗：滋补肝肾，佐以活血。

方药：一贯煎加川芎10克，乳香、没药各10克，穿山甲10克，元胡索10克，三棱10克，莪术10克，桃仁10克，红花10克，夏枯草30克。

3剂，水煎服。每日1剂，日3服。

方解：生地滋阴养血、以补肝肾，为主药。沙参、麦冬、当归、枸杞子益阴而柔肝，合主药滋阴养血生津，为辅药。川楝子疏泄肝气，为佐使药。方中加川芎、元胡索活血行气止痛，乳香、没药活血止痛消肿，穿山甲活血通经消肿，三棱、莪术破血祛瘀行气止痛，桃仁、红花活血祛瘀通经、通便，夏枯草清热散郁结。

9月2日复诊：药后疼痛减轻。上方继服3剂。

随访，未见复发。

岐按：余用此方治疗余某也是这种病，同样获效。一贯煎：《柳丹医话》北沙参10克，麦冬10克，当归10克，生地15克，枸杞10克，川楝子6克。主治肝肾阴虚，肝气不舒所致的胸脘胁痛、呕吐酸水、咽干口燥、舌红少津等症。余用此方加味治疗因肝肾阴虚导致的多囊肾、多囊肝，每获良效。收集1988年4月《北京中医》36页报道：多囊肾系先天性疾病，临床以前少见，自从超声诊断问世后，有效提高了该病的确诊率。此病多在40岁左右发生，症状多为腹胀不适、腰痛胀痛，腹部包块，伴头晕、食欲不振，肝大肾大而有压痛。方药：茯苓18克，桂枝10克，白术12克，泽泻12克，猪苓12克，党参12克，陈皮12克，枳实10克，薏苡仁30克，赤芍30克，甘草6克，5剂。药后尿量增多好转。若上腹痛加柴胡10克，香附12克，郁金12克。连服22剂，诸症消失。

医案2　刘某，女，49岁。1999年9月21日就诊。

因面肿、腰胀痛、酸痛，屈伸转侧均疼痛，口干喜饮水，B超确诊为“多囊肾”，舌红少苔，脉沉细数。细询问，诉3年前突然出现腰酸痛，尿血4天，经打氨苄西林（氨苄青霉素）静脉点滴10余天而缓解，但以后反复发作，近年来每月发作，经西药治疗无效。

分析：脾虚生湿，气失舒展，郁滞故面肿。腰为肾之府，肾虚而水气内盛，故腰胀痛、酸痛。气滞血郁，血不循常道，故尿血。肾阴虚，津液不上承，则口干喜饮。舌红少苔、脉细数属阴虚火旺之象。

辨证：肝肾阴虚，日久气滞血瘀。

治法：滋阴清热，活血化瘀。

方药：一贯煎加川芎10克，乳香、没药各10克，穿山甲10克，元胡索10克，三棱10克，莪术10克，桃仁10克，红花10克，泽泻20克，桑白皮20克，车前子20克，黄柏10克，石膏20克，葶苈子10克。

3剂，水煎服。每日1剂，日3服。

方解：生地滋阴养血、以补肝肾，为主药。沙参、麦冬、当归、枸杞子益阴而柔肝，合主药滋阴养血生津，为辅药。川楝子疏泄肝气，为佐使药。方中加川芎、元胡索活血行气止痛，乳香、没药活血止痛消肿，穿山甲活血通经消肿，三棱、莪术破血祛瘀行气止痛，桃仁、红花活血祛瘀通经通便，泽泻利水渗湿泄热，桑白皮利尿消肿，车前子利水通淋，黄柏清热燥湿，石膏清热泻火，葶苈子利水消肿（协助一贯煎加强消除多囊肾、多囊肝造成的痛苦）。

11月26日复诊：药后诸症好转。上方继服3剂。

12月2日三诊：诉明显好转。上方继服3剂。

13. 石淋（左侧输尿管结石）

医案1　刘某，男，31岁。1974年10月18日初诊。

1周前因输尿管结石住院治疗效果不佳。反复发作，出院求岐用中药治疗。患者腰痛、少腹痛、尿黄赤、反复发作。

分析：输尿管结石阻塞尿道故腰痛。少腹乃足厥阴肝经循行之处，肝失条达气机不畅，不通则痛故少腹痛。热盛伤津，尿液化源不足，故尿黄赤。

辨证：湿热蕴结，郁滞不通。

治法：清热利湿，行气化石。

方药：八正散加海金沙15克，金钱草15克，台乌10克，白芍6克，荔枝核10克。连服9剂。水煎服。每日1剂，日3服。

方解：瞿麦利水通淋、清热凉血，为主药。萹蓄、车前子、滑石清热利湿通淋利窍，为辅药。栀子、大黄清热泻火、泄热下行，为佐药。甘草调和诸药、缓急止痛，为使药。方中加金钱草、海金沙利水通淋排石，荔枝核、台乌行气止痛、温肾散寒散滞，白芍缓急止痛。

10月31日复诊：药后腰痛部位下移至阴茎。处方：辽沙参、白术、茯苓、枳壳、陈皮、瞿麦、萹蓄、海金砂、大黄各10克，白芍15克，甘草3克，木香6克，台乌药、川楝子各10克，滑石15克，鸡内金12克。

6剂，水煎服。每日1剂，日3服。

11月1日：下午4时尿出0.3厘米×0.7厘米×0.3厘米长圆形结石1块，疼痛顿失，疾病痊愈。

注：余经常用八正散随症加减治疗尿路结石数百例，服药量均在3～30剂，全部治

愈，排出结石。余认为治疗结石常用药有石韦、冬葵子、当归、川芎、元胡索、鸡内金、金钱草、海金沙、金银花等。

医案2　柯某，女，45岁。1987年5月21日就诊。

因右侧输尿管结石，住院1周仅缓解剧痛，但局部仍酸胀痛，尿道烧痛、尿频、尿急、尿不畅、尿黄、下坠，从右侧肾区至会阴下坠。舌红苔黄腻，脉沉弦。

分析：湿热下注，尿液煎熬成石，不能随尿排出，则小便难涩，尿时疼痛。因结石阻塞尿路则尿道烧痛，尿频、尿急、尿不畅、尿黄、下坠，从右侧肾区至会阴下坠。湿热偏重故舌红苔黄腻，脉沉弦属下焦湿热之象。

辨证：湿热下注，尿液煎熬成石。

治法：清热利湿，散结排石。

方药：三金顺气汤：车前子20克，瞿麦10克，萹蓄10克，滑石20克，栀子10克，大黄10克，金钱草20克，郁金10克，鸡内金10克，海金沙10克，木香10克，枳壳10克，琥珀3克（另包冲服）。

3剂，水煎服。每日1剂，日3服。

方解：金钱草、海金沙利水通淋，除湿解毒消肿，鸡内金排石消坚，共溶石化石排石，为主药。郁金活血止痛，行气解郁，木香、枳壳疏肝理气、调中止痛，均为行气止痛，为辅药。车前子、瞿麦、萹蓄、滑石利水通淋，为佐药。栀子清热利湿，大黄泻火通便，琥珀活血散瘀、利尿通淋，为使药。

5月23日复诊：药后大便稀泻4次，小便通畅，腰痛消失。上方继服3剂。

5月25日三诊：肾区仍有叩击痛，尿少色黄，口苦。此乃余热未尽。上方继服3剂。

1987年8月13日，告知服药后尿结石已经排出，十分感谢。

医案3　孙某，男，17岁。1983年5月23日就诊。

于1983年5月22日早晨突然发生左侧腰痛腹痛，伴恶心、呕吐、尿血，左侧腰部叩击痛（+），化验尿常规见红细胞（++++），诊为“左侧输尿管结石”。经用西药治疗后缓解，求服中药，腰痛不能久坐，口干、便溏、舌红苔白、脉沉弦。

分析：湿热下注，尿液煎熬成石，不能随尿排出，则小便艰涩，尿时疼痛。如结石阻塞尿路则尿时突然中断，因瘀血则刺痛窘迫难忍故腰痛不能久坐。结石损伤脉络则尿血。津液输布障碍则口干。脾失健运则便溏。脉沉主里、弦主痛，舌红苔白属湿热偏重。

辨证：下焦湿热蕴结，郁滞不通。

治法：清热利湿，散结排石。

方药：八正散加金钱草20克，海金沙10克，鸡内金10克，茵陈20克，元胡索20克，半夏10克。

3剂，水煎服。每日1剂，日3服。

方解：瞿麦利水通淋清热凉血，通草利水降火，为主药。萹蓄、车前子、滑石清热利湿通淋利窍，为辅药。栀子、大黄清热泻火、泄热下行，为佐药。甘草调和诸药、缓急止痛，为使药。方中加金钱草、海金沙利水通淋、解毒消肿排石，鸡内金排石消坚，茵陈清利湿热，元胡活血行气止痛，半夏降逆止呕。

5月27日复诊：药后恶心呕吐已止，腰痛部位下移，化验尿仅见红细胞，病情好转，治疗遵效不更方，再加顺气止痛，上方加木香10克，枳壳20克。3剂，水煎服。

5月31日三诊：服上方药后，腰腹疼痛前较明显减轻。今化验尿也正常。继续用上方3剂。

6月3日四诊：服上方药后腰已不痛，叩击也不痛了，但觉下腹胀，此乃结石下移膀胱，治疗继用上方3剂。

6月5日，来告知，今晨尿出结石如米粒大小1枚，诸症消除，痊愈。

岐按： 尿结石属中医五淋之一。临床多见，岐用八正散加金钱草、海金沙、鸡内金、茵陈溶石、化石、排石。元胡索止痛，半夏调和脾胃，脾以升为顺，胃以降为和，升降自如，运转有力，故恶心呕吐自止，配加木香、枳壳以顺气开郁，舒畅气机。诸药合用清热利湿，散结排石，药切病机，功效卓著。本方坚持治疗，对泌尿系结石，效果特别满意。一般连服6～12剂均可排出。患结石病的人应少食菠菜，因为可形成草酸盐结晶。

医案4 刘某，女，28岁。1985年3月11日就诊。

诉因3月9日西医诊断为“左侧输尿管结石”，曾用庆大霉素、呋喃咀叮、青霉素等抗生素治疗4天，但仍尿频、尿痛、尿急，疼痛由腰部向会阴部放射性疼痛下坠，伴恶心呕吐，左下腹胀痛，左肾区叩击痛（+），大便干，舌红苔淡有齿痕，脉弦数。

分析： 湿热蕴蓄于膀胱，则水道不利，尿频、尿痛、尿急，疼痛由腰部向会阴部放射性疼痛下坠，左下腹胀痛。胃气上逆则恶心呕吐。湿热偏重则大便干，久则阴血亏耗，故舌红苔淡有齿痕，脉弦数属下焦湿热。

辨证： 湿热蕴结，气机不畅。

治法： 清热利湿，行气化石。

方药： 八正散加减。车前子20克，瞿麦10克，滑石10克，栀子10克，大黄10克，甘草3克，木香10克，枳壳10克，元胡索20克，金钱草20克，海金沙20克，鸡内金20克，琥珀6克，萹蓄10克。

3剂，水煎服。每日1剂，日3服。

方解： 瞿麦利水通淋、清热凉血，为主药。萹蓄、车前子、滑石清热利湿通淋利窍，为辅药。栀子、大黄清热泻火、泄热下行，为佐药。甘草调和诸药、缓急止痛，为使药。方中加金钱草、海金沙利水通淋排石、解毒消肿，鸡内金排石消坚，木香、枳壳疏肝理气、调中止痛，琥珀活血散瘀、利尿通淋，元胡索活血止痛。

3月14日复诊：药后诸症明显好转，小便次数明显减少，已规律，尿痛消失，左侧腰痛减轻，痛往下移，恶心呕吐消失，大便已不干了。上方继服3剂。

3月18日三诊：药6剂后，诸症消失，化验尿已正常。疾病告愈。

医案5 强某，男，29岁。1978年10月12日就诊。

因尿结石3个月，曾住院治疗缓解，但近日来腰痛、尿痛、灼热、尿血。查尿常规红细胞（++），上皮细胞（++）。脉沉弦数。

分析： 湿热下注，尿液煎熬成石不能随尿排出，则尿痛、灼热。湿热之邪，侵犯于肾，则腰痛。因结石阻塞尿路，结石损伤脉络，则尿血。脉沉主里、弦主痛、数主热。

辨证：湿热蕴结，下焦郁滞不通，日久成石。

治法：清热利湿，散结排石。

方药：八正散加川楝子 10 克，金钱草 20 克，海金沙 20 克，台乌片 10 克，白及 30 克，琥珀 6 克（冲服）。

3 剂，水煎服。每日 1 剂，日 3 服。

方解：瞿麦利水通淋，清热凉血，通草利水降火，为主药。萹蓄、车前子、滑石清热利湿，通淋利窍，均为辅药。栀子、大黄清热泻火，泄热下行，为佐药。甘草调和诸药，缓急止痛，为使药。方中加川楝子、台乌行气止痛、温肾散寒，金钱草、海金沙利水通淋、排石散结，白及收敛止血消肿，琥珀活血散瘀、利尿通淋。

10 月 16 日复诊：药后精神好转，尿血消失，但仍觉尿痛。上方继服 3 剂。

10 月 17 日早来告诉，今晨已排出结石。

14. 石淋（肾结石）治验

医案 1　王某，男，43 岁。1979 年 10 月 23 日就诊。

因左侧腰腹胀痛，阵阵加剧 2 天，伴尿黄赤。前年患右肾结石，今年患左侧肾结石，突然发作，疼痛剧烈，经肌肉注射哌替啶（杜冷丁）暂时缓解。

分析：湿热之邪，侵犯于肾，则腰痛。气机郁结，膀胱气化不利，故腹胀痛，尿黄赤。湿热煎熬尿液成石，因左右肾结石阻塞尿路，不能随尿排出，则小便艰涩，尿时疼痛剧烈。

辨证：下焦湿热蕴结，尿液煎熬成石。

治法：清热利湿，通淋排石。

方药：八正散加金钱草 20 克，海金沙 20 克，鸡内金 20 克，石韦 20 克，冬葵子 20 克，元胡索 20 克，木香、枳壳各 10 克。

15 剂，水煎服。每日 1 剂，日 3 服。

方解：瞿麦利水通淋，清热凉血，通草利水降火，为主药。萹蓄、车前子、滑石清热利湿，通淋利窍，均为辅药。栀子、大黄清热泻火，泄热下行，为佐药。甘草调和诸药，缓急止痛，为使药。方中加金钱草、海金沙、鸡内金、石韦、冬葵子利水通淋、排石消坚，元胡索活血行气止痛，木香、枳壳疏肝理气调中。

15 剂药后，结石排出，诸症消失。嘱其继服 15 服。

随访 20 年未见复发。

岐用本方治疗泌尿系结石 100 余例，排出结石率达 98%，疗效十分满意。

岐按：临床所见肾结石有复发现象，应该加强饮食方面的调理，如少食菠菜，控制复发。

医案 2　王某，男，32 岁。1980 年 1 月 12 日就诊。

因右侧腰痛 5 天，尿频、尿急、尿不尽，尿色黄赤，口干燥，舌红苔薄黄，脉弦数。经 B 超确诊为“右肾结石”。

分析：腰为肾之府也，湿热之邪，侵犯于肾，则腰痛。湿热蕴结于下焦，膀胱气化失司故尿频、尿急、尿色黄赤、尿不尽。阴虚津液不足，不能上承于口，则口干燥。舌红苔薄黄、脉弦数属湿热偏盛之象。

辨证：湿热蕴结，瘀滞不通。

治法：清热利湿，行气化石。

方药：八正散加金钱草 20 克，海金沙 20 克，鸡内金 10 克，石韦 10 克，冬葵子 20 克，细辛 10 克，黄柏 10 克，台乌药 10 克，木香 10 克，枳壳 10 克。

5 剂，水煎服。每日 1 剂，日 3 服。嘱禁烟、酒、辣子、菠菜，并观察尿中有无结石排出。

方解：瞿麦利水通淋、清热凉血，通草利水降火，为主药。萹蓄、车前子、滑石清热利湿、通淋利窍，均为辅药。栀子、大黄清热泻火、泄热下行，为佐药。甘草调和诸药，缓急止痛，为使药。方中加金钱草、海金沙、鸡内金、石韦、冬葵子利水通淋、排石消坚，黄柏清热燥湿，细辛散寒止痛，台乌片行气止痛、温肾散寒，木香、枳壳疏肝理气调中。

1 月 19 日复诊：腰痛下移，下腹刺痛、胀痛，大便稀。上方继服 3 剂。

1 月 22 日三诊：药后仍觉胀痛。上方继服 3 剂。

1 月 28 日四诊：药后 1 月 24 日发现尿出结石如米粒大小共 2 粒，呈乳白色。结石排出，腰痛止，排尿通畅。

随访至 1998 年 10 月均未复发。该患者又介绍 3 例同类患者来治疗，均治愈。

医案 3　袁某，36 岁，男。1980 年 1 月 15 日就诊。

因腰部突然疼痛酸胀，疼痛向会阴部放射性疼痛，尿频、尿急、尿痛，尿量少，口干，舌红苔黄。西医诊断为泌尿系结石。

分析：腰为肾之府，湿热之邪侵犯于肾则腰痛。少腹乃足厥阴肝经循行之处，肝失条达气机郁结，疼痛向会阴部放射性疼痛。湿热下注，尿液煎熬成石，不能随尿排出则小便艰涩，尿时疼痛，尿频、尿急、尿痛，尿不尽。阴虚津液不足，不能上承于口则口干。舌红苔黄均属湿热之象。

辨证：湿热下注。

治法：清热利湿，利尿排石。

方药：八正散加金钱草 20 克，海金沙 20 克，鸡内金 15 克，石韦 10 克，冬葵子 20 克，石斛 20 克，栝楼 20 克，细辛 10 克，黄连 6 克，黄柏 10 克，木香 10 克，枳壳 10 克。

10 剂，水煎服。每日 1 剂，日 3 服。

方解：瞿麦利水通淋、清热凉血，通草利水降火，为主药。萹蓄、车前子、滑石清热利湿、通淋利窍，均为辅药。栀子、大黄清热泻火、泄热下行，为佐药。甘草调和诸药，缓急止痛，为使药。方中加金钱草、海金沙、鸡内金、石韦、冬葵子利水通淋、排石消坚，石斛养阴润燥生津，栝楼仁润肺化痰通便，细辛散寒止痛，黄连、黄柏清热燥湿，木香、枳壳疏肝理气调中。

2 月 4 日复诊：药后腰痛止，但尿时仍觉尿道疼痛。上方加元胡索 20 克，灵磁石 20 克。15 剂，水煎服。

2 月 11 日：药后尿出结石，结石如黄豆大小，结石排出后诸症消失。随访至 1998 年 10 月疾病未复发。

医案 4　熊某，男，40 岁。1995 年 8 月 2 日就诊。

因腰痛、尿频、尿急、尿痛、烧灼感 3 天，今日做 B 超提示“右侧肾结石”。诊见右侧腰痛，叩击痛（＋），尿黄，舌红苔薄黄，脉沉弦。

分析：湿热之邪侵犯于肾则腰痛，湿热下注，尿液煎熬成石，不能随尿排出则小便坚涩，尿频、尿急、尿痛、烧灼。由于右侧肾结石阻塞尿路故右侧腰痛，叩击痛（＋）。热盛伤津，尿液化源不足故尿黄。舌红苔薄黄、脉弦数均属湿热之象。

辨证：湿热蕴结，气机不畅，郁久结石。

治法：清热利湿，行气开郁，化石排石。

方药：八正散加金钱草 20 克，牛膝 15 克，鸡内金 20 克，石韦 10 克，番泻叶 20 克，木香 10 克，枳壳 10 克，元胡索 30 克。

3 剂，水煎服。每日 1 剂，日 3 服。

方解：瞿麦利水通淋、清热凉血，通草利水降火，为主药。萹蓄、车前子、滑石清热利湿、通淋利窍，均为辅药。栀子、大黄清热泻火、泄热下行，为佐药。甘草调和诸药、缓急止痛，为使药。方中加金钱草、鸡内金、石韦利水通淋、排石消坚，木香、枳壳疏肝理气调中，元胡索活血祛瘀、行气止痛，牛膝强筋骨补肝肾、引药下行，番泻叶泻下导滞。

11 月 2 日复诊，服药 3 剂后，排出结石 3 枚，最大 1 枚如黄豆大小，服药期间大便稀、一日 5～6 次，注意如腹泻较频繁应去掉番泻叶、大黄。继续治疗，再 3 剂。

医案 5　胡某，女，30 岁。1994 年 5 月 24 日初诊。

因右侧腰痛、尿痛、尿急反复发作已 3 年，经石泉、安康治疗效果不佳。又于本月 16 日在安康进行体外爆破碎石术，花费 1000 元，未见结石排出，仍右侧腰痛甚至刺痛，坐久则胀痛，B 超检查为右肾有 0.5 厘米结石。

分析：湿热之邪侵犯于肾则腰痛。湿热蕴结于下焦，膀胱气化失司故尿痛、尿急。湿热下注，尿液煎熬成石，不能随尿排出。右肾 0.5 厘米结石阻塞尿路，并因瘀阻而感刺痛窘迫难忍故腰刺痛，坐久则胀痛。

辨证：湿热蕴结，气滞血郁，尿液煎熬成石。

治法：清热利湿，行气活血，软坚化石排石。

方药：五金顺气排石汤：金钱草 60 克，鸡内金 20 克，海金沙 20 克，郁金 10 克，金银花 20 克，车前子 20 克，瞿麦 20 克，萹蓄 20 克，滑石 20 克，栀子 20 克，大黄 10 克（后下），甘草 6 克，连翘 20 克，厚朴 20 克，元胡索 30 克，木香 10 克，枳壳 20 克，桃仁 20 克，红花 10 克，黄柏 10 克，芒硝 20 克。

5 剂，水煎服。每日 1 剂，日 3 服。

方解：金钱草、鸡内金、海金沙、郁金、金银花利水通淋，化坚排石，为主药。瞿麦、萹蓄、车前子、滑石利水通淋，为辅药。栀子、大黄、黄柏清热泻火、泄热下行，为佐药。方中加木香、枳壳、厚朴行气调中、止痛除胀燥湿，桃仁、红花、元胡索活血祛瘀行气止痛，芒硝泻下、软坚、清热，连翘清热解毒，甘草调和诸药缓急止痛。

6月3日复诊：药后疼痛下移。治疗上方加冬葵子20克，牛膝20克。5剂，水煎服。以引药下行，导石排出之意。

6月20日三诊：药后诸症消失，嘱其查B超，显示“右肾结石消失”，疾病告愈。

岐按：肾结石治疗困难，治疗不当难见效，现在，虽有碎石排石疗法，有的见效，也有无效的。无效者服中药而获效，确是幸事，值得总结，特存本案例供后生参考，本方治愈多例，深受患者好评。

医案6 陈某，女，24岁。1982年12月7日就诊。

因左侧肾结石3年，前年冬天第1次发作，今年12月3日突然复发，左侧腰痛厉害，尿频、尿急、尿痛，尿色黄，疼痛有下坠，舌红苔黄，脉弦数。尿常规红细胞（+++）。

分析：湿热之邪侵犯于肾则腰痛。湿热下注，尿液煎熬成石，不能随尿排出则小便坚涩，尿频、尿急、尿痛。热盛伤津，尿液化源不足故尿黄。左侧肾结石阻塞尿路故疼痛下坠。舌红苔黄、脉弦数均属下焦湿热之象。

辨证：湿热蕴结，郁久成石。

治法：清热利湿，通淋排石。

方药：八正散加金钱草20克，海金沙20克，鸡内金15克，石韦10克，冬葵子20克，木香10克，枳壳10克。

8剂，水煎服。每日1剂，日3服。

方解：瞿麦利水通淋、清热凉血，通草利水降火，为主药。萹蓄、车前子、滑石清热利湿、通淋利窍，均为辅药。栀子、大黄清热泻火、泄热下行，为佐药。甘草调和诸药、缓急止痛，为使药。方中加金钱草、海金沙、鸡内金、石韦、冬葵子利水通淋、排石化坚，木香、枳壳疏肝理气调中。

12月13日复诊：药后疼痛减轻。上方继服8剂。

12月27日三诊：近2天腰痛消失，叩击痛消失。尿常规红细胞（－），脓球少许。治疗上方加鱼腥草30克。3剂，水煎服。

1983年1月13日四诊：尿道涩痛，口干，尿常规见脓球少许。方药：用银翘前滑汤：车前子20克，滑石20克，栀子10克，石韦20克，海金沙20克，金钱草30克，木香10克，枳壳10克，元胡索20克，金银花20克，连翘20克。3剂，水煎服。

自诉服药1次后，下午1时左右排出黄豆大小结石1枚。嘱其继续服药8剂，以防复发。随访3年，疾病未复发。

医案7 马某，男，40岁。1986年8月6日就诊。

右侧腰痛半月，尿频急痛，B超诊断为肾结石，今求中药治疗。舌红苔黄，脉沉弦。

分析：腰为肾之府，湿热之邪侵犯于肾则腰痛。湿热下注，尿液煎熬成石，不能随尿排出则小便坚涩，尿频、尿急、痛甚。热盛舌红苔黄，脉沉弦均属湿热蕴结之象。

辨证：湿热蕴结，郁滞不通，日久成石。

治法：清热利湿，行气化石。

方药：四金顺气汤加味：金钱草30克，鸡内金20克，海金沙20克，郁金10克，木香10克，枳壳10克，元胡索20克，杜仲20克，川断10克，车前子20克，瞿麦10

克，萹蓄 10 克，滑石 20 克，栀子 10 克，大黄 10 克。

3 剂，水煎服。每日 1 剂，日 3 服。

方解：金钱草、鸡内金、海金沙、郁金利尿通淋、消坚化石，为主药。木香、枳壳疏肝理气、调中止痛，为辅药。瞿麦、萹蓄、车前子、滑石清热利湿、通淋利窍，为佐药。栀子、大黄清热泻火，泄热下行，为使药。方中加元胡索活血祛瘀行气止痛，杜仲、川断补肝肾、续筋骨、通血脉。

8 月 8 日复诊：药后昨天腰部剧痛、跳痛。上方继服 3 剂。

1987 年 6 月 24 日：服药 6 剂后，尿出如黄豆大小结石 1 枚而愈。至今未再复发，特来道谢。岐用四金顺气汤治本病 20 多例，均能排出石头。

医案 8　谭某，男，39 岁。1997 年 2 月 13 日就诊。

自觉腰痛年余，反复发作，剧痛 2 次，伴二便不通，肛门有下坠感，尿点滴不畅，甚至尿鲜血 2 次，舌红苔薄黄，脉弦数。B 超诊断为双肾结石，右肾结石 0.5 厘米，左肾结石 0.8 厘米。

分析：腰为肾之府，湿热之邪侵犯于肾则腰痛。湿热下注，尿液煎熬成石，不能随尿排出则小便艰涩，尿时疼痛。双肾结石，沙粒较大，阻塞尿路则尿点滴不畅。结石损伤脉络则尿血。舌红苔薄黄、脉弦数均属湿热蕴结之象。

辨证：湿热蕴结，郁滞不通。

治法：清热利湿，行气化石。

方药：三金顺气汤加味：金钱草 30 克，鸡内金 10 克，海金沙 30 克，木香 10 克，枳壳 10 克，车前子 20 克，白及 30 克，滑石 20 克，白茅根 30 克，蒲公英 20 克，石膏 30 克，萹蓄 20 克，仙鹤草 30 克，焦芥穗 20 克，元胡索 30 克，番泻叶 20 克。

3 剂，水煎服。每日 1 剂，日 3 服。

方解：金钱草、鸡内金、海金沙利水通淋、消坚化石，为主药。木香、枳壳疏肝理气、调中止痛，为辅药。车前子、滑石、萹蓄、白茅根清热利湿、通淋利窍，为佐药。方中加蒲公英清热解毒利湿，白及、仙鹤草、焦芥穗收敛止血，元胡索活血止痛行气，番泻叶泻下导滞，石膏清热泻火。

2 月 17 日复诊：药后腰腹及睾丸坠痛明显减轻，尿后有鲜血少许，大便通畅，肛门灼痛减轻，舌暗红苔白。上方继服 5 剂。

2 月 28 日三诊：药后腹痛消失，诸症消除，B 超检查："肾脏未见结石"，疾病痊愈。

15. 石淋（肾结石及肾积水）

医案 1　程某，男，41 岁。1996 年 6 月 27 日就诊。

因右侧腰痛及右腹痛 20 天，呈阵发性酸痛，向会阴部放射性疼痛，尿灼痛、尿血，现腰腹痛加重已 4 天，查尿常规：红细胞（+++），白细胞少许，蛋白少许，B 超显示："右肾结石、右肾积水"，现觉得口干口苦、食无味，舌红苔薄黄，脉沉缓。

分析：腰者肾之府，湿热之邪侵犯于肾故腰痛。少腹乃足厥阴肝经循经之处，肝失条达，气机郁结，膀胱气化不利则右腹痛，疼痛向会阴部放射性疼痛。湿热下注，尿液煎熬成石，不能随尿排出则小便坚涩，尿灼痛。结石损伤脉络则尿血，津液输布障碍故口干。火邪炎上故口苦，脾不和则食不化，胃不和则不思食，则食无味。舌红苔薄黄、脉沉缓均属下焦湿热之象。

辨证：下焦湿热，郁久结石。

治法：清热利湿，化石排石。

方药：八正散加金钱草 30 克，鸡内金 30 克，海金沙 20 克，木香 15 克，枳壳 10 克，槟榔 10 克，仙鹤草 30 克，元胡索 30 克，穿山甲 10 克。

3 剂，水煎服。每日 1 剂，日 3 服。

方解：瞿麦利水通淋、清热凉血，通草利水降火，为主药。萹蓄、车前子、滑石清热利湿、通淋利窍，均为辅药。栀子、大黄清热泻火、泄热下行，为佐药。甘草调和诸药、缓急止痛，为使药。方中加金钱草、鸡内金、海金沙利水通淋排石，木香、枳壳理气止痛调中，槟榔行气利水，仙鹤草收敛止血，元胡索活血止痛行气，穿山甲活血通经消肿。

7 月 1 日复诊：药后疼痛好转，但疼痛向下转移。上方加番泻叶 10 克，再进 3 剂，水煎服。

随访，结石已排出，疾病痊愈。

医案 2　梁某，男，35 岁。1997 年 3 月 21 日就诊。

因在西安市二院 B 超确诊为“右肾结石及积水”，经 1996 年 12 月 23 日体外碎石 3 次，排出部分结石，于 1997 年 3 月 19 日复查仍有 0.7 厘米 ×0.9 厘米结石阴影及数个沙粒样结石阴影。曾服肾石通、消石素等药，今日拍片双侧肾脏均有结石。目前患者觉纳差、乏力、精神差、尿血，因感觉已无药可治，精神压力极大，求岐治疗。

分析：湿热下注，尿液煎熬成石，不能随尿排出则小便坚涩，尿时疼痛。双侧肾脏均有结石，沙石较大阻塞尿路，结石损伤脉络则尿血。思伤脾，脾主运化，脾失健运，则出现食纳差、乏力、精神差。

辨证：湿热蕴结，郁滞不通。

治法：清热泻火，利湿通淋，理气化石。

方药：三金顺气排石汤（自制秘方）加味：金钱草 30 克，鸡内金 10 克，海金沙 20 克，木香 10 克，枳壳 10 克，车前子 20 克，白及 30 克，滑石 20 克，白茅根 30 克，石膏 30 克，萹蓄 20 克，仙鹤草 30 克，焦芥穗 20 克，元胡索 30 克，番泻叶 30 克，王不留行 10 克。

5 剂，水煎服。并嘱其注意大便次数，如次数多则缓服。同时观察有无结石排出。

方解：金钱草、鸡内金、海金沙利水通淋、消坚化石，为主药。木香、枳壳疏肝理气、调中止痛，为辅药。车前子、滑石、萹蓄、白茅根清热利湿、通淋利窍，为佐药。方中加白及、仙鹤草、焦芥穗收敛止血，元胡索活血止痛行气，番泻叶泻下导滞，王不留行活血通经，石膏清热泻火。

3 月 31 日复诊：药后看见有小砂石排出，尿血停止，精神好转，食量增加。上方继服 5 剂。

患者持本方带回本县坚持服药，未再就诊。临床见到体外碎石后不能全部排出结石，余用中药治疗，往往能使结石排出或溶解结石而彻底治愈结石。

16. 膀胱癌二便不通

医案　梅某，男，63 岁。1997 年 2 月 3 日就诊。

自诉患膀胱癌 1 年余，日渐加重，已出现大、小便不通，查舌红苔黄。B 超检查可探及 3.6 厘米 ×3.4 厘米 ×3.0 厘米肿块，查尿常规为：红细胞 + + + +，蛋白 + +。尿血已 3 年，反复发作。患者请求通利二便。

分析：湿热蕴结，火毒内盛。肿块 3.6 厘米 ×3.4 厘米 ×3.0 厘米阻塞尿路并因瘀阻而感刺痛、窘迫难忍。膀胱为贮尿的器官，生理功能是贮尿和排尿，全依赖于肾的气化功能。肾主二阴，前阴是排尿，后阴是排泄粪便通道。膀胱病变尿频、尿急、小便不通与肾的气化功能失常有关。粪便的排泄亦与肾的气化有关，肾阴不足时，可导致肠液枯涸而便秘；肾阳虚损时，则气化无权致阳虚便秘，出现大便不通。舌红苔黄属下焦湿热之象。

辨证：火邪癌毒扩散，侵蚀周围组织所致。

治法：清热泻火，扶正解毒。

方药：车前子 20 克，瞿麦 20 克，萹蓄 20 克，滑石 20 克，栀子 20 克，大黄 10 克，甘草 6 克，仙鹤草 30 克，代赭石 20 克，红参 20 克，红花 20 克，焦地榆 20 克，焦芥穗 20 克，王不留行 20 克，穿山甲 10 克，元胡索 20 克，通草 10 克。

3 剂，水煎服。每日 1 剂，日 3 服。

方解：瞿麦利水通淋、清热凉血，通草利水降火，为主药。萹蓄、车前子、滑石清热利湿、通淋利窍，均为辅药。栀子、大黄清热泻火、泄热下行，为佐药。甘草调和诸药、缓急止痛，为使药。方中加仙鹤草、红参益气补血扶正，红花活血祛瘀通经，焦地榆、焦芥穗止血，王不留行活血通经通血脉，元胡索活血止痛行气，穿山甲活血通经、消肿排脓，代赭石降逆止呕。

2 月 11 日复诊：（家人代诉）药后二便通畅，但停药后就不通了。上方继用 5 剂。

岐按：癌症晚期病人往往会出现许多并发症，严重影响了生存质量，给病人带来了很大的痛苦。余在治疗此例患者时，就着重解除患者当务之急的痛苦，虽然不能治本，但可以缓解一时之苦，这也是医者在无奈之时采取的措施，但只要能缓解患者的痛苦、延长生存期，也是一件幸事。

第二十二节　血证

凡血液不循常道，上溢于口鼻诸窍，下出于二阴，或渗于肌肤的疾病统称血证。

多与火或气有关。《景岳全书·血证》指出：动者多由于火，火盛则逼血妄行；损者多由于气，气伤则血无以存。气为血帅，血随气行，火旺而气逆血溢，寒凝而气滞血瘀，亦有气虚夹寒的。

根据出血的部位，分为咳血、衄血、吐血、便血、尿血等。本书只整理肌衄、便血。

衄血是指鼻、齿龈、耳、舌以及皮肤等不因外伤而出血的病证。衄血是指血液不循常道上溢于口鼻诸窍或渗于肌肤。

便血是指凡血从大便而下，或大便前后下血，或单纯下血统称便血。

1. 肌衄（气血亏虚）

医案1 张某，女，54岁。1996年8月5日就诊。

因皮肤紫斑6天，伴头晕心悸气短无力，口不干，舌淡红苔白。脉沉细，腿部发现紫斑2处，约2分硬币大小，压之不痛，由青紫变淡黄，日久则消退，反复发现有两三处，故来求治。

分析：心主血脉脾统血。由于气血亏虚，气虚不能摄血，血无所主而外溢故皮肤、腿部紫斑。血虚则头晕，心悸，气短无力。津液未伤则口不干。舌淡红苔白、脉沉细均为气血亏虚之征。

辨证：心脾两虚，气血不足，血不归经。

治法：补养心脾，益气摄血。

方药：归脾汤加味：黄芪20克，党参20克，生姜10克，大枣10克，当归10克，龙眼肉20克，白术10克，木香10克，茯苓10克，远志10克，酸枣仁20克，甘草6克。加鸡血藤、红参、阿胶、天麻各20克，龙骨、牡蛎各30克。

3剂，每日1剂，水煎服。连服6剂愈。

方解：黄芪、党参补气健脾，为主药。当归、龙眼肉养血和营，合主药益气养血，为辅药。白术、木香健脾理气补而不滞，茯苓、远志、酸枣仁养心安神，共为佐药。甘草、生姜、大枣和胃健脾以资生化，气旺血充，均为使药。方中加红参大补元气、补脾益肺、生津止渴、安神增智，阿胶补血止血、滋阴润肺，天麻眩晕、平肝潜阳，鸡血藤行血补血、舒筋活络。龙骨、牡蛎平肝潜阳、收敛固涩。

随访告知服上方6剂，以后再未出现。

附：人参归脾汤：红参、白术、黄芪、当归、甘草、茯苓、远志、酸枣仁、木香、元肉、生姜、大枣。

医案2 胡某，女，45岁。1983年5月19日就诊。

因经常发现四肢散在紫斑片状，按之似疼非疼，视见为紫色片，1周余其色变黄，半月余自然消失不见踪迹，此现象有年余，反复发作。伴头晕心慌气短，四肢酸软无力，脉沉细，舌红苔白。

分析：心藏神而主血脉，脾主思而统血，脾胃为气血生化之源，脾虚则气衰血少，心失所养故头晕心慌气短、四肢酸软无力。气血亏虚，气虚不能摄血，血无所主而外溢故四肢散在紫斑、按之似痛非痛、视见紫色片。舌红苔白、脉沉细均为气血亏虚之征。

辨证：心脾两虚，统摄无力。

治法：补养心脾，益气摄血。

方药：归脾汤加味：黄芪20克，党参20克，生姜10克，当归10克，龙眼肉20克，白术10克，木香10克，茯苓10克，远志10克，酸枣仁20克，甘草6克，白及、阿胶、大枣各 20 克。

3 剂，水煎服。每日 1 剂，日 3 服。

方解：黄芪、党参补气健脾，为主药。当归、龙眼肉养血和营，合主药益气养血，为辅药。白术、木香健脾理气补而不滞，茯苓、远志、酸枣仁养心安神，共为佐药。甘草、生姜、大枣和胃健脾以资生化，气旺血充均，为使药。方中加白及收敛止血，阿胶补血止血、滋阴润肺。

连服 13 剂，药后痊愈，再未复发。观察 6 年有效。

医案 3　余某，女，34 岁。1990 年 1 月 23 日初诊。

因过敏性皮肤紫斑已半年多，反复发作，曾多次治疗效果不佳。今求中医治疗。症见全身遍布起紫斑，大小不规则，四肢尤著，伴头昏心慌气短，月经不调，口干不思饮，舌暗红苔薄白，脉沉细。

分析：心主血脉，脾统血，脾的运化功能健旺，则气血充盈，而气的固摄作用健全，而血液也不会逸出脉外而致出血，反之脾的运化功能减退，则气血生化无源，气虚血亏，气的固摄功能减退而导致出血，故全身遍布起紫斑，大小不规，四肢尤著之出血点。血虚则头晕，心慌气短，月经不调。舌暗红苔薄白、脉沉细均为气血亏虚之征。

辨证：心脾两虚，脾不统血。

治法：补养心脾，补血凉血。

方药：归脾汤加味：党参 20 克，白术 10 克，黄芪 20 克，当归 10 克，甘草 3 克，茯苓 10 克，炙远志 10 克，酸枣仁 20 克，木香 10 克，元肉 20 克，大枣 20 克，龙骨、牡蛎各 20 克，白及 20 克，阿胶 20 克，紫草 20 克，生姜 10 克。

3 剂，水煎服。每日 1 剂，日 3 服。

方解：黄芪、党参补气健脾，为主药。当归、龙眼肉养血和营，合主药益气养血，为辅药。白术、木香健脾理气补而不滞，茯苓、远志、酸枣仁养心安神，共为佐药。甘草、生姜、大枣和胃健脾以资生化则气旺血充，均为使药。方中加龙骨牡蛎平肝潜阳，白及收敛止血，阿胶补血止血、滋阴润肺，紫草凉血活血、解毒透疹。

2 月 22 日：药后紫斑减少，诸症好转。再用上方 3 剂。

岐按：西医诊为过敏性皮肤紫斑，辨证属心脾两虚，脾不统血论治，取得较好效果。方中重用大枣、紫草。有报道云大枣可治疗过敏性紫斑。据中药药理学记载，紫草还有显著的抗过敏作用，也有清热凉血解毒之功，白及、阿胶均能补血止血，故加之。组方完整，考虑周全，药切病机，效果满意。曾治 3 例均治愈。

2. 便血（远血）

医案 1　吴某，男，32 岁。1983 年 9 月 2 日就诊。

近来因劳累过度，腹痛乏力，腹痛时大便后下鲜血，不思食饮，以前无痔疮病史，这几天每次大便后下鲜血，约 1 小酒盅，舌红苔薄白，脉沉细。

分析：劳累伤脾。张秉成曰："凡人身之血，皆赖脾脏以为主持，方能统御一身，周行百脉，若脾土一虚，即失其统御之权，于是得热则妄行，得寒则凝涩，皆可离经而行，血为之不安守也。"脾统血，脾胃虚寒不能温养肠胃，气机失和则腹痛，脾气不能升清则水谷不能运化，气血生化无源，可出现乏力、气血虚亏，气的固摄功能减退，脾不统血，血溢肠内随大便而下故腹痛时大便后下鲜血。脾失健运则机体的消化吸收机能即因而失常，故出现不思饮食。舌红苔薄白、脉沉细皆为脾气虚寒及阴血不足之象。

辨证：劳累过度，耗伤阳气，脾气虚寒，阴血不足，不能统摄。

治法：补脾健胃，温阳益气而摄血。

方药：黄土汤加味：生地20克，白术20克，附子10克，黄芩10克，阿胶20克（另包，烊化），甘草6克，灶心土20克。加黄芪20克，当归6克。

3剂，开水煎服。每日1剂，日3次服。

方解：灶心土温中收涩止血，为主药。白术、附子温阳健脾以复统摄之权，为辅药。生地、阿胶滋阴养血止血，为佐药。配黄芩苦寒与生地、阿胶共同制约白术、附子过于温燥之性，生地、阿胶得术附子又不虑其滋腻呆补。甘草调中，为使药。方中加黄芪补脾肺之气、资生血之源，当归养血合营则阳生阴长、气旺血生。

9月6日复诊：药后便血已止。上方再进3剂，以巩固疗效。

随访，5年了，劳累也没有复发。本方妙在加黄芪、当归补血汤，加强止血补血功效也。

医案2　焦某，女，36岁。1987年12月16日就诊。

因每次大便后出鲜血已2年了，经治无效，伴口干，脉沉弦，舌红苔薄黄。

分析：久病多虚，营阴已亏，湿热蕴积，下移大肠，灼伤血络故大便后出鲜血，津液输布障碍故口干。舌红苔薄黄、脉濡数均属湿热内蕴之象。

辨证：肠胃湿热蕴积，灼伤血络。

治法：清热祛湿，和营止血。

方药：四物汤加味：当归12克，川芎10克，生地20克，白芍20克，知母10克，黄柏10克，阿胶20克，焦地榆20克，焦芥穗20克，龙骨、牡蛎各30克，白及20克，大黄10克。

3剂，水煎服。每日1剂，日3次服。

方解：熟地滋阴养血填精，为主药。当归补血养肝和血，为辅药。白芍和营养肝，为佐药。川芎活血行滞，为使药。方中加知母、黄柏滋阴降火，阿胶补血止血、滋阴润肺，焦地榆、焦芥穗止血，白及收敛止血扶正气，龙骨、牡蛎平肝潜阳，大黄清热泻火解毒活血祛瘀。

12月25日，云药后已愈。

岐按：仲景所谓“远血是指先便后血，黄土汤主治”，张某即属脾阳虚弱、不能摄血，治宜温阳益气，养血摄血；而本病属血虚血热，用知柏四物汤加味，此乃同病异治也。以上2例代表不同证型的治疗，方法各异。现代医学的消化道息肉破裂出血、上消化道出血等均可参照远血治疗，且消化道息肉均有癌变可能，应及早治疗。

第二十三节　汗证

是指阴阳失调、营卫不和、腠理开阖不利而引起的汗液外泄的病症。

一般情况下出汗是一种生理性现象，但如汗液量较大，则为病理现象。病理性汗症一般分为自汗、盗汗、脱汗、战汗、黄汗5种。

因汗为心之液，精气之所化，所以不可过泄。

病因：肺卫不固，阳气亏虚，阴虚火旺，邪正互争，湿热熏蒸所致。

现代医学中的植物性神经紊乱、结核病、休克、风湿病、甲状腺功能亢进、一时性低血糖或某些传染病的异常出汗等，均可参考本证辨证施治。

1. 自汗

医案　鲁某，男，12岁。1983年6月8日就诊。

因易于出汗，其他无特殊不适，唯独多汗。舌红苔薄白，脉细数。

分析：汗为心之夜，精气之所化，所以不可过泄，无论阳虚自汗，阴虚盗汗皆属虚也，阳虚无火属气虚，卫不固表而自汗，宜用玉屏风散。阴虚有火而盗汗，宜用当归六黄汤，或随兼症而加味。本病属阳虚自汗，卫外不固表，时逢夏季阳气蒸发，阴液耗损必然。

辨证：阳虚自汗。

治法：补气助阳，滋阴养血，固表止汗。

方药：当归六黄汤加味：当归10克，黄芪30克，黄芩10克，黄连3克，黄柏10克，生地20克，熟地20克，诃子10克，乌梅20克，罂粟壳3克。

3剂，水煎服。每日1剂，日3服。

方解：当归、生地、熟地养血增液，育阴清火，为主药。黄芩、黄连、黄柏清热泻火除烦，合主药育阴清火，清热除烦，为辅药。黄芪益气固表，合当归、熟地益气养血，为佐药。方中加诃子、乌梅、罂粟壳敛肺、收敛止汗。

6月18日：药后已不出汗，近2日又多汗。治用前方继进3剂。

岐按：治虚症宜多服以巩固疗效，一般用本方连服6～9剂可获久效。若有伴失眠者加龙骨、牡蛎、酸枣仁各20克均获效验。

2. 盗汗、冷汗

医案　黄某，男，7岁。1995年10月5日初诊。

因睡眠中出盗汗多伴有冷汗淋漓日久不愈，曾服西药无效，今求治疗，舌红苔白，脉细数。

分析：汗为心液，血不养心，神气浮越，心液不藏而外泄则睡中盗汗，阳气脱于外，不能固密津液，津无所依而随阳气外泄故冷汗淋漓。

辨证：阴虚有火而盗汗。

治法：滋阴清热，固表止汗。

方药：当归 10 克，熟地 15 克，生地 15 克，黄芩 10 克，黄连 6 克，黄芪 30 克，乌梅 30 克，白芍 30 克，龙骨、牡蛎各 30 克，五味子 10 克，诃子 10 克，罂粟壳 3 克。

3 剂，水煎服，2 日 1 剂。

方解：当归、生地、熟地养血增液，育阴清火，为主药。黄芩、黄连清热泻火除烦，合主药育阴清火，清热除烦，为辅药。黄芪益气固表，合当归、熟地益气养血，为佐药。方中加诃子、乌梅、罂粟壳敛肺、收敛止汗，龙骨、牡蛎平肝潜阳，白芍养血敛阴止汗。

10 月 18 日：3 剂药后出汗好了。

儿童出汗症多见，但疗效欠佳。岐加重剂量，每获显效，且未见不良反应。

3. 盗汗、失眠

医案　翟某，男，21 岁。1987 年 1 月 15 日就诊。

因盗汗失眠半月，舌红苔薄白，脉弦滑。

分析：心主血脉，全身的血都在脉中运行。依赖心的搏动而输送全身发挥其濡养作用，汗为心液，血不养心，神气浮越，心液不藏而外泄则盗汗，心主神志是指人的精神意志思维活动。张介宾在《类经》中指出："心为脏腑之主而总统魂魄，并意志，故忧动于心则肺应，思动于心则脾应，怒动于心则肝应，恐动于心则肾应，此所以五志唯心所使也。"心主神志的生理功能异常故失眠多梦、神志不宁。舌红淡，脉弦或细数均由阴虚内热，虚火上炎所致。

辨证：阴虚盗汗，心肝血虚。

治法：滋阴养血，安神敛汗。

方药：当归六黄汤合酸枣仁汤加味：当归 10 克，生地 15 克，熟地 15 克，黄芩 10 克，黄连 6 克，黄柏 10 克，黄芪 30 克，酸枣仁 20 克，川芎 10 克，茯苓 10 克，知母 20 克，甘草 6 克，五味子 10 克，诃子 10 克。

3 剂，水煎服。每日 1 剂，日 3 服。

方解：当归、生地、熟地养血增液，育阴清火，为主药。黄芩、黄连、黄柏清热除烦泻火，合主药育阴清火，清热除烦，为辅药。黄芪益气固表，合当归、熟地益气养血，为佐药。酸枣仁安心神养肝血。川芎条畅气机，疏达肝气。茯苓宁心，协助酸枣仁安神。知母养阴清热除烦。甘草调和诸药。方中加五味子、诃子收敛止汗。

2 月 16 日：药后盗汗好。令继进上方 3 剂，以资巩固。

岐按：妙在五味子、诃子加强其滋阴养血、安神敛汗之功能。

4. 盗汗（十年反复不愈）

医案　雷某，男，35 岁。1987 年 1 月 23 日就诊。

因经常夜间睡眠出汗已 10 余年，反复发作时轻时重，近 1 月来盗汗明显，黎明时发作，醒来汗湿衣被，口干烦躁，舌红苔黄，脉沉弦。

分析：阴虚化燥生热，入睡时卫阳入里，不能固密肌表，虚热蒸津外泄故睡眠出汗多，醒后卫气复出于表，肌表固密故汗止。阴虚津液不足，不能上承于口故口干。邪热循经于上故烦躁。舌红苔黄、脉沉弦阴虚火旺之象。

辨证：阴虚盗汗，心肝血虚。

治法：滋阴养血，安神敛汗。

方药：黄芪30克，当归10克，黄连3克，黄柏10克，黄芩10克，生地10克，熟地20克，龙骨、牡蛎各20克，乌梅20克，诃子10克，知母20克，酸枣仁20克，杭芍20克。

3剂，水煎服。每日1剂，日3服。

方解：当归、生地、熟地养血增液，壮水之主以制阳光，为主药。黄芩、黄连、黄柏清热泻火除烦，合主药育阴养血，清热除烦，为辅药。黄芪益气固表，合当归熟地益气养血，为佐药。方中加诃子、乌梅收敛止汗，酸枣仁养肝血安心神，知母养阴清热除烦，杭芍养血敛阴止汗，龙骨、牡蛎平肝潜阳。

药后自述很有效，劝其再服6剂，以巩固疗效。

随访，再未复发。

5. 盗汗（阴虚盗汗，心肝血虚）

医案　石某，男，16岁。1997年2月14日就诊。

经常睡后出汗多，汗湿衣服醒后无汗出，今求治。舌红苔薄白，脉沉弦。

分析：因阴虚化燥生热，入睡时卫阳入里，不能固密肌表，虚热蒸津外泄故睡眠出汗多，醒后卫气复出于表，肌表固密故醒后汗止。舌红苔薄黄、脉沉细为燥热伤津之象。

辨证：阴虚盗汗，心肝血虚。

治法：滋阴养血，安神敛汗。

方药：当归六黄汤加味：当归10克，熟地20克，生地20克，黄芪40克，黄芩10克，黄连3克，龙骨、牡蛎各30克，诃子10克，五味子6克，甘草6克，大枣15克，麻黄根20克。

3剂，水煎服。每日1剂，日3服。

方解：当归、生地、熟地养血增液，育阴清火，为主药。黄芩、黄连、黄柏清热泻火除烦，合主药育阴养血，清热除烦，为辅药。黄芪益气固表，合当归、熟地益气养血，为佐药。方中加诃子、五味子、麻黄根收敛止汗，大枣补中益气养血安神，龙骨、牡蛎平肝潜阳。

2月17日复诊：出汗少了。上方继进3剂。

2月20日三诊：已不出汗了。共服上方6剂盗汗治愈。

6. 盗汗（阴亏血少）

医案　何某，男，40岁。1990年5月10日初诊。

因盗汗半年伴头昏心慌，失眠出盗汗多，经几处治疗乏效，今求岐治疗，诊见舌红苔少，脉细数。

分析：汗为心夜，血不养心，神气浮越心液不藏而外泄则睡中盗汗，心主血脉，心血过耗，营血亏虚不能上荣于脑故头晕，血少则心神不安故心悸失眠，舌红苔少、脉细数皆为阴虚火旺之征。

辨证：阴亏血少。

治法：滋阴清热，养血安神。

方药：天王补心丹加味：生地20克，玄参20克，丹参20克，当归10克，党参20克，茯苓10克，柏子仁20克，远志10克，天冬10克，麦冬10克，五味子10克，酸枣仁20克。乌梅30克，龙骨、牡蛎各30克。

3剂，水煎服。每日1剂，日3服。

方解：生地滋阴清热，使心神不为虚火所扰，为主药。玄参、天冬、麦冬协助生地加强滋阴清热之功，为辅药。丹参、当归补血养心使心血足而神自安，党参、茯苓益心气而安心神，柏子仁、远志安心神，使心血足神自藏，五味子、酸枣仁敛心气，心气平神自安，均为佐药。方中加乌梅收敛止汗，龙骨、牡蛎平肝潜阳。

药后盗汗、心慌失眠头昏等症好转，但阳痿半年难以启口，今求治阳痿。按阴阳两虚论治。用上方再加锁阳、淫羊藿、巴戟天、蛇床子各20克，3剂。

5月25日：阳痿也有效。遵效不更方再进3剂而愈。

7. 腋下多汗症

医案　王某，男，36岁。1982年5月26日初诊。

经常出汗，四季不分，特别是腋下出汗多如尿已2年，伴口干，脉弦数，舌红苔薄黄。

分析：因阳虚（卫阳不足）不能固密肌表，玄府不密，津液外泄故出汗。活动时机体阳气敷张，津随阳敷外泄故出汗更为明显，四季不分，特别腋下出汗特多。气化不利，津液不能化气上承则口干。舌红苔薄黄、脉弦数属火热内扰。

辨证：阴阳两虚，火热内扰。

治法：滋阴清热，固表止汗。

方药：当归六黄汤加味：当归10克，黄芩10克，黄连3克，黄柏10克，生地10克，熟地10克，黄芪20克，龙骨、牡蛎各30克，白术10克，防风10克，乌梅10克，山萸肉20克，五味子6克。

3剂，水煎服。每日1剂，日3服。效果：3服见效，6~9剂痊愈。

方解：当归、生地、熟地滋阴养血，壮水之主以制阳光，为主药。黄芩、黄连、黄柏清热泻火除烦合主药育阴养血，清热除烦，为辅药。黄芪益气固表，合当归、熟地益气养血，为佐药。方中加白术、防风益气固表止汗，乌梅、山萸肉、五味子收敛固涩、补益肝肾，龙骨、牡蛎平肝潜阳。

8. 手脚心多汗（气阴两虚）

医案　夏某，男，35岁。1982年2月24日就诊。

因经常感到手足心出汗多，疲乏困倦，四肢无力。舌淡红苔薄白，脉沉细。

分析：脾主四肢，手足为诸阳之本。脾胃有病运化失常，津液旁达于四肢而手足心汗出多，脾失健运则机体的消化吸收机能因之而失常，而出现疲乏困倦。清阳不升布散无力则四肢无力。舌淡红苔白，脉沉细属脾胃虚弱之象。

辨证：脾气虚、胃气弱、虚弱之汗证。

治法：调补脾胃。

方药：用归脾汤加减：党参 20 克，黄芪 20 克，白术 10 克，防风 10 克，酸枣仁 10 克，元肉 20 克，当归 10 克，麦冬 10 克，五味子 10 克，枸杞 20 克，龙骨、牡蛎各 20 克，大枣 15 克。

3 剂，水煎服。每日 1 剂，日 3 服。

方解：黄芪、党参补气健脾，为主药。当归龙眼肉养血和营，合主药益气养血，为辅药。白术健脾理气，酸枣仁养心安神均，为佐药。大枣和胃健脾以资生化则气旺而血充，为使药。方中加五味子收敛止汗，龙骨、牡蛎平肝潜阳，麦冬滋阴润肺、清心除烦，防风固表止汗，枸杞滋补肝肾。

2 月 27 日：手足出汗较前少了。前方再进 3 剂。

随访已愈。

第二十四节　阳痿

阳痿即阳事不举，临房举而不坚之症。包括遗精、滑精、精索炎、睾丸炎等。

阴阳两虚，火衰者十居七八，火盛者仅有一二。

1. 阳痿

医案 1　罗某，男，26 岁。1979 年 12 月 19 日初诊。

因阳痿多梦 2 月伴遗精怕冷，曾服西药无效，今求服中药。舌淡红苔薄白，脉沉细。

分析：肾阳虚精不固而自遗，有梦为心病，无梦为肾病，此病人为心病。说明用心过度，杂念妄想君相火旺引起遗精。由于阴亏火旺扰动精室致精走泄阴伤及阳以致下元虚惫精关即不固，舌淡红苔薄白脉沉细属于偏阳虚。

辨证：肾阳虚，命门火衰，真阳不足，不能引火归原。

治法：补肾壮阳，引火归原。

方药：桂附地黄汤加味：熟地 20 克，山萸肉 15 克，附子 10 克，山药 10 克，茯苓 10 克，泽泻 10 克，丹皮 6 克，党参 20 克，黄芪 20 克，柏子仁 20 克，巴戟天 20 克，磁石 30 克，麦冬 20 克，五味子 10 克，菟丝子 20 克，桂枝 6 克。

6 剂，每日 1 剂，开水煎服，日 3 服。

方解：熟地滋阴补肾，为主药。山萸肉、附子、桂枝、山药温阳暖肾，补益肝脾精血，为辅药。茯苓、泽泻、丹皮调协肝脾，为佐药。方中加党参、黄芪补中益气、升阳固表，柏子仁养心安神，巴戟天补肾助阳，磁石潜阳安神，麦冬益胃生津，五味子敛肺滋肾，菟丝子补肾温阳。

1980 年 1 月 14 日复诊：药后已起阳，也不遗精。但近 3 ~4 天又怕冷，精神差。

治法：上方加枸杞子、女贞子各20克，胡桃仁3个。5剂，水煎服。以加强滋阴补肾填精壮阳之功效。

岐按：治阳痿不能单纯用补阳药以壮阳，而应遵照明代名医张景岳“阴中求阳，阳中求阴”，阴阳互补治疗，才能长久有效矣。

医案2 李某，男，42岁。1980年2月28日就诊。

阳痿半年，难以启口，托朋友求岐治疗。请开中药处方试治之。

分析：肾气虚寒，命门火衰。

辨证：肾阳不足。

治法：补肾壮阳。

方药：桂附地黄汤加味：熟地20克，茯苓、山药、山萸肉、丹皮、肉桂、附子各15克，党参20克，黄芪30克，巴戟天20克，大云20克，枸杞10克，麦冬10克，菟丝子10克，磁石30克，海马4克（注解：海马性温味甘无毒，益房事，壮阳道，炙用香油涂海马温火焙干，研细冲服，分3次温酒送服）。

6剂，每日1剂，开水煎服，日服3次。

方解：熟地滋阴补肾，为主药。山萸肉、山药、附子、肉桂补益肝脾精血，温阳暖肾，为辅药。茯苓、丹皮调协肝脾，为佐药。方中加党参、黄芪、巴戟天、大云、枸杞、麦冬、磁石、海马、菟丝子补中益气、升阳固表、补肾助阳、补益肝肾、益胃生津、潜阳安神、壮阳药益房事、补阳益阴固精。

于1980年8月17日告知起作用了。

医案3 吴某，男，26岁。1995年7月10日初诊。

婚后2年因阳痿不举半年伴小腹冷痛，口不干，不孕求治。舌红苔淡白，脉沉细，右手尺脉虚弱无力。

分析：肾阳不足，肾精亏虚。

辨证：精气虚寒，命门火衰。

治法：补肾壮阳。

方药：桂附地黄汤合五子衍宗丸：熟地20克，泽泻10克，茯苓10克，山药15克，山萸肉15克，丹皮10克，肉桂10克，附子10克，五味子10克，菟丝子15克，枸杞15克，覆盆子15克，车前子10克。巴戟天20克，大云10克，锁阳10克，芦巴子10克，韭菜子10克，海马10克（另包，焙干粉服）。

连服20剂，每日1剂，开水煎服，日服3次。

方解：熟地滋阴补肾，为主药。山萸肉、山药补益肝脾精血，附子、肉桂温阳暖肾，为辅药。茯苓、泽泻、丹皮调协肝脾，为佐药。方中加枸杞、覆盆子、五味子、菟丝子、车前子、巴戟天、大云、韭菜子、海马、锁阳、芦巴子阳痿滑精，温肾阳逐寒湿，壮阳固精，壮阳药益房事。本方是补阳药与补阴药并用，《景岳全书》曰：“善补阳者，必于阴中求阳，则阳得阴助而生化无穷。”

1年后告知病已好，爱人已怀孕了。

医案4 陈某，男，47岁。1987年1月19日就诊。

因阳痿10年难以启口，口不干，无其他不适，反思原因是由于体外排精引起阳痿。

曾多方治疗无效，今特来求治，诊两手尺脉虚弱。

分析：“肾者主蛰，封藏之本，精之处也。”精之所以能安其处者，全在肾气充足，封藏乃不失其职。尺脉虚弱由肾气下虚。

辨证：肾阳亏虚，阳事不举。

治法：补肾壮阳。

方药：桂附地黄汤加味：熟地20克，泽泻10克，茯苓10克，山药15克，山萸肉15克，丹皮10克，肉桂10克，附子10克，巴戟天20克，肉苁蓉20克，锁阳10克，仙茅10克，芦巴子20克，故子20克，海马6克（焙干，与香油酥粉服）。

3剂，开水煎服。每日1剂，日3服。

方解：熟地黄滋阴补肾，为主药。山萸肉、山药、附子、肉桂补益肝脾精血，温阳暖肾，为辅药。茯苓、泽泄、丹皮调协肝脾，为佐药。方中加巴戟天、肉苁蓉、锁阳、仙茅、芦巴子、故子、海马补肾助阳，温肾壮阳，祛寒湿，补肾壮阳固精，壮阳药益房事。

2月9日：药后有效，极为高兴，求上方再进3剂。

1年后告知已好。

医案5　陈某，男38岁。1997年1月10日就诊。

阳痿3年加重1年经治乏效。求治疗，脉细数，口干。

分析：肾阴亏虚，精关不固，阳痿以命门火衰为主。正如《景岳全书·阳痿》篇所说：“火衰者十居八九，火盛者仅有之耳。”

辨证：阴阳两虚，肾精不足，阳事不举。

治法：滋阴补肾，阴中求阳。

方药：知柏地黄汤加味：知母10克，黄柏6克，熟地20克，茯苓10克，山药15克，山萸肉15克，丹皮6克，泽泻10克，肉苁蓉20克，锁阳10克，枸杞20克，故子10克，海马6克（注解：海马性温味甘无毒，益房事，壮阳道，炙用香油涂海马温火焙干，研细冲服，分3次温酒送服），蜈蚣3条。

5剂，水煎服。每日1剂，日3服。

方解：熟地滋肾填精，为主药。山萸肉、山药养肝肾而涩精，补益脾阴而固精，为辅药。茯苓，泽泻淡渗脾湿助山药益脾，清泄肾火，防熟地之腻，为佐药。丹皮清泄肝火并制山萸肉之温，为使药。方中加知母、黄柏滋阴降火，肉苁蓉、锁阳、故子补肾壮阳固精，海马壮阳药益房事，蜈蚣通络，枸杞补肝肾。

1月27日：药后有效，口不干。上方去知母、黄柏，加黄芪30克，仙茅15克，当归10克，菟丝子15克，地龙10克。5剂，水煎服。

随访2年仍有效，病已好了。

医案6　宗某，男，36岁。1989年12月3日就诊。

因近半年来无性欲，不起阳，且渐缩小，怕冷，舌红苔薄白，脉象两手尺弱。

分析：《临症指南·遗精》：“又有阳明虚则宗筋纵，盖胃为水谷之海，纳食不旺，精气必虚。况男子外肾，其名为势，若谷气不充，欲求其势之雄壮坚举，不亦难乎？治惟通补阳明而已。”《灵枢·经筋》篇：“足厥阴之筋，其病……阴器不用，伤于内则不起，伤于寒则阴缩入，伤于热则纵挺不收。”此病人伤于寒湿，肾阳疲惫命火衰，不能温养四肢则怕冷，舌红苔薄白，脉两手尺弱属肾虚阳气不足，寒邪偏盛损伤阳气。

辨证：肾虚阳气不足，寒湿邪偏盛。

治法：补肾壮阳。

方药：桂附地黄汤加味：熟地20克，泽泻10克，茯苓10克，山药15克，山萸肉15克，丹皮10克，肉桂10克，附子10克。淫羊藿10克（羊油炒），巴戟天10克，芦巴子10克，锁阳10克，故子10克，海马6克（注解：海马性温味甘无毒，益房事，壮阳道，炙用香油涂海马温火焙干，研细冲服，分3次温酒送服）。

3剂，开水煎服。每日1剂，日3服。

方解：熟地滋阴补肾，为主药。山萸肉、山药补益肝脾精血，附子、肉桂温阳暖肾，为辅药。茯苓、泽泻、丹皮调协肝脾，为佐药。方中加淫羊藿、巴戟天、芦巴子、锁阳、故子补肾壮阳、祛寒湿、固精，海马壮阳药益房事。

12月10日复诊：服上方2剂后觉有作用。上方继进6剂。

12月19日三诊：服上方9剂后起大作用，求再服以巩固疗效。再6剂共为细粉炼蜜为丸，每丸重10克，早晚各服1丸，开水服。

随访5年仍健康有效。

岐按：曾在《新中医》《中医文摘》等杂志上看见多种治疗阳痿的验方，现收录如下，我从未使用过效果不能确定，仅供参考：①雄鸡振阳汤验方。用蜈蚣3条，肉桂5克（研细粉冲服），西洋参10克，川芎12克，白茅根20克，巴戟天20克、水煎服，每日1剂，日3服。腰膝酸软加杜仲、牛膝、桑寄生。头目眩晕加山萸肉、枸杞子、天麻。夜梦不宁加酸枣仁、柏子仁、茯苓、夜交藤。小便赤热加知母、黄柏。四肢不温加附子、干姜。梦遗失精加芡实、莲须。合雄鸡炖汤每夜服之效佳，3日服完。②蜻蛾展翅：取大蜻蜓（青大者良，红者次之。去翅、足，微火米炒）20对，蚕蛾（去翅、足，微火米炒）15对，大蜈蚣（不去头足，酒润后微火焙干）5条，露蜂房（剪碎，酒润，略炒微黄）、生酸枣仁、酒当归、何首乌各20克，丁香、木香、桂圆各10克，胡椒10克。共为细粉，炼蜜为丸如梧桐子大，每服15丸，或为散，每服10克。每日2~3次，空腹以少许黄酒送服。附病案，阳痿3年，经中西药治疗无效，服本品4日起效，半月获愈。③举阳丸。药物组成：狗鞭、麻雀、虾、淫羊藿、巴戟天、肉苁蓉、枸杞、女贞子、山药等组成，共为细粉。以蜜为丸，每次10克，早晚各1丸，1月为1疗程。④壮阳亢痿散。药物：熟地、巴戟天、淫羊藿、肉苁蓉、覆盆子各90克，生黄芪、当归、白芍、麦冬、枸杞、柏子、石菖蒲、鹿含草、鸡内金各80克，海龙3条，韭子、九香虫、蜈蚣、甘草各30克。制法：淫羊藿羊油、鹿含草温水洗净，海龙白酒侵1~2个小时，炭火上烤黄合其他药晒干或烘干共为细粉，炼蜜为丸。每次6克，每日3次服用。

2. 遗精治验举例

医案 叶某，男，22岁。1978年8月17日就诊。

遗精半年曾求李祥发治，不效。诊脉两尺部虚无力，舌淡红苔薄白，前医用药不详。

分析：有梦为心病，无梦为肾病，说明用心过度、杂念妄想，君相火旺引起的遗精为心病，精关不固，无梦滑精为肾病，根据发病半年及脉两尺部虚无力，舌淡苔薄白为肾虚，精关不固而滑精。

辨证：肾虚精关不固，固摄无力。

治法：补肾固精。

方药：金锁固精汤加味：芡实10克，莲须10克，龙骨、牡蛎各20克，沙苑蒺藜10克，金樱子10克，锁阳10克，莲肉10克。

连服10剂，水煎服，每日1剂，日3服。

方解：沙苑蒺藜补肾益精，为主药。莲肉、芡实补肾涩精，益气宁心，为辅药。龙骨、牡蛎、莲须涩精止遗，收敛固脱，为佐药。方中加金樱子、锁阳补肾固精。

半月后来告知再未遗精，已好了。

金锁固精汤加味：芡实10克，莲须10克，龙骨、牡蛎各20克，沙苑蒺藜10克，金樱子10克，锁阳10克。方中芡实、金樱子二味《证治准绳》称谓水陆二仙丹，专治肾气不固遗精遗尿等症。沙苑蒺藜、锁阳专治肾虚阳痿遗精等症。莲须、龙骨、牡蛎专主收涩固精，诸药合用增强收敛固精作用。

3. 滑精

医案　彭某，男，37岁。1984年8月13日。

自诉滑精每天1次，已半月余不止。由于出差去江南一带，身受酷暑炎热，耗伤元气，加之受凉感冒后曾服藿茹汤、柴胡清肝散加减后自觉头晕，腰酸耳鸣，无梦滑精，舌红苔薄黄白，两尺部脉虚弱。

分析：病久不愈，阴精难复，阴伤及阳以致下元虚惫，精关因而不固故遗精滑泄，真阳大亏，五脏之精华不能上荣于头面故头晕。肾虚于下，阳扰于上故腰酸耳鸣。舌红苔薄白、脉两尺部虚弱皆为肾虚之征。

辨证：肾虚精关不固。

治法：固肾涩精。

方药：金锁固精汤加味：芡实10克，莲须10克，龙骨、牡蛎各20克，沙苑蒺藜10克，金樱子10克，锁阳10克，山药10克，山萸肉10克，熟地20克，菟丝子15克，五味子10克，诃子10克，覆盆子10克，益智仁10克，故子10克，莲肉10克。

3剂，水煎服。每日1剂，日3服。

方解：沙苑蒺藜补肾益精止遗，为主药。莲肉、芡实补肾涩精，益气宁心，为辅药。龙骨、牡蛎、莲须涩精止遗，收敛固脱，为佐药。方中加山药、山萸肉、熟地补肝肾填精、涩精、益脾阴固精，菟丝子补阳益阴、固精，五味子滋肾涩精，诃子收敛，覆盆子益肾固精，益智仁暖肾固精，故子补肾壮阳固精，金樱子固精缩尿，锁阳，补肾助阳。

8月16日复诊：药后滑精已止，口不干，耳不鸣，腰酸轻，但觉头昏后项酸强发困。治用前方加葛根20克。3剂，水煎服。

岐按：凡是滑精或遗精多数属肾虚，少数属湿热蕴结。有梦而遗精者为梦遗。无梦而遗精者为滑精。前者为相火妄动，后者为肾虚而精关不固。临床治疗，梦遗多用知柏地黄汤加固精汤。滑精多用固精汤加味，如本案例。湿热症遗精宜用龙胆泻肝汤。

4. 梦遗、滑精、精液夹鲜血

医案 杲某，男，25岁。1982年3月8日初诊。

自诉近来夜间梦遗、滑精、精液中夹鲜血，呈红白稠浊液，伴乏力，腰膝酸困，舌红苔白，脉细缓。

分析：有梦为心病，说明用心过度或杂念妄想，君相火旺引起遗精为心病。君火亢盛，心阴暗耗，由于阴亏火旺，扰动精室致精液走泄，心火偏亢，耗伤营血，热伤血络故精液中夹鲜血。外不能充养肌体则乏力。肾主骨，骨髓空虚则腰膝酸困。舌红苔白、脉细缓肾虚之证。

辨证：肾虚精关不固，兼相火妄动，火伤脉络。

治法：补肾固精，滋阴降火。

方药：金锁固精汤加味：沙苑蒺藜20克，芡实20克，莲须10克，龙骨、牡蛎各20克，覆盆子10克，益智仁10克，知母10克，黄柏10克，白及20克，车前子10克，莲肉10克。

3剂，水煎服。每日1剂，日3服。

方解：沙苑蒺藜补肾益精止遗，为主药。莲肉、芡实补肾涩精，益气宁心，为辅药。龙骨、牡蛎、莲须涩精止遗，收敛固脱，为佐药。方中加覆盆子益肾固精，益智仁暖肾固精，知母、黄柏滋阴降火，车前子利水通淋，白及收敛止血。

4月10日复诊：服上方后再未梦遗、滑精，也未见精液中夹鲜血，1月余未见复发。但觉腰酸困倦。诊脉双尺部脉虚弱。辨证：肾虚精血不足。治法：补肾固精，强阴壮阳。方药：金锁固精汤加故子20克，山萸肉20克。3剂，水煎服。

岐按：此例属肾虚精关不固，兼相火妄动，火伤脉络，故而乏力腰膝酸困，梦遗、滑精、精液中夹鲜血。两尺部脉虚弱，则属肾虚精血亏损之根据。因此选用金锁固精汤加覆盆子、益智仁、故子以加强补肾气固收涩之功。加知母、黄柏、山萸肉以加强其滋肾阴，降虚火。加车前子、白及使其一开一阖，机关灵活，调和自然，以平为期也。

5. 精索发炎

医案 范某，男，40岁。1990年7月12日就诊。

因耻骨联合至睾丸处精索发炎，剧烈疼痛，痛时引起腰背及小腹不能伸直，痛苦难忍，每年夏季受热而复发，已3年。曾用青霉素配普鲁卡因封闭而缓解，今年封闭不行了。求用中药治疗。舌红苔黄腻，脉弦数。

分析：少腹乃足厥阴肝经循行之处，胁肋为肝胆分野，肝胆郁热，气机不畅，又胆经行于人身之侧，故痛时引起腰背气机郁结，膀胱气化不利故小腹胀痛不能伸直。舌红苔黄腻、脉弦数为肝胆湿热之证。

辨证：肝经湿热，蕴结下焦，郁滞不通。

治法：清肝泻火，行气化湿。

方药：龙胆泻肝汤合萆薢分清饮加味：龙胆草10克，黄芩10克，栀子10克，泽泻10克，通草10克，车前子10克，当归10克，生地15克，柴胡10克，甘草3克，台乌药10克，益智仁10克，石菖蒲8克，茯苓10克，萆薢20克，元胡索30克，青皮10克。

3剂。水煎服，每日1剂，日3服。6剂愈。

方解：龙胆草泻肝胆实火，除下焦湿热，为主药。黄芩、栀子苦寒泻火，协助龙胆草清肝胆湿热，为辅药。泽泻、通草、车前子协助龙胆草，清利湿热引火从小便出，当归活血，生地养血益阴，共为佐药。柴胡、甘草舒畅肝胆，调和诸药，为使药。方中加萆薢利湿、分清化浊，益智仁温肾阳缩小便，石菖蒲化浊利窍，乌药温肾化气，茯苓增强利湿分清之功，元胡索活血行气止痛，青皮破气疏肝。

1998年随访未见复发。

6. 左侧附睾炎

医案　徐某，男，40岁。1996年5月21日初诊。

因睾丸坠胀肿痛月余，诊断为左侧附睾炎，曾用青霉素、氨苄西林（氨苄青霉素）治疗半月余无效。今求服中药，刻诊脉沉弦，口干苦，食无味，舌红苔黄燥。

分析：肝经络阴器，肝经湿热下注故睾丸坠胀肿痛。肝经之火上炎则口苦，食无味，舌红苔黄燥、脉沉弦属肝胆湿热之证。

辨证：肝经湿热，蕴结于下。

治法：清肝泻火，祛风通络。

方药：龙胆泻肝汤合暖肝煎加味：龙胆草10克，栀子10克，黄芩10克，柴胡10克，生地10克，车前子10克，泽泻10克，通草6克，当归10克，台乌药10克，枸杞子10克，小茴香10克，沉香6克，肉桂3克，茯苓10克，全蝎6克，僵蚕10克，穿山甲10克，甘草3克。

3剂，水煎服。日1剂，日服3次。

方解：龙胆草泻肝胆实火，除下焦湿热，为主药。黄芩、栀子苦寒泻火，协助龙胆草清肝胆湿热，为辅药。泽泻、通草、车前子协助龙胆草清利湿热，引火从小便出，当归活血，生地养血益阴，共为佐药。柴胡、甘草舒畅肝胆，调和诸药，为使药。方中加枸杞子、小茴香、茯苓、肉桂、乌药、沉香温补肝肾、行气止痛，全蝎、僵蚕解毒散结、通络止痛，穿山甲活血、通络、消肿。

5月24日复诊：药后稍轻。遵效不更方，上方又3剂。

5月30日三诊：药后基本不痛、不坠、不肿胀了，但因昨天劳累后又痛，但也较前轻。治疗上方再进3剂，以资巩固。处方：龙胆草10克，栀子10克，黄芩10克，柴胡10克，生地10克，车前子10克，泽泻10克，通草6克，当归10克，甘草3克，台乌药10克，枸杞子10克，小茴香10克，沉香6克，肉桂3克，茯苓10克，全蝎6克，僵蚕10克，穿山甲10克。每天1剂，水煎3次，饭前服，日3次。

岐按： 睾丸坠胀肿痛，经用西药治疗欠佳，用中医辨证论治方法，脉沉弦，口干苦，食无味，睾丸坠胀肿痛，属肝经湿热下注，郁滞不通，故而坠胀、肿痛。治疗除用上方，还妙在加味。

7. 睾丸炎，肿胀痛（4年不愈）

医案 胡某，男，25岁。1979年9月3日初诊。

因患睾丸炎已4年，每年发作1～2次且阵阵加重疼痛，以前打针服西药而愈，这次发作5天，经服西药无效而来求治。诊见舌淡苔薄白，口不干、脉沉细，夜尿多。

分析： 厥阴肝脉络于阴器。肝主筋故牵引疼痛，寒凝气滞，肾气不固见夜尿多。体内无实热耗津故口不干。舌淡苔白、脉沉细属于肝肾虚、寒凝气滞。

辨证： 肝肾虚，寒凝气滞。

治法： 温补肝肾、行气止痛。

方药： 暖肝煎加味：台乌药10克，枸杞子10克，小茴香10克，沉香6克，肉桂6克，茯苓10克，当归10克，生姜3片。

3剂，每天1剂，水煎服，日3次。

方解： 当归、枸杞子温补肝肾，为主药。肉桂、小茴香温肾散寒，为辅药。台乌药、沉香行气顺气，为佐药。茯苓利湿降逆，为使药。方中加生姜辛温发散。

9月8日复诊：肿痛减轻，夜尿少了。治疗上方加元胡索15克，乳香、没药各20克，3剂。

岐按： 睾丸炎、附睾炎见口干苦用龙胆泻肝汤加全虫、蜈蚣、川楝子治疗，一般6～9剂而愈，我曾治20余例均获得满意疗效。

8. 右侧睾丸炎

医案 谭某，男，20岁。1995年11月7日初诊。

因右侧睾丸坠痛10余天，在当地治疗无效，诊见右侧睾丸肿大有坠痛感，舌红苔白厚，口不干，脉沉弦。

分析： 由寒侵肝脉，气机阻滞。因肝脉循少腹，络阴器，寒侵肝脉，使肝络失和，气滞不行故右侧睾丸肿大坠痛感，体内无实热耗津故口不干，舌红苔白厚、脉沉弦寒侵肝脉，气机阻滞。

辨证： 肝经虚寒，肝气郁滞不通。

治法： 温经散寒，疏肝理气。

方药： 天合乌药散合暖肝煎加味：台乌药15克，川楝子10克，槟榔10克，良姜10克，青皮10克，木香10克，小茴香10克，枸杞20克，沉香10克，桂枝10克，茯苓10克，当归10克，吴茱萸6克。

5剂，水煎服。每日1剂，日3次。

方解： 乌药、小茴香理气疏肝散寒止痛，为主药。良姜散寒止痛，青皮调气疏肝，沉香、木香行气止痛，为辅药。槟榔下气导滞，川楝子理气止痛，为佐使药。方中加当归养血活血，枸杞温补肝肾，桂枝温肾散寒，茯苓利湿，吴茱萸散寒止痛、疏肝下气。

11 月 16 日复诊：药后稍好转，有胀痛感。治疗上方加升麻 10 克，柴胡 10 克，车前子 20 克，5 剂，水煎服。

11 月 22 日三诊：药后已不坠胀痛了，但夜尿多。治疗前方加菟丝子 20 克，益智仁 20 克。3 剂，水煎服。

12 月 4 日四诊：药后诸症好了。求上方再进 6 剂，以巩固疗效，彻底治愈。

以上举数例，诊断病名相同，但临床症状表现不同，所以治疗方药也不相同。系同病异治，体现了中医辨证论治的重要性、灵活性、技巧性。医者艺也，艺者术也。园机合法，自然获效。

9. 睾丸炎（包皮过长，尿道口炎）

医案　代某，男，15 岁。1995 年 5 月 25 日。

主诉尿痛尿急 1 周，检查囚包皮过长，尿道口发炎，感染红烂，行动不便，令住院治疗，患者恐惧，云："1993 年患腿肿痛，请你治愈至今未发，这次有病还得请你。"诊见口干燥，诊脉细数，舌红苔薄黄。

分析：湿热下注所致。湿热蓄于膀胱，则水道不利故尿痛尿急。湿热下注膀胱，下阴不洁，秽浊之邪侵入下焦，酿成湿热故尿道口发炎，感染红烂，行动不便。邪热内盛故口干燥，舌红苔薄黄、脉细数均系湿热之象。

辨证：湿热蕴结于下焦。

治法：清热利湿解毒。

方药：八正散加味：瞿麦 10 克，通草 10 克，萹蓄 10 克，车前子 10 克，滑石 20 克，栀子 15 克，大黄 10 克，甘草 3 克，蒲公英 20 克，虎杖、薏苡仁、鱼腥草、元胡索各 20 克，半夏 10 克。

3 剂，水煎服。每日 1 剂，日 3 服。

方解：瞿麦利水通淋，清热凉血，通草利水降火，为主药。萹蓄、车前子、滑石清热利湿、通淋利窍，为辅药。栀子、大黄清热泻火、泻热下行，为佐药。甘草调和诸药、缓急止痛，为使药。方中加蒲公英、虎杖、鱼腥草清热解毒，薏苡仁利水渗湿，半夏消痞散结、清热排脓，元胡索活血行气、止痛。

6 月 15 日：尿道口炎已好。

岐按：小毛病不要忽视，及时正确治疗，可以早日解除痛苦。

第二十五节　失眠

不寐即一般所谓的"失眠"。是指经常不能获得正常的睡眠。不寐的证情不一，轻者入寐困难或者寐而不酣、时寐时醒、醒后不能再入寐；严重者可整夜不能入寐。睡不着谓之寤，睡得着谓之寐。

病因：机体内在气血，脏腑功能失调所致。

治疗原则：着重内脏的调治：清肝泻火、和胃化痰滋阴降火、调补心脾、益气宁神等法，而使气血调和、阴阳平衡、脏腑功能归于正常。

不寐多见于现代医学的神经官能症、更年期综合征，常常兼见头晕、头痛、心悸、健忘、心神不安。

病因病理：一是情志所伤，肝失调达；二是饮食不节，肠胃受伤，宿食停滞；三是素体虚弱或久病之人，肾阴耗伤，不能上奉于心，水不济火则心阳独亢；四是劳倦思虑太过，伤及心脾；五是心虚胆怯，心神不安。

1. 顽固性失眠症属心肝肾亏损型治验方

我在临床中经常遇见长期失眠甚至整夜不能入眠的患者，此类患者往往伴有头昏乏力、精神困倦、烦躁不安、饮食无味等症状，少数患者甚至有生不如死之感。我按照肝肾亏损、心血不足、气血升降失调、阳不入阴辨证，用养心安神、平肝潜阳为治法，方药选用酸枣仁30克，川芎15克，茯苓20克，知母20克，甘草6克，制首乌20克，夜交藤20克，生龙骨、生牡蛎各30克，葛根20克，黄芩10克，石决明30克，五味子6克，杭菊10克，枸杞10克，灵磁石20克，草决明20克，麦冬20克，勾藤20克。水煎3次，服法：分酉时后和戌时后2次服完。患者在服用6剂后，睡眠状态就可得到好转，再服用6~12剂后睡眠质量就可大大提高，甚至完全治愈。我曾经用此方在2001年6月5日治疗县委某退休干部、2002年8月24日治疗鲍某、2002年8月27日治疗刘某等患者的通宵达旦不能睡眠的顽固性失眠症，均获得良效。随访10年，再未复发。

2. 失眠（肝火上扰型）治验举例

医案　肖某，女，36岁。1995年10月20日初诊。

因通宵难眠1月余，伴头晕、心慌、烦躁，口干苦，曾服西药无效。舌红苔黄，脉弦数。

分析：本证因肝失调达气郁化火，上扰心神故见头晕、心慌、烦躁。肝郁化火、肝火乘胃、胃热则口干苦。舌红苔黄、脉弦数均为肝热化火之征。

辨证：肝经火邪上扰。

治法：疏肝泻火，养心安神。

方药：龙胆泻肝汤加味：龙胆草20克，黄芩10克，栀子10科，泽泻15克，通草6克，车前子10克，当归10克，生地10克，柴胡6克，甘草6克，柏子仁30克，酸枣仁30克，磁石30克，龙骨30克，牡蛎30克，天麻20克，五味子6克。

3剂，水煎服。每日1剂，日3服。

方解：龙胆草泻肝火，为主药。黄芩、栀子苦寒泻火助龙胆草清肝胆热，为辅药。泽泻、通草、车前子协助龙胆草清利湿热、引火从小便出，为佐药。当归、生地活血养血益阴，柴胡舒畅肝胆、甘草调和诸药，共为使药。方中加柏子仁、酸枣仁、五味子以养心安神，加磁石潜阳安神，龙骨、牡蛎以镇静安神、平肝潜阳，天麻以熄风止痉。

12月15日：药后失眠头晕都好了。

本方曾治本病3例，服药6剂，症状消除。

3. 失眠（心阴虚型）

医案　李某，女，18岁。1996年7月5日就诊。

因失眠多梦易惊醒，伴头晕心悸气短，四肢无力，口干，有时昏倒。自去年至今昏倒2次，易出汗，舌红苔薄白，脉细数，查血压80/50毫米汞柱。

分析：心主血脉、心藏神，心血不足则神不安宁故心悸失眠多梦。惊则气乱，心神不能自主则善惊易恐。阳扰于上则眩晕。口干、舌红、脉细数均为阴虚火旺之征。

辨证：心血不足，不能奉养心神。

治法：养心安神。

方药：天王补心丹加味：生地10克，当归10克，玄参10克，丹参10克，太子参10克，茯苓10克，柏子仁20克，远志10克，天冬10克，麦冬10克，五味子10克，酸枣仁20克，桔梗10克，朱砂1克，天麻20克，龙骨20克，牡蛎20克，黄芪20克，夜交藤20克。

3剂，水煎服，日1剂。服法：酉时后、戌时后2次服完。

方解：生地滋阴清热，使心神不为虚火所扰，为主药。玄参、天冬、麦冬协助生地滋阴清火，为辅药。丹参、当归补血养心，太子参、茯苓益心气，柏子仁、远志安心神，使心血足而神自藏，五味子、酸枣仁酸敛心气，为佐药。桔梗载药上行，朱砂入心安神，为使药。方中加天麻熄风止痉，龙骨、牡蛎以镇静安神，黄芪益气升阳，夜交藤以养心安神，通络祛风。

7月25日复诊：药后失眠多梦均少，也再未晕倒，其他同前。治疗求上方继进5剂。服法同上。

8月16日三诊：药后复查血压100/60毫米汞柱，诸症均消失，已好。上方再进5剂，以资巩固。

岐按：失眠多梦属西医诊断神经衰弱病，应及时调整，若不及时治疗，会使病情加重。岐用天王补心丹加味治此类神经衰弱多例效果很好。

4. 失眠（心脾两虚）

医案　熊某，女，40岁。1994年9月15日就诊。

诉失眠多梦经常反复发作1年余，伴头晕心慌气短，面目微肿。曾服西药疗效欠佳。舌红苔薄白，脉细弱。

分析：心主血脉。脾为生血之源，心脾亏虚，血不养心，神不守舍故见失眠多梦、心慌气短。气血亏虚，清阳不升故见头晕。脾失健运，血虚不能上荣于面故面目微肿。舌质淡苔薄白、脉细弱均为气血虚弱之征。

辨证：心脾两虚，血不养神。

治法：补心健脾，养血安神。

方药：归脾汤加味：党参20克，白术10克，黄芪20克，当归10克，甘草3克，生姜10克，大枣3枚，茯苓10克，远志10克，酸枣仁20克，木香10克，元肉20克，大腹皮10克，陈皮10克，泽泻10克，车前子10克，五味子6克，鳖甲20克，牡蛎20

克。

6剂，水煎服。每日1剂，煎3次。于下午6时、8时各服1次。

方解：黄芪、党参补气健脾，为主药。当归、龙眼肉养血合营，配合黄芪、党参益气养血，为辅药。白术、木香健脾理气，使补而不滞，茯苓、远志、酸枣仁养心安神，为佐药。甘草、生姜、大枣和胃健脾以资生化。方中加鳖甲滋阴潜阳，牡蛎收敛固涩，加大腹皮利水消肿，陈皮理气调中，泽泻、车前子以利水渗湿、通淋，五味子宁心安神。

9月26日：药后前病已愈，今因感冒求治感冒病，特告知前方效果很好。

第二十六节　消渴病

消渴是以多饮、多食、多尿、身体消瘦或尿有甜味为特征的病症。

1. 消渴

医案　杨某，男，64岁，1996年12月21日就诊。

1993年患白内障、糖尿病。今尿糖（++），血糖10.4毫摩/升，视力减退5年，视物不清，求治消渴病。

分析：燥热偏盛，阴津亏耗，肺主治节为水之上源，肺受燥热所伤，治节失职，水液直趋下行，故小便频数，肺不布津故口渴喜饮。胃为水谷之海，胃为燥热所伤，胃火炽盛，故消谷善饥，大便干结。肾主水，又主藏精，燥热伤肾，气化失常，不能主水，故小便量多，肾失固摄，精微下注，故小便混浊而味甜。

辨证：肺热胃火炽盛。

治法：清肺胃热，养阴益气生津。

方药：《陕西中医》杂志中的玉液汤：黄芪60克，山药20克，知母20克，天花粉20克，五味子10克，鸡内金10克，葛根20克，苍术30克，玄参30克，丹参30克，地龙10克。5剂，水煎服，每日1剂。

方解：黄芪、山药、五味子以补气生津为君药；知母、天花粉玄参、葛根以清热凉血，解肌生津为臣药；鸡内金以消食化积，苍术燥湿健脾为佐药；丹参、地龙以息风通络，为使药。

12月30日复诊：血糖6.9毫摩/升，中药再进5剂。

1997年1月8日三诊：近日觉右胸肋痛，咳嗽吐白痰带血丝。脉浮数，舌红苔白。辨证：属外感风寒，郁久化热，灼伤肺络。治法：养阴清肺，疏风凉血，止咳化痰。方药：银翘玄麦汤加味：金银花10克，连翘10克，玄参10克，麦冬10克，杭芍12克，丹皮8克，生地15克，薄荷3克，贝母10克，甘草3克，桑白皮20克，白及20克，仙鹤草20克，酸枣仁20克。5剂，水煎服，每日1剂。

1997年1月24日四诊：药后诸证好转，胸不痛了。查血糖5.6毫摩/升，尿糖（–），治疗继续用1996年12月21日方加金银花20克，连翘10克，生地20克，麦冬20克，白芍20克。5剂，水煎服，每日1剂。

2. 糖尿病（消渴）伴腹泻

医案 杨某，男，54岁，1996年10月23日就诊。

患糖尿病3年，近半月以来五更腹泻，凌晨3~5点，必须腹泻1次，甚则2次，腹痛肠鸣，曾服西药无效。求服中药，查血糖7.5毫摩/升。

分析：泄泻日久，肾阳虚衰，不能温养脾胃，运化失常，黎明之前阳气未振，阴寒较盛，故腹部作痛，肠鸣即泻。

辨证：脾肾阳气不足之征，湿邪阻滞。

治法：温肾健脾，固湿止泻。

方药：四神丸加味：补骨脂10克，吴茱萸6克，肉豆蔻6克，五味子6克，苍术15克，陈皮15克，厚朴15克，白术10克，茯苓20克，猪苓20克，泽泻20克，肉桂6克，车前子20克，滑石20克。3剂，水煎服，每日1剂，日3次。

方解：补骨脂补肾阳，吴茱萸、肉豆蔻温中散寒，五味子温肠止泻。加苍术、陈皮、厚朴除湿，白术健脾燥湿，茯苓、猪苓、泽泻健脾利水，肉桂温肾暖脾，车前子、滑石利水通淋。

11月4日复诊：服药后腹泻止。又咳嗽，腰痛，足麻。分析：肺主气，司呼吸，外合皮毛，肺卫受感，于是肺气壅遏不宣，清肃之气失常，故咳嗽，腰为肾府，肾主骨生髓，肾精亏虚，骨髓不充故腰痛。湿邪留滞，阻闭气血，经络失和，故足麻。辨证：肺气不宣，脾虚生湿，肾阴虚。治法：宣通肺气，补肾滋阴，健脾祛湿。方药：熟地20克，生地20克，麦冬20克，天冬20克，党参20克，玄参20克，菟丝子20克，黄芪30克，当归10克，茯苓10克，泽泻10克，杏仁20克，桑白皮20克，川贝母10克。5剂，水煎服，每日1剂，日3次服。

11月19日三诊：查血糖7.29毫摩/升。治疗上方加苍术20克，丹参20克。5剂，水煎服，每日1剂，日3次服。

12月1日四诊：因未坚持治疗，今查血糖10.4毫摩/升。用玉液汤：黄芪60克，山药20克，知母20克，天花粉20克，葛根20克，五味子10克，鸡内金10克，苍术30克，玄参30克，丹参30克，地龙10克。5剂，水煎服，每日1剂，日3次服。

12月30日五诊：查血糖6.9毫摩/升。治疗遵效不更方，上方再进5剂。

1997年1月8日六诊：觉右胸肋痛，咳嗽吐白痰，痰带血丝，舌红苔白，脉细数。分析：脾湿健运而聚湿生痰，上渍于肺故咳嗽吐白痰，痰湿内停，肺失肃降故右胸痛，胸肋为肝经循行之区域，故咳嗽引胸肋痛，咳伤肺络故痰中带血丝，舌红苔白，脉细数，均为阴虚有热之征。辨证：风寒束表，郁久化热，灼伤肺络。治法：清热燥湿，养阴清肺，化痰止咳。方药：银翘玄麦汤加味：金银花10克，连翘10克，生地10克，麦冬10克，生甘草3克，玄参10克，贝母10克，丹皮10克，薄荷6克，炒白芍10克，白及20克，桑白皮20克，仙鹤草20克，酸枣仁20克，知母15克，花粉20克，葛根15克，丹参15克，地龙10克。5剂，水煎服，每日3次。方解：金银花、连翘、玄参、生地清热解毒，养阴润燥为君药；麦冬、白芍、丹皮助生地、玄参养阴润燥，凉血解毒为臣药；贝母润肺止咳，清热化痰，薄荷宣肺利咽为佐药；甘草泻火解毒，调和诸药为使药。方中加白及、仙鹤草收敛止血，桑白皮泻肺平喘，酸枣仁宁心安神，知母清热泻火、滋阴润燥，花粉清热生津，葛根解热生津，丹参活血祛瘀、凉血消肿、养血安神，地龙平喘通络。

1月24日七诊：药后诸证好转。查血糖5.6毫摩/升，尿糖（-）。血糖正常值3.9~6.1毫摩/升，血糖正常，但应坚持治疗，以巩固疗效。

岐按：国外医学研究血糖高者，因饮食中缺乏三价铬元素，又因胰腺功能不足，中药自古有以脏补脏，以心补心，以肝补肝，以脑补脑，以胰补胰，也是情理中之事，而且逐步被美国科学家所证实，现在已从动物之脑内提取“神经节苷脂”用于治疗脑中风病及其后遗症，皆有效。又如糖尿病用胰岛素注射液治疗，胰岛素就是从动物胰腺中提取的，这就是“以胰补胰”。我在玉液汤的中药方外加两个猪胰腺，切片炒吃之，2日一个，治疗消渴病效果显著。见效后应坚持治疗半年至一年，可以治愈。中国航天部医院专家云：“糖尿病不再是终身疾病”，这是最新的观点，也是糖尿病患者的福音。

第二十七节　虫证

1. 蛔虫（蛔虫上扰）

医案　谢某，女，43岁。1983年11月2日就诊。

自觉食道上端有虫上扰，躁动不安，怕冷，四肢发凉，心口痛（剑突下阵阵剧痛），口唇发麻，化验大便有蛔虫卵++。

分析：蛔虫为避下寒而就上热故蛔虫上窜入胃或胆道，躁动不安发生蛔厥腹痛，心口痛。剑下阵阵剧痛，脏寒蛔厥证则怕冷，四肢发凉。寒热错杂，蛔厥更盛影响了筋脉失养故口唇发麻。

辨证：蛔厥。

治法：安蛔温脏补虚杀虫。

方药：乌梅汤加味：槟榔20克，雷丸20克，使君子20克，苦楝根白皮30克，乌梅20克，细辛10克，桂枝10克，党参10克，附子6克，川椒10克，干姜10克，黄连6克，黄柏10克，当归10克。

2剂，开水煎服。每日1剂，早晚服。

方解：乌梅味酸制蛔，安其扰动，使蛔静而痛止，为主药。细辛、蜀椒驱虫、性温、可温脏祛寒，桂枝、附子、干姜加强温脏祛寒，人参、当归补益气血。黄柏、黄连味苦可下蛔，性寒能清上热，共为辅药。其中黄连、黄柏之寒性又能缓和方中诸药之过温热，以防伤阴之弊，兼为佐药。方中加槟榔、雷丸、使君子、苦楝根白皮杀虫消积。

11月7日：药后大便蛔虫1条，诸症消除，也能吃饭了。前方再进1剂。

岐按：中医蛔厥证，类似西医胆道蛔虫症，属急腹症之一，西医治疗不胜理想，早在我国汉代医圣张仲景的《伤寒杂病论》中，用乌梅丸治蛔厥症有效，但现在照搬全方用之也不全效。岐在临床实践中用乌梅汤加杀虫药和顺气药，则疗效显著。所以西医见此病多转交中医治疗。我每年治愈20～30例，效果特别好。建议肠蛔虫患者每年春秋应各治1次，化验大便2次，确诊有无蛔虫。

2. 蛔虫（胆道蛔虫症治验29例痊愈）

医案1　王某，男，15岁。1979年12月10日初诊。

因上腹痛曾服西药乏效，曾呕吐蛔虫1条，上腹痛不减，剑突下板痛，阵阵发作，今化验大便发现蛔虫卵＋＋，其他未见异常。发作时上腹钻痛，阵阵加重，坐卧不宁，不时呕吐清水，甚则头出冷汗，四肢发凉，舌红苔白黄而厚，脉沉弦。

分析：本病为蛔厥是因上热下寒，蛔动不安所致。蛔虫寄生在肠间喜温而恶寒，如中下二焦虚寒即所谓脏寒，不利于蛔虫之生存，蛔虫为避下寒而就上热故上窜胃或入胆道，发生蛔厥腹痛，胃受虫扰故烦闷，坐卧不宁，不时呕吐青水。脏寒则蛔虫不时来扰动而见上腹痛，剑突下板痛，头面冷汗，痛剧则阴阳气不相顺接，以致四肢发凉，舌红苔白黄而厚，脉沉弦属寒热错杂所致。

辨证：蛔厥。系下寒上热，寒热错杂，蛔虫为癖下寒而就上热，为求饮食，故上窜入胃或胆道，形成蛔厥，即胆道蛔虫症。

治法：安蛔温脏补虚杀虫。

方药：乌梅汤加味：槟榔30克，雷丸30克，使君子30克，乌梅30克，细辛10克，桂枝6克，党参10克，附子6克，川椒6克，黄连6克，黄柏10克，大黄10克（另包后下），木香10克，枳壳10克，当归10克，干姜6克。

2剂，开水煎服。每日1剂，日服2次。

方解：乌梅味酸制蛔，安其扰动，使蛔静而痛止，为主药。细辛、川椒味辛可驱蛔，桂枝、附子、干姜加强湿脏祛寒，人参、当归补养气血，黄连、黄柏味苦可下蛔，性寒能清上热，均为辅药。其中黄连、黄柏之寒性又能缓和方中诸药之过温热，以防伤阴之弊，兼为佐药。柯韵伯曰“蛔得酸则静，得辛则伏，得苦则下”。方中加槟榔、雷丸、使君子杀虫消积，大黄泻下导滞、泻下虫体，木香、枳壳行气止痛。

12月13日复诊：药后，今早便出蛔虫4条，但仍腹痛。治疗上方再进2剂而愈。

医案2　谭某，男，47岁。1989年9月22日就诊。

因右上腹痛3天，呕吐蛔虫1条，阵阵上腹痛，伴呕吐清水，痛甚反转不宁，3天未进食，也未大便，舌红苔薄白，脉沉弦，手足发凉。

分析：蛔厥是因上热下寒，蛔动不安所致。蛔虫寄生在肠间，喜温而恶寒，如中下二焦虚寒即所谓脏寒，不利于蛔虫之生存，蛔虫为避下寒而就上热故上窜胃或入胆道，发生蛔厥腹痛，胃受虫扰故烦闷，呕吐青水。脏寒则蛔虫不时扰动而见上腹痛阵阵，痛剧则阴阳气不相顺接，以致四肢厥逆，手足发凉，舌红苔薄白、脉沉弦属寒热错杂所致。

辨证：蛔厥上热下寒、寒热错杂。

治法：温脏补虚安蛔杀虫。

方药：槟雷合剂：槟榔30克，雷丸30克，使君子30克，乌梅30克，白芍30克，细辛10克，桂枝3克，党参20克，附子6克，川椒10克，黄连3克，黄柏10克，大黄20克（另包后下），木香10克，枳壳10克，干姜6克，当归10克，半夏10克，苦楝根白皮30克。

2剂，每日1剂，开水煎服，早晚服。

方解：乌梅味酸制蛔，安其扰动，使蛔静而痛止，为主药。细辛、川椒味辛可驱蛔，温脏驱寒，桂枝、附子、干姜加强湿脏祛寒，人参、当归补养气血，黄连、黄柏味苦可下蛔，性寒能清上热，均为辅药。其中黄连、黄柏之寒性又能缓和方中诸药之过温热，以防伤阴之弊，兼为佐药。方中加苦楝根白皮、槟榔、雷丸、使君子杀虫消积，木香、枳壳行气止痛调中，半夏降逆止呕，大黄泻下导滞、泻下虫体，白芍养阴柔肝止痛。

9月25日：药后大便中见排出蛔虫13条，腹痛呕吐均停止了，食便正常。用逍遥散加味调理而愈。

岐按：每年用槟雷合剂治疗胆道蛔虫症10余例，效果满意，特存方于后，供后生参考。

医案3　陈某，女，25岁。1994年2月25日就诊。

胃痛右剑突下板痛，阵阵加重，剧烈疼痛，恶心呕吐口水多，曾有吐蛔虫史。

辨证：属蛔厥症（即胆道蛔虫症）论治。

治法：驱蛔杀虫，行气止痛。

方药：槟雷合剂：槟榔30克，雷丸30克，使君子20克，乌梅30克，白芍30克，细辛10克，当归10克，木香10克，枳壳10克，党参10克，黄柏10克，附子6克，榧子20克，黄连6克，大黄20克（另包后下），半夏10克，苦楝根白皮30克。

2剂，每日1剂，开水煎服。

2月28日：药后排出蛔虫10余条，诸症好转。用小柴胡汤2剂调理善后。

岐按：胆道蛔虫症特征以右侧剑突下阵阵钻痛为主，类似中医蛔厥症。本方专治胆道蛔虫症，百余例皆有效验。

医案4　杨某，女，5岁。1972年5月2日初诊。

右上腹痛，呕吐2天，住院3天，诊断为胆道蛔虫症，曾用赛地那、氢溴酸东莨菪碱、阿托品等西药治疗3天无效，转服中药。患者上腹部阵阵疼痛，极力拒绝按压腹部，每天发作10余次，伴呕吐、痛时出汗、手足发凉。脉细数，舌红苔薄黄，3天未解大便。

分析：蛔虫原寄生在肠间，喜温而恶寒，中下焦虚寒，即所谓脏寒，不利于蛔虫之生存，蛔虫为避下寒而就上热故上窜入胃或胆道，发生蛔厥腹痛，胃受虫扰故烦闷呕吐，呕逆，脏寒则蛔虫不时扰动见上腹痛，阵阵疼痛，极力拒绝按压，痛剧则阴阳气不相顺接，出汗，手足发凉，舌红苔薄黄、脉细数为寒热错杂型，偏热型，热结于肠胃，腑气不通故3天未解大便。

病因：饮食不洁，沾染了蛔虫卵，引起蛔虫病的发生。

辨证：蛔厥因上热下寒蛔虫不安所致。

治法：安蛔温脏补虚，杀虫。

方药：槟榔15克，雷丸15克，榧子10克，苦楝根白皮15克，金铃子10克，广木香 10 克，枳壳 10 克，黄连 3 克，黄柏 10 克，当归 10 克，大黄 10 克，白芍 15 克，甘草 3 克。

2 剂，水煎服。每日 1 剂，日 3 次服。忌生冷、油肉、鸡蛋。

方解：槟榔、雷丸、榧子、苦楝根白皮杀虫消食积。木香、枳壳行气止痛调中。黄连、黄柏苦，下蛔虫，性寒，能清上热。当归补益气血；白芍、甘草脘腹挛急作痛止痛；大黄泻下导滞泻下虫体。

1 月后，其母告：药后便出蛔虫 1 条，呕吐、腹痛消失，就好了，未复发。

岐按：蛔虫得酸则静，得辛则伏，得苦则下。该病与饮食习惯有关。注意饮食卫生，十分重要，防止病从口入。本病患者农村高于城市。

3. 肠蛔虫腹部阵痛

医案　刘某，男，4 岁。1983 年 6 月 8 日就诊。

因腹痛阵阵发作 3 天，呕吐清水，食纳差，腹胀，摸腹部有包块游动不定，今大便蛔虫 1 条。

分析：由于饮食不洁，虫卵不慎进入口内，通过一定的移行途径，发育成虫寄生在肠道而成，脾胃不和，运化无权则是诸虫之赖以寄生肠道的内在因素。蛔虫扭结成团，阻塞肠道则腹中剧痛。胃受虫扰故呕吐青水，蛔虫逆行入胃，随胃气上逆则可吐蛔，由于虫在肠中吸吮水谷精微耗损气血，损伤了脏腑导致脏腑不实，脾胃虚弱则食纳差、腹胀。

辨证：此乃肠蛔虫证。

治法：驱蛔杀虫，行气止痛。

方药：乌梅汤加槟榔 10 克，雷丸 10 克，木香 10 克，枳壳 10 克，半夏 10 克，大黄 10 克，使君子 15 克，苦楝根白皮引子。

2 剂，开水煎服。每日 1 剂，分 2 次服。

方解：乌梅味酸制蛔，安其扰动，使蛔静而痛止，为主药。细辛、川椒味辛可驱蛔，黄连、黄柏味苦可下蛔，性寒能清上热，为辅药。桂枝、附子、干姜加强湿脏祛寒，人参、当归补养气血，均为佐使药。方中加槟榔、雷丸、使君子、苦楝根白皮杀虫消积，木香、枳壳行气止痛调中，半夏降逆止痛，大黄泻下导滞、泻下蛔虫。

6 月 16 日：药后排出蛔虫 20 余条，腹阵痛也好。

岐按：本病以腹部阵阵痛、有包块、游走不定为特征。本方专治肠蛔虫症，疗效满意。

4. 肠蛔虫、蛲虫治验

医案 1　吴某，男，6 岁。1979 年 12 月 13 日就诊。

因患肠蛔虫、蛲虫 2 年，安康医院诊断，治疗乏效，今来求治疗。诊见患儿消化不良，经常腹痛，食纳差，面黄肌瘦。

分析：饮食不洁损伤脾胃，产生湿热生虫，致脏腑虚损，加之蛲虫的寄生，日久虫积吮吸水谷精微致胃肠功能失调故腹痛、食纳差、面黄肌瘦。

辨证：由于饮食不洁，损伤脾胃产生湿热，是诸虫得以生存繁殖和产生病症的有利条件。

治法：驱蛔杀虫，行气止痛。

方药：槟榔、雷丸、使君子、乌梅、细辛、木香、枳壳、焦三仙、百部、苦参各10克。

3剂，每日1剂，水煎服。另外用牵牛子、百部各30克共为细粉，每晚用药粉填入肛门，连用10晚。

方解：槟榔、雷丸、使君子杀虫消积。百部杀虫治蛲虫；苦参清热燥湿，祛风杀虫；木香、枳壳行气止痛调中。细辛温脏祛寒，味辛驱虫。焦三仙消食化积。

12月18日复诊：药后，排出蛔虫2条。治疗继用上方3剂。外用药可坚持10次。

12月22日三诊：用榧子、芜荑、槟榔、乌梅、小茴、百部、苦参、黄柏、雷丸、苦楝子各10克，3剂，每日1剂，水煎服。外用药可坚持10次。

12月29日四诊：（其母代诉）服12月22日药3剂后，近3天未见大便有蛲虫，肛门不痒了，大便已成条。

1980年1月15日五诊：大便正常无不适感，复查化验大便未见任何虫卵。

医案2　陈某，女，35岁。1980年8月21日就诊。

因肛门瘙痒年余，曾治之无效且加重月余，今经他人介绍，求岐治。经常肛门奇痒，夜间尤甚，白天夜间均不舒服，近日观察大便表面有白色线头一样的小虫活动，属蛲虫，化验大便有蛔虫卵++，舌红苔黄腻。

分析：蛲虫多在夜间爬出肛门，蠕动作痒影响睡眠，日久虫积可致胃肠功能失调，舌红苔黄腻属湿热。

辨证：饮食不洁，湿热生虫。

治法：宜燥湿杀虫。

方药：苦榧槟雷汤：苦参、榧子、槟榔、雷丸、使君子各20克，大黄10克（后下），白术10克。2剂，水煎内服，日2次。另包百部、牵牛子各10克，共为细粉，每晚放肛门口，连续放1周。

方解：苦参清热燥湿，祛风杀虫。榧子、槟榔、雷丸、使君子杀虫消积。百部杀虫治蛲虫；大黄泻下导滞，泻下蛔虫，活血祛瘀。白术健脾燥湿。

8月26日复诊：药后大便日7~8次稀水样，伴蛔虫排出10余条。现在肛门也不痒了。

随访2年蛔虫蛲虫皆消除，未复发。

5. 腹泻（由蛔虫所致）

医案　张某，男，48岁。1979年12月12日初诊。

腹泻3月余，每日腹泻3~5次，无腹胀痛，有时夜间腹泻2次，遇寒冷则加重。曾经他医治疗5次乏效。今求岐治疗，化验大便发现蛔虫卵+。

分析：脾胃不和运化无权则是诸虫之赖以寄生的内在因素，杂食生冷甘肥、油腻卤藏之物，脏腑气之弱，行化之迟，所以停聚而渐致生虫。脾胃虚弱运化无权，水谷不化，清浊不分故腹泻每日3次，无腹痛，脏寒则蛔虫不时扰动，则阴阳气不想接，以致四肢厥冷，上热下寒，阴寒较盛故遇寒加重。

辨证：由于蛔虫导致腹泻。

治法：驱蛔杀虫。

方药：乌梅汤加槟榔、雷丸各30克。

3剂，开水煎服。每日1剂，日2次服。

方解：乌梅味酸制蛔，为主药。细辛、川椒味辛可驱蛔，且治脏寒；桂枝、附子、干姜加强湿脏祛寒，人参、当归补养气血，黄连、黄柏味苦可下蛔，性寒能清上热，均为辅药。其中黄连、黄柏之寒性又能缓和方中诸药之过温热，以防伤阴之弊，兼为佐药。方中加槟榔、雷丸杀虫消积。本方辛酸苦味具备，立法重在安蛔止痛，使虫静下行疼痛自止，厥逆可消，此人腹泻3月余，因乌梅有涩肠止泻作用，且其证治机理属寒热错杂所致故方效。方中加槟榔、雷丸杀虫消积。

11月18日复诊：药后每天大便2次，排出蛔虫1条，饮食增加。治疗继用上方3剂，以巩固疗效。

6. 肠蛔虫腹痛治验

医案　张某，女，14岁。1980年9月7日就诊。

因经常腹痛已4个月之久，时常吐口水，口干苦，面色萎黄，舌苔薄黄散见小红点，化验大便有蛔虫卵++。

分析：饮食不洁是虫证之致病外因，脾胃不和，运化无权则是诸虫之赖以寄生肠胃的内在因素，胃受虫扰故吐口水，热邪内盛则口干苦，由于肠道气机不利，导致腹痛时作，因水谷精微被虫吮吸气血之耗损，日久可见面色萎黄，舌苔薄黄散在小红点为蛔虫之征。

辨证：饮食不洁，湿热生虫。

治法：驱蛔杀虫。

方药：槟榔20克，雷丸20克，使君子20克，榧子20克，苦参20克，大黄10克，白术10克。

2剂，每日1剂，日2服。

方解：槟榔、雷丸、使君子、榧子杀虫消积。苦参清热燥湿杀虫。白术健脾燥湿。大黄泻下导滞，泻下蛔虫。

9月14日复诊：药后，大便出1条老黄白色蛔虫，腹痛停止。但仍口干苦，吐清水，肝稍大。用香砂六君子汤加板蓝根调理善后。

7. 鞭虫致腹痛腹泻

医案1　柯某，男，15岁。1979年8月2日初诊。

患者腹泻腹痛已5~6年，阵阵发作，大便稀泻，日3~5次，消瘦，纳差，有时全身出现荨麻疹，有时腹痛加重，因腹痛腹泻多处求医治疗无效。今来我院请求西医诊治，化验大便发现有鞭虫卵++。因无药治疗转中医科，舌淡红苔薄白，脉弦。

分析：饮食不洁虫居肠中，阻滞肠道气机，扰动不安故腹痛。脾胃运化失职故腹泻。湿热内生循经全身故出荨麻疹。日久由于虫体日增，吸取人体之营养物，损伤气血故出现面色萎黄消瘦。胃肠功能失调故纳差。舌淡红苔薄白、脉弦为鞭虫引起腹泻腹痛久治不愈。

辨证：饮食不洁，湿热生虫，导致肠道功能紊乱。

治法：清热燥湿，杀虫止泻。

方药：苦参20克，蛇床子10克，地肤子10克，大黄6克，黄柏6克，薄荷3克。

3剂，水煎服。每日1剂，日2次服。以观后效。

方解：苦参清热燥湿杀虫。蛇床子、地肤子温肾散寒，燥湿杀虫止痒。黄柏苦寒杀虫。大黄泻下导滞，泻下虫。薄荷疏散风热。

8月8日复诊：药后腹痛好转，前天右上腹痛一阵，时间很短，昨天未痛，大便2次，腹痛少了，精神也好些。治疗遵效不更方，上方再3剂。

8月11日三诊：6剂药后食便正常，皮肤不痒了，已无腹痛腹泻，今化验大便已无鞭虫卵，但有蛔虫卵+。治疗用槟雷合剂3剂，开水煎服。

8月16日四诊：化验大便已无蛔虫卵，仅有未消化食物。治疗用保和丸2盒而愈。

附：槟雷合剂：主治胆道蛔虫症，肠蛔虫。槟榔20克，雷丸20克，使君子20克，乌梅20克，细辛10克，附子6克，桂枝6克，党参10克，干姜6克，大黄10克，黄连3克，黄柏10克，当归10克，木香10克，枳壳10克。每日1剂，开水煎服，日2服。有效率100%。

岐按：鞭虫性腹痛腹泻临床不多见，若当一般肠炎腹泻治疗难以获效，易误诊、漏诊，只能通过化验大便，若见鞭虫卵者即可确诊为本病。可选用自拟苦地蛇黄汤内服，每获良效。2年内见到6例皆用苦地蛇黄汤均愈。若系蛔虫性腹泻者，用槟雷合剂有效。

医案2　唐某，女，37岁。1979年11月19日初诊。

因腹痛腹泻肠鸣年余，他医曾用中药好转，但反复发作。复发则腹痛、肠鸣、腹泻，夜间肠鸣甚，黎明腹痛腹泻，大便稀，日1～3次，进食生冷瓜果则发。形体消瘦，舌红苔薄黄，脉沉弦。今查大便发现鞭虫卵+。

分析：虫居肠中，阻滞肠道气机，扰动不安故腹痛。脾胃运化失职故腹泻。泄泻日久，肾阳虚衰，不能温阳脾胃，运化失常，黎明之前阳气未振，阴寒较盛故腹痛肠鸣，夜间肠鸣更甚，脏寒则进食生冷瓜果则发。由于虫体日增，吸入人体的营养物，损伤气血故形体消瘦，舌红苔薄黄、脉沉弦属实热内生之象。

辨证：饮食不洁，湿热生虫，导致肠道功能紊乱，而出现腹痛腹泻及鞭虫卵。

治法：清热燥湿，杀虫。

方药：苦地蛇黄汤：苦参30克，蛇床子15克，地肤子15克，大黄6克，黄柏6克，薄荷6克。

3剂，每日1剂，水煎服。

方解：苦参清热燥湿祛风杀虫。地肤子、蛇床子温肾散寒，燥湿杀虫止痒。大黄泻下导滞，泻下蛔虫。黄柏苦寒清热、燥湿、杀虫。薄荷疏散风热。

11月23日复诊：尿少。上方加猪苓20克。3剂。

11 月 28 日三诊：呕吐。上方加半夏 10 克。3 剂。

12 月 12 日四诊：药后腹泻止，腹痛肠鸣均消失。食眠正常，今化验大便均正常，鞭虫卵消失，一切好。

随访 3 年无复发。

8. 蛲虫盗汗

医案　叶某，男，6 岁。1979 年 5 月 28 日初诊。

因腹痛夜间肛门痒，伴消瘦，出盗汗，每晚 11～12 点肛门瘙痒，见有白色线段 3～5 条在活动，曾经服西药无效。

分析：蛲虫多在夜间爬出肛门，蠕动作痒影响睡眠，日久虫积可致胃肠功能失调故腹痛，纳差，消瘦。汗为心液，血不养心，神气浮越，心液不藏而外泄则睡中盗汗。夜间肛门瘙痒，有白色线头活动者属蛲虫，外治用百丑散。

辨证：阴虚盗汗。

治法：养阴止汗。

方药：内服：当归六黄汤加乌梅 10 克，五味子 6 克，龙骨、牡蛎各 15 克，浮小麦 15 克，麻黄根 6 克。

3 剂，水煎服。每日 1 剂，日 2 次服。

外用：牵牛子、百部各 30 克，共为细粉，每晚放入肛门少许，勤洗衣被床单，效果满意。

连用 7 个晚上，蛲虫从大便中排出而愈。

此方专治蛲虫，外用方便，效果显著。

方解：当归、生地、熟地养血增阴，育阴清火，为主药。黄连、黄芩、黄柏清热泻火除烦合主药以育阴养血，清热除烦，为辅药。黄芪益气固表合当归熟地益气养血，为佐药。方中加乌梅味酸制蛔敛肺，五味子生津敛汗宁心安神，龙骨、牡蛎平肝潜阳、收敛固涩，浮小麦、麻黄根益气除热止汗。

9. 肠蛔虫致过敏性荨麻疹

医案　杨某，男，10 岁。1987 年 4 月 14 日就诊。

因全身荨麻疹 1 周，散在皮疹，潮红不规则，圆点高起，压之不退色。瘙痒无度，做大便常规检查，见蛔虫卵，门诊诊为“蛔虫过敏性荨麻疹”，西药乏效，不能除蛔虫，又不消除荨麻疹。转求中医治疗。

辨证：风湿火毒。

治法：祛风败毒，养血安神。

方药：荆防败毒散加苦参 10 克，地肤子 10 克，蛇床子 10 克，酸枣仁 20 克，白芍 20 克，赤芍 10 克，生地 10 克，知母 20 克，蝉蜕 10 克，僵蚕 10 克，全虫 3 克。

2 剂，水煎服。

半月后，告知服中药 2 剂后排出蛔虫 1 条，荨麻疹也消除了。

10. 蛲虫过敏引起荨麻疹

医案 马某，女，3岁。1978年6月8日初诊。

因荨麻疹月余，皮肤瘙痒，咽微红，大便干，夜间尤痒甚。今求服中药。舌红苔白。

辨证：风湿论治。

治法：祛风败毒。

方药：荆防败毒散加味。

6月13日复诊：药后痒得轻些。前方再3剂。

6月21日三诊：前病已愈，但因消瘦，脐周痛，曾大便拉蛲虫，再求治。岐用槟榔、雷凡、百部、牵牛子各20克，共为细粉，内服，每次服1克，每日2次，并嘱其外用，每晚将药粉撒入肛门口，连撒一旬。

1月后来告知，药后诸症消失。

本方曾治多人，均愈。

第二十八节 杂证

1. 说梦话

医案1 张某，男，10岁。1997年4月12日就诊。

其母代诉：1年来经常夜间熟睡中说梦话，甚则立即起床，到处游走。平时有鼻炎、气管炎，吐黄痰，学习成绩下降，反应迟钝。舌红苔白，脉细数。根据上述情况分析。

分析：李时珍曰：脑为元神之府。《景岳全书·痰饮》“痰即人之津液，无非水谷之所化，此痰亦即化之物，而非不化之属也”。痰之已成，留于体内随气升降，无处不到，蒙蔽心窍，痰扰神明，心神不宁故夜梦熟睡说梦话，甚至立即起床到处游走。痰浊壅盛，肺气失宣，气机不利故见鼻炎、气管炎，吐黄痰。舌红苔白、脉细数为痰浊内蕴之象。

辨证：痰浊蒙蔽心窍，扰乱神明。

治法：养阴清肺，化痰开窍，补脑安神。

方药：银翘玄麦汤加减：金银花10克，连翘10克，玄参10克，麦冬10克，生地10克，白芍10克，丹皮6克，牛蒡子10克，薄荷6克，陈皮10克，半夏10克，茯苓10克，甘草3克，枳实10克，竹茹10克，远志6克，石菖蒲6克，柏子仁10克，酸枣仁10克，黄连3克。

5剂，水煎服。每日1剂，日3服。

方解：生地、玄参养阴清肺，金银花、连翘清热解毒，为主药。麦冬、白芍助生地、玄参之养阴清肺润燥，丹皮助生地、玄参之凉血解毒，为辅药。牛蒡子、薄荷宣肺利咽，为佐药。甘草泻火解毒调和诸药，为使药。方中加半夏、陈皮、竹茹以清热化痰，加枳实以理气宽胸解郁，加茯苓、远志以宁心安神、祛痰开窍，加柏子仁、酸枣仁以养心安神，加黄连以清心豁痰，石菖蒲开窍宁神、化湿和胃。

4 月 17 日复诊：（其父母代诉）药效好，再未发生。治疗上方再服 5 剂，以巩固疗效。

随访，5 年说梦话、夜游症均好。被家长云为特效方。

医案 2　张某，女，23 岁。1997 年 8 月 28 日就诊。

因说梦话 5～6 年，反复发作，曾服药无效。今听他人介绍前来求治。伴口干有痰，舌红苔白腻，脉沉细。

分析：痰浊内阻，蒙蔽心窍扰乱神明，心神不宁故说梦话。阴虚津液不能上承则口干。肺主宣发肃降，脾主运化，脾为生痰之源，肺为贮痰之器，肺气不足，治节无权，水湿津液失于宣发聚而为痰。舌红苔白腻、脉沉细为痰湿之征。

辨证：阴虚火旺，痰浊内阻，蒙蔽心窍。

治法：养阴清肺，化痰开窍，养心安神。

方药：银翘玄麦汤合温胆汤：金银花 10 克，连翘 10 克，玄参 10 克，麦冬 10 克，生地 10 克，白芍 10 克，丹皮 6 克，牛蒡子 10 克，薄荷 6 克，陈皮 10 克，半夏 10 克，茯苓 10 克，甘草 3 克，枳实 10 克，竹茹 10 克，远志 6 克，石菖蒲 6 克，柏子仁 20 克，酸枣仁 20 克，龙骨 20 克，牡蛎 20 克，灵磁石 20 克，石菖蒲 10 克，黄连 3 克。

5 剂，水煎服。每日 1 剂，日 3 服。

方解：生地、玄参养阴清肺，金银花、连翘清热解毒，为主药。麦冬、白芍助生地、玄参之养阴清肺润燥，丹皮助生地、玄参之凉血解毒，为辅药。牛蒡子、薄荷宣肺利咽，为佐药。甘草泻火解毒调和诸药，为使药。方中加半夏、陈皮、竹茹以清热化痰，加枳实以理气宽胸解郁，加茯苓、远志以宁心安神、祛痰开窍，加柏子仁、酸枣仁以养心安神，加龙骨牡蛎以镇静安神，加灵磁石以潜阳安神、聪耳明目，加石菖蒲以开窍宁神、化湿和胃，加黄连以清心豁痰。

1998 年 2 月 5 日：去年患说梦话，服岐药 5 剂后，不但说梦话好了，连失眠症也好了。去年 8 月去深圳工作，今面部扁平疣求岐治疗。用银翘玄麦汤加红花 10 克，桃仁 10 克，薏苡仁 20 克，板蓝根 20 克，丹参 20 克，大青叶 20 克，苦参 20 克。13 剂治愈。

医案 3　汪某，女 16 岁。1998 年 2 月 24 日初诊。

说梦话 4 个月。经熟人介绍求岐治疗。用治杂症医案 1 张某病愈方加磁石 20 克，龙骨、牡蛎各 20 克。5 剂，水煎服。药后也效验。

2. 睡眠易惊恐症

医案　陈某，女，29 岁。1982 年 6 月 16 日就诊。

因神经衰弱，经常睡眠后易发生惊醒，惊恐害怕心悸不安，形体瘦，舌红苔薄白，脉沉弦。

分析：心主血脉，脾主运化，心脾两虚，心失所养故心悸胆怯、失眠。心藏神主喜，脾藏意主思，心虚则心神不安，胆虚则善惊易恐，肝脾不和，脾不健运，痰浊内生，痰郁互结变生诸证。痰扰神明故心悸不安。脾的运化水谷精微功能减退既脾失健运，则机体消化吸收机能失常，而出现形体瘦。舌红苔薄白、脉沉弦均为痰湿之征。

辨证：怪病多痰，痰迷脑窍。

治法：化痰开窍，养心安神。

方药：二陈汤加味：陈皮15克，半夏10克，甘草3克，茯苓20克，柏子仁20克，酸枣仁20克，灵磁石20克，胆星10克，黄柏10克，龙骨、牡蛎各20克，白芍30克。

6剂，开水煎服。

方解：半夏燥湿化痰，和胃降逆，为主药。陈皮理气燥湿，顺气消痰，为辅药。茯苓健脾燥湿，为佐药。甘草调和诸药，为使药。加柏子仁、酸枣仁以养心安神，磁石以潜阳安神、聪耳明目，胆南星以燥湿化痰，黄柏清热泻火除烦，白芍以养血缓急。

同年8月间，告知药后已愈，再未发惊恐了。谢谢！

3. 梦魇

医案　吴某，女，34岁。

每晚睡觉易于梦魇已2年，此次因心律失常住县医院治疗心律齐已出院。平素容易感冒，现见鼻塞，咳嗽痰不利，口干苦，舌红苔黄厚腻，大便干结，脉细数。

分析：“梦魇”是指患者在睡梦中觉得神志清楚但不能说话不能动弹，亦有压抑感和胸闷、呼吸困难等症，现代医学认为是睡眠中发生一过性脑缺血所致。心肺郁火，蒙蔽脑窍，上扰神明所致。因复感风热，肺气失宣，上窍不利故见鼻塞。热郁肺胃故见口干苦，肺失宣降故见咳嗽痰不利，热结胃肠故见大便干结，脉细数为内热之征。

辨证：肺胃郁火，蒙蔽脑窍。

治法：养阴清肺，祛痰开窍。

方药：银翘玄麦汤加味：金银花10克，连翘10克，玄参10克，麦冬10克，生地10克，白芍10克，丹皮6克，牛蒡子10克，薄荷6克。加菖蒲10克，远志10克，礞石20克，大黄6克。

6剂，水煎服。

方解：生地、玄参养阴清肺，金银花、连翘清热解毒，为主药。麦冬、白芍助生地、玄参之养阴清肺润燥，丹皮助生地、玄参之凉血解毒，为辅药。牛蒡子、薄荷宣肺利咽，为佐药。甘草泻火解毒调和诸药，为使药。加石菖蒲以开窍宁神、化湿和胃，加远志以宁心安神、祛痰开窍，加礞石以下气消痰、平肝镇惊，加大黄以泻肺胃热通大便。

药后自述口干苦好，睡觉“梦魇”的现象消失。

4. 癔症（精神病、哭笑无常）

医案　陈某，女，16岁。1997年6月28日初诊。

其母诉：因精神失常，不时哭笑无常，失眠烦躁，月经3个月没来，舌红苔薄白，脉细弱。

分析：精神抑郁，思虑太过，所求不得，肝气被郁，脾气不升，气郁痰结，阻蔽神明故精神失常，不时哭笑无常，心火动则笑，肺气郁则哭。痰气郁而化热，痰热交蒸，上扰心神故失眠烦躁。病情久不愈，瘀血内阻故月经3个月没来。舌红苔薄白、脉滑数为气郁痰结，瘀血内阻。

辨证：气郁痰结，瘀血内阻。

治法：活血化瘀，解郁化痰，开窍宁神。

方药：血府逐瘀汤加味：当归 10 克，桃仁 10 克，红花 10 克，川芎 10 克，赤芍 10 克，生地 10 克，牛膝 10 克，柴胡 10 克，枳壳 10 克，桔梗 10 克，甘草 3 克，青皮 10 克，丹皮 10 克，木香 10 克，磁石 20 克，琥珀 20 克，酸枣仁 20 克，柏子仁 20 克，夜交藤 20 克。

6 剂，温水研粉冲服，每次 10 克，日 3 次。

方解：当归、赤芍、川芎、桃仁、红花活血祛瘀，牛膝祛瘀血通经脉，引瘀血下行，为主药。柴胡疏肝解郁升清阳，桔梗、枳壳行气，使气行血引，为辅药。生地凉血，配当归养血润燥，祛瘀而不伤阴血，为佐药。甘草调和诸药，为使药。加磁石以安神镇静，加夜交藤以安神养心，加木香、青皮以行气活血，加丹皮以凉血活血，加琥珀以安神定惊、活血散瘀，加酸枣仁、柏子仁养心安神。

9 月 15 日：（其母代诉）女儿服中药 6 剂后不哭笑了，好了，近 10 天见到同学又发病了，不时哭笑，不吃不睡还乱打人。治疗用上方 6 剂，水煎服。

半年后其母来说诸症消失，告知已好。

5. 狂症（精神分裂症）

医案　罗某，女，14 岁。1984 年 9 月 7 日就诊。

其母代诉：从今年 5 月份开始，神志不清，不时苦笑，烦躁不安，头痛阵阵发作，有痰不利，有时疑神疑鬼，失眠。因受一男子追赶惊恐所致。西医诊断为精神分裂症，治疗效果不佳。舌红苔白，脉细数。

分析：心藏神，主喜；肝藏魂，主怒；脾藏意，主思；肺藏魄，主悲；肾藏志，主恐。胆虚则善惊易恐，肝气郁结，情志不随，气郁化火，炼液成痰，肝脾不和，脾不健运，痰浊内生，痰热互结，变生诸证，痰扰神明，心神不宁，易怒喜惊，神智不清，疑神疑鬼。心火动则为笑，肺气郁则为哭，痰郁化火，蒙蔽清窍则烦躁不安，肝火暴盛，上扰清窍故头痛。舌红苔白、脉细数均为痰郁互结之象。

辨证：痰火扰心，心神不宁。

治法：降心火，化痰开窍，安心养神。

方药：温胆汤加味：陈皮 10 克，半夏 10 克，茯苓 10 克，甘草 3 克，枳实 10 克，竹茹 10 克，生姜 10 克，礞石 20 克，灵磁石 20 克，牡蛎 20 克，龙胆草 10 克，石菖蒲 6 克，远志 6 克，川贝 6 克，柏子仁 20 克，酸枣仁 20 克。

2 剂，水煎服，每日 1 剂，日服 3 次。安定片 4 片，每晚服 2 片。

方解：半夏、陈皮、竹茹清热化痰，枳实理气宽胸解郁，茯苓安神定志，生姜降逆化痰，甘草调和诸药。方中加牡蛎、远志镇心安神，川贝母、石菖蒲解郁散结，礞石清心豁痰，磁石潜阳安神、聪耳明目，龙胆草清热泻肝火，柏子仁、酸枣仁养心安神。

9 月 11 日复诊：药后心悸、不时苦笑均减少，仍头痛。上方加藁本 20 克，3 剂，水煎服。

9 月 15 日三诊：药后头不痛了，神清，但口干。上方加知母 20 克，黄柏 10 克，木香 10 克，枳壳 10 克，3 剂 。

9 月 21 日四诊：精神分裂症，服上药后，诸症好，但四肢筋酸痛、烦躁、揭被。治用酸枣仁汤加白芍 20 克，甘草 3 克，元胡 20 克，细辛 10 克，柏子仁 20 克，3 剂，水煎服。

9 月 25 日五诊：药后觉有效，四肢筋不酸痛，夜不烦躁，不揭被子，病情好转，遵效不更方。治疗上方加黄芪 20 克，3 剂。

10 月 3 日六诊：精神分裂症，服 9 月 7 日、9 月 21 日、9 月 25 日药后，已不哭笑了，安静了，也有劲了。

观察 3 年，无复发。

6. 癫痫（癫痫病反复发作得控制）

医案 1　陈某，男，13 岁。1996 年 9 月 19 日初诊。

其父代诉因癫痫病反复发作如母猪疯样，每月发作 1 次，已年余，经治疗仍不能控制。病发为突然发作，发作时不省人事、口嘴抽动、口角流涎、发出猪叫声、眼睛上视、周身僵直，3 ~ 10 分钟醒后如常人，但觉头昏，疲乏困倦。舌红苔薄白，脉沉细。

分析：肝火痰热，肝火偏旺，火动生风，煎熬津液，结而为痰，风动痰升，阻塞脑窍则发作时不省人事、口嘴抽动、口角流涎、发出母猪叫声。肝风内动、痰涎壅盛，迷闷孔窍故眼睛上视，周身僵直，醒后如常人，脾气不能升清故头昏。脾胃虚弱，不能运化水谷而生气血，故疲乏困倦。舌红苔薄白、脉沉细为肝风挟痰浊之象。

辨证：怪病多痰，痰涎壅盛，痰迷脑窍。

治法：导痰开窍，祛风养脑。

方药：自拟母猪风汤：半夏 10 克，陈皮 10 克，茯苓 10 克，甘草 3 克，枳实 10 克，竹茹 10 克，天麻 10 克，胆星 6 克，菖蒲 6 克，远志 6 克，磁石 20 克，杭菊 10 克，勾藤 10 克，酸枣仁 20 克，龙齿 20 克，僵蚕 10 克，全虫 3 克，蜈蚣 3 条，地龙 10 克，牡蛎 20 克，白矾 3 克，郁金 10 克，胡椒 6 克。

水煎服，连服药 30 剂。每日 1 剂，日 3 服。

方解：半夏、陈皮、茯苓、枳实理气化痰，竹茹清心降火，甘草调和诸药。方中加天麻、全虫、蜈蚣、地龙、勾藤熄风止痉、解毒散结、通络止痛，加胆南星燥湿化痰；石菖蒲开窍宁神、化湿和胃，杭菊疏风清热，磁石潜阳定志、聪耳明目，酸枣仁、远志养心安神，龙齿以镇惊安神，牡蛎平肝潜阳，白矾清热消痰，胡椒温散寒痰，郁金活血行气止痛。

12 月 16 日复诊：再未发作癫痫病了，为巩固疗效，上方 10 剂。

1997 年 1 月 22 日：药后未发作，岐嘱上方连服 30 剂，再未发作。又服 20 剂未复发，得以控制。

医案 2　蒋某，女，10 岁。1994 年 12 月 13 日就诊。

其母代诉近 4 个月突发癫痫，已发作 2 次，发则人事不省，口嘴抽动，口角流涎，发出似羊叫声，眼睛向上翻，周身强直 5 ~ 10 分钟，醒后如常人，但觉头昏，疲乏困倦。舌红苔薄白。

分析：“病从胎气而得之”，前人多责之于“在母腹中时，其母有所大惊”所致。若母体突然受惊恐，一则导致气机逆乱，一则导致精伤而肾亏，所谓“恐则精却”。母体精气之耗伤，必使胎儿的生长发育产生异常，出生后逐易发痫病。肝火痰热，风动痰升，阻塞脑窍，发作时昏仆、抽搐、口角流涎或有叫吼。一时苏醒，脾气不能升清故头昏。肝气不舒，平时情绪急躁，肝风内动，痰涎壅盛，逆乱孔窍故眼睛向上翻。脾胃虚弱，不能运化水谷而生气血故疲乏困倦。

辨证：痰涎壅盛，痰迷脑窍。

治法：导痰开窍，祛风养脑。

方药：自拟羊痫风汤：陈皮 10 克，半夏 10 克，茯苓 10 克，枳壳 10 克，竹茹 10 克，甘草 3 克，胆南星 10 克，龙骨、牡蛎各 20 克，全虫 6 克，僵蚕 10 克，勾藤 20 克，杭菊 10 克，远志 6 克，石菖蒲 10 克，天麻 10 克，酸枣仁 20 克，生姜 3 片。

3 剂，水煎服。

方解：半夏燥湿化痰，为主药。陈皮理气燥湿，使气顺痰消，为辅药。茯苓健脾渗湿，生姜降逆化痰，为佐药。甘草调和诸药，为使药。方中加勾藤、天麻、全虫、僵蚕熄风止痉、解毒散结、通络止痛，石菖蒲开窍宁神、化湿和胃，胆南星燥湿化痰，杭菊疏风清热，龙骨、牡蛎平肝潜阳，远志、酸枣仁养心安神，枳壳行气消胀，竹茹清心降火。

12 月 17 日复诊：药后无不适，未发生癫痫现象。治用上方 5 剂。

12 月 22 日三诊：药后未发作。上方继进之 5 剂。

12 月 31 日四诊：服 12 月 13 日药后未发生。前方继进 5 剂。

1995 年 1 月 6 日五诊：服 12 月 31 日药后至今未发，面色好转，有精神，头不昏了。上方继进 5 剂。

2 年后告知再未发作。

岐按：癫痫病是一种突发性、短暂性、大脑功能失调性疾病，临床以青少年为多见，只是临床发作时表现症状稍有不同，一像羊咩声，一像猪吼声，但病机相同，均属“痰迷心窍”，实为“痰迷脑窍”所致，病变部位在脑内，治疗总结 2 方，仅供参考 。

7. 斑秃治疗

医案 1　柯某，男。1999 年 8 月 10 日初诊。

自述近半个月头顶部头发脱掉一半多，头顶部呈片状斑秃。

分析：肾在体为骨，主骨生髓，其华在发。肾主骨、生髓的生理功能，是肾中精气具有促进机体生长发育功能的一个重要部分。骨的生长发育有赖于骨髓的充盈其所提供营养，发的生长，全赖于精和血。肾藏精，故说“其华在发”，发的生长与脱落、润泽、枯槁，不仅依赖肾中精气之充养，而且依赖于血液的濡养，故称“发为血之余”，肾中精气不足，气血虚不能濡养，故头顶头发脱掉一半多，头顶部呈片状斑秃。

辨证：肾精不足，气血亏虚。

治法：滋肾水、补气血。

方药：熟地、山萸肉、白芍、枸杞子、石斛、黄精、何首乌、黄芪、蔓荆子各25克，菟丝子、天麻各15克，川芎、当归各10克，灯心草30寸。

10剂，每日1剂，水煎服。连服2月有效。

方解：熟地、山萸肉、枸杞子滋肾填精，滋补肝肾。黄精、石斛滋阴生津。何首乌、菟丝子补益精血，补阳益阴。天麻祛风。黄芪补气升阳益气。当归、川芎、白芍以补血养肝。蔓荆子体轻而浮疏风凉血利窍，灯心草清心除烦。

医案2 邓某，男，28岁。1979年8月13日初诊。

斑秃成片掉头发2月，仍在扩大，口干，求治疗。舌红苔薄白，脉细数。

分析：肾在体为骨，主骨生髓，其华在发。发的生长，全赖于精和血。肾中精气不足，气血虚不能濡养故见斑秃。

辨证：气血不足。

治法：滋养气血。

方药：八珍汤加味：当归10克，白芍15克，熟地20克，川芎10克，太子参30克，白术10克，茯苓10克，甘草3克，生姜、大枣各10克。黄芪、黑芝麻、女贞子、石膏、石斛各20克，黄柏10克。

10剂，连服30剂有效。局部用生姜横断面搽，日6次。

方解：太子参，熟地益气养血，为主药。茯苓、白术健脾燥湿，当归、白芍养血和营，为辅药。甘草和中益气，川芎活血行气，共为佐药。生姜、大枣调和脾胃之气，为使药。方中加黄芪补气升阳，黑芝麻、女贞子滋补肾阴，石斛滋阴生津，石膏、黄柏清热泻火。

医案3 杨某，女，7岁。1994年11月8日就诊。

其母代诉：一块一块脱发，反复发作已3年，伴头皮瘙痒，其他都好。求治不愈。今见左右两侧耳后脱发成片，约3厘米×5厘米。舌红苔薄白，脉细数。

分析：肾在体为骨，主骨生髓，其华在发。发的生长，全赖于精和血。肾中精气不足，气血虚不能濡养故见一块一块脱发，血虚生风故见头皮瘙痒。左右耳后两侧属少阳经脉，肝肾阴虚至虚热内炽于少阳故见左右两侧耳后脱发成片。舌红苔薄白、脉细数均为肝肾阴虚，少阳内热之征。

辨证：肝肾阴亏，血虚血热。

治法：和解少阳，滋补肝肾，祛风止痒。

方药：小柴胡汤加味：党参10克，柴胡10克，半夏10克，黄芩15克，大枣3枚，甘草6克，何首乌20克，女贞子20克，旱莲草20克，苦参20克，地肤子20克，蛇床子20克，黄柏6克，炮姜10克。

6剂，水煎服。2日1剂，日3次服。

方解：柴胡清解少阳，舒畅气机，为主药。黄芩协助柴胡以清少阳之邪热，为辅药。党参、半夏、大枣补中扶正，为佐药。甘草调和诸药，为使药。方中加何首乌补益精血，女贞子、旱莲草补益肝、肾，苦参、地肤子、蛇床子以清热祛风止痒，黄柏清热泻火解毒，炮姜温暖脏腑，缓解苦参、地肤子、蛇床子、黄柏等药之寒性。

11月16日复诊：（其母代诉）药后平稳无不适感，上方继进6剂。

1995 年 6 月 16 日：（其母代诉）女儿脱发好了。

医案 4　左某，男，29 岁。2000 年 7 月 10 日初诊。

头部两侧呈片状圆形脱发 2 月，仅觉头痛、乏力困倦，余无不适感。舌红苔薄白，脉沉细。

分析：李东垣“火与元气不两立，一胜则一负，脾胃虚弱下注于肾，阴火得以乘土位”，盖阴火上冲则头痛。肾藏精故说“其华在发”脱发与肾中精气不足血虚有关，脾失健运出现气血不足故乏力困倦。舌红苔薄白、脉沉细为气血虚弱之征。

辨证：中气不足，肾气亏损。

治法：补中益气，滋肾添精，促进生发。

方药：补中益气汤加味：党参 20 克，黄芪 30 克，白术 20 克，当归 10 克，炙甘草 6 克，茯苓 20 克，陈皮 10 克，葛根 20 克，女贞子 20 克，何首乌 20 克，菟丝子 20 克，黄柏 10 克，旱莲草 10 克，升麻 6 克，柴胡 10 克。

10 剂，水煎服，每日 1 剂。外用生姜横断面搽斑秃处，日 6 次。

方解：黄芪补中益气、升阳固表，为主药。党参、炙甘草、白术益气健脾，和主药益气补中，为辅药。陈皮理气和胃，当归养血生血，升麻、柴胡协助主药升提之阳气，为佐药。方中加女贞子、旱莲草补益肝肾、生发乌发，何首乌补益精血，菟丝子补阳益阴，茯苓健脾燥湿，葛根升阳生津，黄柏泻火解毒。

连服 20 剂后见绒毛出现。

8 月 31 日：继用上方 20 剂。

黄某，女 33 岁，2001 年 5 月 30 日就诊，右侧头顶圆形脱发 1 月，面积 4 厘米 ×4 厘米，用上方治也有效。

8. 散在脱头发

医案 1　焦某，女，27 岁。1987 年 2 月 16 日初诊。

今因经常掉头发，又因尿路感染，尿痛尿急，口干。舌红苔薄黄，脉细数。

分析：湿热蕴结于膀胱则水道不利，故见尿痛尿急、淋漓不畅。热灼津液故见口干。肾中精血不足，不能濡养故见脱发。舌红苔薄黄、脉细数为湿热内盛之征。

辨证：湿热蕴结于下所致。

治法：清热利湿，通淋解毒。

方药：八正散加味：车前子 20 克，瞿麦 15 克，萹蓄 15 克，车前子 20 克，滑石 20 克，栀子 15 克，大黄 10 克，甘草 3 克，通草 10 克，蒲公英 30 克，鱼腥草 20 克，黄连 6 克。

连服 12 剂。尿路感染好了，而且也不掉头发了，逐长出新头发了。

方解：瞿麦利水通淋、清热凉血，通草利水降火，为主药。萹蓄、车前子、滑石清热利湿、通淋利窍，为辅药。栀子、大黄清热泻火，为佐药。甘草调和诸药，为佐药。方中加蒲公英清热解毒利湿，鱼腥草清热解毒利尿，黄连清热燥湿。

4 个月之后，特来告诉：连服 12 剂后，不仅尿路感染好了，掉头发也少了，真好。

岐按：此二症皆由湿热蕴结郁滞不畅所导致，治宜清热利湿，通淋解毒，经脉通畅，气血调和，二症皆愈理所当然。

9. 肾阴虚（五心发烧，脚心尤烧）

医案 赵某，男，54岁。1985年9月26日就诊。

因两腿关节疼痛，手心热，双脚心烧，夜间尤甚，双脚心蹬墙上舒服，口干，舌红少苔，脉沉细数。

分析：肾为五脏之本，内寓真阴真阳，人的五脏六腑之阴都由肾阴来滋助，五脏六腑之阳又都由肾阳来温养。肾阳亦即命门之火，肾阴亦张景岳所说“命门之水”，肾阴肾阳亦是真阴真阳和元阳。肾阴虚则相火内扰故见手心热、双脚心烧、夜间尤甚，双脚心蹬墙上舒服。热盛伤津液则口干，舌红少苔、脉沉细数皆为阴虚内热之征。

辨证：肾虚精亏，阴阳两虚。

治法：滋阴补肾，引火归原。

方药：知柏地黄汤加味：熟地20克，茯苓10克，山药15克，山茱萸15克，丹皮6克，泽泻10克，知母10克，黄柏6克，肉桂6克，附子6克，威灵仙20克，酸枣仁20克，地骨皮10克。

3剂，开水煎服。每日1剂，日3服。

方解：熟地滋肾填精，为主药。山茱萸养肝肾而涩精，山药补益肝脾而固精，为辅药。茯苓淡渗脾湿助山药益脾，泽泻清泻肾火并防熟地之腻，丹皮清泄肝火并制山茱萸之温，共为佐使药。方中加知母、黄柏滋阴降火，肉桂、附子补火助阳、散寒止痛、温经通络，威灵仙祛风湿，酸枣仁养心安神，地骨皮凉血退热。

9月30日复诊：药后诸症减轻，但仍觉无力、困倦。辨证：此乃久病元气亏虚之故也。治法上方加党参20克，黄芪20克。3剂。

10月4日三诊：药后诸症好。上方继进3剂，以巩固疗效。

随访诸症好，无复发，2015年仍健在。

10. 颈静脉窦积血肿块治愈

医案 贾某，女，40岁。1983年5月18日就诊。

因右侧颈静脉窦积血时肿时消，卧则肿大，形如鸡蛋大，质软，反复肿大已10年了，曾误诊为淋巴结炎，服用四环素、土霉素，打青霉素及服中药均无效。后经安康地区医院检查为“颈静脉窦”，无特效疗法。今求治疗。舌暗红苔薄白，脉沉弦。

岐诊为血瘀证。

分析：《素问·调经论篇》：“五脏之道，皆出于经隧，以行血气，血气不和，百病乃变化而生。”是故守经遂焉。瘀伤则定而有象，日久顽固不愈。右侧颈静脉窦血瘀，血行不畅，阻碍气机故右侧颈静脉窦积血时肿时消，卧则血流缓而静故肿大。舌暗红苔薄白，脉沉弦皆为血瘀之象。

辨证：右侧颈静脉瘀血并有气滞，血行不畅，阻碍气机。

治法：活血化瘀，补养气血。

方药：血府逐瘀汤加黄芪20克，白及20克。

6 剂，水煎服，每日 1 剂，日 3 服。

方解：当归、赤芍、川芎、桃仁、红花活血祛瘀，牛膝祛瘀血，通血脉，并引瘀血下行，为主药。柴胡疏肝解郁，升达清阳，桔梗、枳壳开胸行气，使气行则血行，为辅药。生地凉血清热，配当归又能养血润燥，祛瘀而不伤阴血，为佐药。甘草调和诸药，为使药。本方活血而不伤阴血，祛瘀又能生新。方中加黄芪补气升阳，白及收敛止血、消肿生肌。

观察 10 年未复发。此乃气虚血瘀之症，用益气活血法，常出奇制胜。

第二章　妇科

妇科，或称妇产科，就是研究防治妇女疾病的一门学科。

妇女在解剖上有胞脉、胞宫、胞络、产道、阴户等生殖器官，在生理上有经、孕、产、乳的特点，因此临床病种归纳为月经病、带下病、妊娠病、产后病和妇科杂病。

《素问·上古天真论》曰："女子七岁，肾气盛，齿更发长；二七而天癸至，任脉通，太冲脉盛，月事以时下，故有子……七七任脉虚，太冲脉衰少，天癸竭，地道不通，故形坏而无子也。"因此妇女的生理特点主要表现在生殖系统方面，而生殖功能活动又与"天癸"的至竭有密切关系，妇女经、妊、产、乳都是以血为用，而血又赖于气的运动，气血由脏腑所生化，在脏腑中以肾、肝、心、脾的作用最为重要。气血来源于脏腑，通过经脉的输注而达于胞宫，其中尤以冲、任、督、带与胞宫的关系最为密切，因此，研究妇女生理特点，就必然要从"天癸"、脏腑、气血、经络进行讨论。

第一节　月经病

1. 痛经

妇女在行经前后，正值行经期间、小腹及腰骶部甚至连及肛门疼痛，称为"痛经"，引起痛经的原因主要是气血运行不畅，总不外乎气滞血瘀、寒湿凝滞、气血两虚、肝肾亏损。治法以通则不通的原理为主通调气血。

医案 1　邹某，女，15 岁。1987 年 1 月 22 日初诊。

自诉 1 年前初潮，每次行经时小腹冷痛，伴呕吐苦水，月经周期正常，舌红苔白，脉沉细。

辨证：冲任虚寒、瘀血阻滞。

治法：温经散寒、养血祛瘀。

方药：温经汤加味：吴茱萸 10 克，桂皮 10 克，白芍 12 克，阿胶 12 克，麦冬 10 克，川芎 10 克，丹皮 10 克，红参 12 克，甘草 3 克，半夏 10 克，生姜 10 克，三棱 10 克，莪术 10 克，元胡索 20 克，台乌药 20 克，小茴香 10 克。

3 剂，水煎服，每日 1 剂，日 3 服。忌：月经期禁食生冷、受凉、冷水及淋雨。

3 月 12 日复诊：药后诸症消失。上方再进 3 剂，以巩固疗效。

岐按：此女痛经乃少年元气不足，气血瘀滞不通所致，用《金匮要略》温经汤加味使其温经散寒功效更甚，其中吴茱萸、桂枝温经散寒；当归、白芍、阿胶、麦冬、川芎、丹皮养血调经祛瘀，人参、甘草、生姜、半夏益气和胃，使阳生阴长，血液充实，加三棱、莪术、元胡索、台乌药、小茴香，旨在活血化瘀、理气止痛。诸药配伍，起到温经散寒、益气养血、活血化瘀、理气止痛的功效。临床每用效果如神。

医案 2　周某，女，29 岁。1996 年 7 月 22 日初诊。

每次月经结束后第二天小腹痛，反复发作 1 年多，治疗无效。伴呕吐、肠鸣、嗳气，舌红苔白，脉沉弦。一般常规多认为经后多虚痛，但本例并非如此，按常规治疗无效。根据主症及伴随症，分析颇似少阳证。

辨证：少阳经脉不和，肝经气血郁滞不通。

治法：和解少阳，调理气血。

方药：小柴胡汤加味：柴胡 10 克，黄芩 10 克，半夏 10 克，党参 10 克，甘草 3 克，生姜 3 片，大枣 10 克，良姜、香附、小茴香、乳香、没药各 10 克，元胡索 15 克。

3 剂，一日 1 剂，水煎服，日 3 服。

9 月 4 日：服药后，月经后小腹痛已止，诸症消除而痊愈。

岐按：痛经有经前、经中、经后三种，皆因气血不调、经脉不畅。一般认为经前痛属实，经后痛属虚。但本例月经后小腹痛反复发作年余，经治疗无效。详细了解病情，根据主症结合伴随症：呕吐、肠鸣、嗳气、舌红苔白、脉沉弦，反复分析，甚似少阳证，因此，按少阳经脉不和、肝经气血郁滞不通论治，用小柴胡汤加味而愈。

医案 3　宋某，女，16 岁。1978 年 12 月 17 日初诊。

每次行经前小腹痛，已半年。舌红苔白，脉沉弦。

辨证：气血郁滞不畅。

治法：疏肝理气、活血化瘀、温经止痛。

方药：台乌药 15 克，香附 10 克，当归 10 克，木香 6 克，甘草 6 克，吴茱萸 6 克，丹皮 10 克，桂枝 6 克，赤芍 10 克，白芍 10 克，川芎 6 克，丹参 15 克，小茴香 10 克，大枣 3 枚。

2 剂，每日 1 剂，日 3 服。

2 剂后痛经止，再用归脾汤加味 2 剂，以调理善后。嘱其每月按照以上方案，经前 1 周服，连治 3 个疗程，痛经痊愈。注意：经期忌生冷、受凉、入水、淋雨。

医案 4　张某，女，32 岁。1979 年 7 月 3 日初诊。

经期腹痛肠鸣、口唇溃疡，口干苦，舌红苔黄，脉弦数。

辨证：肝脾郁热，气滞血瘀。

治法：散郁调经，理气止痛。

方药：丹栀逍遥散加石膏 30 克，香附 10 克，青皮 10 克，小茴香 10 克。

3 剂，水煎服，每日 1 剂，日 3 服。

7 月 8 日：自诉药后腹痛止。口唇溃疡等症状消失，仅肠鸣两次。患者云此方特效，要求保存处方。

岐按：丹栀逍遥散对于妇女情志不遂、肝郁化火引起的痛经、经血不调、经期腹痛、五心烦热、骨蒸劳热、口干苦、胸胁胀满、疼痛烦躁等症效果很好；本例兼见口唇溃疡，属胃火上冲所致，故加石膏、香附、青皮、小茴香以清火疏肝理气。因药切病机，故获效迅速。

2. 闭经

女子年满18周岁从未来过月经或月经周期建立后又闭止3个月以上者称为闭经。若月经从未来过为原发性闭经，若月经周期正常，后来连续2~3个月未来月经者均称为继发性闭经。妊娠期、哺乳期及绝经期闭经均是生理现象，但也有个别妇女月经2月、3月、半年、1年1次者，这是生理上的异常，不属病态，可以不管。

医案1　谭某，女，25岁。1997年7月23日初诊。

连续3个月月经未至，伴下腹部阵痛频发，性格急躁，脉沉弦。妇科检查排除早孕。

辨证：气滞血瘀，阻滞不通。

治法：行气活血，逐瘀通经。

方药：少府逐瘀汤加味：小茴香10克，炒干姜10克，元胡索10克，五灵脂10克，乳香20克，没药20克，川芎10克，当归10克，肉桂6克，木香10克，甘草3克，蒲黄10克，赤芍10克，生地10克，桃仁12克，红花10克，枳壳10克，牛膝10克，柴胡10克，桔梗10克。

3剂，水煎服。

7月28日复诊：服药后，月经已至。因月经已至，故用归脾汤加味调理。

7月31日三诊：服药后，月经结束，但乳房胀痛，口干，脉弦。岐分析补药用的过早，影响肝气疏泄，导致肝气郁结，故而出现乳房胀痛、口干等症。治用丹栀逍遥散加穿山甲10克，乳香20克，没药20克，三棱10克，莪术10克，元胡索20克，桃仁10克，红花10克，青皮10克，天花粉12克。3剂，水煎服。

8月25日：月经已至，诸症消失。

医案2　杨某，女，24岁。1997年3月26日初诊。

月经每次推后，2年余，曾在妇科用黄体酮治疗，效果不佳；近2月来月经未至，伴烦躁不安，舌红苔黄，脉沉弦。查尿HCG（–），排除早孕。

辨证：肝郁气滞，血瘀不通。

治法：行气活血，逐瘀通经。

方药：逍遥散加木香10克，枳壳10克，香附10克，郁金10克，三棱10克，莪术10克，益母草20克。

3剂，水煎服，每日1剂，日2服。

3月31日复诊：月经仍未至，觉小腹胀，烦躁，口干苦。按照血瘀气滞治疗。方药：血府逐瘀汤加丹皮10克，青皮10克，木香10克。5剂，水煎服。

4月7日三诊：月经已至，闭经好了，月经正常。

随访3年均正常。

岐按：古人云：血为气之母，气为血之帅。血得气之推动方可流畅，如气滞，则无力推动血行，故闭经多由于气滞血瘀所致。余每用行气活血治法，每获效。

医案3　黄某，女，31岁。1982年7月12日初诊。

月经2月未来，妇科检查未孕，闭经。伴发热、形体消瘦，手足心发热，舌红苔黄，脉弦数。

辨证：肝郁气滞，阴虚火旺。

治法：舒肝解郁，健脾养血。

方药：丹栀逍遥散加桃仁10克，红花10克，牛膝10克，天花粉20克。

3剂，水煎服。

7月16日复诊：药后月经已至，月经正常。

岐按：凡已婚育龄妇女在闭经后，首先应排除早孕，方可治疗。一般来说伴有呕吐、恶心、脉滑等症应考虑早孕反应，无此症者可按照闭经治疗。如有条件者，应采取化验等先进的诊断手段，予以甄别，方可治疗。

医案4　陈某，女，37岁。1982年6月2日初诊。

闭经5个月，伴腰酸腹痛，背部疼痛不适，求治于西医，用黄体酮、雌激素等方法治疗无效，化验尿排除怀孕，属闭经。

辨证：气滞血瘀，肝肾亏损。

治法：活血化瘀，调肝益肾。

方药：桃红四物汤加味：桃仁10克，红花10克，当归15克，川芎15克，生地20克，赤芍10克，牛膝20克，天花粉20克，杜仲20克，狗脊20克，川续断10克。

3剂，水煎服，每日1剂，日3服。

6月8日复诊：药后月经已至，腰背痛减轻。仍用前方3剂，水煎服，巩固疗效。

3. 月经不调

医案1　唐某，女，17岁。1995年4月21日初诊。

近半年来，月经每月2~3次，经量不多，色黑，小腹痛，伴头晕口干、心慌烦躁、手足心发烧，舌红苔薄黄，脉细数。

辨证：血虚发热，血不归经，属月经先期，气虚不能固摄冲任所致。

治法：补血清热，养心安神。

方药：清经汤加味：丹皮10克，地骨皮10克，白芍30克，生地20克，青蒿10克，茯苓10克，黄柏10克，益母草10克，香附10克，青皮10克，陈皮10克，酸枣仁20克，丹参20克，甘草6克。

3剂，水煎服，每日1剂，日3服。

5月20日复诊：药后月经1月1至，余症消失。继用原方3剂。

医案2　王某，女，32岁。1995年8月25日初诊。

近2月来，月经每月2次，此次月经行经10天仍不止，伴头晕、心烦、口干、腰骶部酸痛、乏力无神。舌尖红苔薄白，脉沉细数。

辨证：血虚血热，冲任失调。

治法：养血清热，调理冲任。

方药：清经汤加味：丹皮10克，地骨皮10克，白芍30克，生地30克，青蒿10克，茯苓10克，黄柏10克，杜仲10克，川续断10克，骨碎补10克，三棱10克，莪术10克，蒲公英10克，虎杖10克，阿胶20克，焦芥穗20克，焦地榆20克，仙鹤草20克。

3剂，水煎服，每日1剂，日3次服。

9月1日复诊：药后月经已净，腰骶部酸痛减轻，又原方3剂。药后诸症消失。

随访半年未复发。

医案3 王某，女，33岁。1996年8月5日初诊。

近3年来，月经一直提前，最近半年来，月经1月2次，量多，经期时间长，持续10余天，伴五心烦热、心悸心慌、急躁烦闷，舌红苔黄，脉细数。

辨证：血虚血热。

治法：清热凉血，止血养心。

方药：清经汤加酸枣仁、白及、焦地榆、焦芥穗、仙鹤草各20克。

3剂，水煎服。

随访：药后诸症消失。

岐按：月经提前、月经一月数次多属于血虚血热，导致血热妄行，临床用清经汤随症加味效果很好。清经汤：丹皮10克，地骨皮10克，白芍12克，生地15克，青蒿10克，茯苓12克，黄柏10克。

医案4 董某，女，45岁。1995年8月21日初诊。

近2月来，月经每月3次，经量多，色红，小腹痛，头昏，舌红苔黄有裂纹，脉细数。

辨证：血虚血热，冲任失调。

治法：养血清热，调理冲任。

方药：清经汤加味：丹皮10克，地骨皮10克，白芍20克，生地30克，青蒿10克，茯苓10克，黄柏10克，阿胶20克，焦芥穗20克，焦地榆20克，仙鹤草30克，白及30克，龙骨30克，牡蛎30克，甘草6克。

3剂，水煎服。每日1剂，日3服。

8月25日复诊：药后月经已净，口干消失，舌裂纹消失。遵效不更方，原方再3剂，水煎服。

9月1日三诊：诸症消失。

岐按：月经为女性特有的生理现象，应为每月一至。月经不调临床多见，但每月2~3至，不仅自己麻烦，而且失血过多易造成贫血，因此要抓紧及时医治。临床治疗时，伴随临床症状的不同出现，选用相应药物加入，起到药随症转，灵活运用，药切病机，才能获效。一个病案代表一个治法。

4. 倒经

月经来潮前一两天或正值经行时，出现有规律的吐血或衄血，每伴随月经周期发作，常可导致月经减少或月经倒行逆上，称为“经行吐衄”，亦称“倒经”或“逆经”。

医案1 陈某，女，24岁。1979年5月24日初诊。

月经前鼻衄已半年，症状为每当月经快来之前，鼻腔出血 1～2 次，此次经前流鼻血已 3 次，经期又流鼻血 1 次，鼻血量多，长达 40 分钟后才止，伴头昏口干，胃腹痛，舌红苔黄，脉沉弦。

辨证：肝气不舒，气郁化火，气热则血热妄行，气逆则血逆上溢。

治法：疏肝解郁，养血止血。

方药：逍遥散加生地 20 克，熟地 20 克，白及 20 克，阿胶 20 克，丹参 10 克，仙鹤草 10 克，龙骨 20 克，牡蛎 20 克，麦冬 20 克。

2 剂，水煎服。每日 1 剂，日 3 服。

5 月 27 日复诊：药后鼻衄止，月经仍顺其自然。原方再服 2 剂。

5 月 31 日三诊：药后月经已毕。诸症消失。

半年后随访，诉未再发生经期、经前流鼻血现象，月经正常。

岐按：逍遥散功在散郁调经，善治妇女情志病。女子倒经多因情志不随，气郁化火，火灼经脉，血不归经所致，所以要首先调理情志，疏肝解郁，气郁消散，则血液归经。方用逍遥散加养血止血之药，故能取得良效。本案，由于在经期求治，故更应以舒肝调达、养血调经。

医案 2　常某，女，25 岁。1983 年 11 月 11 日初诊。

自诉近 7 个月来，每次月经行至第 5 天的夜间就发生流鼻血，以往量不多，但上月月经期间流鼻血量多，用多种止血方法无效，经用肾上腺素（副肾素）棉球填塞鼻孔后方止。现月经又至，昨夜又发生流鼻血，量多；平素月经期间有头昏、四肢困倦、嗜睡、腹痛、腰酸困痛，口干喜饮水，每夜喝两次，舌红苔薄黄，脉细数。

辨证：肝肾阴虚，虚火上扰，血热妄行。

治法：滋阴补肾，养血归经。

方药：知柏地黄汤加白及 20 克，阿胶 20 克，龙骨 20 克，牡蛎 20 克，牛膝 10 克。

3 剂，水煎服。每日 1 剂，日 3 服。

11 月 22 日复诊：服药后再未流鼻血，月经干净了，但仍觉口干苦。继用原方 3 剂，以巩固疗效。

12 月 21 日三诊：此次月经期未发生流鼻血现象，但仍有经期腰痛、口干等症。治疗继用上方加杜仲 10 克，桑寄生 20 克。3 剂，水煎服。

半年后随访，再未出现经期鼻衄现象，其余诸症消失。

医案 3　邓某，女，32 岁。1996 年 4 月 15 日初诊。

自诉近 3 月来，每次行经期间流鼻血 2～3 次，既往曾因月经量过多而住院治疗，此次月经仍量多，色红，伴口干烦躁，心悸、腰痛，舌红苔薄黄，脉细数。

辨证：血虚血热、冲任失调。

治法：养血清热，调理冲任。

方药：清经汤加桑白皮、山药、山茱萸、仙鹤草、白及、杜仲、川续断、牛膝、焦地榆、阿胶各 20 克。

3 剂，水煎服。每日 1 剂，日 3 服。

6 月 26 日复诊：药后鼻血止，但此次月经提前 12 天，量多色红。继用上方 3 剂而愈。

医案4　程某，女，20岁。1983年5月18日初诊。

近半年来，每次月经期间发生流鼻血，曾多次服用西药无效。此次月经第2天又出现流鼻血，量多，色鲜红，伴头昏、心慌、气短、食纳差，口不干，脉沉细。

辨证：心脾气虚，统摄无力。

治法：补养心脾，宁血止血。

方药：人参归脾汤加阿胶20克，白及20克，牛膝10克，龙骨20克，牡蛎20克，仙鹤草20克，焦芥穗20克。

3剂，水煎服。每日1剂，日3服。

随访药后痊愈。

医案5　朱某，女，20岁。1996年8月5日初诊。

自诉月经期间流鼻血已3年，反复发生，甚则每月只流鼻血而不来月经。近3~4月来，每月只流鼻血不来月经，平素白带多，伴腰膝酸痛，舌红苔黄白，脉细数。

辨证：血虚血热，冲任失调，带脉不固。

治法：养血清热，调理冲任，固充带脉。

方药：清经汤加味：丹皮10克，地骨皮10克，白芍20克，生地20克，青蒿10克，茯苓10克，黄柏10克，桑白皮20克，白及20克，山药10克，山茱萸10克，阿胶20克，焦地榆20克，杜仲10克，续断10克，牛膝10克，仙鹤草10克。

3剂，水煎服。每日1剂，日3服。

8月10日复诊：服药1剂后月经血量少，2剂后，鼻血渐止，经量增多，色红，3剂后鼻血止。继用上方3剂。

8月15日三诊：经血已净，经期未再流鼻血。

医案6　何某，女，20岁。1996年6月2日初诊。

自诉经期流鼻血已4年，这次经期流鼻血已3天，量多，用棉花堵塞鼻孔后，鼻血又从口中流出，伴口干、头昏、心悸、乏力、多梦、腰痛，平素月经经常提前3~4天，舌红苔黄，脉细数。曾肌肉注射酚磺乙胺（止血敏）效果不佳。

辨证：阴虚血热，冲任不调。

治法：清热养阴，补肾固经。

方药：清经汤加山药20克，山茱萸20克，阿胶20克，白及20克，仙鹤草20克，杜仲10克，续断10克，牛膝10克，焦地榆10克。

3剂，水煎服。每日1剂，日3服。

6月5日复诊：药后，鼻血已止，月经渐止，但仍头晕、心悸、腰痛。继用原方3剂，水煎服。

6月8日三诊：药后，鼻血止，月经也止。继用原方3剂，水煎服。嘱其在下次经期前再来就诊。

9月20日四诊：药后，7、8、9三月月经恢复正常，未再流鼻血，但9月20日月经又至，较前提前12天，伴口干，脉细数，因惧怕又发生鼻衄，故再就诊。继用前方再进3剂。

随访，未再发生经期鼻衄现象。

岐按： 经期鼻衄患者应在见效后，坚持再治疗3个月经周期，每月在经前服用3剂，以调理月经，月经正常，血液通畅，则倒经自愈。岐每用清经汤加味治疗血虚血热所致倒经，效果颇佳。

5. 月经错后

月经周期退后7天以上或者间隔40天、50天甚至2月、3月一行者称为月经错后。

医案　谭某，女，18岁。1994年5月3日就诊。

自诉月经错后，每次40余天一行，伴行经腹痛已2年，曾治乏效。查舌红苔薄白，脉沉细。

辨证： 气血虚寒，气滞血瘀，冲任失调。

治法： 温暖气血，行气逐瘀，调和冲任。

方药： 血府逐瘀汤加味：生地10克，当归10克，桃仁10克，红花10克，川芎10克，枳壳10克，柴胡10克，牛膝10克，赤芍10克，益母草20克，小茴香10克，半夏10克，太子参20克，香附20克，黄芩20克，苍术20克，吴茱萸6克，桂枝6克。

3剂，水煎服。每日1剂，日3服。

5月8日复诊：药后无不适，继用原方3剂。

5月11日三诊：药后月经已至，腹痛减轻。嘱其暂停服药，待下次月经再服。经期注意忌生冷之物，不可劳累。

6月12日四诊：本次月经已如期而至，无不适。嘱其观察。

随访，月经周期恢复正常。

6. 月经前乳头疼痛

医案　罗某，女，40岁。1982年8月30日初诊。

自诉经期乳头疼痛已半年，并呈逐渐加重之势。目前应即将行经，乳头疼痛又现，表现为双侧乳头疼痛，特别敏感，触衣疼痛加剧，不敢触摸，伴头昏目眩、心烦急躁、口干苦、不思饮食，舌红苔薄白，脉弦细。

辨证： 情志不畅，肝气郁结。

治法： 疏肝解郁，理气止痛。

方药： 柴胡舒肝散加味：柴胡15克，枳壳10克，白芍20克，甘草3克，香附15克，陈皮10克，川芎15克，乳香20克，没药20克，青皮10克，元胡索20克，天花粉20克。

3剂，水煎服。每日1剂，日3服。

9月2日复诊：药后疼痛减轻，余症减轻，仍觉心烦、头昏。继用原方3剂，水煎服。

9月5日三诊：诸症消失。

岐按： 按照经络学说，乳头属肝，乳房属胃。经期乳头疼痛多是由于肝气郁结，气滞不通所致，余常用柴胡舒肝散加减治疗，每获良效。如1999年2月余用此方治疗某厂一职工乳头经期疼痛，效果挺好。

7. 经间期腹痛

医案 杨某，女，42 岁。1996 年 7 月 31 日初诊。

自诉因腰腹痛多发生在月经干净后第 10 天前后，痛甚则出冷汗、恶心、下坠、少腹两侧尤痛，伴嗳气，矢气后觉舒服，每次月经 3～5 天，经量不多。曾服中西药效果不佳，只能当时止痛，但每月都要复发，十分痛苦，有时服药不减轻，反而加重，有时痛甚晕倒，痛甚。西医曾诊为肠粘连、阑尾炎等治疗均无效。岐追问病史，患者自诉自从 1979 年输卵管结扎后，腹痛由轻到重，近 18 年来每月发生在月经干净后第 10 天前后。

辨证：此系输卵管结扎手术后气血经络受损，瘀血阻滞不通。

治法：活血通经，化瘀行气。

方药：少腹逐瘀汤加味：小茴香 10 克，炒干姜 10 克，元胡索 20 克，五灵脂 10 克，没药 10 克，川芎 15 克，当归 10 克，官桂 6 克，蒲黄 10 克，赤芍 10 克，桃仁 20 克，红花 10 克，青皮 20 克，益母草 20 克，菟丝子 20 克，杜仲 10 克，川断 20 克。

3 剂，一日 1 剂，水煎服，日 3 服。

8 月 6 日复诊：药后腰腹痛胀减轻。上方再进 3 剂。

8 月 31 日三诊：药后诸症消失，为巩固疗效，前方再进 3 剂。

随访 5 年未再发生。

岐按：本例病症疼痛已 18 年，多方治疗效果不佳，我仔细追问病史后发现为从 1979 年输卵管结扎后发生腹痛，由此辨证为手术致患者胞宫脉络受损、瘀血阻滞不通引起的经间期腹痛。按照“通则不痛，痛则不通”的原则，采取活血通经、化瘀行气，佐以补肝肾强筋骨的方法，用少腹逐瘀汤加桃仁、红花、青皮、益母草，以加强活血化瘀功效；妙加菟丝子、杜仲、川断补肝肾强筋骨。诸药配合，药切病机，故而获效。由此可见，仔细询问病史、找出根本病因是治疗任何疾病的最根本原则。

8. 绝经后复来

医案 李某，女，53 岁。1982 年 6 月 29 日来诊。

因绝经 5 年，今月经复来，色暗红，量多，伴头昏乏力，舌淡苔薄白，脉沉细。

辨证：心脾两虚。

治法：补益心脾，养血安神。

方药：人参归脾汤加味：人参 10 克，白术 10 克，黄芪 20 克，当归 10 克，茯苓 10 克，远志 10 克，酸枣仁 20 克，木香 10 克，元肉 20 克，生姜 10 克，大枣 3 枚，白及 20 克，龙骨 20 克，牡蛎 20 克，阿胶 20 克（烊化），焦芥穗 20 克，仙鹤草 20 克。

3 剂，水煎服。每日 1 剂，日 3 服。

随访药后经尽，未再来月经。

岐按：绝经后月经复来，应当心妇科癌病，宜密切观察。

9. 崩漏

妇女不在行经期间，阴道大量出血，或持续下血，淋漓不断者，称为“崩漏”。

医案1　王某，女，23岁。1996年10月4日初诊。

月经不调一月3次已3月余，伴头昏乏力、心烦、心悸、口干、尿黄、白带多，多方治疗无效。经详细询问，得知该病人曾于3个月前上环，上环后即出现月经不调，每10天1次。查舌红苔薄黄，脉细数。

辨证：血虚血热，冲任失调。

治法：清热凉血，止血安神。

方药：清经汤加味：丹皮10克，地骨皮10克，白芍20克，生地10克，青蒿10克，茯苓10克，黄柏10克，焦地榆20克，焦芥穗20克，白及20克，栀子10克，黄芩10克，黄连6克，仙鹤草20克，柏子仁20克，酸枣仁20克，阿胶20克，蒲公英20克，虎杖20克。

3剂，水煎服，一日1剂。日3服。

10月20日复诊：药后月经正常，精神好转，但白带仍多。方用完带汤5剂。

11月1日三诊：白带正常。但因担心月经提前来，要求再进行调理。继用清经汤加味：丹皮10克，地骨皮10克，白芍20克，生地10克，青蒿10克，茯苓10克，黄柏10克，白及20克，栀子10克，黄芩10克，黄连6克，仙鹤草20克，柏子仁20克，酸枣仁20克，阿胶20克。3剂，水煎服。同时嘱其调理饮食，注意休息。

随访，月经周期正常，诸症消失。

医案2　李某，女，29岁。1987年7月4日初诊。

上环4个月，阴道持续出血，时多时少，淋漓不净，伴腰酸痛、胃脘胀痛、头昏乏力等症，舌红苔白，脉弦滑。曾多次用中西药治疗无效。

辨证：肝气郁结，冲任失调。

治法：舒肝解郁，调和冲任，养血止血。

方药：逍遥散加味：当归12克，白芍15克，柴胡10克，茯苓10克，白术10克，甘草3克，薄荷6克，杜仲20克，川续断20克，白及30克，阿胶20克（另包烊化），焦地榆20克，焦芥穗20克，仙鹤草20克，龙骨30克，牡蛎30克。

3剂，水煎服，同时嘱其多加休息，勿过劳累。

药后月经干净，又用原方3剂，诸症消失。

岐按：中医将月经时多时少，日久不净称“崩漏”，大多数崩漏均属劳损所致，所谓“越干重活出血越多”。本证是因为上环后由于机体不适宜导致出血，加之患者没有适当休息，过于劳累，因此症状越来越明显。余在治疗时，采用了这种治疗方法，同时嘱其休息，使机体在得到药物治疗的同时又得到休息舒缓，临床每能获得良效。

医案3　郭某，女，29岁。1984年8月7日初诊。

今年4月份上环后，每月月经经期持续时间不断加长，当月月经经期达9天，5月份月经15天，6月份21天，7月份19天还不净，曾服卡巴克洛（安络血）、睾丸素、青霉素、链霉素等均无效，伴腰腹酸困疼痛，有时口干，舌红苔薄白稍黄，脉细弱。

辨证：心脾两虚，脾不统血。

治法：益气养血，止血塞流。

方药：归脾汤加味：党参15克，白术10克，黄芪20克，当归10克，甘草3克，茯苓10克，远志10克，酸枣仁15克，木香10克，元肉15克，生姜10克，大枣10克，白及、阿胶、焦芥穗、黄芩炭、焦地榆、元胡索各20克。

3剂，水煎服，每日1剂，日3次服。

8月11日复诊：药后经量减少，食量增加，腰腹疼痛减轻，但大便干燥。治疗原方加大黄10克。2剂，水煎服。

8月18日三诊：药后经血已止，诸症消失。疾病痊愈。

医案4　任某，女，27岁。1987年2月5日就诊。

上环后第1个月月经正常，但从1986年12月28日开始来月经至今未干净，时间长达35天，开始量多，随后量少，断断续续不干净，有时觉头昏、四肢无力、困倦、饮食二便可，无腹痛，舌淡红苔白，脉沉细弱。

辨证：心脾两虚，脾不统血。

治法：补气健脾，养血止血。

方药：归脾汤加白及、阿胶、龙骨、牡蛎、焦地榆、仙鹤草各20克。

3剂，水煎服。每日1剂，日3服。

2月8日复诊：药后月经已干净。

2月16日三诊：上环后月经过多，日久不净，今又行经第二天。怕崩漏病复发，今又求治，方用2月5日方加陈棕炭20克，黄柏6克，3剂，水煎服。

2月21日四诊：药后月经干净，但今天面目肿胀不好受。诊脉沉弦，舌红苔薄白。分析原因是患者因上环后心情不舒畅，总觉得有异物在体内所致。辨证：情志不畅，肝气不舒。治法：疏肝解郁，调和肝脾。方药：逍遥散加木香10克，枳壳10克，猪苓10克，泽泻10克，车前子20克，仙鹤草20克，焦地榆20克，焦芥穗20克。3剂，水煎服。

半年后随访，药后痊愈，崩漏无复发。

医案5　王某，女，32岁。1997年5月27日就诊。

素有贫血，月经每次7～8天才干净，今月经第3天，月经量多，头昏心慌气短，脉沉细。

辨证：气血亏虚，冲任失调。

治法：益气养血，调理冲任。

方药：红参10克，黄芪20克，山药20克，山茱萸20克，酸枣仁20克，白芍20克，甘草6克，龙骨30克，牡蛎30克，阿胶20克，焦地榆20克，焦芥穗20克，仙鹤草20克，白及20克，五味子2克，花蕊石30克（醋煅）。

3剂，水煎服。每日1剂，日3服。

药后月经6天干净。并嘱每次行经时连服3剂，连续治疗3个月可痊愈。

1 年后随访，告知月经正常。

医案 6　项某，女，49 岁。1996 年 7 月 13 日就诊。

上环已 20 年，以前月经每月 6～7 天干净，此次月经长达 32 天不净，曾在月经第 25 天时服药 5 天无效，伴头昏乏力、口干、月经血色暗紫，无腹痛，舌红苔薄白，脉沉细。

辨证：气血虚弱，冲任不固。

治法：补气养血，固护冲任。

方药：党参、黄芪、山药、山茱萸、酸枣仁各 20 克，阿胶 20 克，甘草 10 克，白芍 30 克，白及、焦地榆、焦芥穗、仙鹤草各 30 克，五味子 3 克。

3 剂，水煎服，每日 1 剂，日 3 次服。

7 月 24 日复诊：第 1 剂药后月经血量减少，3 剂后干净。求绝经方，嘱用黑木耳 100 克油炒脆干吃，月经期干吃。

8 月 17 日三诊：此次行经 1 天，量多有块，觉气短。用原方 2 剂。

8 月 22 日：随访，月经干净。

岐按：用此方治疗崩漏甚验，效如桴鼓。

医案 7　张某，女，46 岁。1996 年 9 月 4 日就诊。

月经已 10 天仍不净，量多有块，伴头昏、心悸、腰痛、乏力、舌红苔白，脉沉细。

辨证：气血亏虚，冲任不固。

治法：补养气血，固摄冲任。

方药：红参 20 克，黄芪 20 克，山药 20 克，山茱萸 20 克，酸枣仁 20 克，白芍 30 克，甘草 10 克，阿胶 20 克，杜仲 20 克，续断 20 克，焦芥穗 20 克，仙鹤草 20 克，五味子 3 克。

3 剂，水煎服。每日 1 剂，日 3 服。

随访，药后崩漏痊愈，患者认为此方为崩漏特效方。

医案 8　梁某，女，38 岁。1997 年 9 月 8 日就诊。

自诉月经量多，半月不净，已 3～4 个月，伴头昏、心悸、气短、白带多，此次已行经 4 天，有血块，舌红苔薄白，脉虚弱。

辨证：心脾肾虚弱，冲任不固。

治法：补气血，固冲任。

方药：党参 20 克，黄芪 30 克，山药 20 克，山茱萸 20 克，酸枣仁 20 克，白芍 30 克，五味子 6 克，元肉 20 克，龙骨 30 克，牡蛎 30 克，焦地榆 20 克，焦芥穗 20 克，白及 30 克，仙鹤草 30 克，甘草 6 克，阿胶 20 克，天麻 20 克。

3 剂，水煎服。每日 1 剂，日 3 服。

11 月 4 日复诊：药后月经干净。

医案 9　杨某，女，23 岁。1996 年 7 月 20 日就诊。

自诉月经已来潮 23 天仍不干净。自今年 3 月份上环后，出现月经不正常，有时 20 天一潮，有时 10 天一潮，伴小腹痛，月经血色红白相间，口不干，乏力，时时想睡，头昏，舌红苔白，脉虚弱。

辨证：气血不足，冲任亏虚。

治法：补血气，调冲任。

方药：止崩汤：红参20克，黄芪20克，山药20克，山茱萸20克，酸枣仁20克，白芍30克，甘草6克，阿胶10克，龙骨20克，牡蛎20克，白及30克，焦地榆20克，焦芥穗20克，五味子3克，仙鹤草30克。

3剂，水煎服。每日1剂，日3服。

7月24日复诊：药后月经已干净，但有白带，口干喜饮水。方药：完带汤加知母20克，石膏30克，乌贼骨20克，蒲公英20克，败酱草20克，柯子10克，焦地榆20克，仙鹤草30克，椿树皮30克。3剂，水煎服。

7月30日三诊：药后诸症消失。

岐按：本例崩漏属上环后引起的子宫内膜炎症反应。首诊先活血，血证控制后再治疗带下证。因二者均是由上环引起的，但治疗时要分轻重缓急，一般应先治血后止带，这样不仅能防止失血过多，还会有效缓解患者的焦虑心情，有利于疾病痊愈。

医案10　彭某，女，47岁。1996年10月24日就诊。

自诉每次月经量多，有块，伴腰腹痛，多方治疗无效，经亲友介绍来治。刻诊，舌红苔白，脉沉细。

辨证：气血亏虚，元气不足，冲任不调。

治法：大补气血，调理冲任。

方药：止崩汤：红参10克，黄芪30克，山药20克，山茱萸20克，酸枣仁20克，白芍30克，甘草6克，阿胶20克，龙骨30克，牡蛎30克，白及20克，焦地榆20克，焦芥穗20克，五味子3克，仙鹤草30克，元胡索20克。

3剂，水煎服。每日1剂，日3服。

10月30日复诊：药后经量减少，腰腹痛减轻。前方继用3剂。

医案11　叶某，女，37岁。1997年6月25日就诊。

自去年上环后月经一直过多，每次10余天淋漓不尽，色鲜红。舌红，脉沉细。

辨证：脾肾气虚，冲任不固。

治法：补益脾肾，调理冲任。

方药：自拟止崩汤：红参20克，黄芪20克，山药20克，山茱萸20克，酸枣仁20克，白芍30克，甘草6克，阿胶20克，白及30克，焦地榆30克，焦芥穗30克，五味子30克，仙鹤草30克。

3剂，水煎服。每日1剂，日3服。

7月3日复诊：药后月经正常。本方曾治36例，服约3～10剂均正常。

10. 人流术后10天仍下血不止

医案1　钟某，女，30岁。1996年10月5日就诊。

自诉人流术后10天，阴道仍流淡红色液体，伴头昏、心悸、失眠，舌淡红苔薄白，脉沉细弱。

辨证：心脾两虚，脾不统血。

治法：补气健脾，养血止血。

方药：归脾汤加味：党参 20 克，白术 10 克，黄芪 20 克，当归 10 克，甘草 6 克，茯苓 10 克，远志 10 克，酸枣仁 20 克，木香 10 克，元肉 20 克，大枣 10 克，仙鹤草 20 克，焦地榆 20 克，焦芥穗 20 克，白及 20 克，益母草 20 克，阿胶 20 克，柏子仁 20 克，夜交藤 20 克，天麻 10 克。

3 剂，水煎服。每日 1 剂，日 3 服。

10 月 28 日复诊：药后诸症消失，不再流血。但近来腰痛白带多，四肢无力。

辨证：脾虚带下，肾虚失固。

治法：健脾利湿，补肾固精。

方药：《傅青主女科》完带汤加味：白术 10 克，苍术 10 克，山药 12 克，党参 10 克，柴胡 10 克，陈皮 10 克，甘草 3 克，白芍 10 克，车前子 10 克，焦芥穗 15 克，芡实 10 克，龙骨 15 克，牡蛎 15 克，诃子 10 克。

3 剂，水煎服。

11 月 2 日三诊：药后诸症消失，疾病痊愈。

医案 2　钟某，女，26 岁。1984 年 8 月 9 日就诊。

自诉 6 月 2 日人流术后至今，已 2 月余，月经时多时少，持续不净，血色暗红，小腹痛，曾用土霉素、麦角、青霉素、养荣汤加益母草、黄体酮、维生素 K 等均无效，又再次行刮宫术，但仍无效。诊脉细数，舌红苔微黄，口干。

辨证：血虚血热，血不归经。

治法：补血清热。

方药：芩连四物汤加白及、阿胶、牡蛎、焦芥穗、元胡索各 20 克。

3 剂，水煎服，每日 1 剂，日 3 服。

8 月 12 日复诊：药后小腹痛消失，不再出血。继用上方 3 剂（黄芩 15 克，黄连 3 克，当归 10 克，川芎 10 克，生地 20 克，白芍 20 克，白及 20 克，阿胶 20 克，牡蛎 20 克，元胡索 20 克）。

8 月 15 日三诊：药后精神好。继用上方 3 剂。

随访，诸症消失。

11. 服西药流产后崩漏

医案　谭某，女，26 岁。1996 年 7 月 22 日就诊。

自诉因孕 46 天后服西药流产，流产后 10 天流血仍不止，血色像浓茶水，伴头昏头痛，小腹隐隐作痛，口干苦，舌红苔薄黄，脉细数。

辨证：血虚血热。

治法：清热固经。

方药：清经汤加味：丹皮 10 克，地骨皮 10 克，白芍 20 克，生地 10 克，青蒿 10

克，茯苓10克，黄柏10克，焦地榆10克，焦芥穗10克，仙鹤草20克，蒲公英20克，益母草10克，元胡索20克。

3剂，水煎服，每日1剂，日3服。

7月25日复诊：药后头昏头痛小腹痛已止，但仍流血。今用止崩汤：红参20克，黄芪20克，山药20克，山茱萸20克，酸枣仁20克，白芍30克，甘草6克，阿胶20克，龙骨30克，牡蛎30克，白及20克，焦地榆20克，焦芥穗20克，五味子3克，仙鹤草20克。3剂，水煎服。

8月3日三诊：药后流血等诸症消失，疾病告愈。

第二节　带下病

带下有两种含义。一种是广义的“带下”，另一种为狭义的的“带下”。广义的“带下”是指所有的经、带、胎、产等疾病。狭义是指妇女阴道内流出的黏液，病因主要是以“湿”为患。治疗主要是除湿。

1. 白带

医案1　贾某，女，61岁。1994年8月9日就诊。

自诉腰痛白带多已2月余，有时红白相间。近20余天白带突然增多，甚至流溢被褥，伴五心烦热，口淡无味，舌暗红。经妇科检查为宫颈出血，涂片检查未见异常。

辨证：脾虚湿热下注，冲任失调，带脉固摄无力。

治法：健脾固肾，祛湿止带。

方药：白术20克，苍术10克，山药20克，党参10克，柴胡10克，陈皮10克，白芍15克，车前子20克，焦芥穗20克，杜仲10克，续断10克，龙骨30克，牡蛎30克，桑螵蛸20克，菟丝子10克，焦地榆20克，仙鹤草10克，炒黄柏10克，桑皮10克，蒲公英20克，虎杖20克，诃子10克。

3剂，水煎服。每日1剂，日3服。

8月13日复诊：药后白带减少，但头痛。治疗前方加川芎10克，3剂，水煎服。

后遇见该人，得知药后诸症消失，药方效果奇佳。

医案2　杨某，女，40岁。1994年9月10日就诊。

因白带多腰痛已半年。3月前经妇科检查为宫颈糜烂。内服外用治疗不见效。今加重1周，白带量多，色淡如米泔水，腰痛，伴头昏四肢无力，舌红苔薄白。

辨证：脾肾两虚，湿热下注。

治法：健脾燥湿，补肾固精。

方药：白术20克，苍术10克，山药20克，党参10克，柴胡10克，陈皮10克，白芍20克，车前子20克，焦芥穗20克，菟丝子20克，桑寄生20克，桑螵蛸10克，杜仲20克，川续断20克，龙骨30克，牡蛎30克，白及30克，焦地榆20克，仙鹤草20克，蒲公英30克，虎杖30克，炒黄柏10克。

3 剂，水煎服。每日 1 剂，日 3 服。

10 月 15 日复诊：上方连服 6 剂后，腰不痛了，白带没有了，都好了。

医案 3　刘某，女，34 岁。1997 年 4 月 21 日初诊。

白带多，腰骶部冷凉、疼痛，舌边紫，脉沉弦。

辨证：冲任亏虚，瘀血阻滞。

治法：补益冲任，活血化瘀。

方药：血府逐瘀汤加骨碎补 20 克，独活 20 克，桑寄生 20 克，柯子 10 克，菟丝子 10 克，车前子 10 克，杜仲 10 克，川续断 10 克。

3 剂，水煎服。每日 1 剂，日 3 服。

5 月 5 日复诊：药后诸症消失，上方再进 3 剂，以巩固疗效。

医案 4　冯某，女，28 岁。1979 年 11 月 7 日初诊。

白带多，小腹胀，乏力，纳差，舌红苔薄白，脉沉细。

辨证：脾虚湿邪下注。

方药：完带汤加味：苍术 15 克，白术 15 克，山药 20 克，党参 20 克，柴胡 10 克，陈皮 10 克，车前子 20 克，焦芥穗 20 克，白芷 15 克，小茴香 12 克，龙骨 30 克，牡蛎 30 克，半夏 20 克，焦三仙各 20 克。

3 剂，水煎服。每日 1 剂，日 3 服。

患者自述此方效果很好，他们单位好几位同志用本方抓药吃了，效果都好。

医案 5　张某，女，40 岁。1987 年 3 月 2 日就诊。

因头晕、食纳差、左侧少腹痛，并有一 5 厘米 ×3 厘米 ×2 厘米大小的肿块，伴腰痛，白带多，于 2 月 20 日收于妇科住院治疗，诊为附件炎，经西药治疗后效果不佳，要求会诊。查舌红苔白，脉弦滑。

辨证：脾虚肝郁，湿浊下注，气血瘀结。

治法：疏肝健脾，化湿止带，行气活血，化瘀散结。

方药：白术 20 克，苍术 20 克，山药 20 克，党参 10 克，柴胡 10 克，陈皮 10 克，车前子 10 克，白芍 20 克，焦芥穗 10 克，三棱 10 克，莪术 10 克，乳香 20 克，没药 20 克，牡蛎 20 克。

3 剂，水煎服，一日 1 剂，日 3 服。

3 月 7 日复诊：药后头晕减轻，饮食增加，腰腹疼痛减轻，白带减少。效不更方，继用原方再进 3 剂。

6 剂药后，查附件处包块消散，余症消失而出院。

岐按：附件包块属于气滞血瘀比较难治，根据辨证论治，以疏肝健脾的柴胡、陈皮、白芍、白术、党参、山药为主，附以化湿止带的苍术、车前子、焦芥穗的治疗，攻补兼施，妙用活血化瘀之三棱、莪术、乳香、没药和软坚散结之牡蛎等药相配合，切中病机，故而临床效果十分满意。

医案 6　高某，女，46 岁。1983 年 4 月 16 日就诊。

自诉曾于 1979 年 12 月 20 日西医诊为慢性盆腔炎，多方治疗效果不佳。现腰骶部酸痛、冷痛日久，白带多，口不干，舌淡苔白腻，脉沉迟。

辨证： 寒湿侵袭，阻遏气机。

治法： 温阳散寒，燥湿化浊。

方药： 八五合剂：茯苓20克，桂枝10克，白术10克，干姜10克，杜仲10克，川续断10克，龙骨20克，牡蛎20克，土鳖虫10克，土茯苓20克，骨碎补20克，狗脊20克，苍术10克，薏苡仁20克。

6剂，水煎服。每日1剂，日3服。

7月26日复诊：服药6剂痊愈，近3月来上症复发，再次求治。上药再进6剂。

随访，药后诸症如失，疾病告愈。

医案7 贾某，女，46岁。1979年6月16日就诊。

自诉腰骶部酸困胀痛半年，伴白带多，脉沉迟，形体臃肿。西医诊为慢性盆腔炎，治疗效果不佳。求服中药。

辨证： 寒湿困脾，湿邪下注。

治法： 温阳散寒，燥湿化浊。

方药： 苍术八五合剂：苍术20克，茯苓10克，桂枝6克，白术10克，干姜10克，薏苡仁20克，前仁20克，土茯苓10克，白芷10克，土鳖虫10克，狗脊20克，骨碎补20克，杜仲10克，柯子10克。

3剂，水煎服，每日1剂，日3服。

6月19日复诊：药后腰痛等症减轻。治遵效不更方，前方再进3剂。

7月19日随访，自诉诸症消失。嘱其上方再服3剂，以巩固疗效，防止复发。

医案8 郑某，女，51岁。1979年5月19日初诊。

自诉患滴虫性阴道炎21年，自1958年妇科检查诊断为滴虫性阴道炎，经多方治疗，曾多次服用甲硝唑（灭滴灵）无效。目前头昏口干苦，食纳差，腰痛，白带清稀泡沫状，阴痒得心慌难忍。舌红苔薄黄，脉弦数。

辨证： 肝经湿热邪毒下注。

治法： 清热燥湿，杀虫止痒。

方药： 龙胆泻肝汤加苦参20克，蛇床子30克，诃子10克，地肤子20克，土茯苓20克，甘草3克，酸枣仁20克。

6剂，水煎服，一日1剂，日3服。

外用方：苦参30克，蛇床子30克，土茯苓20克，白矾10克，黄柏20克，苍耳子20克，川椒10克，百部20克，苦楝树皮30克。

水煎，先熏后洗，一日3次，连洗1周而愈。

同年6月1日杨某也患此病，因症候相同，故用上法治疗效果满意。

医案9 高某，女，30岁。1978年5月26日初诊。

自诉经常出现白带清稀，阴痒，4月14日经妇科检查化验滴虫（+），口服甲硝唑（灭滴灵）等西药治疗1周，效果不佳。查脉滑数。

辨证： 脾虚湿热下注。

治法：健脾利湿，清热止带。

方药：（1）完带汤加味：白术、苍术、山药、党参、柴胡、陈皮、白芍、车前子、焦芥穗、苦参、地肤子、蛇床子、百部、土茯苓各20克。

3剂，水煎服。每日1剂，日3服。

（2）外用：土茯苓、黄柏、蛇床子、地肤子、百部、苦参各30克。

2剂，水煎外洗。

内服外洗坚持治疗半月，效果极好。随访2年无复发。

医案10　王某，女，18岁。1978年5月27日初诊。

自诉白带多，呈清稀水状，阴痒1年余，5月1日经妇科检查为滴虫性阴道炎，经服甲硝唑（灭滴灵）无效，目前觉头昏、心烦、腰痛、周身痛、腿烧痛、下身痒痛。舌红苔薄黄，脉滑数。

辨证：肝郁脾虚，湿热下注。

治法：健脾利湿，清热止带。

方药：（1）完带汤加苦参、地肤子、蛇床子、百部、防风、黄柏、土茯苓各20克，甘草6克，龙骨、牡蛎各30克。

3剂，水煎服。每日1剂，日3服。

（2）外用：土茯苓、黄柏、蛇床子、地肤子、百部、苦参、防风、黄柏各30克，白矾、川椒各6克。

2剂，水煎外洗。

有的患者可不内服药，仅用外洗，中药治疗，效果也佳，但要坚持治疗，外洗半月，一日2次，一般均可治愈。

岐按：医案8至医案10三个病案同属滴虫性阴道炎，但症状有差异，治法就不同，体现了中医辨证论治的科学性、准确性、有效性，这些病为常见病，应加强卫生宣传。

医案11　焦某，女，33岁。1984年8月20日就诊。

自诉1年多来总觉外阴瘙痒，常见油脂样白带，难以开口就诊，曾在妇科检查为真菌性阴道炎，用氯己定（洗必泰）栓好转，过后又复发难忍，加重已8个月。伴口干苦，性情急躁，大便正常，小便黄，舌红苔白黄，脉弦数。

辨证：肝经湿热下注，湿热生虫。

治法：清热燥湿，杀虫止痒。

方药：龙胆泻肝汤加苦参20克，蛇床子20克，地肤子20克，茵陈20克，黄柏10克，大黄10克，薄荷10克。

3剂，水煎服，一日1剂，日3服。另用冰硼散3瓶外洗之，一日2次。

10月9日：药后疾病痊愈，再未复发。

岐按：真菌性阴道炎临床并非少见，但患者因难以开口导致疾病迁延不愈。劝患者有病早治，以免疾病折磨。本治法效果甚好，曾治疗多例患者效果极佳，特别是冰硼散的外用有奇效，特存于此。

2. 黄带

医案1　张某，女，29岁。1979年1月3日就诊。

黄白带多、腰痛、腹痛3个月，伴全身乏力，舌红苔薄黄，脉弦滑。妇科检查为子宫内膜炎症。

辨证：脾虚湿热下注。

治法：健脾益气，清热除湿，平肝止带。

方药：完带汤加减。白术12克，苍术12克，山药12克，柴胡10克，甘草3克，白芍10克，车前子10克，焦芥穗20克，益母草20克，龙骨20克，牡蛎20克，黄柏10克，薏苡仁20克，诃子10克，丹皮10克。

3剂，水煎服。每日1剂，日3服。

元月7日复诊：药后诸症减轻，继用原方3剂。

元月12日三诊：腰痛减轻，白带减少。上方继用6剂，诸症消失。

医案2　罗某，女，29岁。1988年7月13日就诊。

因与他人同床传染后发现腰痛、阴部瘙痒、黄带量多已半月余，先后经妇科开药口服外洗无效，求余诊疗。

辨证：脾虚湿盛，郁久化热。

治法：健脾益气，清热利湿。

方药：（1）易黄汤加减：山药20克，芡实20克，薏苡仁20克，茯苓10克，龙骨30克，牡蛎30克，乌贼骨20克，白果10克，甘草6克，龙胆草10克，黄柏10克，车前子10克。

3剂，水煎服。每日1剂，日3服。

（2）外用：苦参30克，地肤子30克，蛇床子30克，白鲜皮30克，川椒10克，白矾10克，虎杖30克，蒲公英30克。

3剂，水煎外洗，一日2次。

7月18日复诊：治疗后明显好转，前方继续治疗各6剂。

随访药后病愈。

医案3　程某，女，45岁。1989年4月25日就诊。

因腰骶部酸痛伴黄带量多、阴部瘙痒反复发作1年余，多方治疗效果不佳，求余诊疗。

辨证：下部湿热蕴结。

治法：清热解毒，祛风除湿。

方药：（1）易黄汤加减。山药20克，芡实20克，薏苡仁20克，茯苓10克，龙骨20克，牡蛎20克，乌贼骨20克，白果10克，甘草6克，龙胆草10克，黄柏10克，车前子10克。

3剂，水煎服，一日1剂，日3服。

（2）外用：苦参30克，地肤子30克，蛇床子30克，白鲜皮30克，川椒10克，白矾10克，虎杖30克，蒲公英30克，百部20克，黄柏10克，荆芥10克，防风10克。

3 剂，水煎外洗，一日 2 次。

4 月 29 日复诊：黄带颜色变浅，量减少，阴部瘙痒减轻。继用原方 6 剂。

5 月 5 日三诊：诸症明显减轻，腰痛减轻。继用原方 6 剂。

随访，诸症消失，疾病告愈。

岐按：黄带多伴阴部瘙痒，证属真菌性阴道炎或滴虫性阴道炎，临床主要表现为自觉腰腹部酸痛，黄带多伴腥臭，阴部瘙痒难以忍耐，尿黄赤，大便干结，唇红，舌红苔薄黄，脉沉弦。患者年龄在 20～45 岁之间，病情反复发作，日久不愈，每逢夏秋季多发，多数口服甲硝唑（灭滴灵）等西药，外用洗剂、栓剂效果欠佳。余数十年诊疗观察，在易黄汤的基础上加味内服，配合外用药洗之。每年都要治愈数例此类患者，效果满意。内服药组成：山药 20 克，芡实 20 克，薏苡仁 20 克，茯苓 10 克，龙骨 20 克，牡蛎 20 克，乌贼骨 20 克，白果 10 克，甘草 6 克，龙胆草 10 克，黄柏 10 克，车前子 20 克。外用药组成：苦参 30 克，地肤子 30 克，蛇床子 30 克，白鲜皮 30 克，川椒 15 克，白矾 10 克，百部 20 克，虎杖 30 克，蒲公英 30 克。水煎取汁外洗，日洗 2 次。余在治疗此类疾病时，一直坚持内服外用两结合，连续治疗 1～2 周，均会收到满意疗效。

医案 4　罗某，女，35 岁。1995 年 7 月 17 日就诊。

小腹痛、会阴痒、黄带多已半年。妇科检查为盆腔炎，经用洁尔阴等药乏效。舌红苔薄黄，脉沉弦。

辨证：湿热蕴结，郁滞带脉。

治法：清热除湿，活血化滞。

方药：（1）易黄汤加味：山药 20 克，芡实 20 克，黄柏 10 克，车前子 20 克，薏苡仁 20 克，白果 10 克，栀子 10 克，牛膝 10 克，三棱 10 克，莪术 20 克，诃子 10 克，丹皮 10 克，蒲公英 20 克，虎杖 20 克，乌贼骨 20 克，苦参 20 克，地肤子 20 克，蛇床子 20 克，酸枣仁 20 克。

3 剂，水煎服，一日 1 剂，日 3 服。

（2）外用：蒲公英 30 克，虎杖 30 克，苦参 30 克，地肤子 30 克，蛇床子 30 克，徐长卿 30 克，白矾 20 克，川椒 20 克。

水煎先熏后洗会阴部，一日 2 次。

随访药后已愈。

岐按：盆腔炎是妇科常见病，如不及时治疗会导致慢性盆腔炎，甚至会蔓延引起宫颈炎、附件炎、子宫内膜炎等多种疾病，十分烦恼，苦不堪言。用该法治愈多人，坚持治疗效果好。如小腹疼痛有包块者加三棱、莪术、鳖甲；如腰痛者加杜仲、川断、骨碎补、狗脊；腰膝冷痛者加淫羊藿、肉苁蓉。医案 1 姜某，女，41 岁。1995 年 8 月 1 日初诊。因患盆腔炎 1 年余，经常腰酸痛。尾骶部酸痛，有黄带，气臭难闻，久治不愈。求岐治疗，岐用 1995 年 7 月 17 日病人药方治疗，月余治愈。医案 2 李某，女，26 岁。1995 年 9 月 1 日初诊。因腰腹痛，黄带腥臭阴痒 3 月，经妇科诊为盆腔炎，治疗效果不佳。经罗某介绍求岐治疗，岐用 1995 年 7 月 17 日方 6 剂后，9 月 4 日复诊，诸症明显好转，求前方再进 6 剂。10 月 12 日三诊，因月经过多 5 天未净，伴有血块，头昏心悸等症而求治，用止崩汤 5 剂治疗。11 月 3 日云药后月经毕，头昏心悸好了，盆腔炎已好。

3. 黑带

医案 1 蒋某，女，44 岁。1999 年 8 月 21 日就诊。

自诉阴道经常流出黑色黏液已半年，每逢月经后黑带常见，绵延不绝。伴腰痛、小腹部不适，阴部瘙痒，尿黄，口干口苦，舌红苔黄腻，脉沉弦而数。曾多次服用西药无效。

辨证：肝湿蕴结，日久化火，耗伤阴液。

治法：清热燥湿，解毒止痒。

方药：止带汤加味：车前子 10 克，泽泻 10 克，牛膝 10 克，茯苓 10 克，猪苓 10 克，丹皮 10 克，栀子 10 克，赤芍 10 克，茵陈 20 克，黄柏 10 克，苦参 20 克，地肤子 20 克，蛇床子 20 克，蒲公英 20 克，金银花 20 克，连翘 10 克，牡蛎 30 克。

5 剂，水煎服，一日 1 剂，日 3 服。嘱其忌生冷、酒，及辛辣刺激之物。

8 月 29 日复诊：药后稍好转。上方再用 5 剂。

9 月 9 日三诊：药后黑带没有了。腰痛、口干苦消失，尿色转清。上方再服 5 剂，以巩固疗效。

半年后随访，自诉半年来月经一直正常，再未见黑带、口苦、腰痛等症出现。疾病痊愈。

岐按：止带汤功在疏导肝经湿热，治疗黑带，临床加味效果较好，但要坚持服药 15 ~30 天，方可获得满意疗效。

4. 血带

医案 1 彭某，女，34 岁。1986 年 11 月 7 日就诊。

自诉去年 7 月上环，近 2 月出现血性带，一直淋漓不尽，月经周期基本正常，伴小腹胀痛，尿频，尿后小腹胀痛加剧，夜尿多，一夜 4 次，食纳尚可，舌红苔薄白，脉沉细。

辨证：肝郁气结，气郁化火。

治法：疏肝解郁，清热散结。

方药：逍遥散加龙骨 20 克，牡蛎 20 克，白及 20 克，仙鹤草 20 克，焦地榆 20 克，焦芥穗 20 克，蒲公英 20 克。

3 剂，水煎服，每日 1 剂，日 3 服。

于 1987 年 2 月 5 日该病人因眩晕症求治时，告知去年血性带已治愈。

医案 2 刘某，女，26 岁。1985 年 5 月 18 日就诊。

自诉因血性带，伴腰痛、头晕、乏力、口干不思饮已 2 月余。妇科诊断为盆腔炎，曾用西药治疗 1 月效果不佳，目前仍血性带绵绵不断，腰痛欲折。舌红苔薄黄，脉细数。

辨证：阴虚火旺。

治法：滋阴补肾降火。

方药：知柏地黄汤加益母草20克，龙骨20克，牡蛎20克，元胡索20克，台乌10克，土茯苓20克，诃子10克，骨碎补20克。

3剂，水煎服，每日1剂，日3服。

5月24日复诊：药后血性带减少，口鼻也不干燥，腰痛减轻。效不更方，继用上方再进3剂。

6月1日三诊：药后腰痛消失，血性带止，但左侧小腹痛，口干苦，嗳气。此乃肝气不疏，肝气横逆，肝木克脾土，故见诸症。治法：调和肝脾，疏肝理气。方药：丹栀逍遥散加元胡索20克，益母草20克，蒲公英20克，旋覆花15克，代赭石20克。3剂，水煎服。

随访药后诸症消失，两年仍好，无复发。

医案3　牛某，女，33岁。1983年4月29日就诊。

因经常带下呈血性带曾口服中西药不见效，他医用黄柏苍术之类也无效。今求岐治疗，诊见血性带绵绵不断，四肢乏力，全身困倦，舌红苔白，脉沉细。

辨证：脾虚湿邪下注。

治法：健脾利湿。

方药：白术20克，党参20克，山药20克，柴胡10克，陈皮10克，白芍20克，前仁10克，焦芥穗15克，焦地榆15克，益母草10克，诃子10克，龙骨20克，牡蛎20克。

3剂，水煎服，每日1剂，日3服。

5月4日复诊：药后血性带明显减少，颜色转为淡红。治疗继用原方3剂。

5月9日三诊：药后血性带基本止，仍觉困乏。继用原方3剂。

5月12日随访，诉诸症消失，疾病告愈。

岐按：盆腔炎是指盆腔器官的炎症病变，如子宫内膜炎、输卵管炎、卵巢炎和盆腔结缔组织炎、盆腔腹膜炎。盆腔炎由于月经期或产褥期不卫生、不清洁，感染病邪细菌进入阴道，蔓延繁殖，扩散发展，引起局部充血或瘀血现象，黏液渗出，引起组织粘连。因此出现血性带，下腹胀痛、腰酸痛等症。若病程缠绵日久，发展较缓者为慢性盆腔炎，前者属实证，后者属虚证。实证的治疗应抓紧正确的治疗，可以迅速获效。若急性期没有准确有效治疗，可延误时机，拖延病程，可使病情转为慢性盆腔炎，治疗获效困难，既费时间，又费工夫，还会造成后遗症，严重者可危及生命。

医案4　常某，女，39岁。1996年11月3日就诊。

自诉连续半年每逢两次月经周期中间，出现腰腹痛，血性带，伴口干，平素月经经常提前。脉细数。诊为排卵期血性带。

辨证：血虚血热，冲任不调，血不归经。

治法：养阴清热，调理冲任，止血。

方药：清经汤加味：丹皮10克，地骨皮10克，白芍30克，生地20克，青蒿10克，茯苓10克，黄柏10克，白及30克，焦地榆20克，焦芥穗30克，仙鹤草20克，杜仲20克，川续断10克，桑寄生20克。

5 剂。水煎服，每日 1 剂，日 3 服。

随访，自诉药后腰腹痛消失，血性带也没有了，以后再未出现。

第三节　妊娠病

妊娠病亦称胎前病。妊娠发病机理主要是受孕之后，阴血聚于冲、任以养胎，因而多使阴血偏虚，阳气偏亢。怀孕一个半月至三个月期间，约有半数妇女发生脾胃功能失调、厌食、恶心、呕吐，三个月自然恢复。呕吐反复发作不能进食，称为妊娠呕吐恶阻。

1. 妊娠恶阻

医案 1　陈某，女，23 岁。1983 年 6 月 1 日就诊。

自诉因妊娠反应，曾住院半月好转，但 1 周后又复发 5 ~ 6 天，因进食就呕吐一直不敢吃饭。伴头晕，口干渴，舌红苔薄白，脉缓滑。

辨证：冲任之气上逆，胃失和降。

治法：和解少阳。

方药：小柴胡汤加黄连 3 克，陈皮 10 克，阿胶 20 克，白及 20 克，石斛 20 克。

2 剂，水煎服。每日 1 剂，日 3 服。另用鸡蛋大小的灶心土用水煎煮，取其清汁，先服之后，再服用中药。

半月后告知如法治疗效果非常有效。

医案 2　郝某，女，27 岁。1997 年 7 月 22 日就诊。

自诉已停经 56 天，呕吐半月，加重 3 天，已住妇产科入院治疗 6 天，仍每天早晨呕吐，纳少，食入即吐，胃脘胀痛。求服中药治疗。舌红苔薄白，脉弦滑。

辨证：冲脉之气上逆，胃失和降。

治法：调冲脉之气，和胃气，和解少阳。

方药：党参 10 克，柴胡 10 克，半夏 10 克，黄芩 10 克，甘草 4 克，丁香 2 克，酸枣仁 20 克，砂仁 10 克，灶心土 30 克。

3 剂，水煎服。灶心土用水煎煮，取其清汁，先服之后，再服用中药。

7 月 24 日复诊：仍恶心呕吐，食入则吐，微咳，不思食。辨证：属冲任不调，五脏失和。治法：调理冲任，和解五脏。方药：党参 20 克，柴胡 10 克，黄芩 10 克，半夏 10 克，砂仁 10 克，白芍 20 克，山药 20 克，山茱萸 20 克，酸枣仁 20 克，紫菀 20 克，川贝 6 克，杏仁 20 克，百合 20 克，生姜 3 片。2 剂，水煎服。

8 月 11 日三诊：孕 3 个月，恶心呕吐，食入即吐。服 7 月 24 日药后，呕吐已止，唯食纳差。今按脾肾两虚论治。用香砂六君子汤加味：香附 10 克，砂仁 10 克，太子参 20 克，白术 10 克，茯苓 10 克，甘草 6 克，黄芩 10 克，佛手 20 克，山药 20 克，山茱萸 20 克，枸杞 10 克，杜仲 10 克，续断 10 克。3 剂，水煎服。

9 月 12 日四诊：药后饮食正常，前病已愈。今日干咳无痰求治。辨证：为肺阴虚而化热。治用养阴清肺汤 3 剂而愈。

医案3　徐某，女，27岁。1996年5月24日就诊。

自诉自停经45天后就出现乏力恶心呕吐，食入即吐，吃什么吐什么，严重时喝水也吐，曾服西药无效，只能依靠输液，至今已怀孕3月余，仍恶心呕吐不止，精神差，脉弦滑。

辨证：冲任之气上逆，胃失和降。

治法：和解少阳，调理冲任。

方药：小柴胡汤加味：柴胡20克，半夏20克，黄芩20克，党参20克，黄连3克，杏仁10克，紫菀10克，川贝6克，丁香2克，酸枣仁10克，甘草6克，灶心土100克（另包）。

3剂，水煎服，一日1剂，日3服。

6月5日复诊：药后诸症明显减轻，已一周时间不呕吐了，但今日又出现呕吐。查脉象右手大于左手。治疗上方再进3剂。

随访，患者自诉此方效果极好，称为特效方。

岐按：妊娠恶阻为妊娠期常见的疾病之一，轻者不需要治疗，但重者须认真谨慎治疗，有病先治病，病去胎自安，适当保胎，以确保母子平安。该例属顽固性重症病例，治疗一定要谨慎，《黄帝内经》云“有故无殒，亦无殒也”之理，故选用诸药，配伍精当，因此获效。余曾用此方治疗多例妊娠恶阻皆痊愈。

2. 滑胎（先兆流产）

医案1　向某，女，34岁。1982年2月23日就诊。

自诉患习惯性流产，已小产4胎，每次流产都在怀孕3~4个月时自行流产，此次怀孕已2月，目前腰痛腹痛下坠，因害怕再次出现流产，请求保胎。西医妇科诊断为“血型不合，易引起早产流产”。诊见患者形体肥胖，易于出汗，舌红苔薄白，脉沉滑。

辨证：肥胖之人，多虚多湿，易出汗，属气虚卫外不固，虽怀孕但其体虚无力摄固，故易发流产。

治法：大补中气，固肾气，壮筋骨，安胎气。

方药：党参30克，黄芪30克，杭芍40克，川断20克，杜仲20克，大枣6个，甘草3克，炙升麻6克。

3剂，水煎服，每日1剂，日2服。嘱勿过累。

3月19日复诊：药后诸症消失，近20余天感觉一切都好。但这两天又感觉有点腰痛腹痛。用上方再服3剂。

3月25日：3剂药服用后，一切症状消失。

随访，该患者足月顺产1男婴母子健康，全家欢喜。此方曾治10余例皆效。

医案2　程某，女，26岁。1982年3月20日就诊。

自诉怀孕2月，近3天来小腹下坠胀痛，已见红，妇科诊断为先兆流产，余选用治疗向某先兆流产的药方2剂，每日1剂，日2次服。

3月23日复诊：药后腹部不觉得阵阵发胀了，下坠感消失，流血消失。但仍觉腰酸痛，继用上方3剂。

随访诸症消失，足月顺产1男婴。

3. 妊娠水肿

医案 张某，女，24岁。1989年9月22日初诊。

该孕妇8月腹水加重7~8天，曾在7月开始水肿，今腹水、两腿水肿加重，胃胀、口干头晕，下肢水肿，左腿尤肿甚，大便干，舌红苔薄白，脉弦滑。

辨证： 脾虚湿盛，气滞火盛，水气停滞，渗于肌肤所致。

治法： 疏肝健脾，清热导滞。

方药： 茯苓20克，腹皮20克，葶苈子10克，黄芩10克，大黄6克，甘草3克，泽泻20克，车前子20克。

2剂，水煎服。每日1剂，日3服。

1990年2月26日抱上女儿来告知，服药后肿消了，好了。特致谢。

4. 妊娠大便不通

医案 贺某，女，28岁。1996年7月30日就诊。

因咳嗽痰不利，食少腹胀，7天未解大便，口苦口舌干燥，因怀孕3个月，有病不敢乱就医。舌红苔黄，脉滑数。

辨证： 阴虚肺燥，津液亏损。

治法： 养阴清肺，生津润燥，宣肺化痰，少佐通便。以去病为主，兼顾保胎。

方药： 养阴清肺汤加金银花10克，连翘10克，草决明30克，杏仁20克，紫菀10克，酸枣仁20克，大黄6克。

2剂，水煎服。每日1剂，日3服。

8月20日随访，药后诸症消失。

5. 妊娠乳溢

医案 柯某，女，20岁。1982年10月11日就诊。

自诉因怀孕后5个月乳房肿胀、乳头流奶、奶色白如米汤水、质稠，每当服用营养丰富的肉食、鸡蛋等物后加重，伴口干苦，小便黄，舌红苔白，脉弦滑。

辨证： 肝脾不调，肝气郁滞，肝郁化火。

治法： 疏肝解郁，清火收敛。

方药： 丹栀逍遥散加白芷10克，黄芪30克，龙骨30克，牡蛎30克。

3剂，水煎服。每日1剂，日3服。

12月6日随访，药后已治愈。

岐按： 怀孕期间乳房腺体发达是正常现象，但怀孕5月出现乳头流奶，临床却属罕见，欲求治疗，确有束手无策之感，但求治者忧心忡忡、十分烦恼，岐综合患者全身症状，根据中医理论，乳头属肝，乳房属脾。此病属肝脾不调、肝郁气滞、肝郁化火故见诸症。治用调理肝脾之法，选用丹栀逍遥散加味以疏肝解郁，清火收敛治疗乳溢，故而获效。

6. 妊娠失眠便秘

医案　陆某，女，27 岁。1997 年 7 月 23 日就诊。

自诉怀孕已 9 月，近期出现失眠便秘，脉右大于左，求服药顺产。

岐用保产无忧方以安胎保产催生。

方药：川芎 7 克，当归 7 克，白芍 8 克，荆芥 4 克，羌活 5 克，厚朴 3 克，菟丝子 3 克，枳壳 3 克，黄芪 10 克，甘草 4 克，川贝 3 克，生姜 3 克，艾叶 3 克。

3 剂，水煎服。每日 1 剂，日 3 服。

随访告知，药后诸症消失，顺产 1 女婴。

岐按：余每用保产无忧方以安胎保产催生，治疗临床效果很好，值得推广。

7. 足月未产无不适感，求催生方

医案　代某，女，28 岁。1979 年 12 月 17 日就诊。

自诉怀孕已足月并超时 1 周不生，也无不适感，求催生药。

岐用保产无忧方加大黄 6 克，天花粉 20 克。2 剂，水煎服。

12 月 25 日其家人来告知：12 月 17 日就诊服药后，12 月 21 日出现腹痛下坠，顺利生产一男儿。但目前产妇觉得腹部阵阵疼痛，求服中药。岐按产后瘀血阻滞不通所致（即西医所说的子宫收缩疼痛），用产后常规方——生化汤加益母草 2 剂，水煎服。以化瘀止痛，随访产妇一切正常。

附：保产无忧方：川芎、当归、白芍、荆芥、羌活、黄芪、厚朴、菟丝子、枳壳、甘草、贝母、生姜、艾叶。此方安胎保产催生。

生化汤：川芎 12 克，当归 15 克，桃仁 10 克，炮干姜 10 克，炙甘草 5 克，益母草 20 克。

8. 妊娠皮肤湿疹

医案 1　代某，女，32 岁。1986 年 8 月 23 日就诊。

自诉怀孕 6 月余，近 1 周全身皮肤出现湿疹，瘙痒难忍，查其四肢躯干出现散在性湿疹，高出皮肤，大如黄豆，小如绿豆，色暗红紫，瘙痒严重，夜间瘙痒尤甚，口干喜饮，大便干结，曾服抗过敏药无效，舌红苔少，脉滑数。

辨证：湿热毒邪郁滞于肺。

治法：清热燥湿，解毒祛风。

方药：普济消毒饮加全虫 3 克，蝉蜕 10 克，土茯苓 10 克，酸枣仁 10 克。

3 剂，水煎服，每日 1 剂，日 3 服。忌酒、辣之品。

8 月 18 日复诊：药后诸症好转。治疗上方再进 3 剂，水煎服。

随访，自诉服药 6 剂，疾病痊愈。

岐按：普济消毒饮是李东垣创立的名方，主治瘟疫大流行，邪热在心肺之间，上攻头面所引起的一种传染病“大头瘟”。初发病时憎寒壮热，接着头面肿大，甚至目不能张，同时伴有肢体酸楚，咽痛口渴等症状。方中有黄芩、黄连、玄参、橘红、甘草、连

翘、薄荷、牛蒡子、板蓝根、马勃、僵蚕、升麻、柴胡、桔梗。岐借用此方治疗皮肤湿疹等多种疾病，凡属风热邪毒郁滞心肺之间，每获良效。

医案2 刘某，女，24岁。1980年3月4日就诊。

自诉妊娠5月，皮肤瘙痒10余天，周身皮肤瘙痒，抓破后流黄水，口干喜饮，大便干，遍身红肿热痛，有部分成片结痂，口唇干，舌红苔黄，脉弦数。

辨证：风热犯肺，邪毒蕴结。

治法：祛风燥湿，清热解毒。

方药：普济消毒饮加大黄10克（另包后下），白鲜皮20克，苦参20克。

2剂，水煎服，每日1剂，日3服。

5月21日随访，上方连服7剂，诸症消失，疾病告愈。

医案3 罗某，女，32岁。1979年11月18日就诊。

自诉已妊娠8个月，全身瘙痒已1个月，周身散在粟粒，瘙痒难忍，夜间尤甚，因怀孕不敢乱服药，瘙痒越来越甚，如今瘙痒心慌难忍，坐卧不安，现求中药治疗。

辨证：血虚血热。

治法：养血清热，祛风止痒。

方药：地黄饮子加柏子仁30克，酸枣仁30克。

3剂，水煎服，一日1剂，日3服。

11月27日复诊：药后瘙痒消失，睡眠也好转，但唯觉口干。治疗继用上方3剂。

12月1日随访，疾病痊愈。

岐按：地黄饮子共有4个方子，岐用《医宗金鉴》中的地黄饮子治血风证，由于血虚血热造成的皮肤瘙痒症。方药：生地20克，熟地20克，何首乌20克，丹皮10克，玄参20克，当归10克，白蒺藜10克，甘草10克，红花10克，僵蚕10克。

9. 妊娠发热

医案 沈某，女，27岁。1995年8月17日就诊。

怀孕4月，感冒发热2天，昨天下午加重，恶寒发热，口干喜饮水，腰痛反复发作4次，小腹坠痛1次，今日测体温39℃，脉浮数。不敢吃西药，求服中药，治病又保胎。

辨证：血虚气弱，邪侵少阳。

治法：和解少阳，清热安胎。

方药：柴胡10克，黄芩10克，半夏10克，党参10克，甘草3克，大枣3个，石膏30克，知母30克，石斛30克，杜仲20克，川续断20克。

2剂，水煎服，一日1剂，日服3次。

8月19日复诊：药后恶寒发热渐退，诸症好转，但仍觉心悸。上方加酸枣仁20克。2剂，水煎服。

9月21日三诊：药后诸症消失。未再服药，嘱其预防感冒，勿过劳累，多休息。

岐按：怀孕期间一般不宜服药，切记有病不可乱投医。本例因感冒高烧没治疗，未及时控制，高热影响胎儿不安，故出现腹痛腰痛，此乃胎热子烦，不得不治。但治疗有困难，既有感冒表证，又有腹痛里证还有胎儿，很棘手。岐分析采用和解少阳法加清热、保胎药。余用小柴胡汤和解少阳，选知母、石膏退热，石斛生津，杜仲、川续断保胎，诸药合用切中病机，故能取得速效。

附录：寿胎丸加减治胎萎不长6例，均痊愈。菟丝子、阿胶、熟地各25克，炙党参、炙黄芪、桑寄生各15克，炒白术、当归、川断各10克，砂仁3克（后下）。水煎服，随症加味，一般服7～10剂起效，连服20～50剂后，胎发育正常，腹部增大，与妊娠月份相符，胎动与心音增强，足月分娩。（摘自《中医文摘》1990年01期36页）。

10. 妊娠合并黄疸

医案 吴某，女，25岁。1979年7月26日初诊。

自诉怀孕2月后，突然出现尿黄面赤、眼睛巩膜黄染4天，伴恶心呕吐，口干苦，胃脘胀满疼痛，乏力，食纳差，舌红苔薄黄。化验检查肝功，黄疸指数、转氨酶等项均增高，肝功能损害严重，西医建议其先流产，后治疗肝炎，否则不但孕妇肝脏功能将持续损害，也将严重影响胎儿的生长发育。患者不肯采纳，来求岐用中药治疗。

辨证：脾胃湿热蕴结，阻遏气机，熏灼肝胆，胆汁不循常道。

治法：清热利胆，退黄安胎。

方药：茵陈白茅根汤（自拟）：茵陈20克，白茅根20克，黄芩10克，黄连6克，栀子10克，苍术10克，猪苓10克，青皮10克，泽泻10克，龙胆草10克，半夏10克，焦三仙各20克，滑石20克。

3剂，水煎服，一日1剂，日3服。

8月8日复诊：药后恶心、呕吐、口干苦、黄疸等症好转，唯觉乏力纳差、尿黄。治疗前方继用3剂，并嘱要连续服药半个月。

随访，患者黄疸消失，半年后顺产一女婴，婴儿一切正常，母女二人均健康。

岐按：这表明只要准确辨证、谨慎用药，的确可治疗母体疾病，且对胎儿无影响，但这就是《黄帝内经》之“有故无殒，亦无殒也”的具体临床运用。

11. 妊娠期阴脱

医案 叶某，女，26岁。1996年5月8日初诊。

自诉已怀孕3个月，近1周来出现食纳差、头昏、口干、少腹胀、阴道胀坠，经石泉县医院妇产科诊为初孕、子宫脱垂二度。舌淡苔白，诊脉虚滑。

辨证：气血两虚，中气不足，升举无力。

治法：大补中气，调理肝气，固肾气，养胎气。

方药：黄芪20克，党参20克，白术10克，陈皮10克，升麻6克，柴胡6克，当归10克，甘草3克，青皮10克，枳壳10克，金樱子15克，五味子10克，葛根10克，山药20克，山茱萸20克。

3剂，水煎服。每日1剂，日3服。同时嘱其卧床休息1周。

1月后告知，服6剂药后诸症均好，再没有服药。当年腊月顺产1子。

岐按：孕妇要适当加强营养，适当休息，如休息不够，营养不足，会导致中气不足、升举无力，导致脾气肾气不足，失于固摄，因此出现子宫脱垂，治疗应补中气、固肾气，药切病机而诸症消失。

12. 妊娠合并口疮

医案 罗某，女，23岁。1979年10月9日就诊。

自诉因妊娠7个月，5天前出现了口舌溃疡，灼热疼痛、咽痛红肿，口干、干咳、尿黄，因怀孕不敢乱服药，求服中药，舌红苔黄，脉浮数。

辨证：肺阴虚火旺。

治法：养阴清肺，清热解毒。

方药：银翘玄麦汤加黄连6克，青黛20克（布包），山豆根10克，杏仁20克，滑石20克，甘草6克，栝楼仁20克。

3剂，水煎服。每日1剂，日3服。

10月17日复诊：服上方后好转，又在他医就诊，奇怪地开出了桔梗汤加味，用桔梗汤加味3剂后，诸症又加重，满口灼热疼痛，舌红苔少，口干不思饮，大便干结，脉滑数。治疗继用10月9日的原方6剂。

10月30日：口腔溃疡已痊愈。

岐按：银翘玄麦汤由金银花15克，连翘10克，玄参15克，麦冬15克，生地15克，白芍15克，丹皮10克，牛蒡子10克，薄荷10克组成，功能以养阴清肺、清热解毒，治肺阴虚火旺证；桔梗汤由桔梗、防风、桑白皮、贝母、栝楼仁、枳壳、当归、薏苡仁、黄芪、杏仁、百合、甘草、生姜组成，功能清热补肺、利气除痰，治疗肺痈、咳吐脓血、咽干、口渴等症。两方虽都能清热，但组方不同、功能不同，治疗结果截然不同，说明临床辨证遣方的重要性。

13. 妊娠期痢疾

医案 李某，女，26岁。1978年10月4日就诊。

自诉已怀孕6月，4天前出现腹痛下痢，红白痢，每半小时拉1次。查大便见脓球（+++）、红细胞（++）、黏液（+++），舌红苔黄腻，脉滑数。

辨证：湿热蕴结，郁久化火，热毒损及血分。

治法：清热解毒，凉血止痢。

方药：芍药汤合白头翁汤加味，连服4剂。

10月10复诊：诸症消失。复查大便，一切正常。

附方：白芍15克，黄芩10克，黄连3克，肉桂3克，木香6克，槟榔6克，甘草3克，当归10克，白头翁15克，秦皮15克，黄柏10克，车前子10克，滑石10克，杜仲10克，川断10克。一日1剂，水煎服，日服3次。

岐按：方中加车前子、滑石以助清热解毒、利湿、凉血止痢之功，再加杜仲、川断以补肝肾、强筋骨而固胎气，以达治病又不损胎气，获两全其美之效。

14. 妊娠咳嗽（子咳）

医案　陈某，女，27岁。1980年1月31日就诊。

自诉已怀孕8个月，已咳嗽1月余，加重3天。咳嗽咳痰不利，口干不思饮，有时咳嗽时出现遗尿，有时呕吐，舌红苔薄黄，脉浮滑。

辨证：肺阴虚火旺。

治法：养阴清肺，止咳平喘。

方药：银翘玄麦汤加杏仁10克，紫菀10克，前胡10克，柏子仁20克，酸枣仁20克，炙桑皮10克。

2剂，水煎服，每日1剂，日3服。

2月6日复诊：药后咳嗽减轻，也不呕吐，咳嗽痰利了，尿失禁现象已消失。治疗遵效不更方，前方再进2剂。

2月15日随访，咳嗽等诸症均消失一切都好。

岐按：孕咳应及时治疗，如因怀孕难以用药会导致久咳不愈，进而伤及肺阴，损伤脾肾，故出现咳嗽痰不利，口干不思饮，呕吐遗尿等症。所以小病初期及时治疗，不要拖延病情，根据本例病症，在治疗时要从养肺阴、固肾气入手，可获良效。

15. 妊娠阴痒

医案　韩某，女，24岁。1987年9月5日就诊。

自诉自怀孕后经常出现阴痒，难以开口。十分难受，今专程来求治。因怀孕不便用药物内服，可避免损胎。采用外治法：荆芥10克，防风10克，苦参30克，白矾6克，川椒10克，地肤子30克，蛇床子30克，黄柏30克，百部30克，大黄20克。

3剂，水煎外洗，一日1剂，日洗2次，先熏后洗。

1月后告知，药用完后，就治愈了。

岐按：本方外治效果很好，诸药合用有祛风、清热、解毒、燥湿、杀虫、止痒等功效，临场治疗各种阴痒症效果均佳。

16. 死胎征象记实

医案　杜某，女，22岁。1994年3月1日就诊。

自诉怀孕3月，因跌跤后见红，间断性出血半个月，曾求保胎，服用黄体酮、维生素E、鱼肝油等西药，并嘱其卧床休息保胎等措施均无效。近日来，已不见红而见黑色黏液流出伴腥臭气味，求岐诊疗，余诊查后，见脉散乱，加之上述诸症，诊断为胎儿已死腹中，建议其手术取之，后经超声检查确诊为“无胎心音”。诊断为“死胎”，提醒医生接诊时要认真细心，全面了解病情，提高警惕。临床医生接诊时见此现象，再无需保胎，只能手术取之。

第四节　产后病

产妇在分娩后1月内或百日内，发生的与分娩有关的疾病为产后病。

1. 产后无奶

医案1　高某，女，28岁。1994年1月26日就诊。

其夫代诉产后已7天，至今无乳汁，伴食纳差。

辨证：脾虚津亏，气血不足。

治法：补气血，生津液，通经下乳。

方药：补乳汤（自制方）：红参10克，丹参20克，玄参20克，泡参30克，太子参30克，麦冬30克，当归10克，黄芪30克，桔梗10克，通草6克，穿山甲10克，王不留行10克，砂仁10克。

2剂，嘱其每服药加1个前猪蹄炖服。

3月24日其爱人代诉，服药后就有乳汁了，目前乳汁量多质好，母婴身体健康，效果极好。谢谢。

医案2　高某，女，40岁。1996年9月9日就诊。

其母代诉，其女属高龄产妇，4日前剖宫产后，一直无奶。

辨证：气血两虚。

治法：补气血，生津液，通经下乳。

方药：补乳汤：红参10克，丹参20克，玄参20克，泡参30克，太子参30克，麦冬30克，当归10克，黄芪30克，桔梗10克，通草6克，穿山甲10克，王不留行10克，砂仁10克。

3剂，嘱其每剂药加1个前猪蹄炖服，2日1剂，日3服。

随访，3剂药服完后，乳汁充盈而出。

岐按：世界卫生组织提倡母乳喂养，尽管有牛乳、羊奶等替代品等，但无法比拟母乳的优越作用，母乳含有丰富的营养，能提高婴儿的免疫能力，同时母乳喂养能增加母婴之间的亲子关系，使婴儿心理健康，因此母乳是婴儿无法替代的物质食粮和精神食粮。本方对产后无乳效果极好，余用此方治疗数十例均效如桴鼓。补乳汤是由红参10克，丹参20克，玄参20克，泡参30克，太子参30克，麦冬30克，当归10克，黄芪30克，桔梗10克，通草6克，穿山甲10克，王不留行10克，砂仁10克。前猪蹄1个组成，诸药同时炖服，服汤吃肉，2天1剂，连服2~3剂，乳汁充溢而出，效果十分理想。方中红参、丹参、玄参、泡参、太子参、麦冬功在益气生津，当归、黄芪功在补气血，桔梗载药上行，通草、穿山甲、王不留行疏通经脉，砂仁开胃行气以防猪蹄之滋腻，猪蹄含高脂肪高蛋白，营养丰富，诸药配合构成一张补气血、生津液、通经脉、下乳汁的滋而不腻、补而不峻、温而不燥，药切病机、效果显著的产后补乳特效方，主治产后无乳或少乳。

2. 产后乳汁清淡

医案　孙某，女，23岁。1989年8月19日就诊。

自诉产后已40余天，乳汁清淡，影响婴儿健康，男婴身体消瘦，大便稀泻，查产妇口不干，舌红苔薄白，脉沉细。

辨证：脾胃虚寒，生化无力。

治法：补中益气，温阳散寒。

方药：补中益气汤加味：党参20克，黄芪30克，白术10克，陈皮10克，升麻10克，柴胡10克，当归10克，炙甘草6克，附子6克，肉桂3克，川贝3克。

3剂，开水煎服。每日1剂，日3服。

9月28日复诊：药后乳汁如豆浆一般白稠，不像以前那样清淡。求前方再服3剂。

随访乳汁白稠，质好量多，母婴身体健康。

岐按：在临床上用此方治疗10余例此类患者，均获良效。用补中益气汤补中益气，加附子壮阳，肉桂温中散寒，桂附合用，对气血虚弱有鼓舞气血生津的作用，有如虎添翼之功，因此效果显著。

3. 产后咳嗽（气管炎）

医案　谭某，女，26岁。1996年9月20日就诊。

自诉因产后受凉，觉得周身关节痛、咳嗽、痰不利，口干不思饮，舌红苔白，脉细数。

辨证：阴虚肺燥，复感外寒，肺气失宣。

治法：养阴润肺，宣肺散寒，降气化痰。

方药：银翘玄麦汤加苏子降气汤加柴胡、羌活、独活、防风、川贝、酸枣仁、款冬花、紫菀各10克。

3剂，水煎服，一日1剂，日3服。

9月23日复诊：药后已不咳嗽，痰也利了。治疗原方再进3剂，以巩固疗效。

4. 产后腹痛

医案　刘某，女，25岁。1997年7月16日就诊。

自诉产后已9天，至今子宫未复位，腹痛拒按，右上腹部有包块抵胁部，会阴部侧切伤口感染疼痛，无奶。B超检查为“子宫大，子宫底部在胁下，产后子宫尚未复位”。曾输液，服产妇康、催产素等药无效。求服中药。

辨证：气血生化不足，气滞血瘀，宫缩无力。

治法：活血化瘀，行滞止痛，复原子宫。

方药：生化汤加味：川芎15克，当归15克，桃仁10克，炙甘草6克，炮姜10克，红花10克，益母草20克，丹参20克，三棱10克，莪术10克，穿山甲10克，金银花20克，蒲公英30克。

3剂，水煎服，每日1剂，日3服。忌生冷。

7月19日复诊：药后有奶了，有阵阵腹痛感。余诊断此腹痛为子宫收缩所致。治用上方加元胡索30克，取其止痛调理血气之功效，3剂，水煎服。

7月24日：药后腹部包块已消失，乳汁量多质黏稠。B超检查为“子宫已恢复正常大小”。疾病痊愈。

5. 产后小便失禁

医案 李某，女，26岁。1991年8月12日就诊。

自诉产后尿失禁5个月，经中西医多方治疗无效，经各种检查未发现有器质性病变。刻诊见形体消瘦，面色㿠白，口渴欲饮。头昏痛，疲乏无力，腰酸疲劳，心烦心悸，睡眠不好，体重明显减轻，舌红苔少，脉细数，小便20~28次/天，大便3~4次/天。

辨证：肺肾气虚，膀胱失约，阴亏燥热。

治法：滋阴清热，补肾摄尿。

方药：沙参、麦冬、天花粉、党参、黄芪、当归各15克，山药、菟丝子各30克，生地、知母、五味子各12克。

4剂，水煎服，一日1剂，日3服。

8月16日复诊：药后口渴大减，大便通，各症均减。但尿仍频数，失禁。辨证：肾虚，膀胱约束无力。方药：用党参、麦冬、生地、金樱子、山药、菟丝子各30克，黄芪、五味子、覆盆子、桑螵蛸各15克，五倍子6克，乌药、益智仁各10克。8剂，水煎服。

8月24日三诊：药后尿频次数减少，小便渐渐能够控制，头昏乏力心烦等症状消失，查舌淡红，苔薄白，脉细数。辨证：肾亏津液渐复、气虚未愈，已取得初步疗效。治用前方黄芪量加1倍，8剂，水煎服。

9月3日四诊：小便能自控，白天3~5次，夜间1~2次，其他症状消失。查舌淡红，苔薄白，脉细。治疗：上方8剂。以巩固疗效。

9月12日随访，诸症消失，疾病痊愈。

1年后随访未再复发。

岐按：桑螵蛸、覆盆子、金樱子、五味子、五倍子、乌药、益智仁等药专补肾固摄，回缩小便，封为截流之要药。

6. 产后恶露40天不绝

医案 龚某，女，26岁。1982年12月3日就诊。

自诉生产已40余天，至今恶露仍未净，伴口舌溃疡，大便干结。

辨证：产后气血亏虚，阴虚火旺。

治法：补养心脾，养血止血。

方药：归脾汤加大云、阿胶、焦地榆、焦芥穗各20克。

3剂，水煎服。另用冰硼散1瓶外敷口腔溃疡，每晚1次。

12月10日复诊：药后恶露已干净了，但因大便干结自己服用了番泻叶又出现阴道出血。岐用上方加旱莲草、生地、熟地各20克，以滋阴养血，2剂，水煎服。

12 月 14 日三诊：药后阴道出血止，大便干结减轻，排出较为顺畅。上方继用 2 剂，以巩固疗效。

12 月 18 日随访，一切正常。疾病痊愈。

第五节　妇科杂病

1. 阴痒

医案　向某，女，32 岁。1983 年 9 月 24 日就诊。

自诉结扎后，头昏心慌、气短、纳差、四肢无力、阴道瘙痒难忍，以往没有此类感觉，舌红苔白，脉沉细。

辨证：心脾两虚，血虚生风。

治法：补养心脾，祛风解毒。

方药：（1）归脾汤加龙骨、牡蛎各 20 克，柏子仁 10 克。

3 剂，水煎服。每日 1 剂，日 3 服。

（2）外洗方：苦参、黄柏、地肤子、土茯苓、百部、大黄各 30 克，食盐 20 克，大蒜杆 50 克。

水煎先熏后洗，一日洗 2 次。

11 月 10 日随访，药后诸症消失。

2. 癥瘕（子宫肌瘤、子宫内膜炎）

医案　沈某，女，31 岁。1983 年 5 月 26 日就诊。

自诉因月经过多，日久不愈已半年，经妇科多次诊断，确诊为“子宫内膜炎、子宫肌瘤”。近半年来，月经量多，伴有血块，头昏心慌、气短纳差、乏力困倦、舌红苔白，脉沉细。

辨证：心脾两虚，统摄不力，兼瘀血内阻。

治法：补养心脾，兼活血化瘀。

方药：归脾汤加龙骨、牡蛎各 20 克，三七 3 克，白及 20 克，阿胶 20 克，贯仲炭 20 克。

3 剂，水煎服。每日 1 剂，日 3 服。

5 月 30 日复诊：药后经血少了。上方去三七，再进 3 剂。

6 月 2 日三诊：服药后，月经干净了，但仍气短、四肢不温、口不干。用补中地黄汤 3 剂。

6 月 9 日四诊：月经已干净 8 天，但今天月经又来，怕崩漏复发，急来求治。用 5 月 26 日方 3 剂。

6 月 13 日五诊：月经量仍多，色红。继用上方 3 剂。

6 月 20 日六诊：月经已于 6 月 18 日干净了。今求服上方以巩固疗效。继用上方 3 剂。

6 月 24 日七诊：崩漏已好，为巩固疗效，继用上方 3 剂。

7月5日八诊：崩漏，服5月26日方药，崩漏未犯、月经未来，求上方继进3剂。

7月20日九诊：服5月26日方药20剂，崩漏已愈，继用上方3剂，以固疗效。处方：归脾汤加龙骨20克，牡蛎20克，贯仲炭20克，阿胶20克，白及30克，三七3克。

8月5日十诊：崩漏（子宫肌瘤）服7月20日药6剂平稳，未见复发。继服3剂。

8月20日十一诊：崩漏已愈两月，月经6~7天净。继用上方3剂，以巩固疗效。

11月1日十二诊：经妇科检查，崩漏愈、子宫肌瘤消失，但子宫内膜炎仍存在，呈血性带，口不干。治疗：用上方加乌贼骨、蒲公英各20克。3剂，水煎服。

11月5日十三诊：药后仍有血性带，且腹痛，口干苦，舌红苔白。辨证：肝气郁结，气郁化热，血不归经。方药：用丹栀逍遥散加乌贼骨20克，白及20克，阿胶20克，益母草20克。3剂。

11月9日十四诊：血性带较少，腹痛、口干苦减轻。治疗遵效不更方，3剂。

11月12日十五诊：血性带（子宫内膜炎）服11月5日药6剂好转。再3剂。

11月16日十六诊：血性带，伴目干涩、口干苦、腹痛，经服11月5日药9剂后，诸症好转，血性带明显减少，每天流几点淡红带，量少许（原来暗红色血性带量多），精神好转，饮食、二便正常。治疗继用11月5日方3剂，以巩固疗效。

11月21日十七诊：今日为月经行经的第3天，为防止出血过多，遂采用11月1日的方药3剂，水煎服。

12月13日十八诊：经妇科检查“子宫肌瘤、子宫内膜炎”均消失，但右侧附件肥厚、压痛仍然存在，诊断为右侧附件炎。辨证：按久病肝气郁结、脉络瘀滞所致论治。治法：疏肝理气、活血化瘀。方药：逍遥散加三棱10克，莪术10克，穿山甲10克，益母草20克。共服9剂而愈。

岐按：本病例经妇科检查确诊，中医辨证论治，中西结合，有利于解除病人痛苦。子宫肌瘤从5月26日至11月11日共服药30余剂而治愈；子宫内膜炎从11月1日至12月13日服中药15剂而愈；左侧附件炎从12月13日服中药9剂而愈。《黄帝内经》云“谨守病机，各司其局……疏其血气，令其调达，而至和平。”

3. 不孕症

医案 欧某，女，30岁。1984年4月9日就诊。

自诉月经经常错后、痛经，结婚3年不孕，平素口不干。

辨证：气血虚寒。

治法：温气补血，温经散寒。

方药：温经汤加元胡索30克，台乌20克，小茴香20克，白芷20克。

连续服用60余剂，半年后怀孕。

岐按：不孕症应当检查男女双方，不能只怪女性。根据有关报道，不孕症中男性占70%，女性占30%，因此出现结婚同居3年以上，未采取任何避孕措施却没有怀孕者，需要男女双方共同做检查，确定病因。如属女方原因，一般多见体虚宫寒不孕，或肥胖脂肪丰满导致输卵管不通等器质性病变。如果在排除了器质性疾病后，则可按照中医辨证方法，根据临床症状分为“肾虚不孕、血虚不孕、痰滞不孕、肝郁不孕、血瘀不孕”等型，中医治疗效果满意。余在临床上治疗多例气血虚寒型不孕症，常用张仲景的温经汤加元胡索30克，台乌20克，小茴香20克，白芷20克。每月在月经结束后服6剂，连服3～6个月，每能治愈。温经汤组成：吴茱萸、当归、芍药、川芎、人参、桂枝、阿胶、丹皮、生姜、甘草、半夏、麦冬。

男性不育症治疗十分困难，难于获效，多因死精或无精。男性不育岐建议服用中药锁阳20克，枸杞子15克，鸡蛋1个，每日1剂，内服，3～6个月后见效。

4. 阴挺下脱（子宫肌脱垂）

医案　袁某，女，30岁。1984年2月19日就诊。

其夫代诉，患者1月前出现子宫下垂，行动不便，卧则少许能回缩，严重影响生活、工作。觉心慌气短、乏力困倦，食纳少，面色无华。

辨证：中气下陷。

治法：补中益气。

方药：补中益气汤加红参20克，枳壳20克，重用黄芪30克。

3剂，水煎服。每日1剂，日3服。

2月15日复诊：药后已见效，子宫已部分回缩。继用上方3剂。

2月19日三诊：子宫已回缩一半。继用原方，嘱其连服20剂，以观效果。

3月10日四诊：患者亲自走到医院，自诉仅连服16剂中药，子宫脱垂完全恢复正常。嘱其注意休息，不可干重体力活。

岐按：子宫脱垂，多因体虚加之过度劳累致使中气下陷，升举无力所致。《黄帝内经》云“生病起于过用，此为常也”。因此建议妇女应劳逸结合，量力而行，切勿过于劳累，尤其是产后身体尚未康复时，切勿过度用力，以免损伤中气。补中益气法，重用黄芪量，加红参大补元气，少佐枳壳宽中理气，使中气充足，气血待补，气陷得升，则子宫下垂可恢复而愈。

5. 乳痈（急性乳腺炎）

医案1　张某，女。1987年4月4日就诊。

自诉已母乳喂养小儿一年半，欲断奶，曾服西药回奶效果不好，反而出现乳房胀痛，恶寒发热。今求回奶方。

辨证：气血郁滞，热毒蕴结。

治法：疏肝理气，清热解毒，活血消肿。

方药：自拟回奶方：虎杖20克，金钱草20克，柴胡10克，青皮10克，金银花15克，白芷10克，当归10克，乳香10克，没药10克，防风10克，浙贝母10克，天花粉10克，陈皮10克，穿山甲10克，甘草3克，川芎20克，蒲公英20克。

3剂，水煎服。每日1剂，日3服。

4月6日复诊：2剂药后，诸症消失，已回奶了。

医案2　余某，女，25岁。1989年3月25日就诊。

自诉因患急性黄疸肝炎，害怕给小孩传染，便决定给小孩断奶，停喂第 2 天后，乳房开始肿胀疼痛，现已 5 天了，今天觉得恶寒发热、两乳肿痛难忍且有硬块，急求回奶。余用自拟回奶方，3 剂，水煎服。

3 月 29 日复诊：药后，诸症消失，已回奶了，患者连连道谢。

岐按：余在长期临床治疗中，总结“回奶方”，要疏肝理气，使肝气顺畅，因肝主疏泄，性喜条达，通过疏肝理气使郁结的肝气得以舒畅，余用以梳理肝气，清热解毒，活血消肿，取得十分满意的效果。附方：金银花 15 克，白芷 10 克，当归 10 克，乳香 10 克，没药 10 克，荆芥 10 克，防风 10 克，浙贝母 10 克，天花粉 30 克，陈皮 10 克，穿山甲 10 克，青皮 10 克，川芎 10 克，柴胡 10 克，金钱草 20 克，蒲公英 20 克，虎杖 20 克。每天 1 剂，水煎服，日服 3 次。3 ~6 剂见效。

医案 3　王某，女，24 岁。1980 年 3 月 19 日初诊。

自诉右侧乳腺肿痛 2 天，伴恶寒发热。

辨证：风热毒邪阻遏，气血郁滞，蕴结不通。

治法：清热解毒，消肿止痛。

方药：仙方活命饮加味：金银花 15 克，白芷 10 克，当归 10 克，乳香 20 克，没药 20 克，荆芥 10 克，防风 10 克，浙贝母 10 克，天花粉 10 克，陈皮 10 克，穿山甲 10 克，青皮 10 克，赤芍 10 克，甘草 3 克，栝楼仁 20 克。

2 剂，每天 1 剂，水煎服，日服 3 次。

3 月 21 日复诊：药后出汗，肿痛、恶寒发热均消失。前方再进 2 剂。

3 月 25 日随访，诸症消失。

岐按：急性乳腺炎贵在早期消散，迟则化脓难愈，甚则化脓溃破更难愈。

医案 4　陈某，女，22 岁。1997 年 5 月 8 日就诊。

自诉右侧乳房右上方乳腺肿痛已 38 天，肿块如核桃大小，曾多方治疗无效。

方药：余用荆防败毒散和仙方活命饮加蒲公英 20 克。

3 剂，水煎服，每日 1 剂，日 3 服。忌酒、辣食品。

5 月 13 日复诊：药后肿痛减轻。继用上方 3 剂。

5 月 20 日三诊：药后肿痛消失，包块消散。

岐按：急性乳腺炎治疗要辨证施治，正确选方，药切病机方可获效。

医案 5　陈某，女，23 岁。1990 年 1 月 13 日就诊。

自诉患双侧乳腺炎已 1 周，右侧乳房外侧漫肿似鸡蛋大小，红肿胀痛烧灼，伴恶寒发热，午后加重，夜间痛甚。舌红苔薄黄，脉弦数。

辨证：热毒壅结，气血郁滞，发为乳痈。

治法：消痈散结，活血通络，行气止痛。

方药：仙方活命饮加味：金银花 15 克，白芷 10 克，当归 10 克，乳香 20 克，没药 20 克，荆芥 10 克，防风 10 克，浙贝母 10 克，天花粉 10 克，陈皮 10 克，穿山甲 10 克，皂角刺 10 克，全栝楼 10 克，枳壳 10 克，三棱 10 克，莪术 10 克，蒲公英 20 克，虎杖 20 克。

2 剂，每天 1 剂，水煎服，日服 3 次。忌生、冷、酒、辣之品。

3 月 23 日复诊：上方连服 9 剂，疾病告愈。

6. 乳腺炎化脓切口久不收口

医案　乔某，女，27岁。1978年10月5日就诊。

自诉因患乳腺炎1个半月，经用青霉素、链霉素、硫酸镁、复元通气散、归脾汤加味等中西药治疗均无效，且日渐加重，恶寒发热，于1月前住院切开排脓，但刀口日久不能收口，从刀口渗出乳汁。请求中医会诊。

辨证：久病气血虚弱，阴阳两亏。

治法：大补气血，阴阳双补。

方药：参苓内托散：人参10克，茯苓10克，白术10克，炙甘草6克，当归10克，川芎10克，白芍12克，熟地20克，黄芪30克，肉桂6克，附子10克，山药12克，陈皮10克，丹皮10克，地骨皮10克，鸡内金10克，龙骨30克，牡蛎30克。

5剂，水煎服，每日1剂，日3服。忌生、冷、酒、辣之品。应坚持治疗。

10月10日复诊：药后无不适感，见刀口渗奶减少。治遵效不更方，上方再服5剂。

10月16日三诊：刀口渗奶消失，刀口不肿痛，有发痒的感觉。治疗上方再服5剂。

10月21日四诊：刀口已经长好。

随访两年未复发。

岐按：此方系《疡医大全方》，为外科常用方，余常用此方治疗外科手术后伤口久不愈合，效果极好，今又用此方治疗乳腺炎化脓切开后伤口久不愈合，而且还渗出乳汁，也取得了满意的疗效。本方对于开刀后伤口久不愈合，久病气血虚弱，阴阳两虚者，用大补气血的十全大补汤加附子、山药、陈皮、丹皮、地骨皮、鸡内金、龙骨、牡蛎，以阴阳双补，促进生肌长肉，使伤口愈合加快。临床上一般连用15~20剂即可治愈。

7. 乳癖（乳腺增生治验）

医案1　穆某，女，28岁。1990年4月30日就诊。

自诉左侧乳腺增生已3年，近期渐渐突起，两侧乳房不对称。

辨证：肝气郁结，情志不畅。

治法：疏肝解郁，散结消肿。

方药：柴胡疏肝散加青皮15克，穿山甲15克，王不留行20克，益母草30克。

5剂，水煎服。每日1剂，日3服。

5月6日复诊：药后觉得舒适。于是嘱其连服上方20剂，以观效果。

6月1日三诊：已连续服药25剂，觉得乳房胀痛减轻，左侧乳房突起已渐渐缩小。嘱其继续坚持服药，继用上方服用，每月服用10剂，连续服用半年后复查。

11月12日四诊：已坚持服用7个月，经B超检查，左侧乳房增生已明显缩小。嘱其按上方继续坚持服药，半年后复查。

1991年6月10日五诊：乳房已不觉疼痛，经B超检查，左侧乳房增生部分已消失。疾病告愈。累计服药150余剂药，取得了满意效果。

医案2　窦某，女，46岁。1990年5月2日就诊。

自诉左侧乳房乳腺增生2年余，近1月来胀痛加重，影响肩臂疼痛，曾服西药无效。

辨证：肝气郁结，郁滞不通。

治法：疏肝和营，活血化瘀，行气散结。

方药：逍遥散加木香10克，枳壳10克，元胡索30克，川芎15克，青皮15克，酸枣仁20克，王不留行20克，穿山甲10克，刘寄奴20克。

3剂，水煎服，每日1剂，日3服。

5月7日复诊：药后乳房胀痛减轻，心悸减轻。遵效不更方，继用上方5剂，水煎服。

5月15日三诊：乳房已不胀痛，余症消失。

医案3　陈某，女，32岁。1989年8月30日就诊。

自诉右侧乳腺增生已月余，日渐加重，曾在汉中市妇幼院确诊为“乳腺增生”，并服乳康片半月无效，现两侧乳房胀痛、活动受限，舌黯红，苔薄黄，脉沉弦。

辨证：肝气郁结，瘀滞不通。

治法：疏肝解郁，消肿散结。

方药：柴胡15克，枳壳10克，玄参20克，蒲公英20克，金银花20克，连翘10克，青皮15克，穿山甲10克，海藻10克，昆布10克，丹参20克，赤芍10克，川芎10克。

3剂，水煎服。每日1剂，日3服。

9月4日复诊：药后乳房胀痛肿减轻。上方再进3剂，水煎服。

9月9日三诊：药后乳房疼痛继续减轻。继用上方3剂，嘱其打成粉末，每次服10克，白开水冲服，一日3次。

1990年2月6日随访，服药后经汉中市某医院复查乳腺已恢复正常。

医案4　秦某，女，26岁。1994年6月9日就诊。

自诉患左侧乳腺炎，出现条索状结节，疼痛肿胀已3个月，在当地治疗反复不愈。

辨证：肝气郁结，气滞血瘀。

治法：疏肝解郁，消肿散结。

方药：柴胡10克，青皮10克，枳壳10克，栝楼仁10克，神曲10克，山楂10克，黄芩10克，黄连6克，蒲公英20克，桃仁10克，红花10克，元胡索20克，当归10克，赤芍10克，乳香10克，没药10克，白芷10克，穿山甲10克。

3剂，水煎服，每日1剂，日3服。同时嘱其把药渣热敷乳房。

6月23日复诊：药后乳房胀痛稍微减轻。继用上方3剂，水煎服。

6月30日三诊：药后乳房胀痛减轻，结节也软了缩小了。继用上方3剂，打成粉末，每次10克，白开水送服，一日3次，以防复发。

医案5　陈某，女，26岁。1986年7月9日就诊。

自诉近年来双侧乳腺增生，有1厘米大小之肿物，逐渐增大，2~3厘米，每次经前乳房肿痛、胀痛、刺痛，经后稍减，经几家医院检查均为“乳腺增生”，曾服中西药无效。

辨证：肝气郁结，血瘀痰阻。

治法：活血化瘀，软坚化结。

方药：桂枝茯苓丸加味：桂枝6克，丹皮6克，茯苓12克，桃仁12克，赤芍12克，柴胡12克，猫爪草12克，夏枯草12克，浙贝母12克。

连服10剂，一日1剂，水煎服，日3服。

7 月 22 日复诊：药后乳房肿块变软、缩小、疼痛减轻。继用上方再进 10 剂。

8 月 15 日三诊：乳房肿块已缩小如花生米大小。再进 10 剂。

9 月 1 日随访，诉乳房肿块已消失。总共服中药 30 剂痊愈。

医案 6　袁某，女，33 岁。1997 年 5 月 24 日就诊。

自诉因双侧乳腺增生，曾住外科花 1000 余元没有治好。今求用中药治疗。

辨证：肝郁气滞血瘀。

治法：清热解毒，活血化瘀，软坚散结。

方药：护乳汤：金银花 20 克，白芷 10 克，当归 10 克，乳香 20 克，没药 20 克，防风 10 克，穿山甲 10 克，桃仁 20 克，红花 20 克，川芎 20 克，地龙 20 克，黄芪 30 克，海藻 30 克，昆布 20 克，三棱 20 克，莪术 20 克，柴胡 10 克，青皮 10 克。

10 剂，水煎服，每日 1 剂，日 3 服。再用 1 剂药打成粉末，加冰片 10 克装入乳罩戴于乳房上外治。

6 月 4 日复诊：乳房胀痛减轻。遂继用上方 10 剂打成粉末，每次服 10 克，一日 3 次，白开水送服。

半年后告知，乳房疼痛消失，乳腺增生经 B 超检查已经消失。

2009 年随访，未见复发。

医案 7　段某，女，48 岁。1982 年 9 月 11 日就诊。

自诉右侧乳房疼痛、胀痛伴口干口苦半年，经乳腺扫描，诊断为右侧乳腺小叶增生 9 厘米 ×4 厘米条索状增生。

辨证：肝气郁结，日久化火。

治法：清肝解郁，活血散结。

方药：丹栀逍遥散加青皮 10 克，郁金 10 克，三棱 10 克，莪术 10 克，丹参 20 克，牡蛎 30 克，全栝楼 20 克，葶苈子 10 克。

4 剂，水煎服。每日 1 剂，日 3 服。以观后效。

9 月 15 日复诊：药后胀痛下坠及沉重感较前减轻。继用上方 4 剂。

9 月 20 日三诊：药后胀痛下坠感不明显了。继用上方 6 剂。

10 月 12 日四诊：药后好多了。继用上方 6 剂打成粉末，每次 6 ~ 10 克，一日 2 次，温开水送服，以巩固疗效，以防复发。

岐按：乳腺增生多因肝气郁结、情志不畅所致，病情顽固，治疗见效慢，要坚持治疗，临床上余用逍遥散加青皮破结气；王不留行、穿山甲专散血结；葶苈子辛苦寒，专泻上下之水气；益母草活血利水；加入柴胡疏肝散（柴胡、枳壳、白芍、木香、陈皮、川芎）直击胸胁病灶部位，诸药配合，组成一张疏肝理气、活血化瘀、消肿散结，治疗乳腺增生的有效处方。曾治多例均痊愈。

8. 乳岩（新生物乳癌）

医案　陈某，女，30 岁。1984 年 3 月 19 日就诊。

自诉右侧乳房硬结肿痛 1 月，经中西药打针 10 天无效，肿块 12 厘米 ×6 厘米 ×8 厘米，外科诊断为“新生物”，建议转西安治疗，但患者不愿去，转来求岐诊治。刻诊，患者右侧乳房胀痛、皮色发紫发皱，口干、纳差、唇红，舌红苔白黄。

辨证：肝气郁结，血瘀凝结。

治法：疏肝解郁，破结消岩。

方药：丹栀逍遥散加木香 10 克，枳壳 10 克，穿山甲 10 克，桃仁 20 克，红花 20 克，浙贝母 20 克，青皮 20 克，元胡索 20 克，乳香 20 克，没药 20 克，蒲公英 20 克。

3 剂，水煎服，每日 1 剂，日 3 服。

3 月 22 日复诊：药后乳房胀痛肿痛减轻，食纳有所增加，但仍觉口干。治疗上方加白芷 10 克。3 剂，水煎服。

3 月 30 日三诊：共服 6 剂药后，现觉乳房胀痛减轻、硬结明显缩小，以前为 12 厘米 ×6 厘米 ×8 厘米，今日为 6 厘米 ×8 厘米 ×6 厘米，乳头周围皮色枯皱现象已消失，皮色已光滑，右腋下淋巴结肿大 3 厘米 ×3 厘米今已摸不清楚，口不干。治疗用上方加益母草 20 克。3 剂，水煎服。

4 月 4 日四诊：右乳现已不痛了，肿块较前缩小如鸡蛋大，触之已不痛，但劳累后又肿大，舌红苔薄白。治疗同前，2 剂，水煎服。

4 月 10 日五诊：右侧乳房肿块渐渐消散，口不干。用逍遥散加元胡索 20 克，木香 10 克，枳壳 10 克，乳香 20 克，没药 20 克，穿山甲 10 克，桃仁 10 克，红花 10 克，丹参 20 克，益母草 20 克，黄芪 20 克，青皮 20 克，蒲公英 20 克。3 剂，水煎服。

4 月 17 日六诊：服药后乳房肿块明显缩小，已由鸡蛋大小缩小为半个核桃大小，效果明显，前几天行经 3 天无不适感。治疗继用上方 3 剂。

4 月 19 日七诊：病情平稳。继用上方 3 剂。

4 月 26 日八诊：纳差。上方加神曲、山楂各 20 克。3 剂。

5 月 3 日九诊：食量增加，乳病同前。继用上方 3 剂。

5 月 9 日十诊：乳房肿块缩小，有效。治疗继用上方 3 剂。

5 月 23 日十一诊：中药治疗 2 个月后，乳房肿痛基本消失，两乳大小对称，皮色正常。治疗继用上方 3 剂，打成粉末，每次 6 ~ 10 克，一日 2 次，温开水服用。

随访 2 年，疾病痊愈，未复发。

岐按：妇女乳房新生物即乳腺癌，属妇科致命性严重疾病，临床症状表现为乳房胀痛，皮色发紫而皱，类似中医的乳岩。经服中药疏肝解郁，破结消岩。用丹皮 10 克，栀子 10 克，当归 10 克，白芍 15 克，柴胡 10 克，茯苓 10 克，白术 10 克，甘草 3 克，薄荷 10 克，木香 10 克，枳壳 10 克，穿山甲 10 克，桃仁 20 克，红花 20 克，浙贝母 20 克，青皮 20 克，元胡索 20 克，乳没 20 克，蒲公英 20 克。6 剂后乳房肿块缩小，其余诸症好转，随后加益母草、山楂、黄芪等药，诸症渐渐好转，治疗两月余，诸症基本消失，两乳房对称，再服药粉，以巩固疗效，以断病根。正如《黄帝内经·八正神明论篇》曰："上工救其萌芽……下工救其已成。"我们医生要争取当上工，把疾病控制在萌芽时期。

第三章　儿科

儿科学是一门研究小儿时期生长发育、疾病防治、调养护理和保健康复的学科，因为“小儿多未能言，言亦未足取信”，因此自古儿科亦称“哑科”。

儿童疾病由于生理特点特殊，脏腑娇嫩、形气未充、稚阴稚阳、生机蓬勃、发育迅速、纯阴纯阳、易虚易实、易寒易热的特殊性，因此在治疗时应及时准确，若治疗不及时或治疗不当，极易延误病情，错过时机，就会危及生命，不可不晓。

例如高热，易发急惊风病，乙脑在发病1周内，若病情不能控制，就会损害脑细胞，轻者留后遗症，重者死亡。

我根据临床整理了常见、多发病病案。如能“按图索骥”施用就治更省心，若诊断相同症候群也相同均可选用。

第一节　感冒

感冒是小儿常见的外感性疾病，一年四季均可发生。凡感受外邪轻浅在表而无流行者，为普通感冒；若病情和症状较重，发病人数在一个单位或一个区域内突然增多，有传播流行的趋势，应为时行感冒，亦称为流行性感冒。

主要原因为外感时邪所致，其中又以风寒、风热之邪多见。感冒的病变部位主要在肺。

风热感冒（病毒性感冒）

医案1　蒲某，女，6岁。1990年6月16日就诊。

发热半月不退，曾服西药及打青霉素2天，又服他人中药3剂，仍低热不退，早轻晚重，口干不思饮，大便干，腹胀满，干咳无痰，咽微红，舌红苔薄白。脉搏100次/分，今早体温37.3℃，查血象正常。

辨证：阴虚肺燥，热伤津液，肺气不宣。

治法：养阴清肺，调畅气机。

方药：银翘玄麦汤加知母20克，石膏30克，柴胡15克，川贝6克，酸枣仁20克，大黄6克（另包后下），甘草6克。

2剂，每日1剂，水煎服，日3服。

6月18日复诊：药后诸症消失，体温36.4℃，求原方再进2剂，以巩固疗效。

随访，无复发。

医案2　袁某，女，2岁。1996年8月12日就诊。

每天午后发热1周不退，每天12点以后发热，体温38.5℃，口服克感敏到下午6～7点体温正常。以前发烧连续用青霉素点滴4天即可烧退，这回连打7天针仍不退。今求服中药。现患儿口干喜饮水，不思食，大便干燥色黑，舌红苔薄黄。

辨证：阴虚发热，胃火上扰。

治法：养阴清肺，清胃泻火。

方药：银翘玄麦汤加石膏 30 克，知母 20 克，柴胡 10 克，大黄 6 克（另包后下）。

2 剂，每日 1 剂，水煎服，日 3 服。

8 月 16 日复诊：服药 1 剂后烧退，第 2 剂服完再未发热了。今查体温 36℃，不发烧。

其父袁某说此方特效。此方曾治多例均效验。

附方：银翘元麦汤：金银花、连翘、玄参、麦冬、生地、白芍、丹皮、牛蒡子、薄荷、甘草。

医案 3 温某，男，3 岁。1980 年 1 月 4 日初诊。

因头痛发热恶寒 2 天，伴咳嗽痰多，大便正常，尿黄，口干喜饮水，口唇干，舌红苔白，体温 39℃，精神差，食少，痰多咳不利，咽红。查血象均正常。

辨证：肺胃阴虚。

治法：养阴清肺，兼泻阳明热邪。

方药：银翘玄麦汤加石膏 20 克，知母 10 克，白芷 10 克，柴胡 10 克，滑石 20 克。

2 剂，每日 1 剂，水煎服，日 3 服。

1 月 7 日复诊：药后高热已退，诸症已愈。

医案 4 谈某，男，9 岁。1985 年 6 月 10 日就诊。

6 月 8 日因头痛发烧 1 天伴微咳，左侧咽红，扁桃体一度大，淋巴结肿大如黄豆有压痛，体温 38℃，西医门诊给予冬非二号、磺胺嘧啶、柴胡注射液 2 支肌注，每次 1 支，每日 2 次肌注；6 月 9 日晚复诊，仍发烧不退，体温 39℃，微咳头痛，其他同前，西医诊为“病毒上感”，用抗病毒合剂（贯仲、大青叶、青蒿连翘等）2 剂，患儿服抗病毒合剂 1 剂而呕吐恶心，第 2 剂再不敢服，患儿已 3 天没上学了，全家着急。6 月 10 日下午 2 时求岐应诊，查患儿头痛发烧已 3 天，颜面潮红，烦躁不安，体温 39℃，左侧咽红扁桃体二度肿大，同侧淋巴结肿大如杏核，舌红苔少，脉细数。

辨证：温邪犯肺，肺气不宣，郁久化热，耗损肺阴。

治法：养阴清肺，和胃降逆。

方药：金银花 20 克，连翘 10 克，玄参 10 克，麦冬 10 克，生地 10 克，杭芍 10 克，丹皮 6 克，牛蒡子 10 克，薄荷 6 克，川贝 6 克，甘草 3 克，石膏 20 克，知母 20 克，柴胡 20 克，半夏 10 克。

2 剂，水煎服，每日 1 剂，日 3 服。

6 月 12 日复诊：（其外爷代诉）服中药 1 剂后全身出汗而烧退，昨日一天都不烧，继服第 2 剂，药服完了，亚涛病好了，也有精神，今早上学去了。

岐按：此种病例临床多见，用本方灵验，效如桴鼓。

医案 5 郭某，女，14 岁。1979 年 5 月 19 日初诊。

感冒发热 6 天不退，西医诊为“病毒性上感”，曾服复方乙酰水杨酸片（APC）、穿心莲等药无效。诊见：头身痛恶寒发热，纳差，大便 5 天未解，流鼻涕带血丝，口干喜饮，舌红苔薄黄而燥，咽红赤充血，脉浮数，今查体温 39℃。

辨证：肺胃阴虚，邪热伤津。

治法：解表清里，泻热通便。

方药：大柴胡汤加味：柴胡 15 克，大黄 10 克，枳实 10 克，黄芩 10 克，半夏 10 克，白芍 20 克，甘草 6 克，石膏 20 克，黄连 6 克，玄参 15 克，麦冬 15 克，芒硝 10 克（另包后下）。

2 剂，水煎服，每日 1 剂，日 3 服。

5 月 22 日复诊：2 剂后大便通畅，体温下降，诸症好转。上方去硝黄又 2 剂，以固护胃阴，预防复发。

医案 6　姚某，男，11 岁。1990 年 4 月 23 日就诊。

因发热 4 天高烧不退干咳，曾服中西药时轻时重，日久不退热，夜间烧更甚，今体温 39.2℃，咽微红，舌红苔薄黄，脉浮数。查血象：白细胞 8.5×10^{9}/升（8500/微升），红细胞 4.85×10^{12}/升（485 万/微升），血色素 120 克/升（12 克/分升），中性 72%，小淋巴 21%，嗜酸性细胞 3%，大淋巴 1%，大单核 3%。

辨证：阴虚发热。

治法：养阴清肺，解表退热。

方药：银翘玄麦汤加柴胡、前胡、羌活、独活各 10 克，石膏 30 克，知母 20 克，贯仲 20 克，大青叶 15 克，半夏 10 克。

1 剂，水煎服，日 3 服，以观病情。

4 月 24 日复诊：药后高烧已退，今体温 37℃，身痛好了。治疗前方去羌活、独活加沙参 20 克，2 剂。药后体温正常，诸症消失。

医案 7　荆某，女，12 岁。1983 年 9 月 13 日就诊。

感冒咽痛，西医诊断为病毒上感，服西药高烧不退，仍恶寒发热，双手臂抽搐，皮肤灼热，咽红充血，舌红苔白，脉浮数，体温 40℃，曾化验血常规正常。

辨证：风热犯肺，肺气不宣，热极生风。

治法：疏散风热，透营转气。

方药：银翘败毒散加玄参 10 克，麦冬 10 克，知母 20 克，石膏 20 克。

2 剂，水煎服，每日 1 剂，日 3 服。因病情危重，故用 2 剂，以观病情变化。

9 月 15 日复诊：药后高热渐退，今体温 38℃，恶寒发热，双手臂抽搐已除，唯觉膝关节痛，余热未尽。治疗用上方再进 3 剂。

随访告知 5 剂药痊愈。

岐按：高热不退易发惊风，严重者易留后遗症，再严重者危及生命，医患应该紧密配合，抓好时机，准确治疗可得平安。凡患儿咳嗽发热夜间尤重，咽红口干，大便干或稀，化验血常规，白细胞不高，中性粒细胞偏高者均视为病毒性发热所致，临床见之发热夜甚者用银翘玄麦汤加知母、石膏、柴胡、黄芩、大青叶、蒲公英，2～4 剂可使体温降至正常。本方对高热、中热、低热、日久不退热者随症加减治疗，均有满意效果，尤其经服西药及打针后仍发热不退者效果更显著，无论病毒性发热或是细菌性发热，岐用银翘玄麦汤加石膏 20～30 克，知母 20 克，柴胡 10～20 克，黄芩 10～20 克，大青叶 20 克，蒲公英 20～30 克。2～4 剂，水煎服，每日 1 剂，日 3 服。服之皆效验。

第二节　小儿肺炎

以发热、咳嗽、气急、鼻煽为主症，中医称咳喘、痰喘、肺闭或肺痹。

外因为多感受风邪，内因由于小儿气血未盛、形体未充、肺脏娇嫩、卫表不固，抵抗病邪能力较差而致。

医案1　张某，男，1岁7个月。1980年1月5日初诊。

其母代诉患病毒性肺炎半月余，曾住院用青链霉素、红霉素、复方安比、匹冬散治疗好转，出院后两天又发热咳嗽气喘，干咳无痰，面色无华，额唇皆青紫，指纹紫，大便干，夜间咳喘，发热重，精神差，体温39℃，今天已不吃奶了。

辨证：肺胃阴虚，痰浊内阻，肺气不宣。

治法：养阴清肺，宣肺化痰，止咳平喘。

方药：银翘玄麦汤加酸枣仁6克，紫菀6克，前胡6克，石膏10克，柴胡6克，栝楼仁6克。

2剂，水煎服，多次喂服，2天1剂药。

1月17日复诊：药后热退，咳嗽等症均好。又领长子来诊时告知张某已好。用此方曾治本病6例皆有良效。

医案2　张某，男，3岁。1996年12月3日就诊。

因咳嗽气喘，日夜咳不停。曾诊为“肺炎”，打先锋、青霉素8天无效，大便干，双肺可闻及痰湿鸣音。咽红、声哑，舌红苔黄，脉浮数。

辨证：阴虚痰浊内阻，肺气不宣。

治法：养阴清肺，宣肺化痰，止咳平喘。

方药：银翘玄麦汤加麻黄3克，杏仁10克，石膏20克，甘草6克，川贝6克，紫菀10克，百部10克，前胡10克，苏子10克，黄芩10克，葶苈子10克。

2剂，水煎服，每日1剂，日3服。

12月5日复诊：药后咳轻，大便稀。又2剂。

12月9号三诊：药后咳喘好，但声音嘶哑，有时呕。治用上方加蝉蜕6克，栀子6克，半夏10克。2剂。

12月15日：药后诸症消失，声音明亮。

医案3　温某，女，2岁。1983年12月21日就诊。

其母代诉发热咳1周，西医诊为“肺炎”，夜热甚，今仍烧39℃，咳嗽口干喜饮，大便干结，唇红燥，舌红苔白黄。

辨证：外寒内热，肺气不宣。

治法：养阴清肺，化痰泻热，止咳平喘。

方药：金银花10克，连翘10克，玄参10克，麦冬10克，生地10克，杭芍10克，丹皮6克，牛蒡子6克，薄荷3克，知母20克，石膏20克，柴胡10克，桑白皮10克，酸枣仁10克，川贝6克，胆星3克，大黄10克。

2剂，水煎服，2日1剂，多次喂服。

12 月 24 日四诊：烧退，体温 36℃，咳止食增，精神好转。治用上方加陈皮 10 克。2 剂，以巩固疗效。岐临床运用本方治疗肺炎高烧多能获效。

医案 4　曾某，男，2 岁。1989 年 10 月 17 日就诊。

其母代诉感冒后咳嗽气喘发热，夜间咳嗽加重，烦躁不安，体温 36.4℃，红扁桃体二度大，双肺可闻及喘鸣及干鸣，无湿鸣，儿科诊断为“肺炎”，令其住院，化验血象白细胞 11.9×10^{9}/升（11900/微升），红细胞 4.25×10^{12}/升（425 万/微升），血色素 105 克/升（10.5 克/分升），中性 54%，小淋巴 40%，大单核 4%，因无钱住院，求服中药，舌红苔白。

辨证：风寒袭肺，肺气失宣。

治法：疏风散寒，降逆平喘，宣肺化痰。

方药：苏子降气汤加味：苏子 3 克，陈皮 3 克，半夏 3 克，当归 3 克，前胡 3 克，桂枝 1 克，厚朴 3 克，杏仁 3 克，紫菀 3 克，百部 3 克，桑枝 3 克，川贝 3 克，酸枣仁 6 克，葶苈子 3 克，黄芩 3 克，甘草 3 克。

2 剂，水煎服。每日 1 剂，分 5 次服。

10 月 18 日复诊：药后，咳喘烦躁等症好了，复查血象也正常了。

10 月 21 日三诊：（患儿之母代诉）拿本方药给老人及外甥都服此药后，咳嗽都好了。特别感谢，说该方子真好，治好了我们一家人的病。

医案 5　彭某，男，7 岁。1980 年 4 月 14 日就诊。

因咳嗽发热 5 天，西医诊为“肺炎”，用庆大、土霉素、安乃近、吗啉胍（病毒灵）、胃酶等 4 天无效，用青霉素又过敏，胸透：左下肺见片状阴影，确诊为肺炎。今干咳胸痛，周身痛，精神差，口舌干燥喜饮水，食纳差，大便干结，舌红苔黄，脉浮数。咽红，扁桃体 3 度大，体温 38.5℃。

辨证：肺阴虚火旺，移热于大肠。

治法：养阴清肺，润燥通便。

方药：银翘玄麦汤加山豆根 6 克，射干 10 克，马勃 10 克，石膏 20 克，柴胡 10 克，杏仁 10 克，蝉蜕 6 克，大黄 10 克。

1 剂，水煎服，每日服 3 次。

4 月 15 日复诊：药后大便稀，想吃了，但仍发热干咳。前方去大黄加鱼腥草 20 克。2 剂，水煎服，每日 1 剂，日 3 服。

4 月 17 日三诊：药后昨天开始精神好转，热也退了，咳嗽胸不痛了，舌红苔薄黄，治疗同 4 月 15 日处方 2 剂。

4 月 19 日四诊：胸透阴影消失。

医案 6　余某，男，3 岁。1983 年 12 月 8 日就诊。

感冒 10 天咳嗽加重 2 天，日夜咳喘不停，也不思饮食，口干唇红，两肺可闻及湿喘鸣音。西医诊为“喘息性肺炎”，治疗效果欠佳。大便干结，舌红苔黄，脉细数。

辨证：风寒犯肺，肺气失宣，郁久化热。

治法：宣肺化痰，降逆平喘，养阴清肺。

方药：苏子 6 克，陈皮 4 克，半夏 4 克，当归 4 克，前胡 4 克，桂枝 2 克，厚朴 6

克，金银花 10 克，连翘 4 克，玄参 5 克，麦冬 4 克，生地 4 克，白芍 5 克，丹皮 3 克，牛蒡子 3 克，薄荷 3 克，甘草 3 克，酸枣仁 10 克。

2 剂，水煎服，每日 1 剂，日 3 服。

12 月 10 日复诊：药后诸症好转，大便稀了，咳喘控制住了，但夜间发热。用苏子 4 克，陈皮 4 克，半夏 4 克，当归 4 克，前胡 4 克，桂枝 2 克，厚朴 6 克，知母 10 克，石膏 10 克，柴胡 6 克，杏仁 6 克。2 剂。

随访药后已愈。

医案 7 周某，男，4 岁。1995 年 10 月 5 日就诊。

因发热咳嗽 4 天早晚咳甚，口不干，食纳差，有时咳呕痰涎，舌红苔白，呼吸音粗糙。

辨证： 湿痰阻滞，肺气失宣，气机不畅。

治法： 宣肺化痰，降逆平喘。

方药： 苏子 10 克，陈皮 6 克，半夏 6 克，当归 6 克，前胡 6 克，桂枝 6 克，薄荷 6 克，麻黄 3 克，杏仁 10 克，石膏 20 克，甘草 3 克，知母 10 克，紫菀 6 克，百部 6 克，蝉蜕 6 克。

2 剂，水煎服，每日 1 剂，日 3 服。

10 月 7 日复诊：药后好转，咳嗽减少，不发热，也想吃饭了，求上方再进 2 剂，以巩固疗效。

岐按： 本案咳嗽呕吐早晚甚，选用苏子降气汤合麻杏石甘汤加味以防治肺炎、气管炎，效果很好，临床常用方。

医案 8 谢某，女，4 岁半。1996 年 6 月 27 日就诊。

因咳嗽半月经治乏效，且加重咳嗽有痰，夜间发热，肺底部可闻湿鸣音，舌红苔白，脉滑数。

辨证： 风寒犯肺，肺气失宣，郁久化热。

治法： 疏风散热，宣肺止咳平喘。

方药： 麻杏石甘汤合苏子降气汤加川贝 4 克，酸枣仁 10 克，百部 6 克，莱菔子 6 克。

2 剂，水煎服，每日 1 剂，日 3 服。

7 月 1 日复诊：药后咳嗽稍轻，大便通畅，夜间已不发热，但食纳差，有清涕。治疗上方加鸡内金 10 克，白芷 10 克，辛夷 10 克。2 剂。治法同前。

7 月 3 日三诊：服药后诸症好转，治疗前方再进 2 剂而愈。

医案 9 李某，男，5 岁。1993 年 4 月 19 日就诊。

因支气管肺炎住院 1 周，仍发热咳嗽气喘不减。舌红苔白，脉浮数。

辨证： 风寒犯肺，肺气失宣，郁久化热。

治法： 宣肺平喘，养阴清肺，止咳化痰。

方药： 麻杏石甘汤加味：麻黄 3 克，杏仁 10 克，石膏 30 克，甘草 3 克，黄芩 10 克，黄连 3 克，桑皮 20 克，桔梗 10 克，金银花 10 克，连翘 10 克，玄参 20 克，麦冬 10 克，款冬花 10 克，川贝 6 克，酸枣仁 20 克。

2 剂，每日 1 剂，水煎服，日 3 服。

4 月 23 日复诊：药后热退咳喘明显减轻，仅觉早晨咳 1 声，一般不咳，食纳差。方药：苏子降气汤加减：苏子、陈皮、半夏、当归、前胡、桂枝、厚朴、元曲各 10 克，山楂 10 克，莱菔子 10 克，砂仁 6 克，川贝 6 克，酸枣仁 10 克。2 剂。后诸症消失。

第三节　顿咳

顿咳即百日咳，是小儿感受时行疠气而引起的一种呼吸道传染病。咳时颈项伸引曲腰提腿，形如鹭鸶，咳后有鸡鸣样吼声。病程长，可持续 3 个月或以上，以间歇发作的阵发性、痉挛性剧咳。咳后伴有鸡啼样深吸气吼声。

医案 1　姚某，女，2 岁。1978 年 12 月 7 日初诊。

咳嗽日久，反复发作 2 月余，经中西药打针均无效。

辨证：疫毒侵肺，化热化火，久热熏灼肺津，液化为痰，痰热阻塞气道，肺气不得宣降，气逆于上，故咳嗽顿作。

治法：清肺降逆，止咳化痰。

方药：百部红花汤：百部 6 克，红花 6 克，紫菀 6 克，杏仁 6 克，前胡 6 克，白及 6 克，玄参 10 克，麦冬 10 克，代赭石 15 克，苏子 10 克，白芥子 10 克，黄连 3 克，甘草 3 克，黄芩 6 克，半夏 6 克，胆南星 3 克，旋覆花 6 克。

3 剂，水煎服。每日 1 剂，多次喂服。

12 月 13 日复诊：药后好转。前方再进 3 剂而愈。

百日咳咳嗽特点是连续咳 10 余声而后长吸一口气，咳甚则白眼充血，十分难受。此方曾治多例均效（《中医报》得本方）。

医案 2　黄某，男，2 岁。1983 年 6 月 30 日就诊。

因咳嗽 3 月余，经中西药治疗乏效，频频咳嗽，连咳好几声后长吸一口气，日夜阵阵发作，有时白眼充血，大便干，舌红苔白，脉指纹紫暗红。

辨证：肺经寒热不调，肺为娇脏，易虚易实、易寒易热。

治法：养阴清肺，化痰止咳。

方药：金银花 10 克，连翘 10 克，玄参 10 克，麦冬 10 克，生地 10 克，杭芍 10 克，丹皮 6 克，牛蒡子 6 克，薄荷 6 克，杏仁 10 克，桔梗 10 克，紫菀 10 克，款冬花 10 克，半夏 10 克，酸枣仁 10 克，川贝母 6 克。

2 剂，水煎服，每日 1 剂，日 3 服。

8 月 5 日复诊：药后已愈。

医案 3　余某，3 岁。百日咳用银翘玄麦汤加知母、贝母、胆南星、酸枣仁、半夏、橘红、旋覆花。2 剂愈。

第四节　小儿泄泻

泄泻是以大便次数增多，便下稀薄或如水样为特征。是小儿常见的胃肠道疾病。

“泄泻之本无不由脾胃”，因为胃是水谷之海，主腐熟水谷；脾主运化水谷精微。由于小儿脾常不足、消化道功能弱，若感受外邪或饮食不节都可以影响脾胃功能，而致水谷不分，并走大肠，而致泄泻。

医案1　方某，男，2月。1979年5月12日初诊。

诉腹泻已1月余，肛门红晕，大便稀溏，色绿，一日3～5次。西医诊为“真菌性肠炎”，治疗效果不佳。

辨证：胃肠寒热不调，湿热蕴结，郁滞不畅。

治法：调理寒热，舒畅气机。

方药：黄连青陈汤：青皮3克，陈皮3克，丁香1克，诃子2克，甘草3克，猪苓3克，泽泻3克，黄连3克，生姜3克。

2剂，水煎服，2日1剂，每天喂5次，每次6小勺。

5月16日复诊：药后腹泻好转。上方加土炒白术3克。2剂，服用方法同上。

5月21日三诊：药后大便成条形，每天1次大便，肛门周围发红消失。继用上方1剂，以巩固疗效。

此方专治真菌性肠炎，每年多达10余例，用之皆效。

医案2　宋某，男，5月。1996年9月5日初诊。

其母代诉，因患肠炎已20余天，曾住院16天治疗效果不佳，目前大便稀黄，一日5～6次，夜间2次。查患儿精神差，舌红苔白。大便常规：黏液+++，脓球少许。

辨证：湿热蕴结，郁滞胃肠。

治法：清热利湿，调理气机。

方药：二皮连前滑石汤：青皮10克，陈皮10克，丁香2克，诃子6克，甘草6克，车前子10克，滑石10克，黄连3克。

2剂，水煎服，2日1剂，日服5次。

9月9日复诊：药后腹泻次数减少，一日3次，精神稍好。前方加泽泻10克。2剂，水煎服，服法同上。

9月13日三诊：药后腹泻一日2次。复查大便常规已正常，仅见脂肪球++。方药：用保和汤加味：山楂6克，神曲6克，莱菔子6克，陈皮6克，半夏6克，茯苓6克，连翘6克，诃子6克，车前子10克，滑石10克，龙骨10克，牡蛎10克，鸡内金6克，甘草6克，青皮6克，丁香1克。2剂，水煎服。

随访，腹泻止。

岐按：化验大便仅见脂肪球为食积，多因乳汁过盛、消化不良所致，临床只见腹泻，但无脓血等，治宜消积化食，用保和汤加味效验。以上两方均为常用方，9月5日方专治黏液脓球致腹泻，9月13日方专治食积、乳汁过盛、消化不良性脂肪多致腹泻症。

医案3　何某，女，1岁。1995年10月23日初诊。

其母诉，2天前因喂食物较多，出现腹泻，一日6～10次，今日加重，一日10余次，大便呈水样便，色黄，每次腹痛后出现腹泻，泻后痛减。查患儿精神差，舌红苔薄白。大便常规为黏液+，脂肪球++++。

辨证：食积阻滞，气机不畅。

治法：健胃消食，调理气机。

方药：保和汤加味：山楂6克，神曲6克，莱菔子6克，陈皮6克，茯苓6克，半夏6克，连翘6克，诃子6克，车前子10克，滑石10克，龙骨10克，牡蛎10克，鸡内金6克，甘草6克，青皮6克，丁香1克。

2剂，水煎服，每日1剂，日3服。

10月26日：随访告知药后腹泻止。

医案4 阮某，男，2月。1989年9月26日初诊。

其母诉小儿腹泻已半月，曾在门诊儿科治疗服用“次苍”等药无效，目前腹泻一日数十次，大便为稀水样便，黏液及青绿稀水，伴吐奶。查患儿精神差，烦躁不安，时时啼哭。肛门四周红晕，舌红苔白腻。大便常规化验为脂肪球+++，其余正常。

辨证：食积阻滞，消化不良。

治法：理气健脾，温胃止呕，利湿止泻。

方药：青皮6克，陈皮6克，丁香1克，柯子6克，甘草3克，猪苓6克，茯苓6克，泽泻6克，车前子6克，滑石10克，煅牡蛎10克，乌梅6克，山楂6克，神曲6克，砂仁3克。

2剂，水煎服，2日1剂，日服5次，每次5小勺。

10月21日复诊：药后腹泻已止，病痊愈。

岐按：本方专治食积所致腹泻，伴大便化验见脂肪球，效果奇佳，余每年治10~20例，均痊愈，为食积腹泻特效验方。

医案5 那某，男，2月。1986年10月13日初诊。

其母代诉1周前出现患儿哭闹不休，腹胀肠鸣、吐奶，大便稀黄水，一日数次。10月5日化验大便为“脂肪球+++”。曾服西药无效。今求服中药。

辨证：食积阻滞，气机不畅。

治法：健胃消食，调理气机。

方药：山楂3克，神曲3克，莱菔子3克，半夏3克，陈皮3克，连翘3克，白芍10克，木香3克，酸枣仁5克，车前子7克，滑石3克，生姜1片，灶心土核桃大一块。

2剂，水煎服，2天1剂，一日6次，每次5小勺。

10月18日复诊：药后不再吐奶，患儿不再哭闹。复查大便，结果为大便正常，脂肪球消失。

10月22日三诊：（其祖父代诉）患儿出现腹泻，大便呈稀水样，一日10余次。辨证：为脾胃虚弱，食积阻滞，气机不畅，运化无力。治法：健胃消食，调理气机。用上方加苍术10克，参须子3克。以燥湿健脾，补气益中。2剂，用法同前。

随访药后腹泻停止，大便成形。

医案6 李某，男，5月。1980年3月12日就诊。

患儿因腹泻月余不止又收治入院9天，经治疗无效且加重3天，邀余会诊。其母诉患儿近3天每天腹泻10余次，大便为稀黄水样，奶花瓣少，稀水多，患儿阵阵哭闹不休，腹痛不安。查患儿指纹紫，面色青白，舌红苔薄黄，肛门红晕。曾给予多酶、次仓、土霉素，输液卡那霉素治疗，均无效。

辨证：食积阻滞，湿热蕴结。

治法：清热利湿，健胃消食。

方药：芍药保和汤：白芍6克，黄芩6克，黄连3克，大黄3克，肉桂1克，木香3克，槟榔3克，当归3克，甘草3克，山楂3克，神曲3克，莱菔子6克，连翘3克，茯苓6克，陈皮3克。

2剂，水煎服，2日1剂，一日服6次，每次6小勺。

3月15日复诊：（其母代诉）药后每日大便为一两次，患儿不再哭闹，晚上睡眠好，肛门周围红晕明显缩小。遵效不更方，继用上方再进2剂。

随访，共用上方4剂，诸症消失，患儿痊愈出院。

医案7　代某，男，7月。1996年7月10日初诊。

其母诉患儿腹泻已6天，大便呈稀黄水样，夹杂有蛋黄瓣，一日6～9次。查肛门红晕，指纹紫。

辨证：食积阻滞，湿热蕴结，小儿脾常不足，消化功能弱而致水谷不分，并走大肠。

治法：清热利湿，健胃消食。

方药：葛根芩连汤加味：葛根10克，黄芩10克，黄连3克，白芍10克，甘草2克，车前子10克，滑石10克，白术3克，茯苓10克，猪苓10克，泽泻10克，肉桂2克。

2剂，水煎服，2日1剂，一日服5次，每次6小勺。

7月13日复诊：（其母代诉）药后大便一日2次，大便成形。

医案8　张某，男，2岁。1979年7月18日初诊。

其母诉，因食肉过多出现腹胀腹泻，在他处就诊时曾用胃苓汤加减治疗无效。

辨证：食积停滞，胃肠运化无力，属肉积腹泻。

治法：消食化滞。

方药：保和汤加厚朴6克，麦芽6克，鸡内金6克。

2剂，水煎服。每日1剂，日3服。

随访，药后腹泻止。

医案9　罗某，女，13岁。1979年8月30日初诊。

诉因食肉导致腹泻已半年余，每次进食油腻肉食后出现腹胀肠鸣腹泻，泻尽即止。平素腹胀满，肠鸣。查面色微黄，舌红苔薄白，脉滑数。

辨证：食积停滞，胃肠运化无力，属肉积腹泻。

治法：消食化滞。

方药：保和汤重用山楂20克，加厚朴10克，麦芽10克，鸡内金10克。

3剂，水煎服。每日1剂，日3服。

另用石灰水拌瘦肉炒熟食之效好。

医案10　谢某，男，1岁。1978年6月9日初诊。

其母诉因消化不良导致长期腹泻，每日3～8次，面色青黄，有时流口水。曾在安康诊断为“小儿慢性肠炎”，多次治疗无效。舌淡红苔白，形体消瘦，精神欠佳。经朋友介绍来求治。

辨证： 脾虚湿盛，运化无力。

治法： 健脾燥湿，调理肠胃。

方药： 土炒二术汤：苍术 10 克，白术 10 克（土炒），茯苓 3 克，大腹皮 6 克，厚朴 6 克，猪苓 6 克，泽泻 6 克，桂枝 2 克，粟壳 3 克，红参 3 克，车前子 6 克，薏苡仁 6 克，黄柏 4 克，山楂 6 克，焦地榆 6 克。

2 剂，水煎服。服法：2 日 1 剂，日 6 次服，每次 5 小勺。

6 月 13 日复诊：药后腹泻好转，大便已成形。昨日未排便，今日拉一次干便。遵效不更方，继用上方 2 剂。土炒药，取土能制水之义也。

医案 11　杨某，男，2 月。1986 年 12 月 22 日初诊。

其母诉半月前，患儿吐奶，大便稀泻呈黄绿水样便，日 4 ~6 次，加重 1 周。西医诊断为“慢性肠炎”，曾服中西药疗效不佳。现患儿腹痛，肠鸣频繁，哭闹不休，仍吐奶，腹泻加重，精神差，舌红苔白腻。

辨证： 脾胃虚弱，痰湿阻滞，运化失司，气机不畅。

治法： 燥湿健脾，调和气机。

方药： 二陈汤加黄连 2 克，吴茱萸 2 克，白芍 2 克，酸枣仁 3 克。

2 剂，水煎服，2 日 1 剂，分 6 次服，每次 3 汤勺。

12 月 27 日复诊：药后已不吐奶，大便稠，夜间不哭闹。今又受凉复发大便稀。治疗仍用上方加苍术 3 克。2 剂，水煎服。

岐按： 小儿吐奶，大便黄绿水样伴腹痛肠鸣，夜间哭闹不安多属肠胃寒热不调、食积壅滞、肠痉挛所致，属慢性肠炎，治宜健脾燥湿调寒热，解痉安神。

第五节　积滞

又名食滞，指饮食失节、停滞不化，造成脾胃运化失常。

病因多因乳食壅积，小儿脏腑娇嫩，脾胃功能薄弱，再加不知饥饱，饮食不节，过食生冷、油腻和甜食，以致食积留于中焦。或者是脾胃虚弱，小儿脾常不足，胃气虚弱，禀赋不足，一旦运化失职，所入水谷不能熟腐、消化、吸收，停滞而成本病。

治疗原则以消导为主。

医案 1　陈某，女，3 岁。1980 年 4 月 5 日就诊。

其母诉患儿每于夜间发热已持续 2 月，发热，温度为 39 ~40℃，伴食纳差，口干喜饮水，大便稀。白天查体温 37. 3℃，面色青黄，舌淡红，苔薄白。询问病史，患儿在生病前食量较好，病后食量大减。

辨证： 饮食停滞，食积发热。

治法： 消食健胃，滋阴退热。

方药： 保和汤加知母 10 克，柴胡 10 克，乌梅 10 克，鸡内金 10 克。

2 剂，水煎服。每日 1 剂，日 3 服。

4月10日复诊：药后夜间发热热度减退，饮食正常，大便成形。上方继服3剂。

随访，夜间发热消失，疾病告愈。

岐按： 保和汤加入知母10克，柴胡10克，乌梅10克，鸡内金10克，因柴胡解热退烧，乌梅甘酸化阴治虚热久病不愈之症，知母滋阴退虚热，鸡内金消积化食。诸药配合，即消食积又清除虚热，是一张配伍全面、药切病机、每获良效的方剂。余以后常用本方治疗因食积导致的夜间发热数10例，均效如桴鼓。

医案2 屈某，男，3岁。1982年7月1日初诊。

因食积停滞导致胃脘胀满，食纳差，放屁多已1周。查患儿胃脘部膨胀突出十分明显，按之则呼痛，舌红苔白厚腻。

辨证： 食积停滞，气机不畅。

治法： 消食健胃，芳香化浊，顺气消胀。

方药： 保和汤加藿香3克，佩兰3克，大黄3克，鸡内金4克，木香4克，枳壳6克。

2剂，水煎服，一日1剂，日3服。

7月24日复诊：药后胃脘胀满减轻，放屁次数减少，精神好转，舌苔白厚退。上方再进2剂。

岐按： 放屁多是消化不良的反应，治法健胃消食，理气消胀。

第六节 腹痛

胃脘以下，脐之四旁，以及耻骨以上部位发生疼痛的症状。

病因：小儿脾胃薄弱，经脉未盛，气血未充，内外因素都可造成腹痛。以寒邪侵袭、乳食积滞、脾胃虚寒、气滞血瘀而致气机壅遏，经脉失调，气滞不通。

医案1 周某，女，6岁。1987年2月4日初诊。

因脐周疼痛经常反复发作，曾服打虫药未见打下虫，但脐周疼痛仍反复发作，查舌红苔白。

辨证： 寒邪入内，经脉阻滞，不通则痛。

治法： 温胃散寒，理气止痛。

方药： 白芍20克，甘草8克，台乌片10克，香附10克，木香10克，枳壳10克，紫苏叶6克，元胡索10克。

3剂，水煎服，每日1剂，日3服。

2月9日复诊：药后患儿脐周不再疼痛。

岐按： 脐周疼痛多因腹部受凉，凉盛则寒，寒邪由脐入内，引起寒则收缩，导致肠痉挛出现脐周疼痛。治法温胃散寒，行气止痛，白芍、甘草合营散逆专治一切腹痛，用上方加味多有效。曾治多例，无论男女老少，凡属脐周腹痛，用之皆效。

第七节 惊风

是小儿常见的一种抽搐症状，为儿科四大症之一，伴有神志不清。

可有三种类型：一是急惊风，属阳热实证；二是慢惊风，急惊风久治不愈可转为慢惊风。慢惊风属虚证或虚实兼见，或虚中挟实；三是慢脾风，属于阴冷证症，是正气耗竭，脾肾阳微的一种症候。

惊风的临床症状归纳为八候：搐——肘臂伸缩、搦——十指开合、掣——肩头相扑、颤——手足震颤、反——角弓反张、引——手若开弓、窜——双眼上翻、视——斜视露睛。

1. 慢惊风（摆头风）

医案 鲜某，男，9 岁。1999 年 9 月 5 日初诊。

其父诉因患摆头风半年，经治无效且逐渐加重，严重影响学习，学校已劝其退学治疗。刻诊，患儿头部不停地自由摇摆，不能自主控制，注意力不集中，学习成绩不断下降，舌红苔薄白，脉沉细。

分析：肝主风、主筋，肝的阴血不足，筋脉失养故患儿不停摆头半年。久病肝的血液不充盈导致血虚生风。

辨证：血虚生风。

治法：养血熄风，养心宁神。

方药：四物汤加味：当归 10 克，白芍 20 克，川芎 10 克，生地 20 克，僵蚕 10 克，全虫 6 克，蜈蚣 2 条，勾藤 10 克，柏子仁 10 克，酸枣仁 20 克，龙骨 20 克，牡蛎 20 克，菖蒲 6 克，远志 6 克，葛根 20 克。

3 剂，水煎服，一日 1 剂，日 3 服。

方解：生地清热凉血，养血生津，为主药。当归补血养肝，为辅药。白芍和营养肝，为佐药。川芎活血行滞，为使药。方中加僵蚕、全虫、蜈蚣、勾藤熄风止痉、通络、祛风、清热平肝。柏子仁、酸枣仁、远志养血安神、祛痰开窍。龙骨、牡蛎平肝潜阳。菖蒲开窍宁神，化湿和胃。葛根解肌治项强，升发清阳。

9 月 16 日复诊：（其父代诉）药后头部摆动稍轻。上方加防风 10 克，地龙 6 克，桔梗 10 克，磁石 20 克。3 剂，水煎服，一日 1 剂。

9 月 22 日三诊：药后头部摆动较前明显减轻。上方再进 3 剂。

9 月 29 日四诊：药后头部基本上不再摆动，精神明显好转，注意力较前集中。上方继服 3 剂。

随访，共服 12 剂，诸症控制，效果满意，患儿头部已不再摆动，已恢复上学。家长非常感激，再三道谢。

2. 慢惊风（颜面抽风不时挤眼）

医案 齐某，男，8 岁。1978 年 8 月 11 日初诊。

因颜面抽风、不时挤眼、嘴向右㖞斜已 1 月余。曾在他医处用牵正散、四物汤等效果不佳。

分析：由于正气不足，脉络空虚，卫外不固，风邪乘虚入中经络，气血痹阻，运行不畅，筋脉失于荣养故颜面抽风，不时挤眼，嘴向右㖞斜。

辨证：风邪入络，经脉痹阻。

治法：祛风解痉，疏通经络。

方药：藁本乌蛇汤加减：藁本 6 克，乌蛇 6 克，川芎 6 克，当归 6 克，白芍 10 克，防风 6 克，细辛 6 克，甘草 3 克。

5 剂，水煎服，每 2 日 1 剂，日 3 服。

方解：藁本、乌蛇祛风、搜剔络道。川芎、当归、白芍活血祛风、养血养肝。防风、细辛加强祛风散寒。甘草调和诸药。

8 月 21 日复诊：药后诸症减轻。治遵效不更方，继用前方 10 剂。

9 月 11 日三诊：药后眼不挤了，外观已无明显口眼㖞斜，但进食时仍可发现嘴稍㖞斜。治疗已显效，继用上方 10 剂。

随访，诸症消失。

岐按：牵正散、四物汤是治疗面瘫的有效方药。可此症用之缺无效，余反复思索，考虑由于患儿年龄幼小、气血不足，而风邪强盛、无力抵御，使用牵正散、四物汤药力不足以治外邪，因此疗效不佳。而藁本乌蛇汤方中有藁本、乌蛇强力熄风；川芎、当归、白芍养血活血；防风、细辛疏散外邪；甘草调和诸药。诸药合用，药切病机，故而效如桴鼓。此方是 1964 年在陕西咸阳实习时在赵瑞堂老师处学习时所获。余用此方治疗面瘫数十例，效果良好。

3. 小儿舌蛇风

医案 1 王某，女，36 天。1983 年 8 月 3 日初诊。

其母诉，因其母无乳汁，患儿一直采用人工喂养，发育正常，从未出现异常，但近 1 周来，患儿出现张口弄舌，表现为舌头不时伸出唇外约 2 厘米长，左右上下时时转动，大便干结，查身体躯干部长有湿疹。

辨证：心脾积热，湿热郁结，心主火主惊。

治法：养血祛风，清热燥湿。

方药：金银花 3 克，连翘 3 克，生地 6 克，苦参 6 克，地肤子 3 克，僵蚕 3 克，全虫 2 克，勾藤 3 克，蒲公英 6 克，甘草 3 克。

2 剂，水煎服，2 天 1 剂，1 剂煎 3 次，混合后用小勺频频喂服。

9 月 23 日：其母专程来告知舌蛇风、湿疹均好了。

医案 2 宋某，男，5 月。1983 年 11 月 9 日初诊。

其母诉，患儿弄舌已 1 月余，舌头不时伸出唇外约 1 厘米长，舌头伸出立即摇头缩颈，下午发作较频繁，大便干。查舌红苔薄白，指纹紫红，背部有红色湿疹、瘙痒。

辨证：热极生风，湿热蕴结。

治法：用 1983 年 8 月 3 日治愈王某之病的有效方药，2 剂。1 周后痊愈。

岐按：病情相同，用相同治法治相同的病，这证明了有效性、可重复性，更证明其科学性。

4. 慢惊风（散发性脑膜炎失语）

医案1　周某，男，8岁。1982年8月18日初诊。

其父诉，患儿患“散发性脑膜炎”入院治疗后好转，但仍低烧，仅能叫“爸、妈”，但不能说话，已经住院治疗1周无好转，想去西安治疗，但无钱，故邀余会诊治疗。诊查患儿右侧面部轻微面瘫，笑时可见明显口眼歪斜，时时流口水，咽微红，舌尖伸出向右偏不复正，舌暗红苔薄黄，脉浮数，患儿两天未大便。

分析：叶天士说：温邪上受，首先犯肺，逆传心包。说明了病邪所侵犯的部位和发展的趋向。温邪犯肺，肺郁久化热，热伤津液，热极生风，风痰阻于清窍，故见诸症丛生，语言不出，说话不清。肝主风，肝风内动，故见口眼㖞斜，时时流口水，舌尖伸出向右偏，不复正。阳从火化，最易伤阴液，津液不足不能濡润大肠，故大便干。风热上饶，肺气失宣，则咽喉红，舌暗红，苔薄黄，脉浮数属于风热侵于肺卫之象。

辨证：肺卫阴虚，肝经火旺，痰蒙心窍。

治法：养阴清肺，平肝解痉，化痰开窍。

方药：银翘玄麦汤加全虫3克，僵蚕3克，勾藤10克，胆南星3克，大黄10克，黄连3克，菖蒲3克。

3剂，水煎服，一日1剂，日3服。

方解：金银花、连翘清热解毒，生地、玄参养阴润燥，为主药。麦冬、白芍助生地、玄参养阴清肺而润燥，丹皮助生地、玄参养阴润燥、凉血解毒，为辅药。贝母、牛蒡子、薄荷宣肺、利咽、解毒、散结，为佐药。生甘草泻火解毒，调和诸药为使药。方中加全虫、僵蚕、勾藤熄风止痉，燥湿化痰。菖蒲开窍宁神。黄连泻火解毒。大黄泻下攻积，清热泻火。

药后即可发出声音，上方又3剂后，语音通畅而痊愈。

医案2　齐某，女，3岁。1983年4月初诊。

因高烧用青霉素、四环素2天后烧退后仍失语。其母代诉，患儿不会说话已42天。住院诊断为“散发性脑膜炎后遗症失语”，其他正常，邀余会诊。余用1982年治周某药方治疗，6剂见效，9剂后语言通畅，痊愈出院。

岐按：以上2例均属“散发性脑膜炎后遗症失语”，因病机相同，故使用相同方药治疗均获得痊愈。银翘玄麦汤加全虫、僵蚕、勾藤、胆南星、大黄、黄连、菖蒲等药，随症加减，每获良效。

5. 慢惊风（乙脑后遗症）

医案　鲁某，男，7岁。1995年8月25日初诊。

患儿因高热、抽风、项强住院治疗13天后，高热、抽风、项强消失，但大便干结，不能自行排便，虽已用过5次开塞露排过5次大便，但如果每天不用则不能自行排便，伴盗汗、流鼻血等症。

辨证：高热伤津，阴虚津亏。

治法：养阴生津，清肺润燥。

方药：银翘玄麦汤加味：金银花 10 克，连翘 10 克，玄参 20 克，麦冬 20 克，生地 20 克，杭白芍 20 克，丹皮 10 克，牛蒡子 10 克，薄荷 6 克，肉苁蓉 20 克，草决明 20 克，蒲公英 10 克，莱菔子 10 克，神曲 10 克。

2 剂，水煎服。每日 1 剂，日 3 服。

8 月 28 日复诊：药后已有便意，但大便仍不能自行排出。继用上方 2 剂。

9 月 1 日三诊：药后大便已能自行排出，一日 1 次。但仍盗汗、手足心热。治疗用温胆汤加味：茯苓 10 克，陈皮 10 克，半夏 10 克，甘草 6 克，枳实 10 克，竹茹 10 克，磁石 30 克，菖蒲 10 克，酸枣仁 30 克，乌梅 30 克，龙骨 30 克，牡蛎 30 克，鸡内金 15 克，山楂 20 克，荷叶半张。3 剂，水煎服。

随访，药后诸症消失。

第八节　口疮、鹅口疮

口疮、口糜是婴幼儿常见的一种口腔疾患。口疮是在口颊、舌边、上颚等处，发生白色溃烂的小疮疡，中有白色假膜，四边红肿疼痛，间或发热；口糜是满口糜烂，色红作痛，多伴齿龈炎肿糜烂。这两种疾患均可出现流涎，口痛，拒食，精神躁扰，夜间疼痛尤甚，故夜间啼哭。

鹅口疮是指患儿口腔、舌上布满白屑，状如鹅口，故名鹅口疮。主要由于口腔不洁，局部感染引发，是初生儿一种常见的口腔疾患，尤为早产儿和体质羸弱、久病的乳儿多见。发病机理大致可分为心脾积热、虚火上浮两个类型。“脾脉络于舌”“舌为心之苗”，本病多因心脾蓄热、熏蒸于口所致。

1. 口疮

医案　左某，男，2 岁。1994 年 6 月 15 日就诊。

其母代诉，口舌溃疡半年多，反复发作，甚则流口水，来诊时口水长流，衣襟湿透，伴大便干结，口唇红赤，舌面可见 5 个绿豆大溃疡黄白点，曾在安康等医院治疗效不佳，今专程来求治。

辨证：心胃火盛，上冲口舌，脾胃积热。

治法：清胃泻火，清心凉膈，泻热通便。

方药：凉膈散加味：芒硝 6 克，大黄 6 克，栀子 10 克，连翘 10 克，黄芩 10 克，甘草 3 克，薄荷 2 克，竹叶 2 克，板蓝根 10 克，滑石 10 克，青黛 10 克（布包），细辛 3 克，金银花 10 克，生地 20 克。

2 剂，水煎服。2 日 1 剂，日 3 服。冰硼散 1 瓶，外用敷于溃疡面上，日 3 次。

6 月 20 日复诊：药后大便通畅，诸症好转。前方加减调整，金银花 10 克，连翘 6 克，玄参 6 克，麦冬 6 克，生地 6 克，白芍 6 克，丹皮 6 克，牛蒡子 6 克，甘草 3 克，薄荷 3 克，板蓝根 10 克，滑石 10 克，青黛 10 克（布包），细辛 3 克。2 剂，水煎服。

7月7日三诊：患儿服中药4剂后，口舌溃疡好了，也不流口水了，今回安康，请求开个处方带回家备用。

岐按：口舌溃疡，伴大便干结、口唇红赤者，属膈上实热、中焦燥实症，用凉膈散疗效满意，此方曾治多例，效果均好。

2. 口干喜饮水多症

医案　丁某，女，3岁。1984年9月12日就诊。

其母代诉，口干喜饮水多，每晚都要喝2～3次，已半月，食纳差，腹胀，扁桃体Ⅱ°大，舌红苔黄。

辨证：肺胃阴虚，火旺耗津。

治法：养阴清肺，清热生津。

方药：养阴清肺汤合白虎汤。

2剂，水煎服。

10月9日随访：药后很有效，夜间不要喝水了，其他也好。

3. 小儿流口水

医案　那某，男，1.4岁。1986年7月30日初诊。

其祖父诉，孙子流口水1年不愈，时常口角流涎成线，胸前衣襟湿透。求开点中药试试看。

辨证：脾肾虚寒，痰湿壅盛，心火上炎。

治法：温补脾肾，养阴清心，燥湿化痰。

方药：益智仁6克，覆盆子6克，黄连3克，麦冬3克，沙参3克，半夏3克，茯苓6克，陈皮3克，甘草3克。

2剂，水煎服，服法：2日1剂，日服6次，每次5小勺。

半月后，其祖父告诉已痊愈，孙子已不流口水了。

岐按：小儿流口水常无特效治疗方法。曾有人按照炎症治疗、按照脾肾虚弱治疗、按照痰湿治疗效果均不明显。余治疗此症，是从中医角度出发。中医认为小儿乃稚阴稚阳之体，易虚易实。口水在五液中属“唾”“涎”，唾为肾之液，涎为脾之液。小儿流口水多属脾肾虚寒或胃火实热，不能控制津液所致。因此余在治疗此症时是按照脾肾虚寒，痰湿壅甚同时兼有肺阴虚，心火偏甚来辨证。治法：养阴清心，温补脾肾，燥湿化痰。方中益智仁、覆盆子温补脾肾；黄连清心火；麦冬、沙参润肺益阴；半夏、茯苓、陈皮燥湿化痰；甘草调和诸药，综合配伍。诸药配合，药切病机，故药效迅速。本方曾治20多例皆有效验。

4. 鹅口疮

医案1　左某，男，30天。1979年10月26日初诊。

其奶奶代诉口腔溃疡、有口疮已9天，伴口干喜饮水，肠鸣，大便稀溏，一日3次，夜间哭闹尤重，不能吃奶，曾住院诊断为“真菌感染性口腔溃疡”“鹅口疮”，服中西药及打针等无效。查患儿口张不合，满口白膜，哭闹不休。

辨证：脾胃湿热，蕴结不散。

治法：清热泻脾。

方药：清热泻脾散加味：黄芩3克，黄连1克，栀子6克，石膏6克，生地6克，茯苓6克，甘草3克，山豆根3克，青黛（布包）6克。

3剂，水煎服。每日1剂，日6次服，每次4小勺。

10月30日复诊：药后溃疡好转，已能吃奶了，大便一日2次。查口腔白膜减少。治疗遵效不更方，上方加板蓝根10克。3剂。

药后，鹅口疮等症消失，病告愈。

医案2 陈某，男，4月。1979年11月14日初诊。

鹅口疮已1月余，多方治疗无效，现又并发真菌性肠炎，大便呈蛋花样稀便，一日无数次，时刻稀便。查患儿满口白色黏膜，哭闹不休，精神差。

辨证：脾虚湿盛。

治法：健脾利湿。

方药：白术（土炒）6克，苍术6克，太子参6克，泽泻3克，诃子3克，神曲6克，黄连3克，板蓝根10克，龙胆草6克，茵陈10克。

3剂，水煎服，每日1剂，日3次服，每次5小勺。

11月21日复诊：药后大便次数减少，呈稀糊状，一日3~4次，口腔内白膜减少。治法：清热泻脾。方药：黄芩6克，黄连3克，栀子6克，石膏10克，生地6克，茯苓10克，甘草3克，山豆根3克，青黛（布包）10克，板蓝根10克。3剂，水煎服。

11月30日随访：口腔白膜消失，大便正常。

医案3 王某，男，3月。1979年11月15日初诊。

鹅口疮、真菌性肠炎反复发作，曾住院治疗好转，3天前又出现满口白膜，大便稀溏，呈绿青黄水样便，一日7~8次。今求服中药。

辨证：脾胃湿热。

治法：清热泻脾。

方药：清热泻脾散加味：黄芩6克，黄连3克，栀子6克，石膏10克，生地6克，茯苓10克，甘草3克，山豆根3克，青黛（布包）10克，板蓝根10克，白术10克，车前子10克。

3剂，水煎服。服法：2日1剂，每日服5次，每次5小勺。

随访，3剂痊愈。

第九节　水痘

水痘亦称“水花”“水疱”，形态如豆，色泽明净如水泡，故称“水痘”。以发热，皮肤分批出现斑、丘疹、结痂为特征，是一种具有传染性的急性发疹性疾病。

发病时皮肤出现明亮如露珠般水泡，水泡呈椭圆形，大小不一，周围有红晕，有痒感，疱疹分批出现，伴有发热、咳嗽、上呼吸道症状。

以胎毒及天行时气致病为多。

1. 水痘

医案　黄某，男，6 岁。1994 年 7 月 8 日就诊。

其母代诉，全身出水痘 3 天，伴发热、皮肤瘙痒，大便干结。查全身及口唇、口腔、上颚散在疱疹，大如蚕豆，小如绿豆，疱顶色黄，疱根色红，舌红苔黄，脉弦数。

辨证：热毒壅盛，蕴结肌肤。

治法：清热解毒，祛风止痒。

方药：普济消毒饮加味：黄芩 10 克，黄连 3 克，甘草 3 克，玄参 10 克，连翘 10 克，薄荷 3 克，桔梗 10 克，板蓝根 10 克，牛蒡子 10 克，陈皮 10 克，僵蚕 10 克，升麻 6 克，柴胡 10 克，党参 10 克，大黄 10 克（后下），苦参 20 克，地肤子 20 克，蛇床子 20 克，知母 20 克，石膏 30 克，防风 10 克，蝉蜕 10 克。

2 剂，水煎服，前 2 次内服，第 3 煎加入明矾 30 克，花椒 30 克。水煎后取其汁外洗全身，一日 2 次。

连服 6 剂痊愈。

2. 脓疱疮

医案　柯某，男 6 岁。1995 年 10 月 7 日初诊。

诉因全身脓疮已半月，伴口干喜饮水，在当地治疗无效，今求岐治。查体：患儿四肢躯干散在脓疱疮，色红，大如蚕豆，小如绿豆，舌红苔薄黄。

分析：湿热内蕴化毒，湿毒郁于肌肤则起脓疱。热伤津液则口干喜饮水。风温疫毒由表入里，由上焦扩散四肢，热毒壅盛故患儿四肢躯干散在脓疱疮，色红，大如蚕豆，小如绿豆，舌红苔薄黄皆属于热毒炽盛之象。

辨证：风热火毒侵犯肌肤。

治法：清热解毒。

方药：普济消毒饮加味：黄芩 10 克，黄连 3 克，玄参 10 克，连翘 10 克，薄荷 6 克，僵蚕 10 克，板蓝根 10 克，桔梗 10 克，陈皮 6 克，柴胡 6 克，牛蒡子 10 克，甘草 3 克，金银花、连翘、蒲公英、鱼腥草各 10 克。

3 剂，水煎服，每日 1 剂，日 3 次服。

方解：黄连、黄芩清泄热毒，为主药。牛蒡子、连翘、薄荷、僵蚕疏散风热，为辅药。玄参、板蓝根、桔梗、甘草清解全身热毒，陈皮理气疏通壅滞，共为佐药。升麻、柴胡疏散风热为使药。方中加金银花、连翘清热解毒。蒲公英、鱼腥草清热解毒、利湿排脓。

11 月 27 日随访，药后已痊愈。

岐按：脓疱疮多发在夏秋季，由于火毒蕴结而发，损伤皮肤。应及时治疗，若不能迅速治愈，日久则有可能因皮肤感染导致肾炎水肿。多年来，余使用本方治疗百余例，29 例水痘、86 例脓疱疮，伴皮肤瘙痒、大便干结患者，均采用内服外用治疗，每获良效，一般 3 剂即可收效，6 ~ 9 剂均痊愈。若大便不干结而见上症者，方用银翘荆防败毒散加苦参、地肤子、蛇床子、蝉蜕；若瘙痒烦躁难忍者加柏子仁、酸枣仁，效果良好。本病四季皆有，以夏秋两季最多。

第十节　痄腮

痄腮是由风温疫毒引起的小儿常见急性传染病。一年四季均可发生，常在冬春季节流行，多发生在3～14岁小儿。临床以发热、耳下腮部漫肿、疼痛为主要特征，与现代医学所称的流行性腮腺炎相同。

病因：内因为积热蕴结，伏于足阳明胃；外因是感受风温疫毒之邪，从口鼻而入，壅阻少阳经脉，郁而不散，结于腮部。

医案1　杨某，男，3岁。1990年4月30日初诊。

3天前出现双侧耳下脸颊部肿痛，伴发热，大便干结，今日双侧脸颊肿痛加重，吃饭喝水开口时疼痛加剧，口张不开。查双侧脸颊部红肿热痛，体温37.3℃，脉浮数。

辨证：外感风热疫毒之气。

治法：清热解毒，疏风消肿。

方药：普济消毒饮加青皮10克，蒲公英20克，虎杖20克，石膏20克，元胡索10克。

2剂，水煎服，2日1剂，日3次，饭后服。

3剂痊愈。

附方：普济消毒饮：黄芩、黄连、甘草、玄参、连翘、薄荷、桔梗、板蓝根、牛蒡子、陈皮、马勃、僵蚕、升麻、柴胡。

医案2　杨某，女，8岁。1990年4月23日初诊。

左侧腮部红肿疼痛3天，张口受限，大便干结，两天未解大便。查患儿左侧颜面下颌处红肿，大如核桃，触痛，摸之有烧灼感，舌红苔薄黄。

辨证：风热疫毒，蕴结不散。

治法：疏风清热，解毒散结。

方药：普济消毒饮加青皮10克，川芎10克，虎杖20克，蒲公英10克。

3剂，水煎服。每日1剂，日3服。

半月后随访，服药后痊愈。

医案3　胡某，女，4岁。1987年12月31日就诊。

因右侧腮腺炎5天，加重1天，右耳下红肿热痛口干，嘴张不开，张嘴痛甚，大便干。

方药：普济消毒饮加青皮10克，大黄10克。

2剂，水煎服。2日1剂，日3服。

1988年1月5日复诊：药后明显消退，诸症好转，大便已稀。治疗前方去大黄加山楂10克，2剂。药后半月告知已愈。

岐按：本病具有流行传染性，有时1年治数10例，宜抓紧隔离及时治疗。若治疗不当会导致睾丸发炎，不可大意。普济消毒饮是治疗疫毒的常用方，但有些病人消肿止痛缓慢，余在本方加青皮破结消肿，川芎活血止痛，虎杖、蒲公英清热解毒，以增强全方清热解毒、消肿散结之力。治疗流行性腮腺炎效果特别好。

第十一节　麻疹

麻疹是由外感麻毒引起的呼吸道传染病。临床以发热、咳嗽、鼻塞、流涕、泪水汪汪，满身布发红疹为特征。因疹点如麻粒大，故名麻疹。

病因：感受麻毒时邪，流行传染所致。

麻毒时邪由口鼻吸入，侵犯肺脾。肺主皮毛，属表，开窍于鼻，司呼吸，毒邪犯肺。早期表现为肺卫症状，如发热、咳嗽、喷嚏、流涕，类似伤风感冒，此为疹前期。脾主肌肉和四末，麻毒邪入气分。皮疹出现全身，达四末，疹点出齐，为正气驱邪外泄，是为出疹期。疹透之后，邪随疹泄，热去津伤，即为疹子收没的疹回期。这是麻疹发病的一般规律。

医案　田某，男，12岁。1984年11月28日转诊。

因发热3天，出疹1天，3天前发热、咳嗽、流清涕，打青霉素3针，昨天出疹、烧不退。查体：一般可，心肺（-），皮肤散在红色斑点血疹，以胸前躯干多见，咽赤，费科斑（+）。西医诊为麻疹出疹期，转中医科治疗。诊见干咳，舌红苔黄，脉细数。

辨证：风热毒邪犯肺，肺阴虚毒邪未尽。

治法：清热解毒，宣毒发表。

方药：宣毒发表汤加味：升麻6克，葛根10克，前胡10克，荆芥10克，防风10克，白芷10克，薄荷6克，牛蒡子6克，杏仁6克，桔梗6克，枳壳10克，连翘6克，淡竹叶6克，甘草2克。

3剂，水煎服，每日1剂，日3服。

12月7日复诊：药后下肢脚底均见麻疹，但上身头颈部已见少许脱皮屑，微咳，纳差，乏力，麻疹后期。此属正气未复。用银翘玄麦汤加山楂10克，麦芽10克。3剂，水煎服，以调理善后而愈。

第十二节　胎黄

出生后的新生儿期，故与胎孕因素有关，其特点为全身皮肤、巩膜出现黄色的症候。分为生理性胎黄和病理性胎黄。

生理性胎黄是指小儿出生后2～3天出现黄疸，足月儿于出生10～14天自行消退，早产儿较长。

病理性黄疸是指小儿出生后24小时之内出现黄疸，2～3周仍不消退，甚至继续加深，或黄疸退而复现，或生后1周或数周后始出现黄疸，伴有精神萎靡，食欲不振的临床症状。分为阳黄、阴黄两类。多因孕母素蕴湿热毒邪传入胎儿，或新生儿于胎产之时出生后感受湿热邪毒而发。

医案　宋某，14天。1983年6月20日初诊。

其父代诉，因出生后7天出现发黄，面目皮肤发黄，尿色发黄，7天来黄疸逐渐加重。查患儿全身皮肤发黄，色深黄，但双眼巩膜未见黄染。

辨证：因母体湿热内蕴日久，传入胎儿，影响胎儿肝胆疏泄之功能，胆汁外泄，浸淫面目，溢于肌肤而发黄疸。

治法：清热、利湿、退黄。

方药：茵陈10克，栀子6克，泽泻6克，滑石6克。

2剂，水煎服，每剂服2天，日5次，每次服5小勺。

药后黄疸消失。

本方治疗6例新生儿黄疸均效验。

第十三节　脐风

是指新生儿因断脐处理不善，接触不洁之物，毒邪由脐带创口入经络侵脏腑，引起聚面撮口、四肢强直、阵阵抽搐的一种疾病，多发生于出生7日之内。发病愈早愈后愈差，有俗语“四六风，真要命”。现代医学称为“新生儿破伤风”。

多因断脐时使用的物品不洁或因剪脐带过短或结缚不紧或因断脐后脐部护理不当，为风冷水湿秽毒之邪所侵而致。

临床分为先兆期、痉挛期、恢复期。患儿喷嚏，多啼，张口不利，吮乳口松为先兆期；牙关紧闭，颈项强直，角弓反张，四肢抽搐为痉挛期；诸症减轻为恢复期。

医案　齐某，男，37天。1996年4月13日初诊。

其母诉患儿产后半月出现了阵阵抽搐、目上视、头反背、脚腿强直、角弓反张，一日2~3次。检查体温正常，化验血常规也正常，查体发现因尿液渗入脐部，脐带发炎感染引起的“脐风”。舌红苔白。

辨证：邪入经络，继犯五脏，肝主风主筋，开窍于目，脾主四肢肌肉，开窍于口，肝脾受邪，故肝风内动，四肢僵直，角弓反张等症出现。

治法：清热熄风，祛痰镇惊。

方药：温胆汤加胆南星2克，勾藤6克，天麻6克，葛根4克，黄连2克，酸枣仁6克。

3剂，水煎服，2日1剂，1剂煎3次混合后用小勺频频喂服。

5月29日复诊：（其母代诉）上方连服6剂后，诸症消失。近日因感冒后，又出现1次抽搐，但很轻，求治断根。治疗用前方加全虫3克。3剂。以观后效。

7月15日随访，告知已不再抽搐。

附方：温胆汤：陈皮、半夏、茯苓、甘草、枳实、竹茹。

此患儿病情严重，当时别人都不治了，患儿父母求岐治疗，余按照脐风痉挛期治疗，取得了良效。

第十四节　汗证

是指阴阳失调、营卫不和、腠理开阖失司而引起的汗液外泄的病症。

一般情况下出汗是一种生理性现象，但如汗液量较多，则为病理现象。病理性汗证一般分为自汗、盗汗。

自汗多为卫气不固，津液外泄引起；盗汗多因阴虚热扰，心液不能收藏，亦有外邪入侵，阻于半表半里，扰动阴分或心火亢盛，逼津液外泄所致。

1. 自汗（阳虚）

医案　张某，男，8 岁。1982 年 9 月 12 日就诊。

其母代诉，多汗已 6 年，自幼出汗多，初未注意，这些年经常头面部多汗，动不动满头大汗。经多方治疗不显效。刻诊：精神好，智力正常，面部流汗，咽不红，面色㿠白，舌苔薄白，脉细弱。

辨证：汗泄日久，腠理疏松，卫气不固，阳气虚弱。

治法：益气固表，调和营卫。

方药：玉屏风散加味：黄芪 20 克，白术 15 克，防风 12 克，麻黄根 10 克，浮小麦 20 克，蝉蜕 6 克，龙骨、牡蛎各 30 克。

3 剂。水煎服，每日 1 剂，日 3 服。

9 月 16 日复诊：其母诉服药后出汗减少了，求再服药。治疗遵效不更方，上方再进 3 剂，以观后效。

9 月 21 日三诊（其母代诉）：服药 6 剂后，基本好了。为巩固疗效，再进前方 3 剂而愈。

2. 盗汗（阴虚）

医案　李某，男，5 岁。1999 年 10 月 1 日初诊。

其母代诉，患儿自幼睡眠中大汗淋漓，醒后出汗减少，经多次治无效，3 岁后更为严重，每于睡眠后大汗淋漓，湿透衣物，且易感冒咳嗽。

辨证：阴虚火旺致盗汗。

治法：滋阴清热，固表止汗。

方药：当归六黄汤加减：当归 10 克，黄芪 30 克，黄芩 10 克，黄连 3 克，生地 10 克，熟地 10 克，龙骨 30 克，牡蛎 30 克，乌梅 20 克，诃子 10 克，五味子 6 克，川贝 6 克，酸枣仁 20 克，白芷 20 克，地龙 10 克。

3 剂，水煎服，2 日 1 剂，日 3 服。

10 月 7 日复诊：（其外婆代诉）药后大汗淋漓明显减少，但因气管炎早晚咳嗽，又停服止汗药，改用止咳化痰药。

岐按：本方治疗阴虚盗汗很有效，临床常用。

第十五节　尿频

尿频是小儿常见的一种泌尿系疾病，临床以尿频尿急为特征，甚至还有夜间遗尿。多因肾气虚弱或形体发育不良，或病后形气不足而引起的小便次数多。

临床分为急性与慢性两类。急性见起病急，小便频数短赤，尿道灼热疼痛，伴恶寒发热；慢性见体质素亏或治疗不当，病情迁延，小便混浊，淋漓不尽，神倦面黄，眼睑微肿。

医案1　丁某，女，3岁。1984年10月9日就诊。

其母代诉尿频尿急已1月余，问患儿尿不觉疼痛。

辨证：肾气虚弱，膀胱不约。

治法：补气固肾，收涩小便。

方药：党参10克，黄芪10克，熟地10克，茯苓10克，山药10克，山茱萸10克，五味子5克，桑螵蛸10克，益智仁10克，覆盆子10克。

3剂，水煎服，每日1剂，日3服。

10月15日：其母告知已愈。

医案2　袁某，男，6岁。1997年2月14日就诊。

因尿频已4～5个月，每小时尿2～3次，查尿常规正常，求西医无药可治。查舌淡红，苔薄白。口不干，尿清长。

辨证：肾阳虚弱，固摄无力。

治法：温阳补肾，益气固精。

方药：七八汤：肉桂4克，附子6克，茯苓6克，熟地15克，山药10克，山茱萸10克，丹皮6克，泽泻6克，五味子3克，覆盆子10克，益智仁10克，金樱子10克，枸杞子10克，补骨脂6克，诃子6克。

5剂，开水煎服。每日1剂，日3服。

2月20日复诊：药后好转，尿次数减少。上方加黄芪20克，白术10克，以补气助肾，5剂，开水煎服。

随访，疾病痊愈。

第十六节　遗尿

遗尿俗称尿床，又叫遗溺。

病因：小便正常排泄依赖于膀胱和三焦的气化功能，而三焦与气化，又与肺、脾、肾三脏的正常功能有关，故尿床的发生虽然在于膀胱不能约束，但酿成膀胱不能约束的原因是多方面的：一是下元虚寒。肾气不足，肾和膀胱虚寒不能约束水道而遗尿；二是脾肺气虚。脾肺气虚，膀胱失约，不能约束水道而遗尿。

1. 遗尿

医案 1　刘某，男，8 岁。1982 年 11 月 24 日初诊。

患儿从小就出现尿床，每晚上叫 7～8 次起床排尿，但仍出现尿床现象。舌淡苔白，口不干。

辨证：肾气虚弱，尿关失固，肾和膀胱虚寒，不能约束水道而遗尿。

治法：补益肾气，固关止溺。

方药：党参 20 克，黄芪 30 克，知母 10 克，黄柏 10 克，熟地 20 克，茯苓 10 克，山药 10 克，山茱萸 10 克，丹皮 6 克，泽泻 10 克，芡实 20 克，补骨脂 20 克，覆盆子 20 克，菟丝子 20 克。

3 剂，水煎服。每日 1 剂，日 3 服。

11 月 30 日复诊：夜尿次数明显减少。上方继用 3 剂。

半年后，随访患儿，服药 6 剂后未再出现尿床现象。

岐按：《黄帝内经》云“丈夫八岁，肾气实，发更齿长”，意思就是男子到了 8 岁，肾气充实起来，头发开始茂盛，乳牙也开始更换了。小儿夜尿多是肾气虚弱未能充实的缘故，肾气固摄无力所致，所以治疗宜固摄肾气。

医案 2　张某，女，11 岁。1997 年 7 月 28 日就诊。

其母代诉，患儿从 2 岁起开始尿床至今，曾多次治疗效果不显著，近年来尿床逐渐加重，每夜尿床 2～3 次，口不干，舌红苔薄白。

辨证：肾阳虚寒，无力固摄。

治法：温补肾阳，培补脾肾。

方药：桂附地黄汤加味：肉桂 6 克，附子 6 克，熟地 15 克，茯苓 10 克，山药 10 克，山茱萸 10 克，丹皮 6 克，泽泻 6 克，补骨脂 10 克，菟丝子 10 克，五味子 6 克，桑螵蛸 10 克，台乌片 10 克，益智仁 10 克，黄芪 15 克，金樱子 10 克，覆盆子 10 克。

3 剂，开水煎服，每日 1 剂，日 3 服。

7 月 31 日复诊：其母诉药后尿床好了。为巩固疗效，上方再服药 3 剂。

随访未再出现尿床现象。

医案 3　贺某，女，6 岁。1994 年 7 月 26 日就诊。

其母代诉，患儿尿频、大便稀已半年，每晚尿 5 次，大便稀量少一日 3～4 次，舌红苔薄白。

辨证：中气不足，脾肾气虚，固摄无力。

治法：补中气、固肾气。

方药：自拟补中固肾汤：党参 10 克，白术 10 克，升麻 6 克，柴胡 10 克，当归 10 克，黄芪 12 克，芡实 10 克，山药 10 克，山茱萸 10 克，益智仁 10 克，覆盆子 10 克，五味子 6 克，台乌药 10 克，白芍 20 克，桑螵蛸 20 克，补骨脂 10 克，车前子 10 克，金樱子 10 克。

3 剂，水煎服，每日 1 剂，日 3 服。

8 月 4 日复诊：药后尿频次数减少，每夜只尿 1～2 次，大便正常，一日 1 次。前方再进3剂。

9月12日三诊：昨日大便稀一日2次，夜尿2次。考虑患儿病程时间较长，久病体虚，固摄无力，上方加诃子10克，肉桂3克，附子6克，以增强补肾助阳固摄之力。3剂，开水煎服。

9月18日四诊：诸症消失，疾病告愈。考虑患儿病程长，为巩固疗效，将上方再开2剂，炼蜜为丸，每次6克，早晚各服1次。

随访，5年未再复发。

医案4 马某，女，9岁。1997年9月17日就诊。

其母代诉，患儿夜间尿床已3~4年，每夜尿2~3次。多方就诊无效。查舌红苔白，口不干。

辨证：肾阳虚弱，膀胱固摄无力。

治法：温补肾阳，固关缩溺。

方药：桂附地黄汤加味：肉桂6克，附子6克，熟地15克，茯苓10克，山药10克，山茱萸12克，丹皮5克，泽泻5克，菟丝子10克，五味子3克，枸杞子10克，车前子10克，覆盆子10克，补骨脂10克，太子参10克，益智仁10克，黄芪10克，金樱子10克，诃子6克。

6剂，开水煎服。每日1剂，日3服。

10月24日复诊：药后尿床消失。上方再服6剂，以巩固疗效。

医案5 李某，男，14岁。1979年11月22日初诊。

诉自幼尿床，每夜均尿床2~3次，每年冬天加重，平素身体健康，无其他疾病。曾多方就诊无效。

分析：由于先天禀赋不足，下元虚衰，命门不能蒸腾水液，鼓动气化约束膀胱故睡中遗尿。遇冷阴气偏盛，寒气累及膀胱，气化失司故而遗尿加重。

辨证：先天肾气不足，固摄无力。

治法：培元固本，补益肾气。

方药：桂附地黄汤加味：熟地20克，山萸肉15克，山药15克，茯苓10克，丹皮6克，泽泻10克，肉桂6克，附子6克，覆盆子20克，党参20克，黄芪20克，益智仁10克，台乌药20克。

3剂，开水煎服。一日1剂，日3服。

方解：熟地滋阴补肾，填精益髓，为主药。山茱萸、山药补益肝脾精血，为辅药。附子、肉桂温阳暖肾，意在微微生火，鼓舞肾气，取“少火生气”之义。茯苓、泽泻、丹皮调协肝脾，为佐药。方中加覆盆子益肾固精缩尿。党参补火中益气。黄芪补气升阳。益智仁暖肾固精缩尿。台乌药温肾散寒。

11月27日复诊：（其母代诉）服药当晚仍尿床，但第二、三晚至今未再出现尿床现象，但每夜需要呼叫起床尿1~2次。为巩固疗效，上方连服10剂。

1980年3月22日：随访，再未出现尿床，疾病痊愈。

岐按：尿床病临床多见，由于治疗不得法，辨证不清，遣药不当，难以获效。多年来临床所见，肾阳虚、固摄无力者最多，用桂附地黄汤合五子衍宗丸（汤）加味效果很好。其次属脾肾两虚，出现夜尿床，大便稀泻者，用补中固肾汤效良。

2. 尿白浊症

医案1　张某，男，2岁。1981年2月24日就诊。

其母诉，食纳差、大便干稀不匀、尿白浊已3天，查舌红苔白。

辨证：属食积停滞，胃中湿热。渗入膀胱，下浊不化。

治法：健胃消食，清热利湿。

方药：保和丸加鸡内金6克，车前子、滑石、泽泻、猪苓、大腹皮、黄芩各10克，黄连3克，诃子6克，葛根10克。

2剂，水煎服，每2日1剂，日3服。

1月后见其母，告知小儿尿浊已经消失，病已好了。

医案2　马某，男，2岁。1983年2月7日就诊。

其母诉食纳差，大便稀，尿白浊。舌红苔白。

辨证：脾胃虚弱，湿热停滞，胃中湿热，渗入膀胱，下注不化。

治法：利水清热，渗湿利窍，泌别清浊。

方药：胃苓汤加萆薢6克，菖蒲4克，益智仁6克，黄芩6克，山楂6克，滑石10克。

3剂，水煎服。每2日1剂，日3服。

2月10日：药后尿白浊消失，大便正常，饮食增加。

余用此方治疗10余例均获良效。

第四章　外科

中医外科是研究由于各种原因导致、表现于肌体外部诸多疾病的一门学科，包括疮疡、乳房疾病、瘿、瘤、岩、皮肤病、肛肠疾病、跌打损伤、金刃创伤等诸多病症。由于中医外科多以病来立论，很少用证来命名，因此在治疗方面必须坚持整体观念，做到辨证与辨病相结合，同时运用化验、X 线、B 超、CT 等现代检查技术，认清疾病的种类和本质，才能精准辨证，有效治疗。

本章整理临床常见病多发病共9 节，约26 个病例。

第一节　带状疱疹

带状疱疹是由病毒感染引起的，沿一侧神经分布区出现簇集性小水泡，排列成带状，伴有神经痛及附近淋巴结肿大。

初期，皮肤发红，继则出现密集成簇的粟粒大小不等水泡，三五成群，排列成带状，疱疹之间皮肤正常，严重的有血疱、坏死或渗血，老年人疼痛明显，重者损伤神经，难于治愈。多因湿热蕴结兼感毒邪而成。

医案1　张某，女，46 岁。1989 年8 月31 日就诊。

带状疱疹已半年，左侧肋、背部疱疹，呈带状，阵阵烧痛。经西医多方治疗，效果欠佳，难以控制。症见左侧胸肋部沿背部带状密集成簇的粟粒大小水泡，伴烧痛。舌红苔黄腻，口干苦，尿黄，脉沉弦。

辨证：湿热火毒，郁滞肝胆。

治法：清肝火，泻湿热。

方药：龙胆泻肝汤加减：龙胆草10 克，栀子10 克，连翘10 克，黄芩20 克，甘草3 克，薄荷10 克，柴胡10 克，生地10 克，车前子20 克，泽泻20 克，当归10 克，土茯苓20 克，蒲公英20 克，大青叶20 克，滑石20 克。

3 剂，水煎服，每日1 剂，日3 服。另外用：雄黄30 克，冰片5 克，白矾30 克。各为细粉，香油调为稠糊状，涂覆于疱疹上。3 ~6 天痊愈。

甚验。止痛消疱疹效果满意。特存方于后，曾治疗30 余例均治愈。

医案2　何某，男，45 岁。1996 年6 月24 日就诊。

患带状疱疹10 天，左胸及背部红肿疱疹热痛，经服西药无效。症见红黄色疱疹，从左胸至左背部断断续续成带状，热痛，舌红苔黄厚腻，脉弦数。

辨证：肝经湿热，郁结论治。

治法：清肝火，泻湿热。

方药：龙胆泻肝汤加金银花、连翘、蒲公英、大青叶各20 克，3 剂，日1 剂，水煎3 次服。

6月28日复诊：药后均减轻。上方加桃仁、酸枣仁、乳香、没药、穿山甲各10克。3剂愈。外用白矾、雄黄各30克，蜈蚣2条，共研细粉，香油调稠糊状涂擦。1周后告痊愈。

医案3　张某，女，66岁。1996年11月15日就诊。

因为胸背部患黄红色疱疹，疼痛难忍8天，经服西药及外治乏效。现口干苦，大便干，食纳差，舌红苔薄黄，脉弦数。

辨证：肝经湿热，郁结化火。

治法：清热燥湿，泻火解毒，活血散结。

方药：龙胆泻肝汤加焦三仙各20克，蒲公英20克，虎杖20克，贯仲20克，金银花20克，连翘20克，桃仁10克，红花10克，川芎10克，元胡索20克，细辛10克，蜈蚣3条，板蓝根20克。

3剂，水煎服，日1剂3次服。

11月18日复诊：药后疼痛没那么厉害了。前方再进3剂。

半月后，告知药后就渐渐好了。

岐按：带状疱疹是病毒引起的，由于常常疼痛难忍患者十分痛苦，若治疗不当很难治愈，且留后遗症。岐用本方治疗多例均痊愈，且不留后遗症。因为在龙胆泻肝汤中又加活血散结、清热败毒之品，如桃仁、红花、川芎、金银花、连翘、蒲公英、贯仲、蜈蚣，均有消除后遗症的作用。

第二节　传染性软疣

1. 传染性软疣

医案　柳某，男，6岁。1984年5月24日就诊。

因皮肤生疣子，散在躯干、上肢及颌下。自今年正月至今，已4个月，逐渐增多，瘙痒尤著，夜间更甚。曾在本院外科及汉中3201医院均诊为“传染性软疣”，治疗无效。其形圆，似花椒大小，色红，顶坚硬，大小不等，0.1～0.6厘米，伴口干，喜饮水，舌红苔白。

辨证：湿热蕴结，血瘀阻滞。

治法：活血化瘀，清热利湿。

方药：（1）薏仁夏枯草板蓝根汤：薏苡仁20克，夏枯草20克，板蓝根20克，桃仁10克，红花10克，熟地10克，当归10克，赤芍10克，川芎10克，白芷10克，穿山甲10克，何首乌10克。

连服10剂，每日1剂，水煎服3次。

（2）外用洗药：香附20克，木贼20克，乌梅30克，苦参30克，蛇床子30克，细辛10克，蝉蜕10克，芒硝10克，鸦胆子20克。

2天1剂。水煎外洗，每日2次，先熏后洗。注意：外用药只能外洗用，不能内服。连续治疗2～3周。

7月10日随访：其父告知疣子已愈。

验方来源：参考《健康报》1984年4月29日。试之甚验，特存之。

2. 扁平疣

医案1 张某，女，20岁。1999年7月10日初诊。

因头颈项及面部扁平疣数月，在西安诊断治疗不效，听他人介绍来诊。舌红苔薄黄，脉弦数。

辨证：湿热风毒蕴结不散。

治法：祛风除湿，清热解毒。

方药：（1）荆芥、防风各10克，金银花20克，连翘20克，桔梗10克，甘草3克，川芎10克，茯苓10克，枳壳10克，前胡10克，柴胡10克，羌活10克，独活10克，板蓝根20克，大青叶10克，苦参20克，虎杖20克，全虫10克，蜈蚣3条，薏苡仁30克，土茯苓20克。

5剂，每日1剂，水煎，内服2次。

（2）外用方：苦参、地肤子、蛇床子、白鲜皮、白矾、川椒各20克，加入上药第3煎，外洗之，日2次洗。

7月20日随访：（其友代诉）张某头面颈部之扁平疣好了，云神效也。

岐按：此病属病毒性扁平疣，多属湿热风毒为患，岐用上方内外分消，表里共治，故神效。

医案2 陈某，女，19岁。1988年8月23日就诊。

因颜面部扁平疣2月余，反复发作，呈褐色丘疹，高出皮肤，扪之碍手，伴大便干，舌红苔薄黄，脉细数，曾用可的松软膏等药无效。

辨证：火毒壅盛，血虚血热。

治法：清热解毒，祛风除湿。

方药：桃红四物汤加苦参20克，地肤子20克，蛇床子20克，白芷10克，栀子10克，大黄10克，黄芩10克，大青叶10克。

6剂，水煎服。每日1剂，日3服。

9月2日复诊：服上方好转。治疗继用前方加蒲公英20克，虎杖20克，6剂，水煎服。

随访扁平疣完全消失，效不失手用之甚验。

医案3 梁某，男，5岁。1988年9月19日就诊。

因颜面扁平疣月余，曾用西药无效。

辨证：火毒壅盛，血虚血热。

治法：清热解毒，祛风除湿。

方药：桃红四物汤加苦参10克，地肤子10克，蛇床子10克，白芷10克，栀子6克，大黄6克，大青叶6克。

3剂，水煎服。每日1剂，日3服。

9月21日复诊：（其父代诉）药后面部扁平疣已有3个消平了，其他同前。上方继进 3 剂而愈。

医案 4　白某，女，26 岁。1979 年 7 月 5 日初诊。

因面部瘙痒，有粟点，全身瘙痒，夜间痒甚，伴腹胀，口干苦，舌红苔薄黄，脉沉弦。

辨证：肝气郁结，热毒内蕴。

治法：疏肝解郁，清热散结。

方药：逍遥散加苦参、地肤子、蛇床子、白鲜皮各 20 克，丹皮、栀子、荆芥、黄柏、木香、神曲、麦芽、山楂各 10 克。水煎服，每日 1 剂，日 3 服。

6 剂痊愈。

岐按：面部粟米点状扁平疣，西医认为由病毒引起，治疗无良策。岐根据整体出现之症候群，进行辨证论治，此两例均属肝脾不调、气滞血瘀为主，用逍遥散加味而愈，若由风湿引起者宜荆防败毒散加味也常治愈。

医案 5　彭某，女，24 岁。1997 年 1 月 24 日就诊。

额及两颊、整个面部散在黄褐色芝麻点大小疣子，扪之碍手，已半年不愈，食酒、辣加重，伴月经不调、提前，大便干结，舌红苔少，脉细数。

辨证：阴虚火旺，气滞血瘀。

治法：养阴清肺，活血化瘀。

方药：金银花 20 克，连翘 10 克，玄参 20 克，麦冬 10 克，生地 10 克，白芍 20 克，丹皮 10 克，牛蒡子 10 克，薄荷 10 克，桃仁 20 克，红花 20 克，丹参 30 克，苦参 20 克，大青叶 20 克，薏苡仁 30 克，板蓝根 20 克。每日 1 剂，水煎服，日 3 服。

连服 15 剂。面部扁平疣消除而愈。

医案 6　于某，女，25 岁。1997 年 2 月 14 日就诊。

面部满面长黄褐色芝麻点大小之疣子，扪之碍手，额部最多，逐渐加重，已年余不愈，今听他人介绍求岐治疗。病同彭某，故用金银花 20 克，连翘 10 克，玄参 20 克，麦冬 10 克，生地 10 克，白芍 20 克，丹皮 10 克，牛蒡子 10 克，薄荷 10 克，桃仁 20 克，红花 20 克，丹参 30 克，苦参 20 克，大青叶 20 克，薏苡仁 30 克，板蓝根 20 克。

10 剂，水煎服。每日 1 剂，日 3 服。

6 月 24 日随访：服中药 10 剂面部扁平疣好了，皮肤光光的，特来致谢。

其他 2 例表现同前，治之皆验。

医案 7　刘某，男，17 岁。1987 年 11 月 7 日就诊。

因面部颈部扁平疣年余，曾经外治乏效，由面部沿至颈部一圈，伴大便干，舌红苔薄白，脉沉细弦。

辨证：血虚血热，火毒壅盛。

治法：养血清热祛风。

方药：四物汤加苦参 10 克，地肤子 10 克，蛇床子 10 克，白芷 10 克，栀子 10 克，大黄 10 克，黄芩 10 克，赤芍 10 克。

3 剂，水煎服。每日 1 剂，日 3 服。

11 月 11 日复诊：药后自觉好转，局部痒轻。治用上方 3 剂。

11 月 25 日三诊：药后扁平疣痒止，疣体高起变矮小了。治用上方 3 剂。

12 月 4 日四诊：药后扁平疣已减少。再用上方 3 剂。而愈。云特效方。

医案 8　贺某，男，24 岁。1996 年 4 月 28 日就诊。

因皮肤扁平疣遍布全身，胸背部尤多，但不痒，呈黄白色疣疔，已半年。伴上腹痛胀，食纳差，口干，舌红苔薄黄，脉沉弦细。胃镜诊为“胃炎”。

辨证：肝脾不调，肝肾阴虚，气滞血瘀。

治法：疏肝健脾，滋阴补肾。

方药：逍遥散合一贯煎加味：当归 10 克，白芍 15 克，柴胡 10 克，茯苓 10 克，白术 10 克，甘草 3 克，生姜 10 克，薄荷 6 克，沙参 15 克，麦冬 10 克，当归 10 克，生地 10 克，枸杞 15 克，川楝子 10 克，板蓝根 10 克。

5 剂。每日 1 剂，水煎服，日 3 服。

5 月 21 日复诊：药后胃痛胀减轻，皮肤扁平疣少了。治用前方，加山豆根 8 克，大青叶 15 克，苍耳子 15 克，蝉蜕 10 克，苦参、地肤子、蛇床子各 20 克。5 剂。

1 月后，来告知扁平疣消失了，胃炎也好了。

3. 寻常疣

医案　张某，女，20 岁。1978 年 9 月 12 日就诊。

其母代诉，每年夏天发生，冬天消失，全身疣子，反复发作，已 3 年，西安某医院诊断为寻常疣，治疗无效。

辨证：夏天湿热之毒邪郁滞血分，致气血郁结而为病。

治法：活血化瘀，清热解毒。

方药：桃红四物汤加味。桃仁 10 克，红花 10 克，生地 10 克，当归 10 克，赤芍 10 克，白芍 10 克，川芎 6 克，白术 6 克，穿山甲 6 克，甘草 6 克，首乌 6 克，板蓝根 15 克，夏枯草 15 克。

嘱其连服 8 剂，以观后效。每日 1 剂，水煎服，服 3 次。

1979 年 3 月 12 日随访其母，其母愉快地说 6 剂药后就消了。

观察至 1998 年也未再发生。

4. 寻常疣伴荨麻疹

医案　曾某，女，14 岁。1979 年 11 月 5 日初诊。

诉全身生灰白色疣疗，手臂尤甚半年余，近一月来面部瘙痒，起红色丘疹已 3 次，口不干，舌红苔薄黄，脉沉弦。

辨证：湿毒内蕴，复感风邪。

治法：清热除湿，活血祛风。

方药：四物汤加荆防各 10 克，石膏 30 克，地肤子 20 克，黄芩 20 克，地龙、白附子、全虫、僵蚕、白芷、牛蒡子各 10 克，甘草 3 克。

3 剂，水煎服。每日 1 剂，日 3 服。

1980 年 6 月 8 日随访：服上方 6 剂后，全身疣子好了，面部红色丘疹也都好了。

5. 皮肤疮疡（日光过敏性皮炎）

医案 陈某，男，46 岁。1987 年 5 月 4 日初诊。

面部、颈项部散在花椒大小的疮疡颗粒，呈圆形暗红色，表面不平，高出皮肤，形似花椒，数年不愈，夏秋严重，冬季减轻，春季多发。西安大医院诊为“日光过敏性皮炎”。患者曾多次到西安、安康、石泉诊断治疗无效，多年不愈，十分苦恼。今求岐治疗，看有啥好办法，岐也未曾见过，苦思冥想，嘱其试用。

方药：用季德胜南通蛇药片 1 盒，内服，另取此药 3 片研磨成细粉，用白酒调成稠糊状外涂患部，日 2 次，以观后效。

6 月 16 日复诊：药后有效，嘱前方继进之。而愈。

随访 3 年，再未复发。

岐按：治病要打开思路，在无法中想办法，要独辟蹊径，想办法解除痛苦。

6. 荨麻疹

医案 崔某，男，43 岁。1984 年 4 月 3 日就诊。

因皮肤瘙痒起风团块，久治不愈，曾去西安诊断为“接触性皮炎”，治之亦无效，于 3 月 31 日发作，面、颈、双上肢外露部分呈风团块，奇痒难忍，这几天日夜不宁，十分烦恼。口干，大便干，舌红苔薄黄，脉弦数。

辨证：风热火毒，蕴结肌肤。

治法：清热解毒，疏风止痒。

方药：普济消毒饮加苦参 20 克，地肤子 20 克，蛇床子 20 克，白鲜皮 20 克，生地 20 克，土苓 20 克，蒲公英 20 克。

3 剂，水煎服。每日 1 剂，日 3 服。

4 月 7 日：药后皮肤肿消，痒轻，但因病情日久，皮肤损坏严重，粗糙、干痒。治用上方加：首乌、酸枣仁、胡麻仁各 20 克。以滋阴安神，加强养心润肤之功，3 剂，水煎服。

随访，仅服 6 剂中药后，诸症消除而痊愈。

第三节 皮肤瘙痒症（阴囊湿疹）

医案 1 刘某，男，20 岁。1978 年 4 月 24 日就诊。

1 月来，阴囊、肛门周围皮肤瘙痒难忍，他医用内服中西药治疗乏效。

辨证：下焦湿热蕴结。

治法：清热解毒，祛风止痒。

方药：以外洗方试治之。用苦参、地肤子、蛇床子、白鲜皮、黄柏、茵陈、生地各 30 克，川椒 10 克，白矾 6 克。

水煎外洗。日 2 次。3 剂后，瘙痒止。6 剂痊愈。

岐用本方治多例，男女之二阴瘙痒均效。

医案 2 陶某，男，35 岁。1990 年 5 月 8 日就诊。

自述患阴囊湿疹 12 年，反复发作，瘙痒流水，伴口干苦，舌红苔薄黄，脉弦。

辨证：肝经湿热下注。

治法：清热燥湿，泻火解毒。

方药：龙胆泻肝汤加减：龙胆草 10 克，山栀子 10 克，黄芩 10 克，柴胡 10 克，生地 15 克，车前子 10 克，泽泻 10 克，当归 10 克，苦参 30 克，地肤子 30 克，蛇床子 30 克，酸枣仁 30 克，茵陈 30 克，蒲公英 30 克，虎杖 30 克。

3 剂，水煎服，一日 1 剂，日 3 次。另包青黛 50 克外用渗于阴囊湿疹处，日 2 次。

5 月 21 日复诊：药后好转，瘙痒减轻。遵效不更方，上方继进 3 剂，而愈。

岐按：阴囊湿疹是肝经湿热下注所致的病症，病程漫长，顽固难以治愈。选用龙胆泻肝汤加大剂量的苦参、地肤子、蛇床子、酸枣仁、茵陈、蒲公英、虎杖水煎内服，配合外用药而收到显著效果。

第四节 湿疹

医案 王某，8 月。1980 年 4 月 19 日初诊。

其母代诉小孩颜面部湿疹反复发作，西医诊断为“巨型湿疹”，曾多处就诊内服外用中西药效果欠佳。3 天前又出现湿疹，此次较前加重，由于瘙痒小孩哭闹不休。查见颜面部有黄豆大的湿疹，周围红晕，边界不清，伴口舌溃疡，口唇红赤，口干，尿黄，大便干结，指纹紫红。

辨证：风湿热毒郁滞，肺气宣畅不力。

治法：疏风宣肺，清热解毒，泻火通便。

方药：荆芥 3 克，防风 3 克，金银花 6 克，连翘 6 克，生地 6 克，川芎 3 克，赤芍 6 克，石膏 10 克，大黄 3 克，苦参 6 克，蛇床子 6 克，地肤子 6 克。

2 剂，水煎服，日 3 次服，每次 6 小勺。

4 月 22 复诊：药后湿疹红晕消失，变小，已不瘙痒，但大便仍干结。治疗用上方加芒硝 3 克，同时大黄 3 克后下。2 剂，水煎服。

4 月 26 日三诊：药后大便已通，湿疹消失，其余诸症已愈。

岐按：湿疹多见于春夏，属于风湿热毒蕴结所致，治法清热解毒，泻火通便，使风湿热毒迅速清除，疗效甚佳。此症初诊时未加芒硝，大黄也未后下，故效果不明显。复诊时加芒硝、大黄均后下，故大便迅速得以通畅，则热毒得以迅速排除，故诸症消除而痊愈。

第五节 天疱疮

医案 刘某，女，1 岁 1 月。1985 年 9 月 6 日就诊。

颜面、手臂、背、臀部散在大小不等的块状亮泡半月余，亮泡大者如蚕豆，小者如小豆，色灰白，破溃，流清水，破溃处红烂化脓感染，小孩哭闹不安，大便干，流口水，于8月20日在县医院门诊诊为“病毒性天疱疮”，服吗啉胍（病毒灵）、泼尼松（强的松）、氯苯那敏（扑尔敏），又输液，亮泡仍反复发作不愈。求中医治疗。

辨证：风热暑湿之毒邪侵袭，湿热郁结。

治法：清热解毒，散风除湿。

方药：普济消毒饮加土茯苓6克，蒲公英6克，蝉蜕3克。

3剂，水煎服，每日1剂，日3次服。

1周后来告知药后渐愈。

岐按：天疱疮是一种夏秋季流行的传染病，中医认为是感受夏秋天行时气所致。病因多因内有湿热郁结，外感风热暑湿毒气而发。其疮形如水泡，界线清楚，水疱成群而发，甚者疼痛化脓感染，则伴有全身发热，恶寒，大便干结，尿黄赤，喜饮水等症，治用普济消毒饮加土茯苓、蒲公英等效果很好。

第六节　肛门直肠疾病

痔肛门、直肠部位的病变，分为内痔、外痔、混合痔三类。病因：风热、燥热、湿热等将内痔脉络损伤而引起出血。

1. 内痔

医案1　杨某，男，67岁。1989年5月18日就诊。

因大便干结，欲便不下，肛门坠胀，伴头痛，舌暗红苔薄黄腻，脉弦洪，有时大便结带鲜血，已2年多。

辨证：肠中郁热。

治法：解郁泻热。

方药：内痔汤：蒲公英30克，虎杖30克，生地30克，白芍30克，枳实10克，白术10克，焦地榆20克，大黄10克（另包后下），焦芥穗20克。

3剂，水煎服，每日1剂，日3服。忌酒、辣。

连服6剂，大便软而出血止，连服12剂可愈。

岐按：本方治多例，均效验。年年都有此病者，证明本病易于复发。归结于个人饮食行为不注意而致复发。如过食生冷、辛辣、酒肉之食物，或久坐不起，缺乏运动，不常洗肛门，不讲卫生等等的行为纠正后，这种病会减少。痔疮日久有癌变可能，注意排除直肠癌。

医案2　李某，女，53岁。1983年9月27日就诊。

每次大便后下鲜血，今复发4～5天，前天用西药无效。舌红苔黄干裂，口不干。内痔曾手术治疗，但后来又出血。今量多色鲜红，小腹痛。

辨证：热毒下迫，气机不畅。

治法：清热凉血，止血调气。

方药：漏芦20克，金银花20克，连翘10克，土茯苓10克，秦艽10克，防风10克，郁金10克，大黄10克，甘草6克，白及30克，地榆炭20克，槐角炭20克，枳壳炭20克，生地20克。

3剂，水煎服。每日1剂，日3服。忌酒、辣。

10月15日复诊：服上方6剂后腹痛好，内痔出血已止，但觉腹部下坠。按中气下陷所致。方药补中益气汤加山药20克，远志10克，酸枣仁20克。3剂。以调理善后，恢复元气。此方治6例皆有效。

2. 外痔

医案1 张某，男，30岁。1983年11月22日就诊。

外痔痔核肿痛3天，疼痛难忍，经服西药及外洗药均无效，且疼痛厉害，日夜难忍，整天坐立不安，行走均痛，未出血。

辨证：热毒下迫，气机不畅。

治法：清热凉血，散郁消肿。

方药：金银花20克，连翘10克，土茯苓10克，秦艽20克，防风10克，郁金10克，大黄10克，甘草3克，枳壳10克，酸枣仁10克，红花10克，生地20克，元胡索20克。

3剂，水煎服。每日1剂，日3服。

连服9剂，诸症消失。

岐按：痔核的病因是湿热内积，过食辛辣燥热食物，或因久坐而血脉不行，或经常大便秘结等原因，以致浊气瘀血流注肛门所致。主要症状为块状肿物突出，疼痛出血等。治宜清热解毒，活血化瘀，消肿止痛，用金银花、连翘、土茯苓、秦艽、防风、郁金、大黄、甘草、枳壳、酸枣仁、红花、生地、元胡索。若出血加槐角、焦地榆、侧柏叶等止血效良。本方治19例痊愈。

医案2 奚某，男，56岁。1980年4月14日就诊。

因外痔痔疮肿痛如核桃大，行走骑车困难。已1周，十分痛苦。舌红苔薄黄，脉沉弦。

辨证：肠中湿热郁结不通，导致血运障碍，郁结成肿块。

治法：清热燥湿，活血化瘀。

方药：金银花10克，连翘10克，漏芦10克，苦参20克，黄连6克，黄柏10克，大黄10克，蝉蜕10克，丹皮10克，赤芍20克，甘草3克，天花粉20克，生地20克，川芎10克，桃仁10克，红花6克，坤草20克，土茯苓20克。

每日1剂，水煎服，日3服。

上方连服15剂，肿痛胀消除。上方再进5剂而愈。

3. 混合痔并脱肛肿

医案 陈某，男，53岁。1989年3月25日就诊。

因痔疮出血脱肛肿痛半月，经治乏效。伴二便不利。

辨证：中气不足，血虚、血热、血瘀。

治法：补中益气兼活血化瘀，清补并举。

方药：党参30克，黄芪30克，白术20克，升麻20克，柴胡、生地各30克，白芍20克，丹皮10克，川芎10克，桃仁10克，红花10克，焦地榆20克，阿胶10克，牡蛎30克，黄连3克，大黄10克（另包后下）。

2剂，水煎服。每日1剂，日3服。

3月28日复诊：药后痔疮出血已止，脱肛回收2/3，大便利。上方2剂。

药后诸症消失而愈。

4月4日黄某内痔出血用上方6剂治疗也愈。注意痔疮出血极易复发，应少食辛辣、烟酒之品，切记！

4. 锁肛痔（直肠癌）缓解痛苦

医案　陈某，男，70岁。1987年7月6日就诊。

自述痔疮肿痛流血已10个月，反复不愈，二便结闭不通，腹胀肠鸣，腰腹酸痛，口干苦，舌红苔白黄厚腻，并云吃酸菜、辣子和补药病情加重，痛苦万分，更加难受。脉沉弦细。西安诊为直肠癌晚期。求服中药缓解疼痛，疏通二便。

辨证：火毒蕴积。

治法：泻火解毒。

方药：普济消毒饮加紫花地丁20克，鱼腥草20克，大黄10克。

2剂，水煎服。每日1剂，日3服。

7月9日：药后肛门灼热烧痛痒减轻，周身舒适，苔黄厚腻轻，又3剂。本方可缓解其痛苦。注意：痔疮出血疼痛，当心直肠癌病症。

5. 肛裂

医案1　张某，女，25岁。1988年1月14日就诊。

因大便时肛门剧烈疼痛不敢大便，大便时出血已1周，大便干结。舌红苔黄，脉弦数。

辨证：热毒内结，郁滞不通。

治法：清热解毒，泻热导下。

方药：普济消毒饮加大黄10克（另包后下），蒲公英20克，黄柏10克，白及20克。

3剂，水煎服，每日1剂，日3服。

1月23日复诊：药后大便通畅，疼痛出血均消失。感觉都好，但今又复发。此乃治疗不彻底，应坚持治疗，继用上方3剂。

医案2　王某，男，9岁。1983年9月2日就诊。

因腹痛大便时流鲜血量多，又因手脚心发烧及大便干结，外科诊为肛裂。

辨证：阴虚火旺，津液亏虚。

治法：养阴血，清热止痛。

方药：黄芩20克，杭芍20克，甘草6克，白及20克，阿胶10克。

2剂，水煎服。外用痔疮膏掺加普鲁卡因粉少许调匀，外敷止痛效果极佳，有试者甚验也。

本方治疗多人肛裂皆速效。内外结合效果满意。

6. 脱肛

肛管直肠或部分乙状结肠黏膜向下移位，脱出肛门外称脱肛。

病因：气血不足，气虚下陷，不能摄纳而成。

医案1 邝某，男，2岁。1995年8月19日就诊。

其母代诉，因饮食不当引起腹泻，服西药后大便干引起脱肛，脱出5.5厘米，色红。

辨证：中气下陷，无力升举，兼肠中湿热未尽。

治法：补中益气，清热利湿。

方药：芍药汤加党参10克，黄芪10克，桔梗、升麻、柴胡各6克，神曲、山楂、诃子各3克。

以攻补兼施之法，2剂而获效。

9月8日复诊：为巩固疗效，求前方再进2剂而痊愈。

医案2 刘某，男，42岁。1984年6月22日就诊。

肛门脱肛20余天，伴手足心烧，肛门灼热痛，不能坐凳，只能卧床，服西药效不大。舌红苔白，脉细数。

辨证：中气下陷，兼肠中郁热。

治法：补中益气，佐以清热解毒。

方药：补中益气汤加味：黄芪30克，白术10克，陈皮10克，升麻10克，柴胡10克，当归10克，甘草6克，黄芩10克，黄连6克，石膏30克，知母20克，丹皮10克，地骨皮10克，金银花20克，连翘10克，木香10克，枳壳10克，诃子10克。

3剂，水煎服。每日1剂，日3服。

6月28日复诊：肛门灼热痛轻，脱肛稍好转。上方去知母、石膏再3剂后诸症愈。

本方治疗多例均效验。

第七节　水疝

水疝，阴囊肿大，状如水晶。多在一侧肿大，外观肿而发亮，触知光滑而软，肿胀严重时阴囊发亮，伴坠胀不透感，睾丸触之不清。

病因：先天性水疝，阴囊睾丸属肝肾，肾主水，下通阴囊，婴儿先天不足，肾的气化不全，水液停聚，注于阴囊，引起肿大。治宜：温经散寒，疏通经络，补肝肾。肾气复，水道通则气能化水，阴囊肿大得以消失。

1. 疝气

医案1　王某，男，8月。1996年5月11日初诊。

其母代诉，患儿疝气腹痛，从出生至今阵阵哭闹，哭闹厉害时气喘不上，手脚抽搐，阴囊肿大。查舌红苔白，指纹淡白。

辨证：肝经虚寒，气滞不畅。

治法：温经散寒，疏通经络。

方药：天台乌药散加减：台乌药6克，川楝子6克，槟榔6克，干姜6克，青皮6克，木香6克，小茴香6克，大腹皮6克，厚朴6克，枳壳6克，莱菔子6克，白芍10克，甘草6克，荔枝核6克，橘核6克。

2剂，水煎服，1剂服2天，一日服5次，每次喂5小勺。

5月16日复诊：（其母代诉）药后胀痛稍轻。用上方加全虫3克，僵蚕3克。3剂，水煎服，服法同前。

5月31日三诊：（其母代诉）药后患儿已不再哭闹，睾丸阴囊不肿大，手脚不抽搐了。上方继服3剂。

随访诸症消失，1997年3月12日告知自去年看病后未再发作，已痊愈。

医案2　黄某，男，3岁。1980年8月5日就诊。

其母代诉，患儿患左侧疝气1年余，时发时止，近1月不断加重，发作时左侧阴囊肿亮。查舌淡红苔薄白。

辨证：肝经寒气阻滞，经脉不畅。

治法：疏肝散寒，行气止痛。

方药：台乌药6克，槟榔6克，木香6克，陈皮6克，小茴香6克，白芍10克，小茴香6克，全虫3克，荔枝核10克。

3剂，水煎服，1剂服2天，一日服5次，每次喂5小勺。

8月16日复诊：药后疝气等诸症消失，为巩固疗效，上方继进3剂而愈。

医案3　黄某，男，1.5岁。1985年4月10日就诊。

其母代诉小便右偏，发生右侧疝气，逐渐加重，发作时疼痛剧烈，伴呕吐、纳差，舌红苔白。

辨证：肝经虚寒，气滞不畅。

治法：疏肝止痛，行气散寒。

方药：台乌药6克，槟榔6克，木香6克，陈皮6克，小茴香6克，白芍10克，全虫3克，荔枝核10克。

2剂，水煎服，1剂服2天，一日服5次。

4月19日复诊：药后疝气好了，但昨天因呕吐、纳差、咳嗽，疝气复发2次，舌红苔白厚。治疗用上方加杏仁10克，紫菀10克，焦三仙各10克。2剂，水煎服。

4月29日三诊：（其母代诉）疝气未再发作，咳嗽、呕吐消失。请求用上方再进3剂，以巩固疗效。嘱其注意休养，不要感冒，照顾好孩子，不要反复哭闹，可避免腹压增大，导致其复发。

1年后随访，疝气未再发作。

岐按：小儿脏腑娇嫩，形气未充，生机蓬勃，发育迅速，乃稚阴稚阳之体，易于患病，只要认真耐心护理，准确治疗，方能治愈。本方加入全虫，旨在入肝、祛风、镇痉止痛，效果很好，家长满意。

2. 小儿睾丸鞘膜积液治验

医案 李某，男，26天。1979年11月1日初诊。

其母代诉，患儿3天前出现睾丸阴囊肿痛发亮，患儿哭闹不安。

辨证：肝经虚寒，水湿停滞。

治法：暖肝散寒，疏通经络。

方药：暖肝煎加减：台乌4克，枸杞4克，小茴香3克，沉香2克，肉桂2克，茯苓6克，当归4克，生姜3克，泽泻6克，车前子6克，荔枝核3克，橘核3克，芦巴子3克。

3剂，水煎服，一日1剂，口服6次，每次6小勺。

连服6剂痊愈。

岐按：余用此方治疗疝气、睾丸炎、附睾炎、鞘膜积液有良效。若属湿热症者，配龙胆泻肝汤；治疗成人附睾炎，用暖肝煎加全虫、蜈蚣效果极佳。

第八节 肠痈

肠痈是发生于肠道的痈肿，现代医学称为阑尾炎。起初，上腹部或脐周围隐痛，数小时后，转移至右下腹天枢穴附近，呈持续性疼痛，阵发性加剧，有时右下肢伸直时常引起右下腹部疼痛，因此常弯腰右手护住右下腹部来就诊。伴有恶心、呕吐及发热。右侧天枢穴附近有局限性压痛，拒按，可有轻重不同腹皮挛急。

病因：饮食不节，寒温不适，忧思抑郁，暴急奔走导致肠道功能失调，传化不利，运化失职，糟粕积滞，湿热内生，遂致气血不和，浊气瘀血壅遏而成肠痈。

临床分急性、慢性、包裹、合并、周围脓肿、后遗症6种。

1. 肠痈（急性阑尾炎）

医案1 鲁某，女，46岁。1988年4月28日就诊。

因腰腹痛1周加重1天，右下腹持续性疼痛，压痛，反跳痛（+），血象：白细胞 12.4×10^9/升。外科令其住院手术治疗，患者怕开刀，转求中医治疗，痛苦病容，不能伸腰，尿黄，大便干，舌红苔薄黄，脉弦滑。

辨证：肠中营血郁结不通，热邪毒盛。

治法：宜清热解毒，活血通便。

方药：大黄牡丹皮汤加味：大黄10克（另包后下），丹皮10克，桃仁10克，栝楼仁10克，薏苡仁10克，虎杖30克，蒲公英30克，枳壳10克，厚朴10克，黄芩20克，金银花20克，连翘10克，元胡索20克。

2 剂，水煎服，每日 1 剂，日 3 次服。

5 月 2 日复诊：药后大便通畅，腹痛减轻，食增。前方 3 剂。

5 月 14 日三诊：服 5 月 2 日药后无腹痛，一切正常，复查血象白细胞 6.8×10^9/升正常，病告痊愈。

岐按： 肠痈属西医急腹症之一的阑尾炎，需手术治疗。但中医对本病采用中药内服治疗，而不用手术治疗就可获得满意效果。

医案 2　扬某，男，31 岁。1987 年 2 月 23 日就诊。

右下腹疼痛一夜，今血象高，确诊急性阑尾炎。求服中药治疗。岐用大黄牡丹皮汤加味：大黄 10 克（另包后下），丹皮 10 克，桃仁 10 克，栝楼仁 20 克，薏苡仁 20 克，乳香 10 克，没药 10 克，元胡索 20 克，蒲公英 20 克，金银花 20 克，连翘 10 克，黄柏 10 克，知母 20 克。

3 剂，水煎服。每日 1 剂，日 3 服。

2 月 27 日复诊：药后好转。前方继进 3 剂。

3 月 16 日复查：血象正常，诸症消除，病告痊愈。

医案 3　王某，女，56 岁。1987 年 11 月 24 日初诊。

右下腹痛 2 天，尿黄，大便干结，右下腹压痛，反跳痛，发热夜甚，复查血象：白细胞 11.9×10^9/升。外科令其住院手术治疗，患者怕开刀，转求中医治疗，舌红苔黄，脉沉弦。

辨证： 湿热郁结肠中，发为痈毒。

治法： 清热解毒，散结消肿。

方药： 大黄 10 克，丹皮 10 克，桃仁 10 克，栝楼仁 20 克，薏苡仁 10 克，乳香 20 克，没药 20 克，金银花 20 克，连翘 20 克，蒲公英 30 克，虎杖 30 克，白芍 30 克，甘草 3 克，黄柏 10 克。

2 剂，水煎服。每日 1 剂，日 3 服。因病急先给 2 剂以观后效。

11 月 26 日：药后大便通畅，一日 4 次稀便，食增，右下腹痛减轻。治疗前方再进 3 剂，诸症消失，病告痊愈。

岐按： 凡是急性阑尾炎，中医根据辨证论治，随症加减，随症遣药，灵活运用，效果满意。中医早在汉代张仲景医圣开始用中药治疗肠痈（即今之阑尾炎），不开刀，不留后遗症，所以病人请求中医治疗，不感染、不粘连而且费用少，值得提倡。临床治疗费用中西药费用是 1∶3，中药费用少，很受病人欢迎。

医案 4　龙某，男，27 岁。1993 年 11 月 8 日初诊。

因小腹痛 2 天，昨天早晨吃饭后右下腹疼痛逐渐加重，吃西药 2 次，中午痛甚，又吃了 3 种西药，连服 4 次无好转。今早感觉小腹两侧胀痛严重，伴恶心，2 天未大便，口干苦，体温 38.9℃，右下腹压痛（+++），血常规：白细胞 19.5×10^9/升，中性粒细胞 0.88，淋巴细胞 0.12。外科确诊为急性阑尾炎，要求住院手术治疗。但患者因无钱手术，求中医治疗，舌红苔黄燥，脉弦细。

辨证： 气血凝聚，肠中热结不散。

治法： 泻热通便，消肿散结。

方药：大黄牡丹皮汤加味：大黄10克（另包后下），丹皮10克，桃仁10克，冬瓜子10克，芒硝10克（另包冲服），乳香10克，没药10克，厚朴10克，枳壳10克，蒲公英30克，虎杖30克。

2剂，水煎服，每日1剂，日3服。用青霉素过敏改用红霉素12片，每次2片，日3次。以观后效。若服中药不行，可立即手术治疗，故只给2剂中药。

11月10日复诊：药后大便稀，日3次，不恶心，腹隐痛，但食纳差。前方去芒硝、大黄，加神曲20克，山楂20克，砂仁10克，2剂，水煎服。

11月12日三诊：药后诸症明显好转，右下腹微痛。治疗用第2方继进2剂。

11月15日四诊：腹微痛，饮食正常，大便每天1次，口干。用第2方加金银花20克，连翘10克，再进2剂。

11月17日五诊：药后无腹痛，复查血象：白细胞5.8×10^{9}/升，中性粒细胞0.64，淋巴细胞0.36，已恢复正常。病告痊愈。

医案5　吴某，女，29岁。1988年2月5日就诊。

因怀孕2月，突然右下腹痛3天，昨天在县医院妇科检查确诊为早孕合并急性阑尾炎，转外科手术治疗，但患者害怕开刀，今转来求治，诊见患者恶心，胃脘胀痛，食纳差，3天未大便，右下腹疼痛3天，压痛，痛甚，不敢伸腿，脉沉弦，舌红苔黄。

辨证：肠胃积滞，郁久化热。

治法：和解肠胃，清热解毒。

方药：蒲虎汤（自拟方）：蒲公英20克，虎杖20克，大黄10克（另包后下），党参、枳实、黄芩、半夏各10克，白芍30克，甘草3克，神曲、山楂、桃仁各10克。

3剂，水煎服。每日1剂，日3服。

2月13日复诊：药后诸症减轻。上方又3剂，病告痊愈。

岐按：早孕合并急性阑尾炎，西医手术治疗有可能导致流产，因此请求中医，既治阑尾炎还要保胎，欲求双全齐美。中医认为怀孕时正常生理功能，有病治病，只是在遣方选药时适当注意点，就不会影响怀孕，即所谓“有故无殒，亦无殒也”的道理。用蒲虎汤中蒲公英、虎杖、大黄以清热解毒，白芍、甘草以缓解疼痛，黄芩、半夏以和解肠胃，神曲、山楂、桃仁、枳实以消导健胃。虽然方中大黄、半夏、山楂、桃仁是不能用于孕妇的，但因患急性阑尾炎，又不能不用，同时再配伍党参、黄芪、杜仲、断续以扶正保胎，诸药配伍巧妙，切中病机，治疗早孕合并急性阑尾炎恰到好处，曾用本方治疗急慢性阑尾炎多例，均效果显著，故特命名为“蒲虎汤”。歌诀：蒲虎枳大芩半桃，芍甘曲查党参饶，急慢阑尾炎可疗。

2. 肠痈（慢性阑尾炎）

医案1　杨某，女，16岁。1979年1月20日就诊。

因慢性阑尾炎急性发作1周，1975年始发，经打针好了，但近1周急性发作服西药无效仍痛，外科令其住院手术治疗，患者怕开刀，转求中医治疗，诊见局部仍痛，触痛反跳痛明显，食纳差，大便干结，舌红苔薄白黄，脉沉细。

辨证：湿热蕴结，气滞血瘀。

治法： 清热利湿，活血化瘀。

方药： 大黄牡丹皮汤加味：大黄10克（另包后下），丹皮10克，桃仁10克，冬瓜子10克，芒硝10克（另包冲服），乳香20克，没药20克，薏苡仁20克，丹参20克，金银花20克，连翘10克，贯仲10克，白芷10克，甘草6克。

3剂水煎服。每日1剂，日3次服。

2月3日复诊：药后不痛，近日有些痛，食纳差，大便干白带多。治疗脾虚气血不调，用上方加白术20克，苍术20克，赤芍12克。3剂。

3月2日，其母见之告女儿病都好了。

医案2　扬某，男，64岁。1988年4月1日就诊。

因右下腹痛每隔2～3年发作1次，已发过5～6次，这次发作已7天，外科查体右下腹压痛（+），反跳痛（-），右肾区叩击痛（+），3月29日化验白细胞15.4×10^9/升（15400/微升），确诊为慢性阑尾炎，但不愿手术，求中医治疗，除上述症状外，还有尿淡黄、量多，大便干结，舌红苔薄黄，脉沉弦。

辨证： 肠胃积滞，郁久化热。

治法： 和解肠胃，清热解毒。

方药： 蒲虎汤（自拟）：蒲公英30克，虎杖30克，大黄10克（另包后下），党参、黄芩、半夏各10克，神曲、山楂、枳实、桃仁各10克，白芍30克，甘草3克。

3剂，水煎服，每日1剂，日服3次。

4月8日复诊：药后就不痛了，4月5日化验血象白细胞下降为11.4×10^9/升。为巩固疗效，上方继进3剂。今复查血象正常，白细胞8.5×10^9/升。告痊愈。

岐按： *本例阑尾炎反复发作，属慢性阑尾炎，是因为身体虚而又有肠胃积滞，郁久化热，发为肠痈，治宜扶正攻邪，攻补兼施。由于药切病机，所以获得满意效果，本方治疗多例老年慢性阑尾炎均效验。*

医案3　齐某，女，9岁，1994年8月6日就诊 。

胃腹痛1周，开始胃痛，右下腹压痛明显，经输液5天，目前局部不按不痛，按之则痛，外科令其手术治疗，家长求保守治疗，求服中药，诊见舌红苔黄厚，脉弦。

辨证： 肠中湿热蕴结，气血凝聚，热结不散。

治法： 泻热祛瘀，散结消肿。

方药： 大黄10克，丹皮10克，桃仁10克，栝楼仁10克，薏苡仁10克，枳实10克，厚朴10克，蒲公英15克，虎杖15克，金银花15克，连翘15克。

3剂，水煎服，每日1剂，日3服。药后病愈。

医案4　刘某，男，12岁。1994年7月22日就诊。

患慢性阑尾炎已10个月，经常时痛急、时缓解，今右下腹痛急，大便干结，舌红苔黄。

辨证： 肠中热结，壅盛成毒。

治法： 泄热排毒，消肿散结。

方药： 大黄10克，丹皮10克，桃仁10克，栝楼仁20克，芒硝10克，枳实10克，厚朴10克，金银花20克，连翘20克，红花10克，蒲公英30克，虎杖30克，乳香、没药各10克，黄柏10克。

3剂，水煎服，每日1剂，日3服。

连服9剂药后，局部疼痛消失。

医案5 邓某，女，39岁。1994年11月4日就诊。

因右下腹及胃脘痛反复发作已7个月，开始以急性阑尾炎住院保守治疗，出院诊断为“包裹性阑尾炎”，以后每月发作1次，这次复发疼痛提前，今求服中药，目前右下腹压痛明显伴下坠，大便不干，舌红苔薄黄，口不干，脉沉弦。

辨证：肠中湿热瘀结，日久成脓，热伤肉腐。

治法：助阳排脓，清热化瘀。

方药：附子10克，薏苡仁30克，蒲公英30克，虎杖30克，赤芍10克，桃仁10克，乳香20克，没药20克，厚朴10克，枳壳10克，丹皮10克，金银花20克，连翘20克。

3剂，开水煎服。每日1剂，日3次服。

11月7日复诊：药后腹痛消失，但腹胀，治疗上方加木香10克，槟榔10克。3剂。

11月11日三诊：药后右下腹疼痛及腹胀等诸症均消失。复查血象均正常。

3. 肠痈（阑尾炎周围脓肿）

医案1 彭某，女，65岁。1987年4月30日就诊。

因右下腹肿胀痛甚，大便不通畅，不能睡眠已3天，门诊外科查血象高，诊为“阑尾周围脓肿10厘米×12厘米”，转求中医治疗，伴头痛、恶心、恶寒、发热，口干苦，舌红苔黄。

辨证：肠中湿热蕴结，郁结不散，发为脓肿。

治法：消肿散结，清热解毒。

方药：普济消毒饮加大黄10克，蒲公英20克。

3剂，水煎服，每日1剂，日3服。

5月4日复诊：药后大便通畅，腹胀减轻，已能安眠，脓肿缩小。今用丹栀逍遥散加半夏10克，黄芩10克，大黄10克，川芎10克，蒲公英30克。3剂后愈。

医案2 王某，男，40岁。1989年4月5日就诊。

右下腹痛5天，伴恶心，纳差，大便干，舌红苔黄腻，局部肿块8厘米×8厘米大小，压痛，体温36.6℃，白细胞6.9×10^9/升（6900/微升），外科诊断为“阑尾炎周围脓肿”，因无钱住院手术治疗，求中医治疗。

辨证：湿热蕴结，日久成脓。

治法：和解少阳，内泻热结。

方药：大柴胡汤加味：柴胡10克，枳实10克，黄芩10克，半夏10克，白芍20克，党参10克，大黄10克，桃仁10克，红花10克，赤芍10克，蒲公英30克，虎杖30克，山楂20克，栝楼仁20克，丹皮10克，甘草3克。

2剂，水煎服。每日1剂，日3服。

4月8日复诊：药后大便通畅，诸症减轻。再进2剂。

4 月 10 日三诊：药后脓肿缩小，腹痛轻，饮食，二便正常。上方又 2 剂。

4 月 13 日四诊：药后脓肿消失，局部微痛，其他均好。治用上方 3 剂，共为细粉，开水服，每日 10 克，日 2 次，以调理善后。

岐按：阑尾周围脓肿病变，损伤范围大，治疗不能速愈，须坚持治疗，让组织慢慢恢复，才不能复发，否则还有复发可能，因此改用粉服以图缓治，调理善后，临床用之有效。同属阑尾炎周围脓肿，但由于临床表现不同，因此辨证施治回然有异。

4. 肠痛（阑尾炎肠梗阻术后肠粘连）

医案 1 张某，女，55 岁。1994 年 7 月 13 日就诊。

因去年腊月患急性阑尾炎手术后第 8 天又出现肠梗阻腹痛手术治疗，8 天做了 2 次手术后，经常腹痛、失眠，有时彻夜难眠已有半年之久加重 3 天。今求服中药，舌红苔白黄，精神疲惫，脉沉细。

辨证：手术创伤导致气血虚弱、气滞血瘀。

治法：活血化瘀，行气止痛，养心安神，调理精神。

方药：血府逐瘀汤加味：生地 10 克，当归 10 克，白芍 20 克，柴胡 10 克，红花 10 克，桃仁 10 克，川芎 15 克，枳壳 10 克，桔梗 10 克，牛膝 10 克，白芷 20 克，酸枣仁 30 克，柏子仁 30 克，乳香 20 克，没药 20 克。

3 剂，水煎服，每日 1 剂，日 3 服。

7 月 22 日复诊：药后睡眠好，大便通畅，腹痛减轻，但精神欠佳，身体虚弱。治疗上方加红参 30 克，3 剂，水煎服。

9 月 12 日随访：药后好了，腹不痛，睡眠也安稳了。

岐按：本例属手术后遗症，肠粘连引起腹痛，失眠症案例。治法：活血化瘀，养心安神，行气止痛，调理精神。方药：用血府逐瘀汤加柏子仁、酸枣仁、乳香、没药、白芷。诸药合用，药切病机，故而获效迅速。

医案 2 邬某，男，46 岁。2003 年 6 月 11 日初诊。

因胰腺破裂术后遗症，两次发生肠梗阻粘连，不放屁，腹胀痛，曾 2 次住院治疗缓解出院。近 2 天因不放屁，胃腹胀痛，日夜不安宁，伴纳差，嗳气，频吐清水，舌边红苔黄腻，大便干，精神疲倦，四肢无力。

辨证：脾阴虚湿热阻滞气机不畅。

治法：养阴增液，疏理气机。

方药：太子参 20 克，玄参 20 克，麦冬 20 克，白芍 30 克，赤芍 20 克，枳壳 20 克，木香 10 克，槟榔 15 克，厚朴 10 克，元胡索 30 克，黄连 6 克，吴茱萸 3 克，台乌药 20 克，大黄 10 克（后下）。

3 剂，每日 1 剂，日 3 服，水煎服。阿莫西林 1 盒。

6 月 14 日复诊：药后放屁多，腹胀腹痛均减轻了，舌边红苔黄腻，乏力。遵效不更方，前方再进 3 剂。

6 月 18 日三诊：药后诸症明显好转，食增，吐清水少了，舌苔白腻。用上方加减：丹参 20 克，柴胡 10 克，半夏 10 克，黄芩 10 克，旋覆花 10 克，代赭石 30 克，木香 10

克，枳壳10克，厚朴10克，槟榔15克，莱菔子20克，黄连6克，元胡索30克，甘草6克，大黄10克。3剂。

共9剂诸症消除。随访3年未复发。

第九节　外伤杂病

1. 痈（头额角肿块）

医案　李某，男，48岁。1990年3月29日就诊。

因突然发现左额角长硬肿块，似鸡蛋大，漫肿无头，推之不移，已1周，今来求喝中药。伴口干，舌红苔黄焦黑。自觉左侧头痛跳痛，眼微肿胀痛，大便干，脉弦洪。

辨证：风热之毒壅滞不通，郁结不散为患。

治法：清热解毒，消肿散结。

方药：普济消毒饮加味：黄芩10克，黄连3克，甘草3克，玄参15克，连翘15克，薄荷10克，桔梗10克，板蓝根15克，牛蒡子10克，陈皮10克，马勃10克，僵蚕10克，升麻10克，柴胡10克，石膏30克，知母20克，川芎15克，大黄10克（另包后下）。

2剂，每日1剂，水煎服，日3服。

4月2日复诊：头额肿块较前缩小，口干减轻，其他诸症也好转。治疗遵效不更方，继用上方又6剂，肿块消失。

2. 疔疮（头皮及后颈部毛囊炎）

医案　愈某，男，70岁。1990年5月4日初诊。

因头皮及颈部毛囊炎反复发作，又痛又痒，每年春夏发作，已3年了，今年又发作，吃西药无效。伴口干，大便结。

辨证：风火热毒郁结不散。

治法：清热解毒，祛风散结。

方药：普济消毒饮加石膏30克，知母20克，全虫10克，荆芥、防风各10克，蝉蜕10克，蒲公英、虎杖各20克。

3剂，每日1剂，水煎服，日3服。

6剂后而愈。随访3年无复发。

3. 颜面疔疮

医案　李某，男，65岁。1984年11月24日就诊。

因鼻三角区及下嘴唇皮肤红肿疼痛瘙痒已半月余。经门诊外科治疗4次，曾用庆大霉素、氯苯那敏（扑尔敏）、地塞米松（氟美松）等药物，不但不缩小，反而较前扩大，目前右下嘴唇也红肿疼痛，伴口干、鼻腔干燥而肿痛、胃胀满、食纳差、大便干结、舌红苔薄黄，脉弦数。

辨证：肺胃热毒蕴结。

治宜：清热解毒，消肿散结。

方药：普济消毒饮加味：黄芩10克，黄连3克，甘草3克，玄参15克，连翘15克，薄荷10克，桔梗10克，板蓝根15克，牛蒡子10克，陈皮10克，马勃10克，僵蚕10克，升麻10克，柴胡10克，大青叶、苦参、蒲公英、生地各20克。

3剂，水煎服。每日1剂，日3服。

11月29日复诊：药后大便稀，诸症好转。求上方再进3剂。

随访，上方共服6剂后痊愈。

岐按：鼻周围红肿疼痛治疗不及时，毒邪易于入脑，危及生命。曾在此前1年，一壮年男子因鼻外侧生一湿疹瘙痒顺手抓破，感染后3天死亡。凡见到鼻周围有疔疮湿疹肿痛瘙痒者，千万不能用手抓破，以防感染，危及生命。

4. 痄腮（成人腮腺炎）

医案 叶某，男，37岁。1990年4月27日就诊。

右侧耳下肿胀疼痛已3天，今红肿如鸡蛋大，局部灼热触痛，口干喜饮水，张口痛甚，疼痛影响食、眠，大便干结，舌红苔薄黄，脉弦数有力。

辨证：风毒上扰，郁久化热。

治法：祛风解毒，消壅散结。

方药：普济消毒饮加青皮10克，石膏30克，知母20克。

2剂，水煎服。每日1剂，日3服。

随访，2剂后，诸症消失而愈。

岐按：本病多发于儿童，成人少见，但成人患此病反应较重，痛苦更大。

5. 碰伤头皮下血肿

医案 刘某，男，7个月。1996年7月12日就诊。

因头碰伤皮下血肿1周，经拍片未见颅骨内陷。但见血肿明显12厘米×40厘米大小，求服中药。

辨证：外伤导致瘀血积聚。

治法：活血化瘀，消肿散结。

方药：桃仁四物汤加味：当归6克，生地6克，赤芍6克，川芎6克，桃仁6克，红花6克，枳壳6克，柴胡6克，桔梗6克，牛膝6克，车前子10克，腹皮6克，泽泻10克，泽兰6克。

3剂，水煎服，1剂服2天，日5次服。

7月18日复诊：药后血肿明显消退，求上方再进3剂，并云此方特效。

岐按：此方实为血府逐瘀汤加车前子、腹皮、泽泻、泽兰以加强活血利水而消肿更快。

6. 左拇指外伤感染

医案 马某，女，56岁。1980年4月12日就诊。

左拇指外伤感染，10天前因不慎，竹签插进左拇指指甲内，于4月7日用四环素、长效磺胺去痛片无效，自觉头痛、周身痛，鼻塞发热，口干，大便干结，尿黄赤，脉浮数。

辨证：风热壅盛，邪毒郁结。

治法：疏风清热，解毒消肿。

方药：普济消毒饮加蒲公英20克。

2剂，水煎服，每日1剂，日3服。

4月15日复诊：药后大便干结、鼻塞发热、拇指肿痛已去八成，头还痛。治疗上方加白芷、细辛各10克，3剂后诸症消失，6剂痊愈。

7. 外伤后膝腿肿痛

医案 陈某，女。1996年2月9日就诊。

因翻车压伤膝腿肿痛3天，加重，今拍片未见骨折。

辨证：属软组织损伤，局部气血郁滞不通。

治法：活血化瘀，行气通络。

方药：复元活血汤加牛膝10克，木瓜10克，赤芍10克，三棱10克，莪术10克，苏木10克，乳香、没药各20克。

3剂，水煎服，每日1剂，日3服。

2月20日，告知肿痛消失。

附：复原活血汤：柴胡10克，当归10克，穿山甲10克，桃仁10克，甘草3克，红花10克，大黄10克，天花粉10克。歌诀：复原活血柴归草，花粉山甲桃红黄。治疗跌打损伤造成的瘀血肿痛，效果显著。

8. 下肢感染后脚背肿痛

医案 汤某，男，59岁。1994年10月17日就诊。

因下肢感染后肿痛，住院治疗感染控制，但下肢及脚背仍肿痛，下午及夜间尤甚，次日早晨肿消，日久不愈，今求岐用中药治疗。岐参阅《新中医》1994年7月第31页《四妙勇安汤证治体会》一文中介绍，用四妙勇安汤加味：当归20克，元参30克，金银花30克，甘草10克，黄柏15克，赤芍20克，牛膝20克，地龙20克，蒲公英20克，全虫6克，黄芪60克，生地30克，元胡索30克。

5剂，水煎服。每日1剂，日3服。

随访药后痊愈，诸症消失。观察10年无复发。

9. 恶脉（下肢静脉曲张）

医案1 方某，女，43岁。1997年7月2日就诊。

双腿脚肿胀，青筋暴露，畸形弯曲瘗肿，已半月明显加重，胀痛，诊断为下肢静脉曲张症。

辨证：肝气瘀滞，经脉不畅。

治法：疏肝和营，理气通经，活血化瘀。

方药：逍遥散加木香10克，枳壳10克，车前子10克，泽泻10克，木瓜10克，苍术10克，黄柏10克，黄芪20克，败酱草20克，桃仁10克，红花10克，赤芍20克，川芎10克，牛膝20克，地龙10克，元胡索20克。每日1剂，水煎服，日3服。

嘱服药期间多卧床休息，有利下肢血液向心回流，缓解下肢静脉曲张，促进早日恢复健康。

嘱连服20剂，诸症消失。

岐用本方曾治多例皆效验。

医案2　欧某，女，48岁。1986年12月29日就诊。

因“右腿静脉曲张”肿痛月余，早轻晚重，肿胀难受，整个右腿后面青筋暴露胀痛，口不干，大便干结，舌暗红，苔薄白，脉沉细。

辨证：风邪入内，郁久化热，热毒不解。

治法：疏风散瘀，清热解毒。

方药：东垣普济消毒饮8剂后肿痛消除，再未复发。

岐按：本病比较顽固，属慢性病，若用上方治疗效不显著者可按瘀血论治，用血府逐瘀汤加味可获效，或者此两方合用效果更好。

10. 双下肢震颤（腰穿后遗症）

医案　胡某，男，56岁。1988年10月27日就诊。

以支气管感染住院，治疗好转，双下肢震颤，日夜震颤，不自主发作，不能自控，不痛不抽，唯觉双下肢震颤不休，影响睡眠和工作。曾经针灸及注射镇静剂，效果均不明显。今来就诊，岐知道下肢震颤是重病后遗症，是顽疾，从来没有治过，也没有接触过这种病，真有点束手无策。脉沉弦，舌红苔白。

辨证：气血亏虚，血虚生风。

治法：补养气血，平肝熄风。

方药：四物汤加味：当归10克，熟地20克，川芎15克，白芍20克，黄芪30克，龙骨、牡蛎各30克，木瓜10克，牛膝10克，酸枣仁30克，勾藤20克，厚朴20克。

3剂，水煎服。每日1剂，日3服。

11月2日复诊：仍双下肢震颤。详问病史，又细说：因去年一月住院期间曾做过腰穿手术，腰穿后出现的震颤，而且颈项也僵。以前从无此现象，岐思考后辨证：因穿刺后内有瘀血所致此现象。治法：宜加活血化瘀和解肌除项强之药试治之。方药：在前方中加桃仁20克，红花20克，葛根20克，车前子20克以散瘀血。3剂，水煎服。以观后效。

11月7日三诊：药后双下肢震颤明显减少，夜间仅有1～2次，以前日夜发作，难以入眠，有时甚至通宵达旦，行走坐卧均震颤。今遵效不更方，治同11月2日方药

3剂。

11月11日四诊：药后平稳，昨夜仅震颤1次。治遵效不更方，上方再进6剂，以巩固疗效。

随访2年，痉愈不复发。

岐按：本案例属腰穿刺后出现的异常现象，治疗应按刺伤后内有瘀血所致，应加强活血化瘀药物，如桃仁、红花。颈项僵加葛根、车前子以解肌顺水推舟，有利瘀血散去之妙。由于辨证准确，遣药得当，药切病机，效果显著。

11. 腿转筋疼痛（踢足球加重）

医案 吴某，男，19岁。1984年3月19日就诊。

腿肚转筋天天发作，1年前间断发作，时轻时重，未在意，但近1月来由于运动过度（踢球），腿肚转筋，肌肉疼痛。

辨证：运动过度，劳损筋骨，损伤肝肾，气血不足。

治法：补气血，强筋骨。

方药：黄芪30克，当归20克，大枣20克，杭芍40克，甘草6克，龙骨、牡蛎各30克，木瓜10克，牛膝10克。

3剂，水煎服。每日1剂，日3服。

连服6剂，诸症消除。

4月10日：随访云药后再没发生。

岐按：本例腿肚转筋疼痛已年余，加之运动过度，病情加重。由于运动过度，劳损筋骨，损伤肝肾，肝主筋，肾主骨，又因运动过度，势必大量出汗，血汗同源，从而导致气血不足，基于上述两个原因，治宜补气血强筋骨。重用黄芪、当归、大枣以补气血，白芍甘草汤是张仲景创立，为和营散逆治疗一切疼痛的有效良方。牛膝、木瓜、龙骨、牡蛎以强筋壮骨，引药下行，直达病所，故诸药配合，起到了补气血，强筋壮骨，和营卫的作用。以达到了解除因运动过度造成的腿肚转筋疼痛之苦。因药物切中病机，故而获效迅速。正如《黄帝内经·八正神明论》曰“气血者，人之神，不可不谨养”，说明气血是人体的重要物质，要谨慎保养，否则，气血损耗太多，身体虚弱，阴阳失去平衡，疾病就会产生。所以要经常谨慎保养气血。《黄帝内经》云：“生病起于过用。”

12. 指甲凹陷症

医案1 李某，男，50岁。1994年6月25日就诊。

因贫血双手指甲凹陷半年，伴头昏，心慌气短，四肢无力，口不干苦，口淡无味，食纳差，舌淡红苔薄白，脉沉弦。

辨证：心脾两虚，气血生化之源不足。

治法：温阳益气，养心健脾。

方药：归脾汤加干姜10克，肉桂6克，附子10克，麻黄3克，桑寄生30克，炙甘草10克。

5剂，开水煎服。每日1剂，日3服。

7 月 23 日复诊：药后精神好转。又用上方 5 剂。

8 月 13 日三诊：诸症好转。又 5 剂。

12 月 2 日随访：连服 40 剂，后来云指甲平顺，不窝陷了。

医案 2　张某，男，47 岁。1996 年 4 月 24 日就诊。

因双手指甲呈凹形，如似勺勺、铲铲，每年 2 月至 5 月明显加重，9 月以后稍减轻。伴头昏、腰痛、尿少色黄、形体消瘦，口干，舌红苔白，脉沉细。

辨证：气血亏损，肝肾不足。

方药：知柏地黄汤加红参 10 克，黄芪 30 克，当归 10 克，肉苁蓉 10 克，巴戟天 10 克，杜仲 10 克，淫羊藿 10 克。

5 剂，水煎服，每日 1 剂，日 3 服。

5 月 2 日复诊：药后好转，觉指甲凹陷开始起平，色渐转红，腰痛已轻，仍头昏。方药：前方加天麻 20 克，女贞子、旱莲草各 20 克。5 剂，用法同前。

上方共服 28 剂痊愈，再未复发。

1999 年，来再三致谢，称此方特效。

岐按：“勺甲症”辨证肝肾不足，气血亏损。治法：滋阴补肾，填精益髓，补气养血。用知柏地黄汤加红参、黄芪、当归、巴戟天、杜仲、淫羊藿协同作战，共奏其效。若属心脾两虚症，气血生化之源不足者，指甲窝陷，伴头昏心慌气短，四肢无力，口淡无味，口不干苦，舌淡苔白等症候群，辨证心脾虚寒所致。治法：温阳益气，养心健脾。方药归脾汤加干姜、肉桂、附子，以温心、脾、肾，麻黄、桑寄生、炙甘草具有兴奋强心促进造血，诸药合用，可使气血旺盛，生化无穷，故能纠正贫血，改善凹陷。

13. 瘰疬（耳后淋巴结炎）

医案 1　李某，女，15 岁。1980 年 1 月 3 日就诊。

右耳后淋巴结炎，红肿疼痛月余，经打吊针 1 周无效，且红肿增大，热痛，手不敢触摸，大便干，舌红苔白黄，脉沉弦。

辨证：风热壅盛，热毒郁结。

治法：疏风清热，解毒消肿。

方药：普济消毒饮加土茯苓 20 克，蒲公英 20 克，全虫 6 克，百部 20 克，大黄 10 克（另包后下）。3 剂，水煎服。

外用仙人掌去刺，捣成泥状外敷，1 小时更换 1 次。

1 月 7 日复诊：查血沉 65 毫米/时，1 月 14 日诸症好转，上方又 3 剂。

1 月 21 日随访：药后诸症消失，复查血沉为 10 毫米/时，病告痊愈。

医案 2　刘某，男，3 岁。1988 年 1 月 6 日就诊。

左颈淋巴结炎，打针 1 周乏效，左颈淋巴结红肿热痛加重，求服中药。

方药：普济消毒饮加全虫 3 克，蒲公英 10 克。

3 剂，水煎服。每日 1 剂，日 3 服。外用仙人掌捣烂如泥敷之，1 小时换 1 次。

1 月 14 日告知痊愈。

医案 3　金伟，男，5 岁。1989 年 5 月 18 日就诊。

因左颌下淋巴结肿大疼痛已 3 天，曾用抗病毒药治疗乏效。现左颌下淋巴结肿大如鸡蛋，张嘴困难，影响吃饭，口干，大便干结，求服中药。

辨证：热毒蕴结，郁滞不通。

治法：清热解毒，理气止痛。

方药：东垣普济消毒饮加青皮 6 克，蒲公英 10 克，虎杖 10 克，石膏 10 克，山楂 10 克，大黄 6 克（另包后下）。

2 剂，水煎服。每日 1 剂，日 3 服。

5 月 19 日复诊：药后大便稀，肿痛减轻。治疗上方去大黄，2 剂，后痊愈。

医案 4　张某，女，37 岁。1989 年 9 月 7 日就诊。

因右下肢感染已 10 余天，经换药及庆大治疗乏效，且觉右腹股沟肿痛淋巴结肿大如核桃大，且胀痛，脚肿，舌红苔薄黄，脚下午肿甚，脉沉弦。西医诊为“腹股沟淋巴结炎”。

辨证：属实热火毒，郁结不通。

治法：宜清热解毒，消肿散结。

方药：普济消毒饮加蒲公英 30 克，虎杖 30 克，车前子 20 克。

2 剂，水煎服。每日 1 剂，日 3 服。

9 月 9 日复诊：药后周身轻松，腹股沟淋巴结炎肿痛消失。前方继进 3 剂。

9 月 16 日三诊：药后肿痛消失了。

14. 双下肢湿疹

医案　涂某，男，43 岁。1988 年 10 月 12 日就诊。

双下肢皮肤红肿瘙痒热痛 3 月余，甚则流黄水，口干苦，西医诊为“湿疹”，经吃药打针治疗 2 月乏效。而且加重，又引起双侧腹股沟淋巴结发炎肿痛，行动不便。今请求中医治疗。舌红苔黄，脉滑数。

辨证：风毒入内，郁结不散。

治法：疏风散瘀，清热解毒。

方药：普济消毒饮加蒲公英 30 克，虎杖 30 克，土茯苓 30 克，全虫 10 克。

2 剂，水煎服，每日 1 剂，日服 3 次。忌辛辣、发物之食品。

10 月 18 日复诊：药后下肢湿疹减轻。前方加青皮 10 克。2 剂。

10 月 22 日三诊：双下肢湿疹红肿热痛消除，双侧腹股沟淋巴结炎肿痛消失，行动自如。继进 2 剂，以巩固疗效。药后病告痊愈。

此方曾治多例下肢湿疹，如某女，2000 年在天津卖面皮，患此病，经治 1 年，花费上万元，效欠佳。回家求岐治疗，两下肢湿疹感染，瘙痒，溃烂，流黄水，目不忍睹。用上方内服，又用青黛粉 50 克加冰片 5 克混匀，外渗治，日 2 次，1 月后好转，半年痊愈。

15. 足癣（脚气感染）

医案　姚某，男，58 岁。1986 年 4 月 26 日初诊。

自诉左脚跟内踝部红肿烧痛 4 天，因脚气瘙痒脱皮破裂，伤口感染引起脚踝部红肿热痛，至左腹股沟淋巴肿痛，行走不方便，呈跛行。舌红苔黄而干燥，食便可，脉细数。

辨证：湿热风毒，感染所致。

治法：清热解毒。

方药：普济消毒饮加蒲公英 20 克，黄柏 10 克，地肤子 20 克。

3 剂，水煎服。每日 1 剂，日 3 服。

4 月 29 日复诊：服上方 3 剂后尿量增多了，局部红肿烧痛减轻。现在脚跟已能着地。脚跟至腹股沟处有一股筋络痛现已消失。发热感已去，仅感觉脚跟部微痛。舌红苔薄黄。用前方继进 3 剂。

共服 6 剂痊愈，患者表示谢谢。

岐按：脚气感染肿痛化脓反复发作月余，打针时轻时重，日久不愈。用普济消毒饮加土茯苓、车前子、蒲公英、虎杖、苦参 20 克，黄柏 10 克。6 剂愈。

第五章　五官科

眼、耳、口、鼻、舌属于中医五官之器窍。例如眼为肝之窍，肝主目，目受血而能使，因此眼病多属于肝的功能失调。

耳为肾之窍，肾气通于耳，肾和则能闻五音矣，因此耳有病，多则之于肾。肾生骨髓，通于脑，齿为骨之余，耳齿有病多责之肾的功能。亦与脾胃的功能有关。

口唇为脾之窍，“脾之合肉也，其荣唇也”，脾主身之肌肉，口唇、肌肉等方面有病，就要多责之脾胃之功能。

鼻为肺之窍，“肺气通于鼻，主呼吸，经过喉而入肺，肺和则鼻知香臭矣”，鼻有病，多责之于肺的功能。

舌，《黄帝内经》云“心在窍为舌”“心气通于舌”“心和则舌能知五味”，心主血脉，其华在面，舌有病多属于心的功能，舌苔与脾胃有关。

第一节　眼科

眼睛是人体的视觉器官，它与内在的脏、腑、经络有着密切的联系。五脏六腑的精气，皆上注于目，肝藏血而开窍于目，十二经脉都直接和间接地与眼有关系，这些联系保证了眼的正常功能。

眼分为五个部分：

肉轮：眼睑（包括皮肤和肌肉、睑板和睑结膜）属脾，脾主肌肉。

血轮：两眦（包括两眦的结膜、皮肤和泪器）属心，心主血。

气轮：白睛（包括球结膜和巩膜前部）属肺，肺主气，故称气轮。

风轮：黑睛（包括角膜房水和虹膜、睫状体）属肝，肝主风，故称风轮。

水轮：瞳孔（即瞳神，包括瞳孔后方的眼内组织，如晶状体、玻璃体、脉络膜、视网膜及视神经等）属肾，肾主水，故称水轮。

由于脏腑表里关系，五轮分别与胃、小肠、大肠、胆和膀胱相联系。外障（外眼病），属表、属实、属阳。内障（内眼病），属里、属虚、属阴。

1. 椒疮（沙眼）

椒疮俗称沙眼，它与粟疮是眼睑内发生颗粒的疾患，前者色红而坚，状如花椒，故名椒疮，其病情较长，蔓延性很大。粟疮，色黄而软，状如粟粒，故名粟疮，其病势较轻，愈后多良。

病因：脾胃湿热内蕴，风邪外乘，久则热搏血分，以致瘀滞不行，壅积胞睑之间而成。同时不注意个人卫生和公共卫生，亦可相互传染。

辨证：初起无异样感觉或仅微有痒，渐次增剧，则涩痛而多流泪，羞明难睁，视物昏糊，每易并发胞肉胶凝或两睑粘精，以及睑硬睛痛，甚则眼生翳障，严重危害视力。

治法：①内治方面，清脾、凉血、散风、祛湿为主。沙涩痒痛，羞明流泪，用清脾凉血。睑内红赤较甚，尿黄便秘，用清胃泻火，祛风通腑。若眼胞肿硬，睑内累累连片疙瘩高低不平，此为血瘀凝滞，应用清热凉血，活血散瘀。②局部用药和手术治疗。

医案　周某，女，18岁。1997年7月17日就诊。

因双眼干涩痒，口干苦。眼科诊为沙眼，点眼药无效。今求服中药。

辨证：肝经风热上目。

治法：清肝泻火，祛风明目。

方药：龙胆草10克，栀子10克，黄芩10克，柴胡10克，生地10克，车前子10克，泽泻10克，当归10克，蝉蜕10克，僵蚕10克，丹皮10克，荆芥10克，防风10克，枸杞10克，菊花10克。

5剂，水煎服。每日1剂，日3服。

7月25日复诊：药后诸症减轻。上方再进5剂。

随访药后诸症消失。

2. 眦漏（泪囊炎）

脓液自泪窍排出，名为眦漏、漏睛。分大小眦漏，临床以大眦漏多见。此症生在目大眦旁睛明穴，此穴乃藏泪之所。有一目得病，二目俱病。愈后易复发，是一种慢性顽固疾病。

病因：由肝经风热，或心火旺盛、肾阴不足，虚火上潜而成。忧思多郁及禀体寒弱的人多患此症。

辨证：本症初起如豆如枣，红肿疼痛，疮势虽小，根源很深。成脓后在红肿处以指按之，可见脓液自泪窍排出，溃后或流脓汁或流黏涎，经常不断。一般初发不甚坚硬而速溃的易治，脓自内眦排出成漏的难治。若溃破而排出黏白或黄色脓汁的属顺；出青黑脓或如膏腥秽不堪的属逆。

治法：可分未溃和已溃两个阶段。未溃易消散，如结核红肿疼痛，当清解肝经风热。溃后宜扶正托毒。

医案1　刘某，女，28岁。1986年9月26日就诊。

双眼发痒流泪已半年，经中西药治疗无效，口不干，见泪囊膨胀，按之脓液流出，色黄稠。

辨证：湿热蕴结，郁久化脓。

治法：清热解毒，祛风除湿。

方药：普济消毒饮加土茯苓30克，蒲公英30克，龙胆草10克。

3剂，水煎服，每日1剂，日服3次，食后服。

9月30日复诊：药后仍有脓，但较以前略减少，痒有减少，不是整天痒，而是仅在下午有点瘙痒。治用上方继进3剂。

10月4日三诊：患泪囊炎实际已3年多不愈，服上方6剂后今已不痒不痛了，脓明显减少了，仅白天流，晚上已不流了。因久病用上方加黄芪 10 克补虚，提脓生肌，3 剂，水煎服。

10 月 7 日四诊：药后脓又多了。表明余毒未尽，不宜用补药黄芪，今改用黄柏 10 克。3 剂，水煎服。

10 月 13 日五诊：觉药后脓少了，仍觉眼痒。治疗继用普济消毒饮加土茯苓 30 克，蒲公英 30 克，龙胆草 10 克，黄柏 10 克，栀子 10 克，荆芥 10 克。3 剂，水煎服。

10 月 20 日六诊：服药后脓少了，右眼角有痛感。再用普济消毒饮加黄柏、泽泻、车前子、蒲公英、元胡索各 20 克。3 剂，水煎服。

10 月 28 日七诊：明显好转。再用上方 3 剂，再肌注 1 周青霉素每次 40 万，日 2 次肌注。

后告知痊愈。

岐按：当病邪重，邪气胜为实，正气不足为虚，治宜补虚泻实。该患者泪囊炎化脓，当属实，证用泻法已起作用，但因求愈心切，而实邪未去尽，加黄芪又加重了病邪，故脓液增多，证明黄芪只能补虚，实邪盛时勿用黄芪，切记，切记!!!

医案 2　王某，女，32 岁。1997 年 7 月 30 日初诊。

因左眼流泪，眼干涩已 2 年余。西医诊为“泪囊炎”，服药无效，且加重，流泪混浊，眼干涩，有眼屎，口干苦。

辨证：肝火上冲所致。

治法：清肝泻火，养阴生津。

方药：苍术 20 克，夏枯草 20 克，木贼 10 克，荆芥 10 克，防风 10 克，蔓荆子 10 克，川芎 10 克，白蒺藜 10 克，天麻 20 克，僵蚕 10 克，金银花 20 克，连翘 10 克，元参 20 克，麦冬 20 克，黄连 6 克，黄芩 10 克，杭菊 10 克，枸杞 10 克。

5 剂，水煎服。每日 1 剂，日 3 服。

随访，云上方连服 15 剂诸症消失，泪囊炎已愈。

岐按：泪囊炎临床治疗比较麻烦，难以见效。岐在 1964 年实习时向眼科窦老师学来的。苍术散专治流混眼泪验方，我在临床上曾多次运用皆效验。

3. 天行赤眼（急性结膜炎）

天行赤眼，是一种急性传染性红眼病。愈后一般良好。

病因：主要由于感受四时风热，毒疠之气所致。

辨证：起初目忽赤肿，疼痛，流泪，怕热羞明，眵多黏结，沙涩难开，胞肿头痛。先患一目，而传及二目，有二目齐起的，亦有一目刚退，另一目又起的。

治法：起初胞睑赤肿，目赤疼痛，羞明流泪，伴有头痛。治以疏风清热为主。赤痛较甚，眵多干结，热泪如汤，沙涩难开者，治以清热祛风加入解毒凉血。伴有口渴、便秘、小便赤少，脉弦数，苔黄腻，治泻火解毒、通腑。

医案 1　黄某，女，59 岁。1999 年 5 月 23 日初诊。

因双眼红肿流泪 5 天，伴目涩，畏光，口干，头目胀痛，舌红苔黄，脉沉弦。

辨证：按肝火刑金论治。

治法：清肝泻火，活血化瘀。

方药：苍术散合桃红四物汤加黄连 3 克，葛根 20 克，藁本 10 克。

附方：苍术 15 克，夏枯草 20 克，木贼 10 克，荆芥、防风、蔓荆子各 10 克，蒺藜 20 克，僵蚕 10 克，桃仁 20 克，红花、当归、赤芍、川芎、生地各 10 克，黄连 3 克，葛根 20 克，藁本 10 克。

3 剂，水煎服，患者诉症状减轻，又 3 剂，痊愈。

医案 2　李某，男，45 岁。1978 年 5 月 19 日初诊。

因左眼角充血红肿、疼痛、流泪已半月，经治乏效。

辨证：风邪上扰清窍，日久化热，热伤血络，故见上症。

治法：清肝疏风，活血通络。

方药：苍术散加味：苍术 20 克，夏枯草 20 克，木贼 15 克，荆芥、防风各 10 克，蒺藜 10 克，蔓荆子 10 克，黄连 6 克，天花粉 10 克，枳壳 10 克，川芎 12 克，桃仁 12 克，红花 10 克，大黄 6 克，甘草 3 克。

3 剂，水煎服。

5 月 28 日复诊：药后红肿热痛轻，好转。上方又 3 剂而愈。

医案 3　石某，女，38 岁。1986 年 9 月 22 日就诊。

因双眼红赤涩、痛胀，头痛，流泪已 4 天，舌红苔薄黄，口干，脉沉弦。

辨证：肝火刑金。

治法：清肝泻火，活血化瘀。

方药：桃仁四物汤加木贼 10 克，桑白皮 20 克，杏仁 10 克，夏枯草 20 克，石膏 20 克。

3 剂，水煎服。

10 月 20 日诉药服完病痊愈。

岐按：岐用桃红四物汤加杭菊 20 克，大青叶 30 克，山豆根 10 克，黄芩 20 克，桑白皮 30 克。水煎服。治疗急性结膜炎，诊见眼睛红肿，半睁半眯，畏光，流泪不止，眼干涩痛，甚则眼肿如桃大等症，一般服上方 3～5 剂皆愈，1986 年门诊日志：徐某，9 月 10 日；罗某，9 月 13 日。2 人用上方 3 剂均愈。

医案 4　杨某，男，40 岁。1986 年 9 月 19 日就诊。

因双目红肿涩痛、灼热 1 周，曾服西药和点眼药均无效，且加重。伴心烦、口干，喜饮水。舌红苔薄黄，脉弦数。

辨证：肝火刑金。

治法：清肝泻火，活血化瘀。

方药：苍术 10 克，夏枯草 10 克，木贼 10 克，荆芥 10 克，防风 10 克，白蒺藜 10 克，蔓荆子 10 克，川芎 10 克，桃仁 10 克，红花 10 克，赤芍 10 克，桑白皮 10 克，黄柏 10 克，石膏 30 克。

3 剂，水煎服。忌酒辣之品。

9 月 25 日告知药后就好了。

医案5　张某，男，28岁。1980年2月19日就诊。

患者因左眼红肿灼痛、畏光、流泪已半月，曾用庆大霉素、泼尼松（强的松）、维生素C、安乃近等药治疗无效，且日渐加重，目前左眼已看不清楚，而且左侧头胀痛难忍，伴口干、大便结，脉沉弦。

辨证：肝火刑金。

治法：清肝明目，活血化瘀。

方药：苍术散（苍术、夏枯草、木贼、荆芥、防风、白蒺藜、蔓荆子、川芎、天麻、僵蚕）加桃仁、红花、赤芍、丹参、桑皮、桔梗各10克，黄连6克，白芷10克，甘草3克。

3剂，每日1剂，水煎服。

2月27日复诊：服上方6剂后，眼痛明显减轻，左眼球血丝减少。治同前方，3剂。

3月3日三诊：左眼结膜炎、瘀血、红肿、畏光、流泪均愈。

医案6　王某，女，53岁。1996年4月16日就诊。

因右眼结膜内充血3天，逐渐加重增多，伴口干，大便干结，舌红苔黄，脉沉弦。

辨证：肺阴虚，肝火刑金，络脉受损。

治法：养阴清肺，活血化瘀。

方药：银翘元麦汤加知母20克，石膏30克，黄芩20克，黄连6克，桑皮20克，白及20克，桃仁10克，红花10克，当归10克，川芎10克，大黄10克，草决明20克。

3剂，水煎服，日3服。忌酒、辣，勿劳累过度。

5月2日诉药后结膜充血、红赤消除而愈。

岐按：此方曾治疗14例均服3剂而皆愈，效如桴鼓。同属红眼病，但证候群不同，辨证论治各异，效果相同，体现中医治法的科学性、实用性。

4. 角膜炎

医案　刘某，男，60岁。1996年8月10日就诊。

因双目干涩，已1周，经治疗乏效，今加重，伴口干，脉弦滑。

辨证：肝经湿热上扰清空。

治法：清肝火，祛风湿。

方药：龙胆泻肝汤加蝉蜕10克，勾藤20克，木贼10克，枸杞10克，菊花10克，黄连6克，苍术20克。

3剂，水煎服。另儿宝眼药1支滴眼。

连服9剂，双目干涩消除。

5. 胞轮振跳（眼肌痉挛）

俗称“眼眉跳”，振跳部位多属上眼睑，跳动牵及眉际。

病因：①气血不和，久病后失于调养，以致肝脾经络为患，此为内因。②风邪外来，风热上乘，此为外因。

医案1　王某，女，31岁。1997年7月2日初诊。

产后左眼下眼皮痉挛抽动已月余，逐渐加重，引起心烦意乱，十分不安，甚为难受。舌红苔薄白，脉沉细。

辨证：心脾两虚，血虚生风。

治法：补养心脾血生风去。

方药：归脾汤加菖蒲10克，天麻10克，杭菊10克，钩藤10克，磁石20克，防风10克，川芎10克，熟地20克，白芍20克。

3剂，水煎服。每日1剂，日3服。

7月8日复诊：药后眼皮跳、抽动已好了，也不难受了。

医案2　牟某，女，52岁。1994年1月4日初诊。

因左侧上眼皮阵阵跳动半月多，尤其清早上眼皮跳动明显，伴口干苦甚，有动脉硬化、视网膜炎，眼胀痛，脉沉弦。

辨证：肝阳上亢，肝风内动。

治法：平肝熄风，潜阳止痉。

方药：天麻10克，勾藤20克，全虫6克，僵蚕10克，白芍20克，丹皮10克，甘草6克，夏枯草30克，生地20克，麦冬20克，桑寄生20克，刺蒺藜15克，桑叶12克。

3剂，水煎服。每日1剂，日3服。

2月3日云药后眼皮跳动停止，再未复发。

医案3　李某，男，56岁。1991年10月6日就诊。

因左眼上下眼睑润动3年，经多方治疗乏效。近月来病情加重，一日发作数十次，每次3~5分钟，润动时畏惧视物，其他正常。舌淡苔白润，脉寸浮尺沉。

辨证：肾水枯竭，水不荣木，阳虚风动。

治法：温肾阳，祛风邪。

方药：真武汤加味：附子6克，茯苓15克，白术15克，白芍20克，生姜10克，僵蚕、防风各10克。

8剂，开水煎服。每日1剂，日3服。药后诸症消失。

岐按：眼皮痉挛症临床多见，虽然不是大病，但由于时刻跳动，非常烦恼，只有认真了解病情，遵照祖国医学的整体观念和辨证施治就能获效。

6. 流泪（冷泪）

医案　吴某，女，75岁。1986年11月11日就诊。

经常流眼泪，双目流清水，已19年了，伴口干苦，眼缘发痒，无红肿。曾治疗无效。

辨证：肝肾阴虚，精气亏耗。

治法：滋补肝肾。

方药：左归丸：熟地20克，山药15克，山萸肉15克，枸杞15克，牛膝10克，菟丝子15克，鹿角胶15克，龟板胶15克，川芎10克，苍术15克。

水煎服。连服16剂，每日1剂，日3次服。

1987年6月1日随访：药后流泪已好，再没流清眼泪水了。

7. 双目流泪

医案 杨某，男，43岁。1983年3月4日初诊。

因双目流泪月余，伴眼干涩，口干，胸肋胀满，舌红苔黄，脉沉弦。

辨证：肝气郁结，肝火上冲所致。

治法：疏肝理气，清肝明目。

方药：逍遥散加木香10克，枳壳10克，枸杞20克，杭菊20克，石膏20克，车前子20克，苍术20克，知母10克。

3剂，水煎服。每日1剂，日3服。

3月8日复诊：觉流泪减少了，但晨起眼胀痛。用前方加元胡索20克。3剂。

3月16日三诊：目已不痛了。上方又3剂。

3月19日四诊：眼已不痛不流泪了，但头痛。上方加川芎10克。3剂。

3月23日五诊：头不痛了。

岐按：临床辨证施治，对症下药，药随症遣，灵活运用，随症加减，辨证合法，药切病机，药病相合，当然获效。

8. 眼弦赤烂

又名风弦赤烂、迎风赤烂、眼眶赤烂、烂弦风。

病因：脾胃蕴积湿热，风邪相干，风湿相搏，停于睑内，或由沙眼拭擦过多，以致表面糜烂，亦因拔倒睫，损伤睑弦，引入风邪所致。

辨证：两睑赤烂，痛痒时时发作，频喜搔拭，遂致睑沿赤湿，糜烂更甚，睫毛稀疏，经年不愈。重症时，每多并发眦帷赤烂，久则睫毛脱落，不易再生。或并生翳障诸疾。

治法：祛风、除湿、清热为主。

医案 陈某，女，5岁。1980年5月初诊。

双眼边缘溃烂，出血淋淋，呈红斑片状，已1月，经西医诊断为“病毒性眼缘炎”，治疗多次乏效。今来诊。口干，大便干结，舌红苔少。

辨证：脾虚肺燥，阴虚火旺。

治法：养阴清肺，祛风解毒。

方药：银翘元麦汤加苍术6克，夏枯草6克，木贼3克，荆芥3克，防风3克，蔓荆子3克，蒺藜6克，大黄6克（另包后下）。

6剂，水煎服。每日1剂，日3服。随访病愈。

岐按：药切病机，故能效如桴鼓。眼科诊为病毒性眼缘炎，但服西药疗效欠佳，求服中药养阴清肺，祛风解毒。连服中药6剂而愈。

9. 眼角膜灰白翳

医案　叶某，女，53 岁。1994 年 1 月 5 日就诊。

口干、眼涩痛、畏光、流泪，已 2 月。经眼科诊为“角膜灰白翳”，医治无效。今求服中药。脉沉弦，舌红苔黄。

辨证：肝经郁热，邪火上冲。

治法：清肝泻火，活血祛风。

方药：龙胆草 10 克，栀子 10 克，连翘 10 克，黄芩 10 克，甘草 3 克，薄荷 10 克，生地 10 克，车前子 10 克，泽泻 10 克，柴胡 10 克，桃仁 10 克，红花 10 克，僵蚕 10 克，茺蔚子 10 克，川芎 10 克，苍术 10 克，石膏 30 克，大黄 10 克（另包后下），夏枯草 30 克。

3 剂，水煎服。每日 1 剂，日 3 服。

1 月 10 日复诊：药后诸症好转，上方再进 3 剂。

连服 9 剂，角膜灰白翳消失。

10. 血翳包睛

是赤膜下垂发展的结果。

辨证：眼中赤涩肿痛，羞明怕光，渐有粗细赤脉横贯风轮，兼头痛，大便秘结。

治法：泻肺热，散瘀血。失治则赤脉扩大，变成一片血障，满遮黑睛，不能视物。

病因：血翳包睛因心肝之火内炽，兼之瘀血凝滞而成。

医案 1　陈某，男，50 岁。1983 年 11 月 19 日就诊。

左眼结膜炎、血翳月余，经中西药治疗无效。曾用金霉素、氯霉素滴眼，内服维生素 B_1、维生素 A、维生素 D，肌注野木瓜等均无效。目前左眼内眦血翳不消散，且干涩、痛胀。舌红苔白，脉沉弦。

辨证：肺经血瘀血热。

治法：泻肺热，散瘀血。

方药：桃仁四物汤加桑白皮 10 克，地龙 10 克，蝉蜕 10 克。

6 剂，水煎服。每日 1 剂，日 3 服。

11 月 26 日复诊：服药 6 剂后血翳变薄，红色转淡，目不觉干涩、胀痛了，已明显好转。治用上方加枸杞 20 克，杭菊 10 克。6 剂，水煎服。

12 月 3 日三诊：服上方后，血翳明显减退，基本治愈。上方再进 3 剂，以巩固疗效。

医案 2　何某，男，9 岁。1983 年 12 月 13 日就诊。

右眼结膜炎半月，眼球红赤、充血，视力模糊不清，伴头面灼热，唇红口干，喜饮凉水，大便干结。

辨证：肺经热毒上扰。

治法：清肺泻火，活血化瘀。

方药：桃仁四物汤加石膏 20 克，知母 10 克，金银花 10 克，连翘 10 克，蒲公英 20

克，野菊花10克，大黄10克。

3剂，水煎服。每日1剂，日3服。

11月13日随访：其父代诉2剂药治愈红眼病，红赤消退已尽。

岐按：两例结膜炎，由于病程不同，治疗的选药也各异，此即所谓药随症变，药切病机，自然获效。

11. 暴盲

此为眼底黄斑病变，致视力突然下降。

平素无他病，外不伤于轮廓，内不伤于瞳神，忽然目盲不见物，故名暴盲。

病因：①忿怒暴悖，肝气上逆，气血郁闭，精明失用。②怒伤元阳，以致脏腑精华不能上升，归明于目。③亡血过多，气血暴脱，目失涵养，即"内经"所谓"气脱者目不明"而致。

治法：平肝解忿，活血化瘀。方药：桃红四物汤。

医案 刘某，女，46岁。1996年3月18日就诊。

自诉1995年12月中旬突然发现看人是黑的，视物也是黑色的黑影，云雾逐渐加重，不能看书看信，伴口干。视力至今无明显好转。问其原因，是因着急所致。舌红苔白，脉沉弦。西医诊断为眼底黄斑病变。

辨证：瘀血阻滞，蒙蔽清窍。

治法：清肝明目，活血化瘀。

方药：桃仁四物汤加五苓散加蝉蜕10克，车前子20克，草决明20克，菊花20克，茺蔚子20克，穿山甲10克。5剂，水煎服，日3服。

3月25日复诊：药后觉放屁多，眼前黑影云雾减少。治疗遵效不更方，上方又5剂。

4月15日三诊：药后明显好转，大为见效，已能看清小字了，但有点流眼泪。治疗上方加荆芥、防风各10克。再进5剂。

后来告知痊愈。

岐按：黄斑病变是眼底病变，治疗比较困难。中老年益寿文摘报：黄斑病变可分为萎缩性与渗出性两种。前者为慢性视力下降，后者为突然视力下降。本案属渗出性瘀血内阻所致，如不能及时准确治疗，会导致失明，造成终身残疾，十分痛苦。

12. 云雾移睛（玻璃体浑浊）

本病眼睛外表与常人无异，惟患者自觉眼前见幻象，似云雾在眼前浮游移荡，故名云雾移睛。病因：肝肾、胆的病变，肾为肝之母，乃神水之源，水不涵木，则肝阴必亏，胆附于肝，随肝为病。肾元不足，经产去血过多，或悲伤过度，忧思积忿，而有此患。辨证：患者自觉眼前常现黑花，茫茫在空中荡漾，忽有忽无，或如游丝，有如黑影漂浮，有如蝇蝶飞状，有如旌旗飘扬，有如龙舞，有如蛇身环卷等奇状，其色或青或黑或粉白或微黄，悠生悠灭，仰视则上，俯视则下，酷似云雾浮移，是本病的主症。治法：调理肝、胆、肾。

医案1 陈某，男，66岁。1979年9月7日初诊。

近5天来突然感到左眼有蜘蛛网状物，揩之不去，而且伴有眼睛胀，舌红苔白，脉沉弦。

辨证：肝经风热上扰。

治法：疏风清热，活血祛瘀。

方药：苍术散加味：苍术15克，夏枯草20克，木贼10克，荆芥10克，防风10克，白蒺藜10克，蔓荆子10克，川芎10克，蝉蜕6克，夜明砂6克，云雾草10克。

3剂，水煎服。每日1剂，日3服。

9月24日复诊：无不适感，治疗眼病见效慢，一般要服8剂才见效。古人云：眼8剂。说明眼病治疗要时间长才有效。故上方再进5剂。

9月29日三诊：药后自觉眼前有蜘蛛网样的黑阴影缩小。治疗效不更方，上方再进5剂。

10月28日四诊：药后已好，诸症消除，甚为感激。

医案2 吴某，女，58岁。1996年11月26日初诊。

云眼前蚊虫云雾飞扬晃动，视物昏花不清，头痛，口干苦。曾用普罗碘胺（安妥碘）针剂无效。

辨证：肝火上扰，瘀血阻滞。

治法：清肝明目，活血化瘀。

方药：桃红四物汤合五苓散加蝉蜕10克，车前子、草决明、菊花、茺蔚子各20克。

5剂，水煎服，每日1剂。

12月25日复诊：药后眼雾较前清亮，口干。治疗前方加石斛30克，石膏40克，天花粉20克。5剂。

岐按：玻璃体浑浊实属肝气郁结，气滞血瘀所致，其轻者浑浊，产生眼前飞蚊，重者瘀血更多，导致失明或暴盲。

医案3 刘某，50岁。1989年6月5日就诊。

因眼前有飞蚊感觉年余，伴头昏、耳鸣，睡眠差，舌苔白腻，脉滑。

辨证：痰浊上泛，清窍不通。

治法：除湿化痰。

方药：二陈汤加枳实10克，竹茹10克，胆南星10克，海浮石15克。水煎服。另外酸枣仁、青葙子、玄明粉各100克，碾细粉冲服，每次10克，日2次。

服半月后诸症大减。前方加杏仁、桃仁、川贝服至1个月，诸症消失。

若视直为曲者用猪苓汤加车前子10克，通草6克，狗脊、苍术各10克，大黄6克，栀子、萹蓄各9克。水煎服。冲服酸枣仁、青葙子、玄明粉各100克，共为细粉，每次10克，日2次。半年后眼前蛇影消失。

13. 青盲

视瞻昏渺，视瞻有色，均属于慢性疾患。特点：视力和视觉有变化，但没有瞳孔的变形或变色的征象。现代医学的眼底疾患。病因：肝肾阴亏，精血耗损，不能上承，目失涵养。辨证：青盲，金井（瞳孔）不大不小，丝毫没有翳障气色，外观正常，但患者自觉视力逐渐减退，最后失明。治法：滋补肝肾，养肝明目，养阴清肺。方药：银翘玄麦汤配合杞菊地黄丸。

医案1 侯某，男，23岁。1984年12月18日就诊。

自觉右眼干涩，流泪，易于疲劳，视物呈黄色，伴头昏口咽干痛，咽部潮红，腰痛。曾经眼科检查为“右眼底视网膜水肿”。

辨证：肝肺阴虚火旺。

治法：养阴清肺，疏风明目。

方药：金银花20克，连翘10克，元参20克，麦冬20克，生地20克，杭芍20克，丹皮10克，牛蒡子10克，薄荷10克，山豆根10克，木贼10克，枸杞20克，菊花20克。

6剂，水煎服。每日1剂，日3服。

1985年1月28日复诊：服上方6剂后，觉眼干涩流泪，视物无黄色感了，又经眼科复查云“右眼底视网膜水肿消失”，仅有视网膜炎。并云原来水肿半年才能消除，没想到服中药6剂水肿消失，今求继续服中药。上方继进10剂。而视网膜炎症消除。

随访2年未犯。

岐按：目者，五脏元府精气之所会聚也，为五脏精气之征兆也。精衰则目睛衰也，精气旺盛则目睛清晰明亮。《素问·经脉别论篇》云“饮食入胃，游溢精气，上输于脾，脾气散精，上归于肺，通调水道，下输膀胱，水精四布，五精并行”，这是水液在体的正常运行。若过用眼力，耗伤气血，影响气血的正常运行，而留滞于眼底，久则形成水肿，而咽喉为肺之门户，咽红口干，眼干，舌红苔少，均为肺阴虚之象，故证属阴虚火旺，宣降失司。治宜：养阴清肺，宣降气机，疏风明目。用银翘元麦汤加枸杞、菊花、苍术、木贼、山豆根治疗，切中病机故自然见效。

14. 慢性视神经炎

李某，男，50岁。1991年9月6日就诊。双眼视物进行性模糊1年余，前额头顶部胀痛，经检查为慢性视神经炎。西药治疗效果不显。今用桃仁10克，红花6克，当归12克，川芎10克，白芍12克，熟地15克，五味子10克，菟丝子12克，枸杞子15克，车前子10克，覆盆子12克。5剂，水煎服。每日1剂，日3服。

药后头痛、额痛消失，视物稍清。再服11剂后，视力恢复正常，随访年余未见复发。

15. 视直为曲（中心性脉络膜炎）

医案 张某，男，56岁。1989年9月6日就诊。

自诉近年来目眩、视物昏花、视力减退，近1年来，看外面电线变成曲线了。经安康某医院诊为“中心性脉络膜炎”，治疗月余未效。诊脉沉弦，舌红苔黄腻。

辨证：肝郁湿热，经脉受阻，目失荣养。

治法：疏肝活血，通络祛湿，泻热明目。

方药：柴胡 15 克，龙胆草 10 克，草决明 20 克，川芎 20 克，红花 10 克，茯苓 10 克，丹参 15 克，泽泻 15 克，茺蔚子 15 克，车前子 15 克，酸枣仁 15 克，葛根 20 克，沙蒺藜 15 克。

水煎服，每日 1 剂，先服 10 剂。

9 月 20 日复诊：觉视物昏花稍清亮些，但仍视直为曲。治疗眼病不能急，老中医说“眼八付”，就说眼科病最快也得 8 剂药，何况眼底病更是麻烦，不像金针拨内障的白内障病，一拨就能看见了。所以病不同，治法各异，病人和医生都要密切配合，才能取得满意疗效，因此将上方再 10 剂，共为细粉，每次 10 克，日 2 次，温开水饭后送服，以观后效。

12 月 9 日三诊：药后视直为曲明显好些。嘱上方再进 10 剂，用法同上。

16. 电光眼

医案　王某，男，48 岁。1984 年 7 月 5 日就诊。

自诉因电焊突然闪光，之后觉左眼涩痛胀、红赤、流泪汪汪已半月。经点八宝眼液，更加重流泪，又服拔云散 5 剂也无效。诊见左眼结膜红赤，充血目涩，胀痛难睁，视物不清晰，眼泪汪汪。舌红苔白，脉沉弦。

辨证：血瘀阻滞，脉络受损。

治法：活血化瘀，滋补肝肾。

方药：桃红四物汤加味：桃仁 10 克，红花 10 克，当归 10 克，川芎 10 克，生地 10 克，赤芍 10 克，枸杞 10 克，杭菊 10 克，苍术 10 克。

3 剂，水煎服。每日 1 剂，日 3 服。并嘱用人奶滴眼，忌酒、辣、生、冷。

自诉上方服 6 剂痊愈，眼不流泪，不涩胀痛，视物清晰。诸症消失，病告痊愈。

17. 散光眼

医案　张某，女，41 岁。1981 年 7 月 7 日初诊。

因头昏目眩，视物昏花，看书读报时觉头昏眼胀、恶心、眼眶胀痛尤甚。眼科诊为“散光眼”，滴眼药月余乏效。查舌红苔白黄腻，脉弦滑。

辨证：肝郁气滞，脾虚湿盛，痰湿蒙蔽清阳。

治法：健脾化湿，疏肝解郁。

方药：东垣半夏白术天麻汤加味：半夏 10 克，白术 10 克，天麻 10 克，党参 15 克，茯苓 10 克，黄芪 15 克，泽泻 10 克，干姜 10 克，神曲 10 克，葛根 15 克，陈皮 10 克，苍术 15 克，黄柏 10 克，车前子 20 克，荆芥 10 克，防风 10 克，枸杞 20 克，菊花 10 克。

3 剂，水煎服。每日 1 剂，日 3 服。

7 月 11 日复诊：药后好转。上方再 3 剂。

7 月 17 日三诊：头目不昏痛了，能看书了，但不能久视。前方再 3 剂。

第二节　耳

耳是一个感觉声音和维持平衡的器官。解剖上通常将它分为外、中、内三个部分，外耳和中耳是传递声音的，称传音装置。内耳除维持平衡外，主要是感受声音，称感音装置。

1. 耳内分泌物过盛症

医案　张某，男，46岁。1979年2月15日初诊。

主诉：两耳内耳屎过多，左耳鼓膜内陷10余年，至少每半月掏一次耳屎，几天不掏，则耳屎堵满耳道，耳朵就听不到声音了，耳屎掏了，耳朵就能听到声音了。曾先后到新疆、兰州、西安、南京、广州、北京等多家医院，均检查诊断为“双耳内分泌物过盛、左耳鼓膜内陷”，曾用组织液及各种西药、抗生素、维生素、谷氨酸、胱氨酸等治疗均无效果。今来求治，本人从未听说过，更没有治疗经验，深感棘手。查脉沉弦，舌红苔薄白黄。考虑患者耳内分泌物过盛，伴左耳鼓膜内陷，耳鸣、耳聋诸症，治疗应分两步进行，先治左耳鼓膜内陷，再治双耳内分泌过盛。第一步，首先按中气不足论治鼓膜内陷。

分析：由于肾精有先天之精，为脏腑阴阳之本，生命之源，故称肾为“先天之本”。肾主骨生髓，外荣于发，开窍于耳。机体生命活动持续和气血津液的生化都赖于脾胃运化的水谷精微，而称为脾胃为气血生化之源、“后天之本”。脾主运化水谷之精，以生养肌肉，故主肌肉。脾气不足，中气下陷，内耳是维持平衡，感受声音，由于时间长，左耳鼓膜内陷，故属中气不足。李东垣曰：“内伤脾胃，乃伤其气。”

辨证：脾气不足，中气下陷。

治法：补中益气。

方药：补中益气汤：党参20克，白术10克，黄芪20克，升麻10克，柴胡20克，陈皮10克，当归10克，甘草3克，生姜10克，大枣10克。

3剂，水煎服。每日1剂，日3服。

方解：黄芪补中益气，升阳固表，为主药。党参、炙甘草、白术合主药益气补中，为辅药。陈皮理气和胃，当归养血，升麻、少量柴胡协助主药升提下陷之阳气，均为佐药。

2月20日复诊：药后无不适感。进行第二步治疗。辨证：耳为肾之窍，其病变与肾有关，由于肾阴亏虚，水亏火升，故见耳屎过多、耳鸣、耳聋等症状。治法：滋阴补肾，潜阳纳气，疏肝解郁。方药：耳聋左慈丸：熟地20克，茯苓10克，山药15克，山茱萸15克，丹皮8克，泽泻10克，灵磁石30克，柴胡10克。

6剂，每日1剂，水煎日3服。

随访再未复发。半年后，又访，患者告诉就吃了9剂药后就好了。以往每半月要掏1次耳屎，不掏耳屎，则耳屎堵满耳道，耳朵就听不见了，现在已好，十分感谢。并请求余总结出来，为此类病人服务。

岐按：本人认为将丸药改为汤剂，因为丸者缓也，汤者荡也，汤药见效快，所以用左慈耳聋汤。该方中由六味地黄汤加磁石、柴胡组成。肾阴不足，虚火上炎，磁石用于潜阳纳气，柴胡疏肝解郁，诸药配合，切中病机，故而获效。耳聋左慈丸是1959年在家习医时读汪讱庵《汤头歌诀正续集》上海科学技术出版社第88页见到“用六味地黄汤（丸）加磁石、柴胡，名耳聋左慈丸。治水亏火升，耳鸣目眩”。专治先天阴虚及肾阴不足，虚火上炎症候。以后许多高等中医学院的方剂学均未收录这个方剂，十分遗憾。

2. 耳聋（中耳炎）

化脓性中耳炎是鼓室黏骨膜，甚至骨质的化脓性炎症。临床分为急性和慢性。急性化脓性中耳炎，多因机体全身抵抗力降低，鼓室黏膜局部防御功能破坏，溶血性链球菌和肺炎双球菌等病源微生物，通过咽鼓管、外伤性鼓膜穿孔或血液循环，进入鼓室，乘机为患。病因：因外受风热湿邪侵袭，内因肝、胆有热，外邪内热交织，凝聚于耳，蕴久化腐成脓所致。若肝肾亏损，肾水不足以涵木，则虚火上炎，结聚于耳，久则酿成慢性。辨证：急性化脓性中耳炎，患者有发热、头痛、全身不适，此外还有耳鸣和听力障碍。鼓膜或松弛部小穿孔，或为紧张部边缘性穿孔，有少量特臭性、脓性分泌物，鼓室内有肉芽组织或息肉，听力检查，呈传导性或混合性耳聋。

医案 韦某，女，30岁。1983年2月18日就诊。

诉双侧中耳炎，流脓水，听力下降，伴头昏、眩晕、恶心2周。舌红苔白腻，脉沉细。

辨证：脾虚痰浊上扰，湿浊蕴结。

治法：健脾化痰，泻肝除湿。

方药：东垣半夏白术天麻汤加味：半夏10克，白术10克，天麻10克，党参12克，茯苓10克，黄芪8克，陈皮10克，泽泻10克，干姜10克，黄柏10克，葛根10克，苍术10克，神曲10克，麦芽10克，龙胆草10克，柴胡10克。

3剂，水煎服，每日1剂，日3服。忌生、冷、酒、辣。

2月21日复诊：头昏眩晕好转，流脓水减少，觉听力有所恢复。上方再3剂，水煎服。

2月24日三诊：诸症消失。并求药方带回西安，以防复发。

岐按：化脓性中耳炎属实热、湿热症，但患者伴有头昏、眩晕、恶心、舌红苔白腻、脉沉细等症，当属脾虚痰浊上扰所致。前症属标、属实，后症属本、属虚，证属虚实兼并，治疗甚为棘手。治疗应采取攻补兼施，标本同治。方选东垣半夏白术天麻汤，健脾以除浊痰上扰；再加龙胆草、柴胡，以泻肝燥湿。直指双侧化脓中耳炎症。全方共奏，攻补结合，扶正祛邪，两全其美，故而获效。

3. 耳鸣耳聋

医案 陈某，女，40岁。1979年11月20日初诊。

因情怀不畅，肝气郁结，气郁之后，感觉右耳阵阵欲聋，耳内胀痛，伴口干苦，脉弦数。

辨证：情怀不畅，肝气郁结。

治法：疏肝解郁，平肝潜阳。

方药：丹栀逍遥散加龙骨 20 克，牡蛎 20 克，菖蒲 10 克，蔓荆子 10 克。

3 剂，水煎服，每日 1 剂。

12 月 3 日：药后耳听正常，不觉急人，多谢。

4. 双耳聋

医案　周某，女，42 岁。1987 年 11 月 6 日就诊。

诉双耳聋，听不见已 3 天。因情志不遂，生气导致耳聋。伴头昏脑胀，恶心欲吐，尿黄，脉沉弦。

辨证：肝气郁结，气机不畅。

治法：疏肝解郁，调和肝脾。

方药：丹栀逍遥散加木香 10 克，枳壳 10 克，青皮 10 克，菖蒲 10 克，远志 10 克，郁金 10 克，天麻 20 克。

2 剂，水煎服。每日 1 剂，日 3 服。

11 月 9 日复诊：药后觉左耳聋减轻，右耳仍听不到，头昏、恶心、尿黄均好转。治用丹栀逍遥散加远志 10 克，菖蒲 10 克，磁石、天麻、党参各 20 克。3 剂，水煎服。

11 月 18 日三诊：服 8 剂药后左耳已听得见声音了，但右耳仍聋且响鸣，咽红赤充血，精神较前好。辨证：按肺阴虚火旺论治。方药：用养阴清肺汤加减：金银花 10 克，连翘 10 克，元参 15 克，麦冬 15 克，生地 15 克，白芍 15 克，丹皮 10 克，牛蒡子 10 克，薄荷 10 克，山豆根 10 克，石膏 20 克，知母 15 克，大青叶 10 克，细辛 6 克，羌活、独活各 10 克。3 剂，水煎服。

此案患者日后没有随访到，不知效果如何。回头看，复诊不应加党参，仍用前方效会佳。因为党参补气助长火邪而耗阴，故三诊按肺虚火旺论治，可望获效。

5. 耳鸣

医案 1　沈某，女，39 岁。1980 年 7 月 12 日就诊。

因右耳鸣如蝉 1 周，伴外耳道奇痒难忍。经五官科大夫检查未见异常，诊为“神经性耳鸣”，因情志不遂，气机不畅所致的“气闭症”，伴口干苦，头昏头痛胀，心慌意乱。

辨证：肝郁气滞。

治法：疏肝解郁，平肝潜阳。

方药：丹栀逍遥散加桔梗 10 克，川芎 10 克，藁本 10 克，蝉蜕 10 克，龙骨、牡蛎、磁石各 20 克。水煎服。

连服 15 剂而愈。

医案 2　王某，女，28 岁。1980 年 8 月 4 日就诊。

因左侧耳鸣耳胀，听力下降，伴口干苦，已半月余。

辨证：肝气郁结。

治法：疏肝解郁，平肝潜阳。

方药：丹栀逍遥散加龙骨、牡蛎各20克，菖蒲10克，远志10克，细辛6克，青皮10克，黄连3克。

3剂，水煎服。每日1剂，日3服。

8月25日复诊：服上方6剂后已愈，但今因感冒耳又出现闭塞、耳聋。治疗用上方加金银花、连翘各10克。3剂，水煎服。

耳又能听到了，特来告知。

医案3　张某，男，50岁。1987年9月11日就诊。

经常耳鸣口干，舌苔白，脉沉弦。

辨证：肾阴虚耳鸣。

治法：滋阴补肾。

方药：六味地黄丸，5盒。

云有效。再进5盒。耳鸣口干症消失。

岐按：耳、鼻、咽在解剖部位上三处相连而相通，每当感冒日久引起鼻炎或咽炎，往往易于互为影响，造成多种病。因此，首先治好感冒，可以防止蔓延，防微杜渐，减少并发症。切记。临床三病多见之，有病要及时治疗。

6. 神经性耳聋

医案　陈某，女，44岁。1987年8月21日就诊。

自诉耳聋耳鸣20年，经检查有耳膜内陷。诊断为“神经性耳聋”，有先天性耳聋，自觉耳响耳鸣，耳胀，耳内痒痛，口干，听力减退，两耳交替出现，甚至两耳同时出现，十分烦恼，百般无奈。曾经在石泉、安康、西安多家医院诊断相同，但治疗无效，听他人介绍今来求治。

辨证：肾开窍于耳，肾虚耳聋耳鸣，气虚耳膜内陷，血虚耳失所养。《黄帝内经·五脏生成篇》指出：目得血而能视，手得血而能握，足得血而能步，推而广之，耳得血而能聪。阳气过盛则耳鸣气壅为聋，故耳鸣、耳聋。气虚则耳膜内陷，气旺则口干等症出现。

治法：滋阴补肾，益气开窍，养血疏肝。

方药：山药20克，山萸肉20克，何首乌20克，女贞子20克，枸杞20克，黄柏10克，玄参30克，生地30克，石斛30克，升麻10克，葛根20克，黄芪30克，菖蒲10克，远志10克，当归15克，川芎10克，白芍30克，柴胡10克，香附10克，酸枣仁20克，五味子6克，蝉蜕10克。

10剂，水煎服。每日1剂，日3服。

11月8日复诊：听力较前好转，口干减轻，耳鸣、耳痒也减轻。治用上方再10剂。

12月13日三诊：药后听力增强，右侧耳鸣已消失，左耳仍鸣胀，但也较前减轻，耳痒已止。治疗遵效不更方，上方再10剂。

1988年3月7日四诊：药后自觉听力增强，耳鸣响感消失了。治用上方再10剂。

3月21日五诊：服上方后听力增强，嘱上方3剂，打成细粉服之，每次10克，每天2次，连服1月，以巩固疗效。

第三节　鼻

鼻位于面部中央，是人体呼吸道的起始部，又是嗅觉器官。鼻由外鼻、鼻腔和鼻窦三部分组成。外鼻由鼻骨、鼻软骨和软组织组成。外鼻突出于面部，容易受到外伤，鼻尖与鼻翼软组织和皮肤粘连甚紧，如果发炎，则很疼痛，这里也是痤疮、酒糟鼻的发病部位。外鼻的静脉血汇流海绵窦，如果炎症处理不当，可引起海绵窦血栓静脉炎并发症。鼻腔是呼吸道的大门，是人体与外界进行气体交换的通道。鼻腔位于颅前下方，从鼻前孔到鼻后孔止，正中有鼻中隔将它分为左右两小半间，鼻前孔与外界相通，鼻后孔通过鼻咽部、咽部、喉部与气管相通，和肺相通。鼻腔分为两部分，前为鼻前庭，后为鼻腔本部，鼻腔为骨结构，表面被覆黏膜，其外侧壁表面凹凸不平，有上中下，鼻甲突入鼻腔，各鼻甲下方各有一裂隙，分别称为上中下鼻道。

人的鼻腔因为有较大面积的鼻黏膜弯曲复杂的鼻腔通道，以及含有特殊的嗅觉细胞和丰富的毛细血管网、纤毛，除具有呼吸作用外，还对吸入的空气起加温、湿润、抗菌和净化灰尘作用，并产生嗅觉及共鸣等生理功能。

鼻窦有四对，即额窦、上颌窦、筛窦及蝶窦。鼻窦均为空腔与鼻腔相连，又称副鼻腔。

1. 鼻衄

祖国医学称鼻衄，分实证、虚证两类。实证：属于肺、胃、肝疾病。虚证：多属肺和肾、肺肾阳虚。病因：实证，风热犯肺，肺热壅盛，上蒸鼻窍，损伤脉络，或因辛辣过食，胃和燥火，火性上炎，循经上行，迫血妄行，溢于脉外。肝气不舒，郁而化火，肝火上逆，伤及肺窍。虚证，肺肾阳虚，虚火浮动，灼伤津液，使鼻窍干燥，不时渗血。辨证：常见鼻外伤，包括颅底骨折、鼻腔手术创伤、中隔畸形、炎症、溃疡。全身原因，患者有流感、伤寒、出血热、麻疹、猩红热、疟疾、急性传染病，或内湿热、血小板减少性紫斑、白血病、维生素C或K缺乏、遗传性毛细血管扩张、代偿性月经。

医案1　邓某，女，19岁。1994年11月19日就诊。

鼻衄牙痛4天，每天早晨洗脸时从口鼻流出血，中午吃饭时也流鼻血，开始流血量少，昨天流血量多，先因牙痛口干，大便干结，腹胀隐痛，月经提前，半月一行，量不多，头昏，舌红苔黄，脉细数，两侧下牙齿发黑。化验血常规及出凝血时间，白细胞 13.2×10^9/升（13200/微升），出凝血各1分钟。

辨证： 肺胃阴虚火旺。

治法： 养阴清肺，凉血止血。

方药： 金银花20克，连翘10克，玄参20克，麦冬20克，生地20克，白芍20克，丹皮10克，牛蒡子10克，桑白皮30克，黄芩10克，黄连3克，蒲公英20克，板蓝根、石膏、知母、白及、焦地榆各30克，焦芥穗20克，青皮10克，大黄10克，甘草6克。

2 剂，水煎服。每日 1 剂，日 3 服。忌酒、辣之品。

11 月 21 日复诊：药后大便稀，日 2 次，鼻衄牙痛均止了。上方再进 2 剂。以巩固疗效。

11 月 23 日三诊：复查血象，白细胞 5.8×10^9/升（5800/微升），属正常了。用上方 2 剂调理而愈。

医案 2　崔某，男，6 岁。1978 年 10 月 17 日就诊。

去年经常流鼻血。近两夜又流鼻血，量多、色红，口干喜饮水，口唇红干皱，大便干结，尿黄，舌淡红苔薄黄，脉细数。昨早曾吐血一口，色暗红，食可。

辨证：肺胃郁热，化火伤阴。

治法：养阴清肺，清胃止衄。

方药：银翘玄麦汤加石膏 20 克，黄芩 10 克，大黄 10 克，白及 30 克。3 剂，水煎服，每日 1 剂，日 3 服。

10 月 26 日复诊：1 剂后就流鼻血少了，2 剂后已止，3 剂后再没有发生了。

医案 3　王某，男，20 岁。1984 年 7 月 30 日就诊。

自诉鼻衄 10 天，每天 1 次，经治乏效。五官科诊为“左鼻腔充血”，查咽红、口干，大便稀，舌红苔白，脉细数。

辨证：肺阴虚，津亏火旺灼伤脉络。

治法：清肺养阴，平肝滋阳。

方药：银翘玄麦汤加白及、阿胶、龙骨、牡蛎各 20 克。水煎服，3 剂。每日 1 剂，日 3 服。

8 月 8 日复诊：药后再未流鼻血。再服上方 3 剂，以巩固疗效。

随访 2 年，再未发生流鼻血了。

医案 4　杨某，男，21 岁。1984 年 12 月 4 日就诊。

自诉流鼻血 3 天。自幼流鼻血，每年流鼻血 3～4 次，去年入伍后经常发生流鼻血。经门诊治疗只管当时，过时又流鼻血。近几天，每天洗脸时即流鼻血，已 3 天，接连发生，而且量多，每次 30～50 毫升，伴头昏，没精神，咽红咽痛，口干不思饮，大便干结，尿黄而少，脉细数，鼻腔红赤充血，查血常规及血小板均正常。见面色红赤。

辨证：阴虚火旺，灼伤肺络。

治法：养阴清肺，养血止血。

方药：银翘玄麦汤加阿胶、乌梅、焦芥穗、蒲公英、仙鹤草、牡蛎各 20 克。

3 剂，水煎服。每日 1 剂，日 3 服。忌酒、辣之品。

12 月 7 日复诊：药后鼻血流得很少，洗脸时仅流几滴血，自觉人有精神，大便通畅，尿清而多。上方继进 3 剂。

随访而愈，2 年再未发生。

医案 5　袁某，女，50 岁。1993 年 9 月 13 日就诊。

流鼻血 12 天，量多，用止血宝、酚磺乙胺（止血敏）无效，又来我院住院 3 天，流鼻血量减少了，但仍流鼻血不止，低头就流血，伴头昏心慌气短，头重脚轻，口干不思饮。大便干燥，要吃果导才能便出。经查血象见血小板少。舌红苔薄黄，脉细数。

辨证：阴虚火旺，肺络受损伤。

治法：养阴清肺，凉血补血。

方药：金银花20克，连翘10克，元参20克，麦冬20克，生地20克，杭芍30克，丹皮10克，牛蒡子10克，薄荷10克，白及30克，桑白皮30克，焦地榆20克，焦芥穗20克，仙鹤草30克，酸枣仁20克，甘草6克，阿胶20克（另包）。

3剂，水煎服。每日1剂，日3服。

9月20日复诊：药后鼻血已止。上方再进3剂以巩固疗效。病好了，不愿复查，怕花钱。

2. 鼻炎

医案1 程某，女，32岁。1979年3月17日初诊。

自诉鼻腔干燥、流鼻血。西医诊为“慢性鼻炎”。脉弦细数，舌红苔薄黄。

辨证：肺胃阴虚火旺。

治法：养阴清肺，凉血止衄。

方药：银翘元麦汤加味：金银花10克，连翘10克，元参20克，麦冬10克，生地20克，白芍20克，丹皮10克，牛蒡子10克，山豆根10克，白及20克，石膏20克，石斛20克，菖蒲10克，龙牡各20克，黄连6克，龙胆草10克。

3剂，水煎服，每日1剂，日3服。

1月后见患者，告知3剂药后就好了，再未复发。

医案2 徐某，男，24岁。1983年5月23日就诊。

因感冒后引起鼻塞不通，咽干痛，舌红苔白，脉细数。门诊西医诊为“鼻炎、咽炎”。服药1周乏效。

辨证：风热犯肺，郁久不散，清阳不升，浊阴不降，反而上逆。

治法：养阴清肺，疏风降浊。

方药：金银花20克，连翘10克，元参20克，麦冬20克，生地20克，白芍20克，丹皮10克，牛蒡子10克，薄荷10克，川贝6克，辛夷10克，白芷15克，知母15克，藿香10克。

3剂，水煎服。每日1剂，日3服。忌生、冷、酒、辣之品。

5月27日：药后鼻通畅，咽不干痛了，但夜间出汗。治用上方去藿香，加黄芪、龙牡各20克。3剂而愈。

5月28日：同单位的徐某患鼻炎，鼻腔干燥，易流鼻血，口干。求岐治疗。用养阴清肺汤合苍耳子散，3剂。也愈。

岐按：气虚感冒而致流清鼻涕不止者，岐用参苏饮特效，方药：党参15克，紫苏叶10克，陈皮10克，半夏15克，枳壳15克，前胡15克，葛根15克，木香10克，桔梗10克，茯苓15克，甘草5克，生姜10克，大枣10克。连服6～10剂可控制。

3. 病毒上感及额窦炎

医案　雷某，男。1983 年 3 月 18 日初诊。

因感冒引起，额头痛，鼻塞不通畅，干咳，咽红。西医诊为“病毒上感，额窦炎”，日久不愈。

辨证：肺胃阴虚火旺。

治法：养阴清肺，升清降浊。

方药：金银花 20 克，连翘 10 克，元参 20 克，麦冬 20 克，生地 20 克，杭芍 20 克，丹皮 10 克，牛蒡子 10 克，薄荷 10 克，苍耳子 10 克，辛夷 10 克，白芷 20 克，柴胡 10 克，前胡 10 克，羌活 10 克，独活 10 克，细辛 10 克，紫草 20 克。

3 剂，水煎服。每日 1 剂，日 3 服。忌生、冷、酒、辣之品。

4 月 12 日随访：药后已好。

4. 鼻渊

医案 1　陶某，女，14 岁。1979 年 7 月 13 日初诊。

因感冒引起口干、额头痛、咽干痛、鼻流黄涕半月余，曾服西药无效。查舌红苔黄，脉细数。

辨证：肺胃阴虚火旺。

治法：养阴清肺，升清降浊。

方药：银翘元麦汤合苍耳散加石膏 20 克，黄柏、藁本各 10 克。

3 剂，水煎服，每日 1 剂，日 3 服。

7 月 18 日复诊：口不干了，鼻塞已通了，鼻涕由黄稠转为清稀了。遵效不更方，上方再进 3 剂。

岐按：该患者病情复杂，虽有咽、鼻、额三个部位的症状，但病因均系风邪犯肺，郁久化热耗阴所致。因此治疗时用银翘元麦汤养阴清肺，用苍耳散以散风邪通鼻窍，用石膏、黄柏以清热解毒，用藁本之性味俱升善达颠顶之效以引药入经。药随病转，随症加减，所以获效。

医案 2　郭某，男，34 岁。1983 年 8 月 22 日就诊。

因经常鼻流黄涕，额头闷胀、疼痛，有时甚则满头疼痛，稍有感冒病情加重。脉滑数，舌红苔白。

辨证：风寒郁久化热，上扰清窍，郁滞不通，发为鼻渊。

治法：疏风清热，升清降浊。

方药：金银花 20 克，连翘 10 克，黄芩 10 克，黄连 3 克，栀子 10 克，桑白皮 10 克，黄柏 10 克，知母 10 克，川贝母 3 克，藿香 10 克，川芎 10 克，细辛 10 克，苍耳子 15 克，辛夷 10 克，薄荷 10 克，白芷 10 克。

3 剂，水煎服。每日 1 剂，日 3 服。忌酒、辣之品。

10 月 19 日复诊：药后慢性鼻窦炎诸症明显好转，今求前方继进 3 剂。

医案 3　李某，男，51 岁。1984 年 11 月 23 日就诊。

因1月前感冒日久不愈，致使鼻流清涕转为黄涕，臭浓涕吊出，头额、头顶均痛。曾打针乏效。舌红苔白黄，鼻音重浊，脉沉弦。

辨证：肺经风热上扰脑中，清阳不能上升，浊阴不能下降，反而逆上所致。

治法：清热解毒，升清降浊。

方药：金银花10克，连翘10克，黄芩10克，黄连3克，黄柏10克，栀子10克，蒲公英20克，知母20克，苍耳子15克，辛夷10克，薄荷10克，白芷10克，细辛10克，藁本10克，川芎10克，桔梗10克。

3剂，水煎服。每日1剂，日3服。忌生、冷、酒、辣。

12月15日复诊：药后头痛止，黄涕少了。求前方再进3剂。

1985年1月10日随访：鼻渊完全好了。本方曾治多例，效果显著。

医案4　肖某，男，22岁。1980年3月4日初诊。

因额头疼痛、鼻塞不通，伴口干，头顶也痛日久。求治。舌红苔白，脉沉弦。

辨证：风热上扰脑中，清阳不升，浊阴不降所致诸症。

治法：升清降浊，祛风止痛。

方药：苍耳散加味：苍耳子20克，辛夷10克，薄荷10克，白芷20克，柴胡10克，葛根10克，合香10克，黄芩10克，藁本10克，细辛10克。

3剂，水煎服，每日1剂。

3月6日复诊：药后头痛轻，前方再进3剂。

3月10日三诊：服药6剂后，头额已不痛了，鼻畅通了。为巩固疗效，原方再进3剂。

岐按：慢性鼻窦炎中医称为“鼻渊”，临床多见，但治疗麻烦，很难奏效。其病因多由风寒郁久化热，上扰清窍，郁滞不通导致。治宜疏风清热，升清降浊。岐用黄连解毒汤合苍耳散加金银花、连翘、桔梗、川芎、细辛、藁本、知母、蒲公英等药，以加强清热解毒升清降浊之功效，每获良效。切记本病易发，应加强预防。

5. 鼻前庭炎（鼻根红晕）

医案1　李某，女，6岁。1982年4月28日初诊。

因鼻根红晕一条已2年，经打针、服西药乏效。西医诊为“鼻前庭炎”，治疗效果甚微，长期反复不愈，伴鼻炎、流涕多，两鼻孔发红充血，口舌溃疡，夜梦哭。舌红苔白，脉细数。

辨证：肺阴虚胃火旺。

治法：养阴清肺，理脾泻火。

方药：银翘元麦汤加黄芩、黄连3克，蒲公英10克，虎杖10克，桑白皮10克，知母10克，石膏10克，苍术10克，陈皮6克，厚朴6克。

3剂，水煎服。每日1剂，日3服。冰硼散1瓶外用。

5月4日复诊：药后诸症好转。上方再进3剂而愈。

随访3年再未复发。

医案2　李某，女，26岁。1984年9月21日就诊。

因鼻根潮红已 2～3 年，经治无效，伴口舌溃疡，口干喜饮水，有时口臭，大便干结，脉浮数。

辨证：肺胃郁热、邪热上冲。

治法：清泻肺胃郁热。

方药：桑芩知膏汤：桑皮 20 克，黄芩 10 克，柴胡 10 克，苍术 10 克，陈皮 10 克，厚朴 10 克，白芷 10 克，元胡索 20 克，半夏 10 克，甘草 3 克，生姜 10 克，黄柏 10 克，知母 20 克，石膏 20 克。

3 剂，水煎服。每日 1 剂，日 3 服。

10 月 5 日复诊：药后鼻根红晕好转，口舌溃疡已好，但还有点口臭口干。上方再进 3 剂。

10 月 10 日三诊：药后鼻根红晕消失，口舌溃疡好，唯口臭、大便干。治疗上方加大黄 10 克，3 剂，水煎服。

医案 3　张某，男，6 岁。1980 年 6 月 15 日就诊。

鼻根红烂，日久不愈，伴口干渴喜饮凉开水，手脚心热，出盗汗多，食纳差。曾求他医服保和汤加减治疗无效。大便干，舌红苔薄黄，脉细数。

辨证：食火上冲，肺胃郁热。

治法：清泻肺胃郁热。

方药：桑芩知膏汤：苍术 10 克，黄柏 6 克，柴胡 10 克，黄芩 10 克，桑白皮 10 克，厚朴 10 克，陈皮 10 克，白芷 10 克，知母 10 克，元胡索 10 克，石膏 15 克，半夏 10 克，甘草 3 克，生姜 3 片。

水煎服，6 剂而痊愈。

岐按：桑芩知膏汤系岐 1972 年创制，每年治愈多例，每见此病，用之，效如桴鼓。

6. 鼻息肉

医案　梁某，女，18 岁。1882 年 7 月 17 日就诊。

因鼻息肉阻塞鼻腔，影响通气，息肉红肿，口干，脉沉细，大便干。舌红苔薄黄。

分析：鼻是呼吸之通道，主嗅觉，与肺、脾有较密切关系。肺主气，司呼吸，肺和则知香臭矣。鼻为血脉多聚之处，脾有湿热，常乘肺气熏蒸于鼻。

辨证：肺阴虚而火旺。

治法：养阴清肺，泻火消肿。

方药：银翘玄麦汤加味：金银花、连翘各 20 克，元参 20 克，麦冬 20 克，生地 20 克，杭芍 20 克，丹皮 10 克，牛蒡子 10 克，薄荷 10 克，甘草 3 克，浙贝 10 克，山豆根 15 克，苦参 20 克，地肤子 20 克，白矾 3 克，桔梗 10 克。

3 剂，水煎服。每日 1 剂，日 3 服。

方解：生地、玄参养阴润燥，金银花、连翘清热解毒，为主药。麦冬、白芍、丹皮助生地、玄参养阴润燥，凉血解毒，为辅药。浙贝、牛蒡子、薄荷清热散肿，为佐药。甘草泻火解毒，调和诸药为使药。方中加山豆根清热解毒、散肿。苦参、地肤子清湿热。白矾解毒、燥湿、清热。桔梗开宣肺气，排脓。

7 月 22 日复诊：服药后鼻息肉消失了。求上方再进 3 剂，以资巩固。

7. 鼻前庭疱疹

医案 谭某，女，70 岁。1995 年 8 月 31 日初诊。

因鼻前庭疱疹疼痛 1 周，曾经服西药治疗无效，且扩大，伴大便干。舌红苔薄黄，脉滑数。

辨证：毒邪蕴结不散。

治法：清热解毒，消肿止痛。

方药：普济消毒饮加蒲公英、败酱草大青叶各 30 克。

3 剂。水煎服，每日 1 剂，日 3 服。

9 月 5 日复诊：疱疹消退，肿痛减轻，大便通畅。又 3 剂，而愈。

岐按：鼻前庭疱疹切勿挤压搔破，当心感染，危害生命。治疗必须稳、准、狠，大剂量才能控制危重病症。

第四节 喉科

中医喉科学是祖国医学的一个组成部分，它包括了咽喉疾病和口唇、齿、舌的疾病。咽喉是呼吸和饮食的道路，发病每多危险。历代医家十分重视。

从生理解剖上看，喉在前，咽在后，喉由软骨组织构成，咽由软组织构成，喉连接气管，是空气出入肺的门户，咽连接食道，是饮食入胃的要冲，喉又是一个发音的器官，在口腔、鼻腔、舌、口唇的共同协作下，能发出各种声音。

咽喉病原因：①外因：外感六淫皆可引起喉病，但临床上以风热致病的较多见，亦有因时行疫疠之气，通过口鼻入于肺胃，蕴积生热上蒸咽喉，而发生白喉、疫喉痧等病。②内因：咽喉病有不少是由诸经之火邪引起的，而火为痰之本，痰为火之标，火盛生痰，所以喉科往往有痰涎壅盛的现象。诊断：望、闻、问、切。咽炎、喉炎、扁桃体炎、扁桃体化脓。乳娥又称喉娥，其发病部位为咽喉部两侧肉突起（扁桃体）见红肿疼痛，因其形状如乳头或蚕蛾，故名乳娥。病因：因肺胃内蕴热毒，复受风邪，凝结而成。辨证：多发于咽部两侧肉突起处（扁桃体）肿起一块，发于一侧者单名乳娥，两侧均发者名双乳娥。高肿而根脚收束表面高低不平，患处发红作痛，咽吞也逐渐困难，甚则可痛连耳窍，痰涎壅盛，说话有鼻音，颈部结核，头旋转不利。一般起初有全身症状，寒热、头痛。若七日不消，疼痛更剧，滴水难入者则为化脓现象。化脓病例，多发一侧，化脓部位多在蛾体前后上下，有时肿块上被有细白星点，或有黄色浓痰样膜状物。

1. 乳娥（扁桃体肿大）

医案 1 范某，女，4 岁。1978 年 7 月 5 日初诊。

急性扁桃体肿大Ⅲ°，化脓，见扁桃体上有黄白色脓点，发烧，食纳差，精神差，咽喉肿痛两天半，咳嗽 3 天。大便干，尿黄，舌红苔黄。

辨证：风热邪毒郁久耗阴。

治法：养阴清肺，疏风清热解毒。

方药：银翘元麦汤加味：金银花 10 克，连翘 10 克，元参 10 克，麦冬 10 克，生地 10 克，杭芍 20 克，丹皮 6 克，牛蒡子 10 克，薄荷 6 克，山豆根 6 克，射干 10 克，蒲公英 12 克，虎杖 12 克，大黄 6 克。

2 剂，水煎服。每日 1 剂，日 3 服。

7 月 8 日复诊：（其母代诉）药后烧退，大便稀，咳嗽少了，咽痛轻。上方去大黄，再进 3 剂而愈。观察 3 年无复发。

医案 2　梁某，男，5 岁。1980 年 1 月 23 日就诊。

因患“扁桃体炎”，伴咳嗽，他医用止咳化痰汤 4 剂无效，且加重。咳嗽夜甚，手足心烧，大便干，咽红，扁桃体肿大Ⅱ°。舌红苔黄，脉浮数，干咳痰不利。

辨证：风寒束肺，郁久化热，耗伤阴津。

治法：养阴清肺，泻热通便，宣肺止咳。

方药：银翘元麦汤加杏仁 10 克，紫菀 10 克，前胡 10 克，山豆根 3 克，射干 10 克，芒硝 10 克（冲服），大黄 10 克（另包后下）。

2 剂，水煎服。每日 1 剂，日 3 服。

1 月 26 日复诊：药后大便通畅。诸症减轻。治疗上方去硝黄，再进 2 剂。药后诸症愈。

岐按：*扁桃体炎系临床常见之病，若不能正确救治，轻者延误病情，重者会继续肿大，封喉影响呼吸，危及生命。或者治疗不当会造成扁桃体化脓，或因扁桃体反复感染会导致肾炎水肿，日久会出现肾衰等危症，危及生命。因此，由衷奉劝家长和患者别轻视扁桃体炎疾病。*

医案 3　郝某，女，2.5 岁。1995 年 6 月 12 日就诊。

因发热 3 天，38 ~ 39℃，经服西药及输液，仍烧不退。今求服中药，查体温 39.2℃，扁桃体肿大Ⅲ，伴口干喜饮水，舌红苔薄黄。

辨证：风热犯肺，肺气失宣，郁久化热，耗伤肺阴。

治法：养阴清肺，消肿疏风，清热解毒。

方药：银翘元麦汤加柴胡 10 克，石膏 20 克，知母 20 克，大青叶 10 克，板蓝根 10 克，蝉蜕 6 克，僵蚕 10 克。

2 剂。水煎服，每日 1 剂，日 3 服。

随访：服药 2 剂后诸症消失，已痊愈。

注：本方药量重，是病情严重所决定的，不用大剂量不能力挽狂澜。

医案 4　胡某，男，6 岁。1982 年 12 月 28 日初诊。

因咳嗽 2 天，不烧，但声音嘶哑，鼻根红烂、流鼻血，大便两天未解，口唇干裂，扁桃体Ⅲ°肿大，舌红苔黄。

辨证：风热犯肺，肺阴虚火旺。

治法：养阴清肺，疏风宣肺。

方药：金银花 10 克，连翘 10 克，玄参 10 克，麦冬 10 克，生地 10 克，杭芍 10 克，丹皮 6 克，牛蒡子 6 克，甘草 3 克，薄荷 6 克，山豆根 6 克，射干 6 克，大青叶 10 克，紫菀6克，蝉蜕6克，大黄6克（另包后下）。

3剂，水煎服，每日1剂，日3次服。

1983年1月3日复诊：咳轻，声音清亮，鼻根结痂，扁桃体Ⅱ°肿大。治疗前方再3剂。观察2年无复发。

医案5 凡某，男，2岁。1982年7月28日就诊。

其父代诉：发高烧4天不退，今体温39.0℃，查白细胞10.1×10^9/升（10100/微升），口干喜饮水，出汗多，气促，阵阵发惊，颜面潮红，嘴唇发红，手脚冰凉，食纳差，腹胀腹部灼热，大便可，咽红充血，扁桃体肿大Ⅱ°，舌红苔薄白。开始发烧就看西医，口服四环素、复方乙酰水杨酸片（APC）、复方氨基比林，肌肉注射庆大、红霉素和青霉素、链霉素2天，仍高烧不退还发惊风。今抱来，求用中药治疗。

辨证：肺胃阴虚，风热郁结，热极生风，发为惊风。

治法：养阴清肺，泻热安神。

方药：银翘元麦汤加山豆根3克，石膏30克，知母20克，柴胡15克，黄连3克，酸枣仁20克。

2剂，水煎服。每日1剂，日5次服。

8月2日复诊：（其父代诉）服上方2剂后，高烧已退至正常，惊风诸症明显减轻。治疗前方去柴胡、石膏、酸枣仁，再2剂。

8月10日随访，告知已愈。

医案6 员某，女，4岁。1980年8月30日就诊。

因咳嗽发热，扁桃体肿大，服西药复方乙酰水杨酸片（APC）、泼尼松（强的松）、红霉素5天，又打青霉素2天，仍发热不退，体温39.2℃，干咳无痰，咽红，扁桃体红肿，舌暗红苔薄黄，舌边红，口干喜饮水，大便干。

辨证：风热瘫滞，郁结不通。

治法：疏风消肿，清热解毒，养阴清肺。

方药：银翘元麦汤加山豆根4克，射干10克，马勃10克，柴胡15克，石膏20克，栝楼仁20克。每日1剂，水煎服。

1剂后高热退，2剂痊愈。

若用上方高热仍不退，可首选普济消毒饮加白芥子、知母、石膏、川贝母、酸枣仁、蒲公英、虎杖、山豆根、大黄、芒硝、射干、柴胡，水煎服，对急慢性扁桃体炎、化脓性扁桃体炎有特效。

医案7 方某，男，50岁。1983年9月20日初诊。

因感冒后，咽喉疼痛3天，声音嘶哑，扁桃体肿大化脓，右侧已有脓点，如绿豆大，色黄。舌红苔黄，脉浮数。

辨证：风热犯肺，肺气失宣，郁久化脓。

治法：养阴清肺，利咽消肿。

方药：金银花20克，连翘10克，元参20克，麦冬20克，生地20克，白芍20克，丹皮10克，牛蒡子10克，薄荷10克，甘草6克，山豆根10克，大青叶10克，桔梗10克，细辛10克。

3 剂，水煎服。每日 1 剂，日 3 服。

9 月 23 日复诊：药后脓点消失。上方再进 3 剂。

9 月 26 日三诊：咽痛红均消失，但咽干。治用上方加黄芩、石斛各 20 克，3 剂，水煎服。

1 月后随访，已好了。

医案 8　黄某，男，25 岁。1983 年 11 月 3 日初诊。

因感冒头身痛，恶寒、发热 4 天，咽痛难忍，恶心呕吐，吐清痰水，不思食，3 天未解大便，咽红，扁桃体肿大Ⅲ°，舌红苔黄，脉浮数。

辨证：属风热犯肺，肺气失宣。

治法：清热解毒，利咽消肿，养阴清肺。

方药：金银花 20 克，连翘 10 克，元参 20 克，麦冬 20 克，生地 20 克，杭芍 20 克，丹皮 10 克，牛蒡子 10 克，甘草 6 克，薄荷 10 克，山豆根 10 克，射干 10 克，芒硝 30 克，大黄 10 克（后下），山楂 20 克，蒲公英 20 克。

2 剂，水煎服。每日 1 剂，日 3 次服。忌生冷酒肉。

11 月 5 日复诊：药后大便稀泻，诸症好转。上方去硝黄，再进 2 剂，以调理善后，清除余毒。

若高热不退者上方加石膏、知母、柴胡、黄芩可直降其热。甚验。

医案 9　杨某，男，30 岁。1982 年 2 月 22 日初诊。

因化脓性扁桃体炎，发热，头身痛，咽喉干痛，红肿有脓点，大便干。舌红苔黄，脉浮数。

辨证：风热犯肺，肺气失宣，郁久不散。

治法：清热解毒，养阴清肺，利咽消肿。

方药：银翘元麦汤加山豆根 10 克，射干 10 克，马勃 10 克，蝉蜕 10 克，大青叶 15 克，大黄 10 克。

3 剂，水煎服。六神丸 3 瓶。

2 月 25 日复诊：药后咽喉不痛了，无脓，但仍红。前方继进 3 剂而愈。

医案 10　汪某，女，18 岁。1980 年 5 月 7 日初诊。

右侧咽痛，扁桃体肿痛，牙龈肿痛已 5 天。西医诊为：化脓性扁桃体炎。曾打针 3 天乏效。今日恶心欲吐，大便干结，咽痛引耳心痛，恶寒发热，咽红，扁桃体化脓，有白黄色脓液，脓点大如小豆。求服中药治疗。舌红苔黄，脉浮数。

辨证：风热犯肺，郁久化火，火热内腐，肺失宣降，传导失司。

治法：养阴清肺，泻热通便。

方药：银翘元麦汤加味：芒硝 20 克（另包冲服），大黄 10 克（后下），柴胡 10 克，石膏 20 克，蝉蜕 10 克。

2 剂，水煎服。每日 1 剂，日 3 服。忌生冷、酒、辣、大肉之品。

5 月 10 日复诊：药后诸症好转，大便通畅。右咽部有少量白色脓液。前方继进 2 剂。

随访痊愈。

医案 11　邓某，女，36 岁。1979 年 11 月 24 日初诊。

因头痛发热咳嗽、咽喉干痛、声音嘶哑 4 天，大便干结 3 天未解，曾服西药乏效，今咽喉干痛加重，声音嘶哑甚，进食困难而疼痛加重，咽红，扁桃体Ⅱ°肿大，舌红苔黄，脉浮数。

辨证：风寒束表，郁久化热，肺气失宣。

治法：养阴清肺，宣肺通便。

方药：银翘元麦汤加杏仁 10 克，紫菀 10 克，前胡 10 克，山豆根 10 克，射干 10 克，蝉蜕 10 克，花粉 20 克，芒硝 10 克（冲服），大黄 10 克（另包后下）。

2 剂，水煎服，每日 1 剂。忌生冷、酒、辣、大肉之品。

11 月 27 日复诊：药后大便通畅，诸症好转，但仍咳，乏力，纳差。治疗上方去芒硝，加焦山楂 20 克，神曲 20 克，炒麦芽 20 克。

2 剂，水煎服。

随访共服 4 剂而愈。

2. 喉痹（急性咽喉炎）

医案 1　姚某，男，37 岁。1990 年 3 月 22 日就诊。

因咽喉干痛，恶寒发热，日轻夜重，大便干结，已 4 天，服西药乏效。今体温 38.6℃，舌红苔薄黄，咽部红赤充血，脉浮数。

辨证：风热邪毒犯肺，素又体阴虚。

治法：养阴清肺，清热解毒。

方药：银翘元麦汤加味：金银花 10 克，连翘 10 克，元参 10 克，麦冬 10 克，生地 10 克，杭芍 20 克，丹皮 10 克，牛蒡子 10 克，薄荷 10 克，甘草 6 克，山豆根 6 克，射干 10 克，知母 20 克，石膏 30 克，黄芩 20 克，黄连 6 克，大黄 10 克，羌治 10 克，独活 10 克。

2 剂，水煎服，每日 1 剂，日 3 服。

3 月 25 日复诊：药后恶寒发热身痛减轻，大便稀泻，体温 36.7℃。前方去大黄，又 2 剂。

3 月 27 日，药后诸症均好。

医案 2　李某，男，5 岁。1996 年 9 月 21 日初诊。

因咽炎发高烧，夜热甚，体温 39℃，已 3 天，打针 2 天，仍夜烧。

辨证：由于素体阴虚，复感热邪，热毒伤阴，故见咽炎、发热，夜甚。

治法：清热解毒，养阴清肺。

方药：银翘元麦汤加山豆根 3 克，射干 6 克，马勃 3 克，半夏 10 克，知母 20 克，石膏 30 克，柴胡 15 克，黄芩 10 克，黄连 6 克，大青叶 20 克，川贝 6 克。

3 剂，水煎服，日 1 剂，分 3 次服。忌生冷酒辣大肉之品。

9 月 23 日复诊：药后已不发烧，咽痛好了。又 2 剂，巩固疗效。

岐按：咽炎属外感上呼吸道疾病，因受风寒或风热。若因风寒束表，引起肺气不宣，郁久发热。若因风热犯肺，则热邪伤阴，肺气不宣，高热不退。本例咽炎高热，夜甚，虽经打针两天仍夜热甚，体温不降已3天。岐按风热邪毒犯肺，阴虚肺燥。治法：清热解毒、养阴清肺。清热解毒用银花、连翘、黄芩、黄连、大青叶、石膏、知母、柴胡；利咽用山豆根、射干、马勃；养阴清肺用玄参、麦冬、生地、白芍、丹皮、牛蒡子、半夏、川贝。诸药配合，药切病机，故而获效迅速。诸症消除痊愈。

医案3　王某，男，12岁。1995年11月4日初诊。

因受凉后发烧5天，服西药不退，今体温40℃。诊见咽喉干痛，声音嘶哑，咽喉红肿，充血，上颌潮红，大便干结，流鼻血4天，舌红苔黄，脉浮数。

辨证：风热犯肺，肺气失宣，热毒蕴结于咽喉。

治法：疏风清热，宣肺养阴，利咽喉、止痛。

方药：金银花10克，连翘10克，元参10克，麦冬10克，生地20克，白芍20克，丹皮10克，牛蒡子10克，薄荷10克，山豆根6克，射干10克，蝉蜕10克，诃子10克，川贝6克，酸枣仁20克，板蓝根10克，焦芥穗10克，白及20克，石膏40克，知母20克，柴胡15克，大黄6克（另包后下）。

2剂，水煎服。每日1剂，日3服。忌生冷酒辣之品。

11月6日复诊：药后大便稀，体温降为36℃，鼻血止，咽喉干痛减轻。治疗上方去大黄，再2剂。

11月9日三诊：药后诸症好转，唯觉声音嘶哑未完全恢复。治疗上方去石膏，加五味子6克。2剂，水煎服。

11月11日四诊：药后诸症好转，再未鼻衄，咽喉不肿不痛，声音正常。为巩固疗效，上方再进2剂。

医案4　李某，女，32岁。1986年11月15日初诊。

因感冒日久，声音嘶哑1周，伴咽喉干痛发痒，西医诊断为“急性咽喉炎”，曾肌注鱼腥草、口服四环素、土霉素4天，现仍口干、咽喉干痛、干咳、声音嘶哑，大便干结。舌红苔中部黄黑，脉浮数，恶寒发热。

分析：风寒外袭，肺气失宣，上窍不利故感冒，咽喉干痛发痒。郁久化热，津液受灼，煎炼成痰，痰火邪毒蕴结故咽喉红肿干痛。久病因肺阴虚津液不足，清肃之气不行，故干咳。肺气失宣故声音嘶哑。肺与大肠相表里，肺热伤津故大便干结。脉浮数，舌红苔中部黄黑，恶寒发热，皆为风寒束表、郁气化热之证未解之象。

辨证：寒邪犯肺，肺气失宣，郁久化热，耗伤阴液。

治法：解表散寒，宣肺化痰，养阴清肺。

方药：银翘玄麦汤加味：金银花20克，连翘20克，玄参20克，麦冬20克，生地20克，杭芍30克，丹皮10克，牛蒡子10克，薄荷10克，诃子10克，蝉蜕10克，川芎10克，细辛10克，杏仁10克，紫菀10克，前胡10克，川贝6克。

3剂，水煎服。每日1剂，日3服。另包胖大海30克，每日10克，泡茶服。

方解：金银花、连翘清热解毒，生地、玄参养阴润燥，为主药。麦冬、白芍助生地、玄参养阴清肺而润燥，丹皮助生地、玄参凉血解毒，为辅药。贝母清化热痰，薄荷宣肺利咽，为佐药。生甘草泻火解毒为使药。方中加诃子清肺、利咽、开音。蝉蜕疏散风热、开宣肺气。川芎活血行气、止痛。细辛祛风、散寒、止痛、宣通鼻窍。杏仁、紫菀、前胡止咳平喘、降气化痰。胖大海清宣肺气、清肠通便。

12 月 3 日随访，药后声音嘶哑等症已愈。再没服药了。

医案 5　胡某，女，25 岁。1996 年 8 月 3 日就诊。

声音嘶哑 3 天，咽红干痛，咳嗽胸闷，痰咳不利，二便正常，因怀孕 8 个月，不敢乱服药，舌红苔薄白，脉滑数。

辨证：肺阴虚火旺，肺气不宣。

治法：养阴清肺，宣肺化痰。

方药：养阴清肺汤加杏仁 10 克，紫菀 10 克，百部 10 克，酸枣仁 20 克，蝉蜕 10 克，诃子 10 克。

3 剂，水煎服，每日 1 剂，日 3 服。忌生冷酒辣之品。

8 月 7 日复诊：药后声音嘶哑好转，可以听清楚声音了。求上方再进 3 剂，以巩固疗效。

岐按：本例急性喉炎，声音嘶哑，咽喉干痛，咳嗽胸痛痰咳不利，又加之怀孕，他医不敢用药，而来求治。《黄帝内经》云“有故无殒，亦无殒也”。意思是只要有应攻伐的疾病存在，病有病当，药是治病的，对母体不会伤害，胎儿也不会受影响，所以，孕妇有了疾病是可以用药治疗的，而不是不能治疗。但在治疗时，应照顾孕妇、保护胎儿，做到两全其美。

医案 6　李某，女，30 岁。1979 年 11 月 26 日初诊。

因咽喉干痛，声音嘶哑已 10 余天，曾服西药 7 ~ 8 天，不见效，反而加重。诊见干咳，下午尤著，声音嘶哑加重 3 天，口干喜饮水，咳嗽，大便可，舌红苔薄黄，脉浮数。

辨证：肺胃阴虚。

治法：养阴清肺，止咳化痰。

方药：银翘元麦汤加蝉蜕 10 克，前胡 10 克，紫菀 10 克，知母 20 克，石膏 20 克，黄芩 10 克。

3 剂，水煎服，每日 1 剂，日 3 服。忌生冷酒辣。

11 月 29 日复诊：药后咳轻，但声音仍嘶哑，头昏，口不干。治疗上方去石膏、知母、黄芩，加山豆根 10 克，射干 10 克，花粉 20 克，诃子 10 克。3 剂，水煎服。

12 月 1 日三诊：药后咽喉不痛，咳轻，声音嘶哑好转，舌红苔薄黄，脉浮数。治疗遵效不更方，用银翘元麦汤加天花粉、前胡、白芷、蝉蜕、诃子、紫菀、炙桑皮各 10 克。3 剂，水煎服。

随访 2 年，愈后未复发。

3. 喉风（慢性咽炎）

医案 1　杨某，男，63 岁。1996 年 5 月 13 日初诊。

因咽干口燥、干咳无痰已两月余，西医诊断为“慢性咽炎”，曾服华素片等西药乏效。今经朋友介绍来求诊。见舌红苔黑燥，咽红充血，脉沉细。

辨证：阴虚火旺，肺燥咽干。

治法：养阴清肺，解毒利咽，养心安神。

方药：金银花10克，连翘10克，元参10克，麦冬20克，生地20克，杭芍20克，丹皮10克，牛蒡子10克，薄荷10克，川贝6克，酸枣仁20克，射干10克，山豆根10克，马勃10克，蝉蜕10克，苏子10克，黄芩20克，甘草6克，柏子20克，酸枣仁20克，黄连6克。

3剂，水煎服，每日1剂，日3服。

5月17日复诊：药后不咳不痒不干，也不做梦了，舌苔不黑了，称特效。上方再进3剂，以巩固疗效。

岐按：患慢性咽炎2月多，舌红苔黑燥，咽部红肿充血，干咳，此乃阴虚火旺，肺燥咽干。治法：养阴清肺用玄参、麦冬、生地、白芍、丹皮；解毒利咽用银花、连翘、牛蒡子、薄荷、川贝、山豆根、射干、马勃、蝉蜕、苏子、黄芩、甘草、桑白皮；养心安神用柏子仁、酸枣仁、黄连。诸药合用，药切病机，故而获效迅速，患者满意。

医案2　王某，男，74岁。1997年8月29日初诊。

因干咳日久不止，反复加重数年，曾诊断为“慢性咽炎”，曾服西药效果欠佳，求服中药。舌红苔白，脉细数。

辨证：阴虚火旺，肺燥咽干，肺气失宣。

治法：养阴清肺，宣肺平喘，止咳化痰。

方药：银翘元麦汤加山豆根6克，射干10克，细辛10克，川贝6克，酸枣仁20克，杏仁20克，紫菀20克，僵蚕20克，蝉蜕10克，诃子10克，地龙10克。

5剂，水煎服。

9月3日复诊：效果好，上方再进5剂。

后来告知病痊愈。

医案3　谭某，女，27岁。1996年2月26日就诊。

受凉后咳嗽月余，声音嘶哑，咽喉干痛，曾服西药多次无效，咳痰不利，咽红，脉细数。

辨证：风寒犯肺，肺气失宣，郁久化热。

治法：养阴清肺，宣肺化痰，安神开窍。

方药：金银花20克，连翘10克，玄参20克，麦冬20克，生地10克，白芍20克，丹皮10克，牛蒡子10克，薄荷10克，杏仁10克，紫菀10克，川贝母6克，酸枣仁20克，蝉蜕10克。

3剂，水煎服。每日1剂，日3服。忌生冷酒辣之品。

2月29日复诊：药后好转。再服上方3剂。

随访服药6剂痊愈。

医案4　陈某，男，40岁。1980年3月11日就诊。

慢性喉炎急性发作，咽喉干痛，口干，咳嗽，大便不利，声音嘶哑半月。舌红苔微黄，脉细数。

辨证：肺阴虚，肺气不宣。

治法：养阴清肺，宣肺利咽喉。

方药：银翘元麦汤加杏仁、紫菀、前胡、山豆根、射干、蝉蜕、大黄各10克。

2剂，水煎服。每日1剂，日3服。

3月13日复诊：药后声音出来了。甚喜。前方再进3剂，以巩固疗效。

岐按：喉炎有甚者，日久不愈者可加诃子、桔梗、川贝、酸枣仁，也常取效。请注意：咽喉炎久治不愈，有可能失音成哑巴或诱发鼻炎癌。喉癌癌变的最新论点是患者局部细胞中线粒体突变，形成癌变，倍增成为癌症。癌细胞增生是正常细胞的8倍，变化迅速，勿大意了。应注意鼻咽癌的出现。不吸烟，不饮酒可防止癌变发生。

医案5　李某，男，51岁。1995年4月26日就诊。

因咽喉干痛日久，声音重浊，多方治疗无效，查咽部充血，潮红，舌红苔薄黄，脉细缓。

辨证：阴虚火旺。

治法：养阴清肺，宣收并举。

方药：金银花20克，连翘10克，元参20克，麦冬20克，生地10克，杭芍20克，丹皮10克，牛蒡子10克，薄荷10克，山豆根10克，射干10克，黄芩20克，黄连6克，蝉蜕10克，诃子10克，木蝴蝶10克。

5剂，水煎服，每日1剂。六神丸，含服。

5月6日来告已愈。

医案6　朱某，女，35岁。1980年1月26日就诊。

因患慢性咽喉炎，他医给麦味地黄汤加味4剂乏效。仍头昏痛，咽喉痛，咳嗽，声音嘶哑，口干喜饮水，鼻出气灼热，诊脉浮数，舌红苔薄白黄。

辨证：上感引起，风寒郁久化热。

治法：养阴清肺，宣肺止咳。

方药：银翘元麦汤加杏仁10克，紫菀10克，前胡20克，石膏30克。

3剂，水煎服，每日1剂，日3服。忌生冷酒辣之品。

2月4日复诊：药后咽喉疼痛减轻，鼻出气不烧，声音嘶哑、干咳均减轻。治疗前方再进3剂而愈。

4. 失音症

医案　杜某，男，4岁。2001年6月4日就诊。

因咽喉炎治疗不当，导致不能说话，成了“哑巴”，已13天，家人着急，曾在多家医院治疗乏效。诊见患儿活动一切正常，但不能说话，舌红苔白，大便干。

辨证：心肺脾肾俱虚，痰迷心窍，肺气失宣，气机不畅，故而失音。

治法：养心润肺，健脾补肾，化痰开窍。

方药：生地10克，丹参10克，山药10克，麦冬10克，酸枣仁10克，茯苓10克，黄柏10克，牡蛎10克，五味子5克，远志6克，蝉蜕5克，诃子5克，桔梗5克。

5 剂，水煎服，每日 1 剂，日 3 服。

6 月 10 日复诊：（其父代诉）药后已能发出小声音，但有些嘶哑，食便可。治疗前方去黄柏，加杏仁 10 克，金银花 10 克，连翘 10 克，元参 10 克，甘草 6 克。5 剂，用法同前。

随访，药后失音症好了，说话正常了。

岐按：本例病案说明疾病初期病邪在浅表皮毛，由于失治或误治，使病情发展深入，在内部由咽喉炎发展为失音症了，提示小毛病会发展为大病。我曾接诊 2 例失音症，临床表现都是说不出话语，但因原由不同，故治疗方法各异。另一病例见《疑难病治验举例三则》一文，该论文在 1993 年第一届全国疑难病诊治学术研讨会上交流并收入该会论文集中。

5. 鱼刺伤咽喉

医案　王某，男，30 岁。1979 年 2 月 1 日就诊。

因食鱼肉不慎，鱼刺伤咽喉，红肿疼痛 5 天，曾打青霉素 5 天，小舌红肿充血减轻，但咽喉疼痛加重。求服中药。检查小舌咽喉红肿充血，自觉口干，大便秘结，舌红苔薄黄，脉细数。

辨证：肺阴虚火旺，肺络受损。

治法：养阴清肺，祛风解毒。

方药：金银花 20 克，连翘 10 克，玄参 20 克，麦冬 10 克，白芍 20 克，生地 20 克，丹皮 10 克，川贝母 6 克，牛蒡子 10 克，山豆根 10 克，射干 10 克，僵蚕 10 克，细辛 6 克，威灵仙 30 克，黄连 6 克。

3 剂，水煎服。六神丸 3 瓶，含化之。

半月后来告知药后已愈。

6. 梅核气（慢性咽炎）

本病是患者自觉如有梅核梗阻喉间，故名梅核气。

病因：由于七情郁结，痰滞气阻喉中而致。

辨证：咽中不适，如有物硬阻，咯之不出，咽之不下，胸中窒闷，兼胁痛，情志忧郁则更甚，心情愉快则见轻。

治法：散郁开结，化痰行气。

医案 1　冯某，女，29 岁。1979 年 5 月 17 日初诊。

自今年 4 月 26 日腰痛开始，觉咽痛，有痰块阻塞，咳之不出，吞之不下，久久停滞不除，胸闷不畅，平素性急，脉沉弦，咽不红。舌红苔薄白。

辨证：七情郁结，肝气不舒，情怀不畅，气郁痰阻。

治法：调理七情，疏肝理气，降逆化痰。

方药：半夏厚朴汤加味：半夏 10 克，厚朴 10 克，茯苓 10 克，苏叶 10 克，生姜 10 克，杏仁 10 克，佛手 10 克，青皮 10 克，广木香 10 克，柴胡 10 克，黄芩 10 克，丹皮

10 克，代赭石 15 克，甘草 3 克，大枣 10 克。

5 剂，每日 1 剂，水煎服。日 3 服。忌生冷酒辣之品。

岐按：半夏厚朴合剂是本人 1977 年 6 月 24 日自制的方剂，是在四七汤的基础上加杏仁、佛手、青皮、广木香、柴胡、黄芩、丹皮、代赭石、甘草、大枣，其功能专治因情怀不畅，肝气郁结之梅核气，曾治疗梅核气数十例，效果甚佳。临床治疗对象年龄在 16 岁以上，尤其中年妇女最为多见，常用本方 5 ~ 9 剂愈。

医案 2　白某，女。1982 年 5 月 11 日初诊。

因咽喉有异物梗阻，咳之不出，吞之不下，伴嗳气，胸闷口干苦。咽不红，舌红苔白，诊脉沉弦。

辨证：肝气郁结，化火生痰。

治法：疏肝理气，降气化痰。

方药：丹栀逍遥散加木香、枳壳、半夏、旋覆花、代赭石、厚朴、天麻各 10 克，杏仁 20 克，生姜 10 克。

连服 6 剂，诸症好。

岐按：此例属情志不遂型慢性咽炎，服上方一般 6 剂，最多 9 剂治愈。本方每年治愈 10 余例，效果很好。该方妙在加芩连曲楂以清热消食，加元胡索、鸡内金、川楝子、代赭石，以增强化痰散结理气之功效，临床运用效如桴鼓。特存方。

医案 3　武某，男，35 岁。1990 年 3 月 31 日初诊。

因慢性咽炎，咽干痒，有异物感。曾在安康诊为“慢性咽炎”，治疗乏效，今来治疗。查咽喉部色暗红，舌质暗红苔薄黄，脉弦细。

辨证：肺气不宣，郁久化热。

治法：养阴清肺，宣肺降气。

方药：四物汤加黄芩、黄连、神曲、山楂、旋覆花、代赭石、川楝子、元胡索、白郁金、栝楼仁、川芎、酸枣仁各 20 克。

3 剂，水煎服，每日 1 剂。

4 月 2 日复诊：觉见效不著，观察见咽红、充血严重。仍有异物感。辨证：属肺阴虚火旺也。岐选用银翘玄麦汤加山豆根 10 克，射干 10 克，桔梗 10 克，细辛 6 克，白芥子 10 克，苏子 10 克。3 剂，水煎服。每日 1 剂，日 3 服。忌生冷酒辣之品。

4 月 14 日三诊：服 4 月 2 日药方特效，诸症消失。

医案 4　费某，女，30 岁。1989 年 7 月 29 日就诊。

自觉咽喉干痛，颈部拘胀不舒服，似有物梗阻不畅，伴胸闷干呕，嗳气不出，进食有梗阻感，已 1 月余，诊为“咽炎”，经打青霉素 14 针，又服增效连黄片、穿心莲仍不见好转，且觉较前加重。查咽部充血，两侧明显，口干不思饮水，二便正常，舌红苔薄黄，脉沉弦。

辨证：情志郁结，气滞痰阻，郁久化热。

治法：行气开郁，降逆化痰，清热解毒。

方药：厚朴 10 克，半夏 10 克，茯苓 10 克，苏叶 6 克，生姜 3 片，黄芩 10 克，黄连 3 克，山楂 10 克，神曲 10 克，元胡索 10 克，鸡内金 10 克，川楝子 10 克，代赭石 20

克。

3剂，水煎服。每日1剂，日3服。忌生冷酒辣大肉之品。

8月2日复诊：觉咽部干痛等症减轻。治疗上方继进3剂。

共6剂而诸症消失。

岐按：岐举例种种咽炎、喉炎，都能获效验，关键在于立足中医理论指导，因人因时因地进行辨证论治，准确遣药，合理配方，药切病机，所以获效迅速。注意慢性咽炎有：①肝气郁结型；②瘀血型。也有因肺阴虚火旺引起的，因此临床必须认真耐心，详细了解病因病症，辨证论治，遣药准确，配伍合理，才能取胜。咽喉炎片通治一切咽喉炎是不可能的，只有具体分析，区别对待，灵活应用，才能有的放矢。

第五节　其他

1. 口舌溃疡

医案1　赵某，女，23岁。1996年6月17日就诊。

自诉口舌溃疡1周，伴大便干结，口亦臭，求服中药。平素喜食麻辣烫等温燥食品，舌红苔薄黄，脉细数。

辨证：胃阴虚火旺。

治法：养阴清肺，泻热利便。

方药：金银花20克，连翘10克，元参20克，麦冬20克，生地20克，杭芍20克，丹皮10克，牛蒡子10克，薄荷10克，大青叶10克，车前子20克，大黄10克（另包后下）。

3剂，水煎服。冰硼散1瓶，外渗于溃疡处，日2次渗之。

6月22日复诊：药后溃疡好转，口臭也轻，二便通畅。治疗前方去大黄、车前子，加知母20克，石膏30克，黄芩10克，黄连6克，板蓝根20克，细辛10克，甘草6克。3剂，水煎服。

随访告知，6剂药后痊愈。

现盛行夜市麻辣烫食品，食后易患此症。曾治多例均愈。

医案2　焦某，男，53岁。1995年10月20日就诊。

因口舌溃疡7~8年，反复发作，这次复发已20天，舌尖溃疡肿痛，大如蚕豆，周围红肿，中间呈圆形黄豆大灰白色脓肿。曾在西安诊断为“多发性口舌溃疡”。诊脉沉细数，伴口干苦，舌尖溃烂肿痛影响说话、吃饭。

辨证：心肺火邪上犯，郁结为患。

治法：养阴清肺，泻心火。

方药：金银花20克，连翘10克，元参20克，麦冬20克，生地20克，白芍20克，丹皮10克，牛蒡子10克，薄荷10克，山豆根10克，细辛10克，青黛20克，板蓝根20克，滑石20克，甘草6克。通草10克。

3剂，水煎服。冰硼散1瓶，外用于溃疡处。

10月23日复诊：药后肿痛明显减轻。上方9剂而愈。

医案3 王某，男，34岁。1983年1月3日就诊。

因口舌溃疡疼痛6天，服西药4天无效，舌尖有黄豆大溃疡，疼痛，影响食欲。口干，大便干，脉弦数。

辨证：心火亢盛。

治法：泻心火。

方药：自拟泻火溃疡汤：生地20克，通草10克，甘草3克，栀子10克，黄芩10克，黄连6克，知母20克，石膏20克，大青叶20克，山豆根10克，青黛20克，细辛6克。

3剂，水煎服。每日1剂，日3服。6剂愈。

本方治疗中年病例较多，一年四季皆出现。

医案4 杨某，女，42岁。1989年5月31日就诊。

口舌溃疡泛发性，一月发2次，且灼热、疼痛，大便结，曾服维生素数瓶乏效。今求服中药。舌红苔黄，脉弦数。

辨证：热邪火毒上冲心肺。

治法：清热解毒，泻火通便。

方药：东垣普济消毒饮加虎杖30克，蒲公英30克，青黛10克（布包），大黄10克（另包后下）。

3剂，水煎服。每日1剂，日3服。

连服6剂而诸症消失。

岐按：经常病人来说口舌溃疡是维生素缺乏，常年吃维生素也不见效。岐认为临床分为热邪火毒、心阴虚、气阴两虚、肺胃阴虚、心胃实热等型。应辨证施治与整体观念相结合，灵活应用，才能获效。

医案5 杜某，男，28岁。1978年11月17日初诊。

口舌溃疡半月，三处溃疡，经服西药乏效。诊见脉细数，舌红口干，心悸。

辨证：心血不足，心火上炎。

治法：滋补心血，养心安神。

方药：天王补心丹加山药10克，黄芪20克。

3剂，水煎服。每日1剂，日3服。梅花点舌丹1瓶外用。

11月21日复诊：药后已好，不痛，溃疡已愈，梅花点舌丹未用。

医案6 潘某，女，28岁。1983年2月2日初诊。

因口舌溃疡反复发作，已2年，每年至少4次犯病，舌两边呈剥脱苔，脉沉细。

辨证：气阴两虚。

治法：补中益气，滋阴生津。

方药：补中益气汤加山药20克，山萸肉20克，玄参20克，麦冬20克，知母10克，黄柏10克。

3剂，水煎服。每日1剂，日3服。

2月17日复诊：药后已好。为巩固疗效，前方再进6剂。

医案7　张某，女，50岁。1994年4月28日初诊。

口舌溃疡反复发作，已8年，伴气管炎，大便干，求服中药。

辨证：肺胃阴虚，虚火上炎。

治法：养阴清肺，泻热解毒。

方药：银翘元麦汤加山豆根8克，射干10克，青黛10克（布包），川贝母6克，酸枣仁30克，板蓝根30克，滑石30克，元胡索30克，细辛10克，黄连6克，黄芩20克。

3剂，水煎服。每日1剂，日3服。冰硼散1瓶。嘱饭后服药，再敷药。

5月4日复诊：口舌溃疡已愈，特来告知。岐嘱其再服6剂，以巩固疗效。

随访观察5年，未复发。本方曾治多例效优。

医案8　吴某，女，36岁。1980年4月5日初诊。

因口舌溃疡20余天，曾服中西药无效，伴尿灼热，口干不思饮，口唇红燥裂，大便干结，脉弦数。

辨证：心胃实热积聚，火毒上亢。

治法：清心火，泻胃热，引火下行。

方药：生地20克，通草10克，甘草3克，黄芩10克，黄连6克，薄荷10克，青黛20克（布包），麦冬20克，石膏20克，板蓝根20克，大黄10克（另包后下）。

2剂，水煎服，每日1剂，日3服。

4月28日复诊：药后口舌溃疡灼热疼痛均轻，唇红有嫩肉，而无燥裂，大便可。治疗遵效不更方，上方再进3剂而愈。

医案9　徐某，男，42岁。1985年9月14日初诊。

口舌溃疡反复发作已5～6年，每年发作3～4次，每次溃疡1～3处，西安诊断为“泛发性口舌溃疡”，反复治疗效果欠佳。舌淡红苔薄白，脉细数。

辨证：心胃实热积聚，火毒上亢。

治法：清心火，泻胃热，引火下行。

方药：生地15克，玉竹15克，石斛18克，当归10克，川芎10克，防风10克，川椒6克，肉桂6克，黄连6克，红花10克，大青叶18克，细辛3克，薄荷6克。

3剂，水煎服。每日1剂，日3服。

9月30日复诊：口舌溃疡3处没有好，反觉舌头灼热疼痛。舌红苔少，脉细数。辨证：按思虑过度，耗伤心血，心血不足则虚火上炎，所致口舌溃疡灼热疼痛。治法：清心泻火，养心安神。方药：用天王补心丹加山药10克，知母10克，细辛6克。3剂，水煎服。

6剂痊愈。随访，8年再未复发。

附：天王补心丹：柏子仁12克，酸枣仁12克，麦冬10克，天冬10克，生地12克，当归10克，党参12克，玄参12克，丹参12克，桔梗10克，远志10克，茯苓10克，五味子6克，朱砂1.5克。

岐按：从事医学研究，要知识渊博，上知天理，下知地理，中知人情世故。医生接触人群广泛，男女老少，有野外劳作者，也有室内伏案动脑者，同属泛发性口舌溃疡，但因体质不同，治法也不同。本例初诊治之无效，复诊按室内伏案动脑之书香门第，柔弱体质辨证施治而愈，说明辨证论治与整体观念相结合，因人因时因地辨证的重要性。

2. 口臭

医案1 蔡某，男，39岁。1983年7月11日就诊。

口臭数年之久，伴大便干结，舌红苔黄厚腻，脉沉弦。

辨证：胃有湿热停滞。

治法：清热利湿，健胃消食。

方药：保和汤加鸡内金10克，大黄10克，滑石20克，枳壳10克，栝楼仁20克。

3剂，水煎服。每日1剂，日3服。

7月14日复诊：大便稀泻，口苦，但口臭轻。治用上方去大黄，加黄连3克。3剂，水煎服。

7月19日三诊：药后口臭舌红苔黄腻均减退。治用上方3剂。

7月27日四诊：药后前症已除，但头昏腰酸痛、咳嗽、口干不思饮。脉沉细。辨证：属肺肾阴虚。治法：滋阴补肾，润肺止咳。方药：用麦味地黄丸2盒，调理之。

7月31日五诊：因慢性咽炎，咽干痛，痰咳不利，求服中药。辨证：属阴虚肺燥。治法：养阴清肺，化痰润燥。方药：银花20克，连翘10克，元参20克，麦冬20克，生地20克，白芍20克，丹皮10克，牛蒡子10克，薄荷6克，川贝母6克，山豆根10克，射干10克，大青叶10克，青黛20克，细辛6克。3剂，水煎服。

8月3日六诊：药后咽干痛止，有痰。治疗再用7月31日方，3剂。

医案2 李某，女，19岁。1985年9月23日初诊。

因口臭满屋臭气熏人已月余，伴口干，舌红苔薄黄。

辨证：“口臭秽气是胃热壅盛所知也”，胃受邪热，或过食煎炒燥热辛辣烧烤食物，所致胃火壅盛，导致胃液亏而造成口臭秽气熏人。

治法：清胃热，养胃阴。

方药：口臭汤：知母20克，石膏20克，生地20克，麦冬20克，牛膝10克，通草10克，莱菔子10克，山楂20克，石斛20克，黄芩10克。

10剂，水煎服。每日1剂，日3服。

结果，3剂后口臭解除。特存此案。

后经多例口臭者服此方，均效验，一般3~5剂效验，最多8剂愈。

岐按：口臭汤实由玉女煎加味而成，“口臭知膏地麦牛，通草莱菔楂斛芩”。现在研究，口臭原因很多，根本原因口腔中的厌氧菌分解产生了硫化物，所以像臭鸡蛋之口臭。归根到底是饮食不洁、口腔不卫生留存渣物腐败、消化不良、胃中湿热、壅盛导致口臭。岐用辨证论治，效果满意。举以上2例，仅供参考。

3. 口鼻舌眼大便干燥综合征

医案　张某，女，43 岁。1987 年 2 月 18 日初诊。

口鼻舌眼干燥，大便干结已 3 ~ 4 年，去年加重，多次治疗乏效。曾服泼尼松（强的松）、维生素 B_1、维生素 B_6、维生素 C 等治疗 3 个月乏效。而且又出现眼睛干涩、鼻孔干燥、大便干结。诊脉沉细，面微肿，眠多乱梦，舌红苔少有裂纹。

辨证：津液亏损，上不能滋养口舌鼻目，下不能浸润肠道。

治法：滋阴生津润燥。

方药：甘露饮加鳖甲 10 克，柏子 10 克，酸枣仁 10 克。

3 剂，水煎服。每日 1 剂，日 3 服。

2 月 21 日复诊：药后大便干变软，矢气多，仍多乱梦。继用上方，鳖甲、柏子、酸枣仁各 20 克。3 剂，水煎服。

2 月 24 日三诊：服上方 6 剂后觉矢气多，口干舌燥、眼干涩、鼻干均减轻，未服中药前，每晚要喝 3 缸水都不能解渴，如今夜间饮水少了，减少一半，而且大便已不干燥。舌红苔薄有裂纹。治疗继用 2 月 21 日方 3 剂。

3 月 2 日四诊：诸症好转。前方加鳖甲 20 克，木香 10 克。3 剂，水煎服。

3 月 5 日五诊：诸症均减轻，已不矢气了，舌红有裂纹。今用甘露饮加鳖甲 20 克，酸枣仁 20 克，山药 20 克，山茱萸 20 克，木香 10 克，知母 30 克，石膏 30 克。3 剂，水煎服。

3 月 9 日六诊：药后诸症消失，舌裂纹也消失了（3 月 5 日见舌红苔少有裂纹 1 ~ 1.5 厘米，长短不等共 4 条，服 3 月 5 日药后舌裂纹消失）。治疗遵效不更方，又服上方 3 剂，诸症消除。

舌裂纹症治验方：生地、熟地、天冬、麦冬、茵陈各 20 克，黄芩、枳壳、枇杷叶各 10 克，甘草 3 克，石斛 30 克，酸枣仁 20 克，鳖甲 20 克，山药 30 克，山萸肉 20 克，木香 10 克，知母 30 克，石膏 30 克。6 剂愈。

岐按：舌裂纹症临床治疗很难，西医也无好办法，维生素类也欠佳。患者请求自己保留有效方。随访 5 年无复发。

4. 舌痛

医案 1　张某，女 36 岁。1994 年 6 月 18 日就诊。

舌痛咽干，口舌干燥，心慌气短，乏力困倦，满舌裂纹年余。经中西医药治疗无效。脉细数。

辨证：肺阴虚，心火旺。

治法：养阴清肺，泻心胃火。

方药：金银花 20 克，连翘 10 克，玄参 20 克，麦冬 10 克，生地 20 克，白芍 20 克，丹皮 10 克，石斛 20 克，山药 20 克，山萸肉 20 克，知母 20 克，石膏 30 克，山豆根 10 克，射干 10 克，青黛 20 克（布包），天花粉 20 克，元胡索 30 克。

3剂，水煎服。每日1剂，日3服。

7月1日复诊：药后好转。求前方再进3剂。

药后舌痛裂纹口干诸症消失。

岐按：本方曾治10余例舌痛舌裂纹者，一般服6～9剂，诸症消失而痊愈。

医案2 刘某，女，32岁。1995年2月21日就诊。

舌头开裂、干痛伴心悸心慌2年，曾多次治疗乏效。脉细数。

辨证：心阴虚火旺，津液亏损。

治法：滋阴清热，补心安神。

方药：天王补心丹加石斛30克，山药30克，山萸肉20克，黄芩10克，黄连3克，元胡索20克。

3剂，水煎服。每日1剂，日3服，忌酒辣。

2月27日复诊：药后舌干痛减轻，但仍开裂。用上方加知母10克，五味子6克。3剂，水煎服。

3月7日随访：药后舌头开裂纹干痛已愈。

医案3 侯某，女，56岁。1983年7月31日初诊。

舌痛20余天，曾服中药益胃散无效，又服西药四环素、维生素B_1等均无效。舌痛影响吃饭，影响休息，日夜难眠，大便秘结，舌红苔少，口干不思饮，脉沉细。

辨证：暑热伤津，阴虚火旺。

治法：养阴清肺，泻心胃之火。

方药：养阴清肺汤加通草10克，大黄10克（另包后下），知母10克，石膏30克。

3剂，水煎服，每日1剂，日3服。忌酒辛辣之品。

11月9日随访：3剂药后舌头痛止住了，一切都好。特道谢。

医案4 刘某，女，50岁。1984年5月23日初诊。

舌痛苔黑月余，时轻时重，近日加重，黑苔满布，口干不思饮，食纳差，唇燥咽痒而咳，大便干结，脉细数。

辨证：肺胃阴虚，火旺耗津。

治法：养阴清肺，泻火生津。

方药：养阴清肺汤加石膏20克，知母20克，石斛20克，细辛3克。

3剂，水煎服。每日1剂，日3服。忌酒辣之品。

5月26日复诊：药后舌痛轻，黑苔减退，食增，大便稀。脉细数。治用上方继进3剂。

5月29日三诊：舌痛好了，黑苔转薄黄，大便通畅，但嗳气。辨证：此乃肝胃不和。治法：调和肝胃。方药：丹栀逍遥散加味：丹皮10克，栀子10克，当归10克，白芍20克，柴胡10克，茯苓10克，白术10克，甘草3克，薄荷10克，木香10克，枳壳10克，知母20克，石斛20克。3剂，水煎服。

随访，舌痛黑苔2年未发，体健。

5. 黑苔

医案1　唐某，男，37岁。1996年6月26日就诊。

黑苔10余年，伴口干，嗓子干痛，由于吸烟喝酒引起，酒后黑苔最明显，咽红，尿黄赤灼热感，脉浮数，有力。

辨证：肺胃阴虚，邪火伤灼阴津。

治法：养阴清肺，泻胃热。

方药：金银花20克，连翘10克，元参20克，麦冬20克，生地20克，当归10克，杭芍20克，丹皮10克，牛蒡子10克，薄荷10克，知母20克，石膏30克，石斛20克，黄芩20克，黄连6克，板蓝根10克，通草10克，射干10克，桔梗10克。

3剂，水煎服，每日1剂，日3服。忌酒辣之品。

7月2日复诊：药后黑苔稍减退。原方再进3剂。

半月后遇见告知黑苔已消失。

医案2　卢某，女，36岁。1982年8月16日初诊。

舌苔黑灰半月，伴口干喜饮水，其他均正常。脉细数。

辨证：此乃夏秋之季，暑热伤津，口干喜饮凉水，为胃阴亏竭，饮水自救之明证也。

治法：清胃热，养胃阴。

方药：清胃散加味：升麻6克，黄连3克，当归10克，生地20克，丹皮10克，石斛20克，知母20克，石膏20克。

3剂，而愈。

医案3　叶某，男，30岁。1997年7月20日就诊。

黑苔已7年了，反复发作，逐年加重，今舌苔全黑，不常喝酒抽烟，口干喜饮水。脉细数。

辨证：肺胃阴虚，津液亏损。

方药：银翘玄麦汤加味：金银花20克，连翘10克，玄参20克，麦冬20克，生地20克，白芍20克，丹皮10克，牛蒡子10克，薄荷10克，石膏30克，知母20克，石斛20克，板蓝根20克，龙胆草10克，蒲公英20克，虎杖20克，黄连6克，山豆根8克。

3剂，水煎服。每日1剂，日3服。

7月10日复诊：黑苔7年不退，今服药后黑苔稍减退。治遵效不更方，上方再进3剂。以观后效。

7月24日三诊：药后黑苔明显减退，无不适感。求上方再进3剂。

7月30日四诊：药后黑苔消失。共服中药9剂而愈。

岐按：春节之后有许多病人因喝酒过多导致肺胃阴虚，津液亏损出现黑苔，用本方效果很好。

6. 舌苔剥脱

医案1 尤某，女，18岁。1987年1月16日就诊。

咳嗽发热，口干心胃热，舌红苔剥脱，西诊“右下肺炎”，治疗1周不见好转。今求服中药，脉沉细数。

辨证：风寒犯肺，肺气失宣，郁久化热。

治法：养阴清肺，宣肺泄热。

方药：养阴清肺汤加杏仁10克，紫菀10克，前胡10克，知母20克，石膏20克。

3剂，水煎服，每日1剂，日3服。

1月21日复诊：药后咳嗽发热，口干均好转，剥脱苔明显减少。治疗遵效不更方，再进3剂。药后诸症消失告愈。

岐按：剥脱苔是急性发热后病人常见的一种现象。当热退可消失。但日久不退多属阴虚津亏，有甚者变为光滑无苔的镜面舌苔，多是正不胜邪，肾阴亏损而邪气内陷的危重症。

医案2 汪某，男，40岁。1979年7月6日初诊。

因舌苔剥落日久，左侧有苔，右侧无苔，舌面裂纹明显，食可，口不干，脉沉细弱。

辨证：中气不足，肾水亏损论。

治法：补中益气，滋阴补肾。

方药：补中益气汤合六味地黄汤。

3剂，水煎服。以固其先后天之根本，因本病临床治疗尚无特效疗法，西医认为是维生素缺乏引起，但常服维生素类药物见效甚微。此症老少男女皆常见。岐用补中地黄汤常获效。若证属肺胃阴虚者用银翘玄麦汤加山药、山萸肉各20克，多获效。

7月10日复诊：3剂药后，觉剥落苔之间界限模糊不清。显示稍有好转，治疗上方再进5剂。

共8剂而愈。

7. 花苔治验

医案 张某，女，67岁。1997年9月10日初诊。

经常口干舌燥，头昏心悸，口干不思饮，舌苔花纹满布于舌已3年。脉沉细数，形瘦。求服中药。

辨证：气血不足，心脾两虚。

治法：养心安神，滋阴健脾。

方药：天王补心丹加石斛30克，知母20克，黄连6克，黄芪30克，枸杞20克。

3剂，水煎服。每日1剂，日3服。

9月13日：药后自觉好受好转。前方再进5剂。

痊愈。随访5年无复发。

8. 口唇周围浸淫疮

医案　胡某，男，22岁。1979年11月29日初诊。

口唇周围起泡溃疡糜烂流水，反复发作2年，西医诊为“口唇周围浸淫疮”，经治乏效。近半月来口唇周围起疱疹、溃破糜烂流水，伴口干，咳嗽，痰不利，心烦，大便干，脉浮数。每年冬春发生口唇浸淫疮。

辨证：肺阴虚火旺。

治法：养阴清肺，清胃火。

方药：银翘玄麦汤加石膏20克，柴胡10克，葛根10克，黄芩10克，甘草3克。

3剂，水煎服，每日1剂，日3服。忌生冷酒辣子。

12月3日复诊：药后好转。前方加天花粉10克。3剂，水煎服。

上方共服6剂痊愈。

岐按：此症只按阳明胃热论治难以取效，治本病妙在加养阴清肺之品而速效。

9. 烂口角（病毒性疱疹）

医案1　李某，女，56岁。1996年8月8日就诊。

自述：嘴角烂、口唇红肿灼痛、干裂，1年内反复发作3次，曾诊断为“病毒性疱疹”。这次旬余前复发，舌红苔中见裂纹，二便正常，脉细数。

辨证：胃阴虚，津液亏损。

治法：养阴清胃热，生津降虚火。

方药：银翘玄麦汤加味：金银花10克，连翘10克，元参20克，麦冬20克，生地20克，白芍20克，丹皮10克，牛蒡子10克，薄荷10克，知母20克，石膏30克，石斛20克，板蓝根10克，细辛10克，车前子10克，滑石20克，元胡索20克。

3剂，水煎服。每日1剂，日3服。

8月14日来诉疾病已愈。随访2年，无复发。

医案2　齐某，女，42岁。1985年10月17日就诊。

自诉口角溃疡流水40余天，西医诊“病毒性疱疹”，曾服吗啉胍（病毒灵）、泼尼松（强的松）、氯苯那敏（扑尔敏）、肌注抗病毒针剂治疗20余天不愈，反复发作，伴全身瘙痒，大便干结，舌红苔少，脉弦数。

辨证：湿热风毒。

治法：清热祛湿，消毒散风。

方药：普济消毒饮加苦参20克，地肤子20克，蛇床子20克，大黄10克。

3剂，大效，6剂，痊愈。

医案3　邹某，女，23岁。1984年11月20日就诊。

自诉口角及下唇肿痛溃疡1周，经打针4天及外涂紫药水无效。今下颌肿痛、淋巴结肿大如核桃，疼痛，伴口干喜饮水，大便结，尿黄，舌红苔白黄，脉弦数。

辨证：热毒蕴结，郁滞不散。

治法：清热解毒，疏风消肿。

方药：普济消毒饮加知母10克，石膏20克，大黄10克，金银花20克。

3剂，水煎服。每日1剂，日3服。忌酒辣之品。

12月11日随访：药后口角病已愈。

岐按：口角烂、口角疱疹，1985年1月19日《陕西卫生报》“烂口角”用西药核黄素5～10毫克，每日3次，连服3周可痊愈。岐治疗这类病用普济消毒饮加味少则2剂，多则6剂痊愈，一般1周治愈，临床效果很好，比西医治疗提前2周痊愈。病毒性泡疹类似中医时行瘟毒邪热在心肺之间的火毒症，中药治疗效果显著。

医案4　赵某，女，19岁。1984年10月11日就诊。

自诉右嘴角起红色疱疹已3天，由感冒引起，口角及鼻根红肿起疱疹。曾服复方新诺明、感冒清、板蓝根无效，昨天又服维生素C、吗啉胍（病毒灵）、穿心莲仍无效，现右嘴角泡疹溃烂，口干，上颚散在溃疡，舌红苔黄，脉细数，大便干。

辨证：时行热毒，邪犯心肺。

治法：清热解毒，疏风消肿。

方药：普济消毒饮加大青叶10克。

3剂，水煎服。每日1剂，日3服。忌酒辣之品。

药后1周痊愈。

医案5　徐某，男，40岁。1997年11月3日就诊。

自诉口唇红肿灼痛已3天，服西药无效。现上下嘴唇红肿烧痛，吃饭、喝水疼痛难受。舌红苔白，脉沉弦。

辨证：脾阴虚火旺。

治法：滋阴健脾。

方药：山药20克，茯苓15克，生薏仁15克，莲子15克，白芍15克，太子参15克，乌梅10克，金银花10克，防风10克。

5剂，水煎服。

连服10剂，诸症消失痊愈。

岐按：口唇红肿灼痛，临床少见，治疗难以取效，日久则唇肿灼痛，红肿灼痛，破裂，状如成蚕，甚为难看。今用此方治之甚验，故存方于后（5剂药消肿，10剂药痊愈，随访3年未复发）。

10. 夜磨牙症

医案1　赖某，男，15岁。1982年2月1日就诊。

自诉腹痛伴夜间磨牙错齿日久不除。化验大便有蛔虫卵++。

辨证：饮食不洁，湿热生虫，蛔虫上扰。

治法：驱蛔杀虫。

方药：槟雷合剂：槟榔10克，雷丸10克，使君子10克，苦楝子10克，木香10克，枳壳10克，乌梅20克，细辛6克，附子6克，桂枝6克，党参10克，川椒6克，黄连6克，黄柏6克，当归10克。

2剂，开水煎服。

2月4日其母代诉药后排出蛔虫1条。再未听到夜间磨牙声了，腹痛止了。

岐按：本例说明蛔虫在体内也会引起夜间磨牙现象。若无蛔虫而出现夜间磨牙错齿用介齿汤加味效验。

医案2　申某，女，8岁。1983年11月15日初诊。

因夜间磨牙1年多，每天夜间睡眠后磨牙，声音越来越大，影响别人休息，曾服西药无效，又发现夜间手摸肛门，结果发现肛门口有白线虫活动，5～6条，第2夜又发现4～5条从肛门往外活动，洗之无效。

辨证：饮食不洁导致胃中湿热生虫，痰热上扰。

治法：清热利湿，去蛲杀虫，镇静安神。

方药：（1）龙骨、牡蛎、灵磁石各20克，陈皮10克，半夏10克，茯苓10克，枳实8克，竹茹10克，甘草3克，荷叶半张。

3剂，水煎服，每日1剂，日3次服。

（2）治蛲散：百部、牵牛子各20克。

共为细粉，每晚填塞肛门口内2克，连用7天。以观后效。

11月19日复诊：夜磨牙轻了，治疗继用上方加酸枣仁20克，胆南星6克。3剂。水煎服，每日1剂，日3服。

11月22日三诊：夜间磨牙已好，肛门放药3次后再未发现白线虫。嘱勤换洗内衣内裤，被褥床单，以根除蛲虫的生存环境。

随访2年，各病均未复发。

医案3　常某，男，67岁。1986年11月21日就诊。

自诉：夜磨牙经常发生，没法治，治不好，使人性情急躁，心慌不安。不久前听别人介绍您能治夜磨牙症，今来求治。化验大便正常。舌红苔薄白，脉沉弦。

辨证：由于思想压力大，精神高度紧张，心情烦躁，气郁痰阻所致。

治法：平肝潜阳，养心安神，理气化痰。

方药：龙骨、牡蛎各30克，勾藤30克（另包后下），酸枣仁30克，陈皮10克，半夏10克，茯苓10克，竹茹10克，枳实10克，甘草3克，荷叶20克。

3剂，水煎服。每日1剂，日3服。

1987年2月7日随访：连服6剂药后磨牙已控制。

观察3年，再未复发。

医案4　谭某，男，12岁。1985年8月2日就诊。

自诉夜磨牙7年余，伴盗汗、喘气、心慌不想吃饭，舌红苔黄腻。化验大便正常。

辨证：心脾虚弱，肺气不宣，痰阻内扰。

治法：化痰宁神健胃，滋阴潜阳。

方药：酸枣仁30克，乌梅30克，龙骨30克，牡蛎30克，灵磁石30克，茯苓10克，陈皮10克，半夏10克，枳实10克，竹茹10克，石菖蒲10克，鸡内金15克，生山楂20克，甘草6克，荷叶半张。

3剂，水煎服，日1剂，日3服。

8月10日复诊：药后夜不磨牙了，出盗汗也少了，想吃饭了，请求再用上方3剂，以巩固疗效。

8 月 23 日随访，其母代诉其子磨牙及盗汗等症状均已消失，再三表示感谢。

医案 5 唐某，女，58 岁。1995 年 08 月 11 日就诊。

因夜磨牙已大半年了，夜乱梦多，口干不思饮水，夜磨牙声音大，影响他人休息。求岐治疗。舌红苔黄，脉沉弦。岐用 1995 年 8 月 2 日治谭从波病有效方给唐某，照原方开 3 剂。

9 月 12 日：药后夜间磨牙现象消失。嘱再服 3 剂，以巩固疗效。

岐按：只要病症病机相同，用同一方药应当见效，此病人虽年龄相差甚远，但病症病机相同，故也见效。本方经治 3 位病人皆效。

医案 6 白某，男，4 岁。1987 年 2 月 16 日初诊。

夜间磨牙，烦躁揭被窝，食纳差，舌红苔白厚，化验大便常规正常。

辨证：脾胃虚弱，运化无力，胃不和，则卧不安，心神不宁。

治法：养心安神，健脾开胃消食。

方药：酸枣仁 20 克，龙骨、牡蛎各 20 克，山楂 20 克，鸡内金 10 克，陈皮、半夏、茯苓、枳实、竹茹各 10 克，甘草 3 克，勾藤 20 克（另包后下），荷叶半张。

3 剂，水煎服，每日 1 剂，3 次服。

3 月 11 日随访：其家长代诉疾病已愈，再不磨牙了，食增。

此方曾治 2 例皆效。

医案 7 朱某，女，40 岁。1990 年 5 月 10 日就诊。

夜磨牙年余，时轻时重，有时磨牙会从梦中醒来。夜磨牙声音大常会影响他人休息，伴牙龈出血，大便干。化验大便正常。

辨证：肝郁脾湿胃热，痰迷心窍，痰阻经络。

治法：化痰宁神，滋阴潜阳。

方药：酸枣仁 30 克，灵磁石 30 克，乌梅 30 克，龙骨、牡蛎各 30 克，白及 30 克，麦冬 30 克，天冬 30 克，陈皮 10 克，半夏 10 克，茯苓 20 克，枳实 20 克，竹茹 20 克，菖蒲 10 克，甘草 6 克。

连服 6 剂后诸症消失，痊愈。

此方曾治 2 例皆效。

医案 8 何某，女，7 岁。1988 年 1 月 26 日就诊。

因病毒性感冒伴皮肤血疹，瘙痒，眼睛潮红，大便干，夜磨牙。化验大便正常。

辨证：热毒蕴结，郁滞不通。

治法：清热解毒，祛风止痒。

方药：普济消毒饮加白芷、地肤子、苦参蛇床子各 10 克。

2 剂，水煎服。每日 1 剂，日 3 服。

1 月 28 日复诊：药后大便稀，皮疹不痒了，已不夜磨牙了。上方再 2 剂，以巩固疗效。

11. 牙龈出血

医案1　黄某，女，62岁。1982年6月9日就诊。

因经常牙缝出血已3年，开口见血，伸舌见血，口干，舌红赤苔薄黄，脉细数。

辨证：湿热久蕴，灼伤胃阴，脉络受伤。

治法：益胃补肾，滋阴补血。

方药：甘露饮加味：熟地、生地、天冬、麦冬各20克，茵陈10克，黄芩10克，枳壳10克，枇杷叶10克，甘草3克，石斛20克，旱莲草20克，白及20克，鸡血藤20克，仙鹤草20克，阿胶20克（另包，冲服）。

3剂，每日1剂，水煎服，日3服。

6月17日复诊：出血少了，诸症轻。治疗遵效不更方，上方3剂。

6月21日三诊：服6剂药后牙缝再未见出血了。求上方再进3剂，以巩固疗效。

岐按：古人云“见血休止血，见痰休止痰，明了此中理，方为医中杰”。本例患者经常牙缝出血，开口见血，口干舌红赤。证属：湿热蕴结日久，胃阴必虚，水亏火旺，津液亏虚。治宜：清胃补肾，滋阴养血。重用二地、二冬、阿胶，用以滋阴养血补血。用白及、仙鹤草、鸡血藤以补血止血；用茵陈黄芩枳壳枇杷叶清热利湿；用石斛清胃热，滋阴生津；用旱莲草滋阴补肾；用甘草调和诸药。诸药密切配合，药切病机，使诸症必然自愈，故仅用6剂痊愈。

医案2　高某，男24岁。1982年11月8日就诊。

因牙缝出血半年余，经中西药治疗效果欠佳，每晚睡觉后醒来发现满口缝有血迹存在，经多方治疗总有血迹出现。伴口干苦，脉弦数。

辨证：热入血分，血热妄行。

治法：清热凉血，滋阴养血。

方药：四生汤加味：生地30克，荷叶30克，艾叶30克，生侧柏叶30克，生石膏30克，生栀子10克，知母20克，黄芩20克，石斛20克，麦冬20克，乌梅10克，木香10克。3剂，水煎服。

11月11日复诊：药后牙缝出血少了，尿少色黄。治疗遵效不更方，前方加金银花、滑石各20克。6剂，水煎服。

11月17日三诊：药后牙缝已不出血了。但昨天饮酒后又有少许出血，治疗还用11月11日方，再进3剂。

11月20日四诊：再未见出血了，求上方再进3剂，以资巩固。随访2年再未复发。

岐按：本方妙用木香，因为木香善行一切气，气郁则化火，火热迫血妄行。所以用木香顺气，气血畅通，无气郁化火生热了，血络不受损伤，血液安宁，血流顺畅，循环无端，周而复始，加之诸多清热凉血养血之药，使出血何其之有也。

12. 牙痛

医案1　杨某，男，60岁。1982年10月4日初诊。

因右上龋齿空洞，牙痛7～8天，右侧面部红肿高起，口干，喜饮水多，脉沉弦，舌红苔白。

辨证： 胃火上冲，热毒壅盛，肾经虚损风寒郁久。

治法： 清热凉血，泻火解毒，祛风散寒，疏肝益肾。

方药： 升麻6克，黄连6克，当归10克，生地15克，丹皮10克，石膏20克，知母20克，玄参20克，藁本10克，细辛10克，青皮10克，骨碎补20克，蒲公英20克，石斛20克。

3剂，水煎服，日1剂，日3服。

药服完后诸症消失。

岐按： 龋齿空洞牙痛，临床多见。但治疗效果差。由于病情复杂，多因，风寒郁久化火，火邪上冲，热毒壅盛，日久损及肝肾，肝郁气滞，肾经虚损。因为肾主骨，齿为骨之余，故见牙齿龋洞，疼痛，火毒上冲头面而红肿高起，口干喜饮水多等症。治宜：清热凉血用生地石斛丹皮玄参，泻火解毒用石膏知母黄连蒲公英升麻，祛风散寒用细辛藁本，疏肝止痛用青皮，益肾、治龋洞牙痛用骨碎补。诸药合配，共清热凉血，泻火解毒，祛风止痛，专治龋洞牙痛，效果显著。本方常用于中老年人，患此病者甚多，用之皆效如桴鼓。

医案2 刘某，男，53岁。1981年10月10日就诊。

右上牙髓神经痛半月，加重3天，昨晚服索米痛片（去痛片）5片，不管用，仍疼痛难忍，伴颜面肿痛，引头部阵阵跳痛，口不能张，舌伸不出来，脉弦细，大便干。

辨证： 胃热上冲，邪热郁结不通。

治法： 清胃泻火，清热凉血，祛风散寒，疏肝益肾。

方药： 清胃散加石斛20克，石膏20克，知母20克，细辛、青皮、大黄、全虫、防风各10克，骨碎补、藁本、蒲公英各20克，黄连6克，甘草3克。

2剂，减轻，5剂痊愈。

岐按： 本方妙在加全虫、藁本、骨碎补，增强祛风止痛之功效。牙髓神经痛，其特点是：痛引头面部，阵阵跳痛，难忍者。

医案3 李某，男，60岁。1983年1月26日初诊。

因右侧上下牙齿龋痛月余，经中西药治疗仍反复发作，夜间尤痛甚，痛引面部。舌红苔白，纳可，二便正常。只因牙痛难忍。今听刘军农介绍，治用治愈刘某方治之而愈。效方见前。

医案4 黄某，女。1979年2月13日初诊。

左上内臼齿两颗发黑，上面有龋黄黑点，凹陷，牙龈肿痛2天，大便结，舌红苔薄黄，脉弦数。

辨证： 胃热蕴结、郁久不散。

治法： 清胃火，泻肝养阴。

方药： 清胃散加石斛20克，黄芩、大黄、龙胆草各10克，柴胡、芦荟、青黛、细辛各10克，骨碎补20克。

3剂。水煎服，每日1剂，日3服。

2月24日告痊愈。

医案5　曹某，男，42岁。1979年11月9日初诊。

牙龈疼痛一周，牙科诊为“牙髓神经炎”，牙痛引起面部遇冷遇热皆痛。疼痛随心脏搏动而抽痛，搏动痛甚。曾经打针服药疗效欠佳。舌红苔白，脉沉弦。

辨证：胃火上冲。

治法：清胃泻火，祛风止痛。

方药：清胃散加细辛10克，骨碎补20克，青黛10克（布包）。

3剂，日1剂，水煎服。忌生冷酒辣。

11月14日复诊：药后疼痛消失，但不能嚼硬东西。治疗上方加川芎12克，盐黄柏10克。3剂而痊愈。

医案6　侯某，女，54岁。1983年5月18日就诊。

因左上牙髓神经炎肿痛5天，痛引起面部跳痛难眠，不时吐口水。曾吃药无效，又用清凉油，外涂抹也无效。伴口干，舌深红，苔黄燥，大便干结，脉弦数，精神差。

辨证：阳明胃热，胃火上冲。

治法：清热泻火，凉血解毒。

方药：升麻10克，黄连6克，当归10克，生地20克，丹皮10克，石膏20克，知母20克，石斛20克，细辛10克，青皮10克，骨碎补20克，大黄10克，芒硝20克（另包冲服）。

2剂，水煎服。连服4剂，痊愈。

同日，王某，女，45岁。也患牙髓神经炎，牙痛面肿5天，也用上方而愈。

医案7　柯某，女，58岁。1983年6月11日就诊。

因牙痛数日，加重10余天，牙科医生诊为“牙髓神经炎”。曾经打针、服四环素等均不觉减轻，口干，疼痛，夜间尤甚。痛引头面跳痛难忍，阵阵加重。其爱人姜某曾患牙髓神经痛，服岐药后好了，今介绍来求治。诊见舌红苔黄，左上龋齿发灰黑，旁边因牙痛已拔掉一颗，脉沉弦，大便秘结。

辨证：属胃火上冲，湿热生虫，发为龋齿，引起牙髓神经痛。

治法：清热泻火，凉血解毒，理气止痛。

方药：龋齿特效方：升麻6克，黄连6克，当归15克，生地20克，丹皮10克，石斛20克，知母10克，骨碎补20克，细辛10克，大黄10克，蒲公英20克，青皮10克，龙胆草10克。

2剂，水煎服，每日1剂，日3服。忌生冷酒辣之品，讲究牙齿卫生。

6月13日：药后牙痛轻，但头晕，前方加夏枯草20克。2剂。后痊愈。

岐按：龋齿引起牙髓神经炎之疼痛难忍，临床多见，每年有20~40例患者求治，服用上方加减。3~9剂药痊愈。一般3剂能止痛。告诫患者拔牙止痛不可取，牙痛应当积极治疗才是上策。岐治疗中发现40岁以上者患牙病最多，究其原因多为缺乏卫生知识，导致牙齿被细菌侵蚀所致，因此国家把每年的9月20日确定为“爱牙日”，目的就是唤起人们提高爱护牙齿的意识。

13. 牙齿过敏症

医案1 熊某，女，34岁。1984年11月27日就诊。

因疼齿发酸发冷，不能咬东西、不能咀嚼食物已2个月了。曾去西安某医院诊治，为“牙齿过敏”，服西药无效，又用脱敏液漱口，连治1周还是无效，仍觉满口牙齿发酸发冷，不痛不松动，不口干，伴口出气灼热，脉沉细，舌红苔少。

辨证：胃中湿热久蕴，灼伤肺肾阴津。

治法：宜清胃热、滋养肺肾之阴。

方药：甘露饮加骨碎补20克，五味子6克，细辛6克，酸枣仁20克，磁石20克。

6剂，水煎服，每日1剂，日3服。

1985年11月30日随访：1年前患牙齿过敏服中药6剂后诸症消失，1年未发。

附方：生地、熟地各20克，麦冬、天冬各20克，茵陈20克，黄芩20克，枳壳10克，枇杷草10克，甘草3克，石斛20克，骨碎补20克，五味子6克，细辛6克，酸枣仁20克，磁石20克。

医案2 刘某，女，30岁。1978年10月21日就诊。

因满口牙齿疼痛，不能吃冷、热、硬之食物，牙无龋齿、牙龈不肿痛，口不干。西医诊为“过敏性牙痛”，但治疗2个月无效。询问患者此乃第2胎小产后发病。查舌红苔白，脉沉细。

辨证：胃中湿热日久，阴液亏虚。

治法：清热泻火，滋阴补肾。

方药：甘露饮加石膏20克，骨碎补20克，知母20克，苍术10克，薄荷6克。

3剂，水煎服。每日1剂，日3服。

10月28日复诊：药后无不适感，治疗上方继进3剂。诸症消除痊愈。

医案3 许某，男，68岁。1979年6月5日初诊。

因牙齿疼痛已2月余，见热、冷均痛，不敢咬坚硬食物，口干，喜饮水，恶心发热，乏力，脉沉迟。

辨证：胃中湿热蕴结日久，阴液亏虚。

治法：清热泻火，滋阴补肾。

方药：局方甘露饮加味：生地、熟地、麦冬、天冬各20克，茵陈、黄芩、枳壳、枇杷叶各10克，甘草3克，石斛20克，柴胡10克，骨碎补、狗脊、龙骨、牡蛎各20克，白芷10克。

3剂，水煎服，每日1剂，日3服。

6月8日复诊：牙龈肿痛、口干、牙齿痛、发热均减轻。用甘露饮加石膏30克，黄连6克，金银花、连翘各10克，胆草10克，青黛10克（布包），肉桂3克，细辛6克。3剂，每日1剂，水煎服。

6月13日随访：药后牙龈肿痛、牙齿疼痛、口干、发热均消失。

岐按：因湿热蕴结于胃，方中加石膏、黄连、金银花、连翘、细辛、元参尤妙。牙周炎常用甘露饮加龙胆草、青黛，清胃散加青皮、细辛、元参效良。岐常用以上两方合用，治牙齿过敏效果满意。

14. 牙龈肿痛（牙周炎）

医案1　朱某，女，65岁。1997年9月9日初诊。

因牙龈肿痛2周，服西药乏效，今求服中药。舌红苔黄，左侧下牙龈肿痛，彻夜难眠，口干不思饮，脉细数。

辨证：属胃火旺，肾阴虚所致。

治法：清热泻火，滋阴补肾。

方药：甘露饮合清胃散加细辛10克，元参20克，知母20克，元胡索20克。2剂，水煎服。每日1剂，日3服。

9月11日复诊：服药后睡着了，觉醒后不痛了。为巩固疗效，前方加蒲公英、骨碎补各20克。2剂。后愈。

医案2　常某，女，24岁。1983年1月24日就诊。

因牙龈肿痛1周，曾服西药乏效，诊见下牙龈均肿痛，口干口臭，口张不开，大便秘结，脉弦数。

辨证：胃火上冲，胃中有积热。

治法：清胃火，滋肾阴。

方药：清胃散加细辛6克，石斛20克，骨碎补15克，知母20克，石膏30克，麦冬20克，牛膝10克，大黄10克。

3剂，水煎服，每日1剂，日3服。忌酒辣。

1月26日复诊：药后不肿痛，但大便稀泻。用上方去大黄，又3剂而愈。

岐按：清胃散中升麻、黄连当归、生地、丹皮，清胃热可以，但力弱，岐再加入石斛、麦冬、知母、石膏，既清热又养阴，加细辛、骨碎补增强止痛之力，加大黄、牛膝可直泻热下行，配合升麻、黄连之升清，使升降顺畅，效果更明显也。

医案3　罗某，男，29岁。1979年7月12日初诊。

牙龈肿痛1周，加重4天，痛引头目，口干，牙科诊断为“牙周炎”，经服西药无效。诊见右侧上下牙龈肿痛，脉弦数，舌红苔黄。

辨证：胃火上扰、肝火上亢。

治法：清胃火，泻肝火。

方药：清胃散加泻肝火药：升麻6克，黄连6克，当归10克，生地20克，丹皮10克，石膏30克，龙胆草10克，青黛10克布包，细辛10克，石斛20克。

2剂，水煎服。每日1剂，日3服。

7月15日复诊：药后神效，当时不痛了，好得很呀。为巩固疗效，上方再进2剂，痊愈。

岐按：每年治愈10余例，均效验。一般2～6剂痊愈。

医案3　吉某，女，50岁。1979年5月4日初诊。

自诉：牙龈肿痛引面部烧痛、口不能张、日夜疼痛难忍1周，伴头身痛、恶寒发热。西医诊断为牙周炎。查舌红苔黄，脉细数，右侧上下臼齿发黑，牙龈红肿。

辨证：胃阴虚火旺。

治法：清胃火，滋肾阴。

方药：清胃玉女煎加味：知母10克，石膏20克，生地10克，麦冬10克，牛膝10克，元参10克，白芷10克，细辛10克，骨碎补20克，柴胡10克，黄芩10克，当归10克，丹皮10克，升麻6克，葛根20克，薄荷10克，蝉蜕10克，甘草3克。

2剂，水煎服。每日1剂，日3服。

5月6日复诊：药后除觉牙齿松动外，其他均好。辨证：治疗按肾阴虚论治。方药：甘露饮加细辛10克，蝉蜕10克，白芷10克，骨碎补20克，狗脊20克，盐炒黄柏10克。3剂，水煎服，日1剂，一日3次。

5月12日三诊：药后牙齿不松动，稳定了。为巩固疗效，上方再进3剂。

岐按：牙周炎治愈后牙齿松动明显，应坚持治疗。岐常用甘露饮加细辛，蝉蜕，白芷，骨碎补、狗脊，盐炒黄柏。水煎服6～9剂，可获满意效果。每年用本方治疗3～8例，牙齿松动均效验。

15. 牙龈脓肿

医案1　王某，男，50岁。1979年1月17日就诊。

自诉：牙龈肿痛2个月，牙龈化脓1月余，曾拍片示牙龈有问题，经西安某院诊为"牙床发炎"，服消炎药和维生素等药无效。诊见舌红苔白黄，脉沉细数，口干，门齿左上牙龈有黄白色脓点，周围肿胀。

辨证：肺胃阴虚火旺。

治法：清热泻火，滋阴补肾。

方药：甘露饮加减：熟地、生地、天冬、麦冬、茵陈、黄芩各20克，枳壳10克，枇杷叶6克，甘草3克，石斛20克，石膏20克，黄柏10克，黄连6克，青黛10克，芦荟10克，车前子20克。

3剂，水煎服。每日1剂，日3服。

1月22日复诊：药后牙龈肿痛减轻。治疗上方继进3剂。

1月后随访，告知药后诸症消失，患者再三表示感谢。

医案2　刘某，女，49岁。1982年7月26日初诊。

因右上齿槽脓肿月余，他医用清胃散治疗无效，又打吊针吃西药7天也见效不著。见齿槽脓肿扩大，肿痛引头颈面部，大便干，舌红苔黄，脉细数。

辨证：风热邪毒蕴结。

治法：疏风清热，解毒消肿。

方药：普济消毒饮加大黄10克，龙胆草10克，蒲公英20克，细辛6克。

3剂，水煎服。每日1剂，日3服。

8月3日复诊：药后头、面、颈部肿痛消失，齿槽脓肿痛减轻。治疗前方继进3剂。

8月7日三诊：齿槽脓肿消失，为巩固疗效，上方再进3剂。

共服9剂痊愈。本方曾治6例皆愈。

医案3　于某，女，22岁。1993年11月13日就诊。

因牙龈脓肿流脓反复不愈，曾经口腔科治疗服西药花 100 多元无效。

辨证： 热毒上攻，热伤肉腐。

治法： 疏风清热，解毒消肿。

方药： 东垣普济消毒饮加蒲公英 20 克，虎杖 20 克。

连服 8 剂，中药治愈牙龈脓肿。

已 2 年没有复发。今求治月经病时告知牙龈脓肿病已痊愈，中药才花费 20 元。

16. 残根牙痛

医案　林某，男，49 岁。1983 年 3 月 5 日就诊。

左内侧下牙残根疼痛连续半月，以前经常反复发作，加重 1 周，痛引头面灼热，曾经服中西药治疗不著，经朋友介绍来诊。查舌红苔黄，脉弦数。

辨证： 胃火上冲，郁滞不通。

治法： 清胃火，行气止痛，祛风养阴。

方药： 清胃散加石斛 20 克，细辛 10 克，青皮 10 克，骨碎补 20 克，知母 20 克，石膏 30 克，僵蚕 10 克，薄荷 10 克，川芎 10 克。

3 剂。水煎服。6 剂痊愈。

半年后告知尚好。本方另外治疗上病 4 例皆效验。

第六章　杂症

第一节　中毒

1. 蜂叮中毒

医案　高某，男，7岁。1996年6月27日就诊。

因蜂叮头面部，中毒后面部肿痛2天，伴口干，大便结，舌红苔黄，脉细数。

辨证：蜂毒叮人，致头面中毒肿痛。

治法：疏风消肿，清热解毒。

方药：普济消毒饮加荆芥、防风、土茯苓、蝉蜕、蒲公英、虎杖、白芷各10克。

2剂，水煎服，1日1剂3次服。

随访药后面肿消而愈。

岐按：蜂叮中毒，严重者致死。因此见蜂叮中毒者须及时治疗。岐用普济消毒饮加味治疗蜂叮中毒者有效，治愈多例。

2. 野菇中毒

医案1　何某，女，40岁。1989年8月15日初诊。

因进食野菇，一小时后发现上腹胀痛恶心，已呕吐2次，为胃内容物，伴头昏乏力，舌红苔白。

辨证：误食毒品，胃先受损害。

治法：吐之、泻之、解之，速治可愈。

方药：藿香正气散加大黄10克（后下），黄连3克，忍冬藤20克，甘草6克，枳实10克。

2剂，水煎服，每日1剂，日3次服。

1周后告知：药后已好，无不适感。

岐按：野菇中毒年年有之，中毒有轻重之分，吃少者中毒轻，吃多了中毒重，甚至死亡。切记：野菇有毒，千万勿食。另外，野菇越好看，其毒越重，要提高警惕。

医案2　吴某，男，30岁。症如上，治法同上。

医案3　熊某，男，7岁。1989年8月15日就诊。

因食野菇炒肉，于半夜呕吐2次，拉稀，大便2次，无腹痛，无头昏，今做心电图，大致正常，窦性心律，100次/分，转求中医治疗。诊见舌红苔白，脉浮数。

辨证：野菇中毒，内伤脾胃。

治法： 解毒和中，理气化浊。

方药： 藿香正气散加金银花、连翘、山楂各 10 克，黄连 3 克，车前子 10 克。

2 剂，水煎服。每日 1 剂，日 3 服。

半年后随访，痊愈，未见后遗症。

3. 苯胺中毒

医案　杨某，男，40 岁。1987 年 11 月 28 日就诊。

因接触苯胺，右手中指前 1～2 关节处肿胀触痛，已 1 周时间。经外科诊为“苯胺中毒”反应。西药治疗 3 天无效，且逐渐加重，肿胀痛难忍。舌红苔黄，脉沉弦。

辨证： 火毒郁结。

治法： 泻火解毒，消肿止痛。

方药： 普济消毒饮加土茯苓 20 克，川芎 10 克。

3 剂，水煎服，每日 1 剂，日 3 服。

随访告知：共服中药 6 剂，关节肿痛消失，痊愈。

4. 硫化苦中毒

医案　林某，男，24 岁。1980 年 10 月 26 日就诊。

自诉因给粮站仓库投放硫化苦药物，1 天后出现面目肿、流泪、胸痛咳吐痰血、口干、大便结。

辨证： 毒气犯肺，损伤肺络。

治则： 宣肺解毒，养阴清肺。

方药： 金银花 15 克，连翘 15 克，玄参 20 克，麦冬 20 克，生地 20 克，杭芍 20 克，丹皮 10 克，牛蒡子 10 克，薄荷 10 克，甘草 3 克，酸枣仁 10 克，桑白皮 12 克，大黄 10 克（后下）。4 剂，水煎服，每日 1 剂。

2 剂后好转，4 剂痊愈。

5. 美曲膦酯（敌百虫）中毒

医案　张某，男，25 岁。1983 年 6 月 4 日就诊。

因患疥疮日久不愈，听别人介绍的用美曲膦酯（敌百虫）涂抹后再用香皂洗后即愈，但用此法后半天出现头昏恶心呕吐，心悸出冷汗。门诊诊为“美曲膦酯（敌百虫）中毒”，而患者不愿住院，转服中药。诊见舌红苔白，厚腻，疥疮未愈，两腿内侧尤著。脉搏 62 次/分，头昏不能抬起，抬起则全身颤抖，精神疲倦。

辨证： 毒从皮毛而入，继而随血液而入心脑，故而诸症蜂起。

治法： 养阴清肺，养心安神。

方药：（1）金银花 20 克，连翘 10 克，元参 20 克，麦冬 20 克，白芍 20 克，丹皮 10 克，牛蒡子 10 克，薄荷 10 克，生地 20 克，酸枣仁 20 克，黄芪 20 克，半夏 10 克，天麻 10 克，勾藤 20 克，甘草 6 克。

2剂，水煎服。一日1剂，日3服。

（2）苦参60克，蒲公英60克，黄柏30克，龙胆草30克，全虫10克，雄黄10克。水煎外洗之。日洗2次。

6月6日复诊：美曲膦酯（敌百虫）中毒经中药内外治疗后，诸症好转。但口干舌红苔白黄腻厚，疥疮仍痒。今用上方去半夏、天麻，加黄柏10克，蒲公英20克。2剂。水煎服。外洗药同前。

6月9日三诊：药后头昏轻，抬头也不全身颤抖了，全身也有劲了。治疗继用6月6日方药，2剂。

6月13日四诊：美曲膦酯（敌百虫）中毒症服用上方，今上症已痊愈。疥疮也好了。唯觉头昏口干，眼胀。辨证：此乃肾阴不足，虚火上炎所致。治法：滋阴降火。方药：知柏地黄丸3瓶。调理善后。

岐按：美曲膦酯（敌百虫）杀虫剂有毒，人误用会中毒。岐缺乏经验，无从下手，反复思考，认为因外用引起中毒，按中医肺主皮毛之理论，故用上方。药切病机，故能获效。但因临床少见，故特立本案，以供参考。

6. 煤气中毒

医案 汪某，女，40岁。1994年1月10日就诊。

因烤蜂窝煤取暖，放卧室，第2天觉头昏头痛，眩昏恶心。舌红苔白，脉沉弦。

辨证：按眩晕辨证施治。

治法：益气化痰，平肝降逆。

方药：半夏10克，天麻20克，白术10克，党参20克，茯苓10克，黄芪20克，泽泻10克，干姜10克，神曲10克，葛根10克，陈皮10克，苍术10克，黄柏10克，勾藤20克，杭菊20克，草决明30克。

3剂，水煎服，每日1剂，日3服。

随访，药后诸症消失痊愈。

7. 链霉素中毒致耳聋

医案 陈某，男，78岁。1995年9月11日初诊。

因患肺结核打链霉素，要求打4周，可仅打第3周时出现耳聋头昏眩晕。

方药：熟地10克，山药20克，麦冬、天冬各10克，茯苓10克，泽泻10克，五味子6克，石菖蒲6克，磁石30克，葛根30克，荷叶10克，薄荷6克。

5剂，水煎服，每日1剂，日3服。

9月18日复诊：药后头昏耳聋都减轻。上方再进5剂。药后诸症消失。

岐按：链霉素中毒临床多见，但治疗方法不多，岐在《新中医》杂志中学习此方，试用临床效果尚好，因此特立本案，以供后生参考。

第二节　植物过敏

1. 花粉过敏症

医案　朱某，女，66岁。1997年4月18日就诊。

自觉每年春末花粉飞扬时期经常出现颜面、眼边痒涩，红肿成片，已1周多，颜面眼边痒涩红肿不消，而且难受异常，甚者不敢出门。舌红苔白，脉细数。

辨证：风湿热毒。

治法：祛风败毒，清热燥湿。

方药：金银花10克，连翘6克，荆芥6克，防风6克，桔梗6克，甘草3克，川芎10克，茯苓10克，枳壳6克，前胡6克，羌活6克，柴胡10克，蝉蜕6克，大青叶10克，苦参10克，地肤子10克，蛇床子10克，酸枣仁20克。

2剂，水煎服。每日1剂，日3次服。

4月21日复诊：药后好转。再用上方3剂。6剂后诸症消失。

每年春夏季常见有花粉过敏症，岐用本方治疗6例验之有效。

2. 麦芒过敏性皮疹

医案　陈某，男，22岁。1986年6月16日初诊。

自诉因收麦后全身皮肤瘙痒，起皮疹，夜间痒甚，已半月余，影响睡眠。查皮肤有散在小丘疹，如粟米大小，色红，奇痒而难眠，舌红苔黄，脉弦数。5月27日经西医诊为皮肤过敏疹，用10%葡萄糖酸钙、维生素C静注，并服泼尼松（强的松）8毫克×12次，氯苯那敏（扑尔敏）4毫克×6次。6月4日仍全身痒甚，6月10日三诊时仍全身皮肤瘙痒皮疹增多，又用5月27日药物治疗，仍不能控制且瘙痒难忍。6月10日，来求治疗，只说睡眠不实，未说明因皮肤瘙痒而引起睡眠不实，用酸枣仁汤治疗无效。6月16日，详问病史，方知是参加收麦后出现全身瘙痒，夜间痒甚，已半月不愈，查皮肤，有小丘疹，如粟米大，色红，口臭。舌红苔薄黄，脉弦数。

辨证：外受湿热之毒，加之异物刺激。

治法：清热解毒，祛风除湿。

方药：普济消毒饮加苦参、地肤子、蛇床子各20克。5剂，水煎服，每日1剂，日3服。

6月21日复诊：皮肤丘疹消失，瘙痒停止，睡眠也好，诸症消失。为巩固疗效，前方再进3剂。

本案说明医生接诊时应详细了解病情，全面分析病因，才能有的放矢。

3. 土漆过敏

医案1　张某，男，20岁。1978年5月27日就诊。

患者漆过敏1周后于1978年5月23日，在县医院门诊用西药氯苯那敏（扑尔敏）、氟轻松（肤轻松）无效；又用消风止痒汤2剂，无效；5月26日，又服地塞米松、过敏丸、麻黄碱（麻黄素），无效；5月27日求岐治疗，诉因接触土漆木器后周身瘙痒、痛苦难忍，伴口干、食纳少，诊见头、面、颈、四肢起疱疹、红肿，患者精神差、烦躁不安，舌红苔黄，脉弦数。

辨证：风湿热毒蕴结。

治法：清热解毒，祛风除湿，内外同治。

方药：（1）黄柏15克，黄连6克，黄芩10克，苍术10克，白芷10克，牛蒡子10克，桔梗10克，薄荷6克，甘草6克。5剂，日1剂，水煎服。

（2）外用方：黄柏、茵陈、蛇床子各30克，生地15克，白矾6克，川椒10克。水煎外洗之。

6月1日复诊：上方5剂后，皮肤已结痂，不太痒了，开始脱皮更新了。治疗用上方3剂。后痊愈。

此方曾治愈魏某，女，42岁。1978年5月30日诊，患漆过敏，面部、颈部、四肢红肿疼痛，瘙痒无度，用上方6剂而愈。本方，曾治多人之漆过敏均愈。

岐按：治疗漆过敏严重者宜内服外洗，两药齐下，内外结合，有利于提高疗效，及早尽快解除患者痛苦。此方曾治12例皆效也。

医案2　李某，女，30岁。1979年2月17日初诊。

土漆过敏半月，已经西医治疗10天，仍反复发作。现全身瘙痒，面部、四肢、背部均瘙痒难忍，红肿刺痛，伴心慌烦躁，口干喜饮，大便干结。查腋下淋巴肿大疼痛，脉弦数。

辨证：风毒患皮，郁久化热，损伤肌肤。

治法：祛风解毒，清热凉血。

方药：荆防银花合剂：荆芥10克，防风10克，金银花20克，连翘10克，当归10克，赤芍10克，生地20克，滑石20克，知母10克，石膏20克，黄柏15克，川芎10克，僵蚕10克，蜈蚣2条，甘草3克，薄荷6克。

3剂，水煎服。每日1剂，日3服。

2月21日复诊：药后仅觉面部瘙痒，夜间尤著，但较前好转。腋下淋巴肿痛消失。大便稍干。治疗药已见效。上方加柏子仁、酸枣仁各30克，蛇床子、大黄各10克。3剂。

随访，共服中药6剂，诸症全消失了。

4. 合成漆过敏

医案　方某，男，37岁。1986年10月16日就诊。

因调配“合成漆”，而后发生皮肤过敏已3天，曾服西药2天无效。今颜面皮肤红肿起水泡，继则流黄水瘙痒、红肿难受，影响工作和睡眠，还引起两腋下淋巴肿痛，口干，大便秘结，舌红苔薄黄，脉弦数。

辨证：漆毒侵袭，郁久化热。

治法：清热解毒，消风散肿。

方药：（1）普济消毒饮加青皮 10 克，苦参 20 克，黄柏 20 克，地肤子 20 克，蛇床子 20 克。3 剂，水煎内服，每日 1 剂，日 3 服。

（2）雄黄 20 克，研粉，兑白酒擦洗皮肤痒处，日 2 次，外用。

10 月 19 日随访，诉药后皮肤瘙痒消除，腋下淋巴结已不肿不痛了。这次和我一起的五位同事因刷此漆均出现皮肤过敏，我最严重。他们也用这个处方都治好了。故特存方于后，以供后生参考。

岐按：《黄帝内经》云："善治者治皮毛，次治者治肌肤……"本例用内服外洗两法治疗效果甚捷。

第三节　药物过敏

1. 全虫酒过敏

医案　贾某，女，48 岁。1982 年 7 月 6 日就诊。

用全虫 4 个泡三粮液酒 1 瓶，1 周后开始喝自制药酒，喝酒 1 周后发现四肢出现红色绿豆大小的血点，波及全身，头皮、躯干，手心、脚心均出现红色血点，不高出皮肤，伴瘙痒，日夜难眠，口干，大便结。曾服西药氯苯那敏（扑尔敏）、泼尼松（强的松），及用针剂，均乏效且加重。故转求中医治疗。舌红苔薄黄，脉细数。

辨证：全蝎有毒，加之酒主辛热，热与毒相加犹如火上泼油，加之 1 瓶酒和 4 个全虫，量大引起性质变化，造成了热毒入内，引起上述症状。

治法：清热解毒，凉血和营。

方药：普济消毒饮加生地 20 克，丹皮 10 克，苦参 20 克，地肤子 20 克，蛇床子 20 克，酸枣仁 20 克。

2 剂，水煎服，每日 1 剂，日 3 服。

7 月 8 日复诊：自觉药后诸症好转。遵效不更方，上方再进 2 剂，以观后效。

7 月 11 日三诊：上方又 2 剂。共服 6 剂药，皮肤瘙痒已止。血点消失，夜睡眠好。

附：普济消毒饮为李东垣之名方：黄连 3 克，黄芩 10 克，甘草 4 克，玄参 15 克，连翘 10 克，薄荷 6 克，桔梗 10 克，板蓝根 12 克，牛蒡子 10 克，陈皮 10 克，马勃 10 克，僵蚕 10 克，升麻 6 克，柴胡 10 克，大黄 10 克。

2. 氨苄西林（氨苄青霉素）过敏迟缓反应

医案　张某，男，48 岁。1997 年 6 月 27 日就诊。

因打氨苄青霉素后迟缓反应（药物过敏），引起口干，全身瘙痒，皮肤出现暗红色斑点，已 3 个月，反复发作，夜间尤甚，服西药不管用，而且瘙痒难受，今求服中药。舌暗红，苔薄黄，脉弦数。

辨证：风毒入内，化热伤及阴血。

治法：清热解毒，祛风养血。

方药：（1）普济消毒饮加苦参 20 克，地肤子 20 克，蛇床子 20 克，柏子仁 20 克，酸枣仁 20 克，夜交藤 20 克，金银花 20 克，蝉蜕 10 克，蒲公英 30 克。5 剂，水煎服。

（2）外用方：白矾 30 克，川椒 30 克加入第三煎取汁外洗。日洗 2 次。

半月后，来告知药后皮肤瘙痒、暗红斑点均已消除，口干好了。多次当面道谢。

3. 青霉素过敏治验

医案 储某，男，38 岁。1994 年 1 月 8 日就诊。

因打青霉素后头疼，周身痛，心慌，四肢麻木。舌红苔白，脉沉细。

辨证：心血受损，肝肾不足。

治法：养心安神，滋补肝肾。

方法：柏子仁 20 克，酸枣仁 20 克，天麻 20 克，龙骨、牡蛎各 30 克，藁本 10 克，元胡索 30 克，独活 10 克，桑寄生 10 克，秦艽 10 克，防风 10 克，川芎 10 克，当归 10 克，生地 10 克，白芍 20 克，桂皮 6 克，茯苓 10 克，杜仲 10 克，牛膝 10 克，党参 10 克，甘草 6 克。

共服 4 剂。愈。

岐按：青霉素过敏有轻有重，有迟缓，反应性皮疹等多种情况。若是重的过敏，可立即死亡，轻的服药可愈。迟缓反应性药疹岐用普济消毒饮加苦参、地肤子、蛇床子 3 ~6 剂可愈。本案例系青霉素过敏导致心血受损，肝肾不足，因此出现头痛、周身痛、心慌、四肢麻木，治宜养心安神、滋补肝肾，用柏酸枣仁独活寄生汤治疗痊愈。临床一定要细心询问病情病史及用药史。

4. 长效磺胺过敏导致口唇溃疡

医案 胡某，男，42 岁。1979 年 2 月 7 日初诊。

因服长效磺胺药，5 天后上下口唇溃殇皱裂缩痛，伴口咽干燥，本病复发已 5 天，脉细数。舌红苔黄，大便干结。

辨证：热毒蕴结，郁滞不通。

治法：清热解毒，消肿止痛。

方药：普济消毒饮加天花粉 20 克，山豆根 10 克，石膏 30 克，白芷 10 克。

3 剂，水煎服，每日 1 剂，日 3 服。

2 月 12 日复诊：药后大便通畅，诸症好转。治疗上方继进 3 剂，水煎服。共服 6 剂，愈。

5. 磺胺过敏

医案 刘某，女，31 岁。1994 年 1 月 19 日就诊。

因 4 天前口服磺胺药后两天皮肤瘙痒，起红色丘疹，又服氯苯那敏（扑尔敏）、阿司咪唑（息斯敏）、地塞米松等乏效，昨晚又加重，全身四肢、躯干及面颈手心布满红色丘疹、瘙痒难忍。又去打葡萄糖酸钙静注后觉得心慌吊气，而转中医治疗。诊见患者全身皮肤瘙痒红色丘疹、斑块，头、面、颈、手心均痒难受，舌红苔白，大便干，脉浮数。

辨证：风热毒邪，侵犯肺胃。

治法：清热解毒，养阴祛风。

方药：金银花、连翘、玄参、麦冬、生地、白芍、丹皮、牛蒡子、苦参20克，地肤子20克，蛇床子20克，白鲜皮20克，酸枣仁20克，黄连6克。

3剂，水煎服，每日1剂，日3服。

2月2日复诊：药后皮肤不痒了，红色丘疹、斑块消失，全身舒服，安宁睡眠诸症好转。治遵效不更方，上方再进3剂。诸症消失。

岐按：磺胺过敏临床并非少见，其轻者过敏，甚至引起肾脏疾病，重者危及生命，不可轻视。岐用清热养阴，祛风解毒之中药，6剂治愈。由于组方严谨，周到全面，药切病机，故而获效。

6. 甲哨唑（灭滴灵）引起全身过敏

医案　王某，女，32岁。1979年11月16日初诊。

因滴虫性阴道炎，妇科给甲哨唑（灭滴灵）治疗，服后全身皮肤瘙痒，起栗疹，日夜瘙痒无度，夜间难眠，伴口干，舌红苔白，脉浮数。

辨证：风湿邪毒。

治法：祛风除湿败毒。

方药：荆防败毒散加金银花、白鲜皮、苦参、地肤子、蛇床子、土苓、茵陈各20克。

3剂，每日1剂，水煎服。

11月20日复诊：药后全身粟疹瘙痒已止，口不干，但眠不实，易醒。治疗上方加柏子、酸枣仁各20克。3剂，水煎服。

11月26日随访，诉药后不仅过敏治愈，而且阴痒白带多等症均消失。已痊愈。

岐按：甲哨唑（灭滴灵）是妇科常用药，但引起的过敏，临床解救无方借鉴，中医临床只能辨证论治，才能取得效果。

7. 喷托维林（咳必清）过敏

医案　郭某，男，30岁。于1979年3月9日初诊。

感冒后服喷托维林（咳必清）后过敏，治疗月余无效，而后转回石泉求治。全身荨麻疹2月余经西医治疗无效，来院又服他医用当归饮子无效，又用乌梅汤也无效。于3月9日方来诊，见面、颈、躯干、四肢部位荨麻疹样，瘙痒难忍，遇冷加重。舌红苔白，脉弦紧。

辨证：正气不足，风寒湿毒。

治法：疏风祛湿，散寒活血化瘀，扶正祛邪。

方药：荆防败毒散加味。

3剂，水煎服。每日1剂，日3服。

3月13日复诊：药后稍有减轻。治疗遵效不更方，再进3剂。共服6剂，诸症消失痊愈。处方：荆芥10克，防风10克，柴胡10克，羌活10克，独活10克，桔梗6克，甘草6克，川芎10克，茯苓10克，枳壳10克，前胡10克，桃仁10克，红花6克，赤芍10克，丹参15克，首乌15克，白鲜皮15克，蝉蜕10克，桑白皮10克，党参10克，黄芪15克。水煎服。妙在方中加益气祛风活血化瘀之品，组方全面完整，故而奇效。

第四节　其他

1. 寒冷症

医案　周某，男，60岁。1982年2月5日就诊。

自觉手脚冷、背心凉渗冷，恶寒怕冷欲烤火已20多天，皮色发紫绀，脉细迟缓，舌红苔白。

辨证：寒邪入络，阳气虚弱。

治法：温经散寒，养血通脉。

方药：当归四逆汤加味：当归10克，杭芍20克，桂枝10克，甘草6克，细辛6克，大枣10克，吴茱萸6克，半夏10克，附子10克，生姜10克。

6剂，开水煎服。一日1剂，日3服。

2月11日复诊：服药后食增，背心不冷，右手比左手好转。前方再进6剂，开水煎服。

2月20日三诊：服药后手足冰冷好了。共服12剂中药治愈，患者表示感谢。

岐按：手足发凉或冻疮等症皆因阳气不足、阴寒内盛所致，常用张仲景当归四逆汤去通草，加附子、吴茱萸、半夏，而每每获效。曾治多例均效验，故特存此方予后。

2. 甲亢

医案1　王某，女，32岁。1982年3月6日初诊。

因经常头昏心慌，性情急躁，右半身麻强，酸困乏力，出汗多，西安某医院确诊为"甲亢"，诊见眼球膨突，脉沉弦，舌红苔薄白。

辨证：肝气郁结，情怀不畅。

治法：疏肝理气，平肝潜阳。

方药：逍遥散加木香10克，枳壳10克，天麻20克，勾藤20克，龙骨、牡蛎各20克，藁本20克，甘草3克。

3剂，水煎服。每日1剂，日3服。

3月13日复诊：药后诸症好转。上方又3剂而愈。

医案2　吴某，女，26岁。1978年12月22日初诊。

因甲亢，性情急躁，头痛目胀，口干苦，脉弦、舌红苔薄黄。

辨证：肝经郁热。

治法：疏肝解郁，平肝潜阳。

方药：丹皮逍遥散加藁本 12 克，防风 10 克，白芷 15 克，勾藤 20 克，龙骨、牡蛎各 30 克。3 剂，每日 1 剂，水煎服。

药后好转。经常坚持治疗可缓解，或可治愈。但禁忌情绪急躁，发火吵架等情志不遂。忌酒、辣等。其爱人在邮运局，告之发了吃几剂，常吃以后再没发了。

岐按：甲亢多属肝气郁结，肝阳上亢，肝阴虚，临床根据患者临床表现出一系列症候群，参考舌苔、脉相，辨证论治，和整体观念，多能获效。甲低多属于虚寒症，用温阳补肾方能兴奋甲状腺功能，选用明代名医张景岳的右归丸治疗，可恢复甲状腺功能不足，所引起的症状改善或消除。附方：山药、山茱萸、枸杞子、鹿角胶、菟丝子、熟地、当归、肉桂、附子、杜仲。若加人参、五味子，能增加抗体，若加麦冬、北沙参，可使抗体延长存在的时间。应该坚持较长时间的治疗，3～6 个月，甚至一年的治疗，可望治愈。

3. 手术后贫血炖鸡汤方

医案　陈某，女，61 岁。1997 年 4 月 5 日初诊。

因手术后体虚、贫血、乏力、食纳差，精神及身体难以恢复。舌红苔白，脉沉细。

辨证：气血亏虚。

治法：滋补气血，健脾益肾。

方药：炖鸡汤：红参 20 克，太子参 30 克，党参 30 克，黄芪 30 克，黄精 30 克，山药 30 克，当归 10 克，枸杞 30 克，大枣 20 克，肉桂 3 克，砂仁 10 克。

3 剂，每剂药中加入鸡肉 500 克，炖鸡汤服之。

其女常某告知药后有精神，食欲增加，面色红润，身体恢复健康。

4. 化疗后白细胞下降治验

医案　姚某，男，66。1996 年 7 月 23 日就诊。

因患胃癌，去年腊月手术后化疗 1 个疗程，第 2 个疗程未化疗完，发现白细胞下降。由两周前的 4.0×10^9/升（4100/微升）降至 3.1×10^9/升（3100/微升），因而停止化疗。岐也没有这方面的经验，正好阅读到《益寿文摘报》1996 年 6 月 27 日报纸刊登着中药升白汤，有升高白细胞的作用。岐在升白汤方中加入阿胶，效更佳。因为阿胶是血肉有情之品，有养血补血之功效，对于提升白细胞应当是情理之中，故名谓：阿胶升白汤：生芪 30 克，太子参 30 克，鸡血藤 30 克，白术 10 克，茯苓 10 克，枸杞 20 克，女贞子 20 克，菟丝子 20 克，阿胶 20 克。

连服 15 剂，每日 1 剂，水煎服，日 3 次。

8 月 15 日复诊：复查其白细胞升为 4.5×10^9/升（4500/微升）。证明此方确有升白细胞之作用，值得推广。为今后化疗时服用阿胶升白汤避免影响白细胞，以保护身体健康。

5. 男性乳房胀痛

医案 1　罗某，男，75 岁。1989 年 7 月 15 日就诊。

两乳房胀痛半年多，加重半月。舌红苔薄黄，脉弦滑。

辨证：肝气郁结，郁滞不通。

治法：疏肝理气，活血散瘀。

方药：当归12克，赤芍15克，柴胡10克，茯苓10克，白术10克，青皮10克，车前子20克，虎杖30克，蒲公英30克，元胡索20克，丹参20克。

4剂，水煎服，每日1剂，日3服。

8月8日复诊：服上方4剂，两乳房不痛，肿胀消一半，有效方。再服4剂。

随访，2年无复发。

医案2 王某，男，26岁。1996年7月22日就诊。

因右乳头肿痛20天伴口干苦，舌红苔黄，脉弦数，右乳头肿大6厘米×6厘米×3厘米大小。

辨证：热毒蕴结，郁滞不通。

治法：清热解毒，消结散肿。

方药：普济消毒饮加蒲公英20克，虎杖20克，桃仁10克，红花10克。

5剂，水煎服，治愈。

岐按：男性乳晕肿痛少见，用此方效良。

医案3 某男，27岁。1979年3月初诊。

右乳头根部结节肿痛、刺痛月余，在当地治疗两次无效，且渐渐长大肿痛，今来求岐治疗，诊见右乳晕下方有1个2～3厘米大小的圆形肿块疼痛，觉有刺痛感，固定不移。

辨证：气血郁滞阻塞不通。

治法：活血化瘀，行气止痛。

方药：桃红四物汤加味：桃仁、红花、当归、川芎、赤芍、生地、乳香、没药、丹参、海藻、木香、枳壳、山甲、青皮、台乌药各10克。6剂而愈。

岐按：“肝气郁结，情志不遂”所致，现代医学认为“男性内分泌功能障碍，体内雄性激素与雌性激素的正常比例失调，雌激素多了”的缘故。本例因乳晕肿痛，有刺痛感，故瘀血阻塞不通论。治法：活血化瘀。用桃仁四物汤加味治疗而获效。

6. 少女乳房疼痛

医案 喻某，女，11岁。1980年9月29日就诊。

左乳头根部肿块约2厘米，肿痛2月，近日疼痛加重高起，衣服触摸之均痛甚伴腋淋巴肿痛，打庆大4天无效。

用上方中药4剂（桃红四物汤加味：桃仁、红花、当归、川芎、赤芍、生地、乳香、没药、丹参、海藻、木香、枳壳、穿山甲、青皮、台乌药各10克），水煎服。亦愈。

7. 唾液腺分泌旺盛症

医案 曹某，女，33岁。1989年9月15日就诊。

因呕吐清水不止已3年。自从前年8月怀孕开始至今呕吐不愈，每日白天夜晚都呕吐清涎水不止，夜间睡醒后非吐不可，今年去西安某医院诊为“唾液腺分泌旺盛症”，经治无效。脉沉弦而细，舌暗红苔薄白。

辨证：脾胃湿热郁滞不通，经络痰阻。

治法：化痰祛湿，辛开苦降。

方药：二陈汤加黄连3克，吴茱萸3克，白矾1克，竹茹6克，藿香6克，灶心土鸡蛋大1块，生姜1片。

3剂，水煎服。每日1剂，日3服。

9月19日复诊：药后觉呕吐清涎水略减少，以往夜间醒后必须呕吐清涎水，而且量多必须用盆子接着，现在服药后减少。舌暗红苔白，脉弦滑。治疗遵效不更方，用前方继进之，加白矾2克。12剂。

10月6日三诊：药服15剂后现在好多了，夜间和白天上半天已不呕吐了，唯下午黄昏时呕吐少许。求原方继进3剂。原方：陈皮10克，半夏10克，茯苓10克，甘草3克，黄连3克，吴茱萸3克，白矾2克，竹茹6克，藿香6克，生姜1片，灶心土鸡蛋大1块，水煎服。

10月23日：药后下午呕吐清涎水明显减少。治疗用前方3剂，嘱下午服药，以观后效。

随访5年无复发。

8. 中医针灸治愈胃溃疡小穿孔

医案　江某，男，34岁。1973年3月6日初诊。

胃痛3小时，急诊入院，上腹胀痛，身体瘦弱，肠鸣音消失。

诊断：胃溃疡小穿孔。

治法：准备手术治疗，但患者恳求保守治疗。因为身体瘦弱，怕手术受不了，再三拒绝手术治疗。外科大夫周亚魁和我研究了两套方案：①积极准备输血、手术。②采用中医针灸的针刺疗法。如果针刺疗法失败，立即手术治疗。

此时是胃溃疡小穿孔危急时期，绝对不能喝水、吃饭，更不能喝汤药，只能用中医针灸。要等到中医针刺后，使穿孔收缩愈合长住了，胃痛腹胀消失，肠鸣音恢复了，才能进食饮水。我用银针刺中脘、建里、足三里，每天1次。手法直刺、留针4小时，每半小时行针1次，西医配合输液支持疗法。经过四天四夜的精心治疗及护理，终于使穿孔闭合，胃痛腹胀逐渐减轻至消失，肠鸣音恢复。这时，才算控制住胃穿孔，再用中药调理胃肠功能。

方药：大柴胡汤加白及20克，仙鹤草20克，乌贼骨15克，浙贝10克。3剂，水煎服。药后无不适感，1周后痊愈出院。

出院后，继用上方中药调理2月，完全康复。

岐按：本案属急性胃溃疡小穿孔，本为外科急诊手术治疗，但患者身体瘦弱，害怕手术开刀受不了，再三恳求保守治疗，愿意接受中医针灸治疗。中医针灸直刺“中脘穴、建里穴、足三里”，配合输液支持疗法，控制住穿孔，并加以中药调理胃肠。治疗效果满意，1周后痊愈出院。患者身体虚弱，加之平素喜食锅盔、硬馍，损伤脾胃，造成穿孔。“脾胃者，仓廪之官，五味出焉”脾主运化水谷，胃主受纳腐熟，脾升胃降，共同完成饮食的消化吸收输布。因此胃穿孔是脾失运化，脾不统血所形成。用针灸刺足阳明胃经和足太阴脾经之穴位很有效。针灸有广泛的用途，尤其对头痛、牙痛、四肢关节痛、肌肉痛，临床效果明显，使用方便，深受群众欢迎。我下乡巡回医疗中，常用它治病，效果非常好。

9. 口苦吐清水

医案　鲁某，女，61岁。1996年7月15日就诊。

口苦吐清水多，已1周了，食可，舌暗红苔白，脉沉弦。

辨证：肝郁化火。

治法：疏肝解郁。

方药：丹栀逍遥散加味：丹皮10克，栀子10克，当归10克，杭芍20克，柴胡10克，茯苓10克，白术10克，甘草6克，薄荷10克，黄连6克，吴茱萸6克，良姜10克，香附10克，半夏10克，旋覆花10克，代赭石20克，沉香10克，砂仁10克。

6剂，每日1剂，水煎服，日3服。

8月1日告知药后诸症消失。

下篇　心得论文

三金顺气排石汤治疗肾及输尿管结石100例疗效观察

摘　要　自1980年至1997年，采用拟三金顺气排石汤，治疗肾及输尿管结石100例，治愈72例，显效23例，有效5例，最多服药39剂，最少7剂。总有效率100%。

关键词　肾结石　输尿管结石　三金顺气排石汤　疗效观察

1　临床资料

100例中男45例，女55例；年龄最大65岁、最小18岁。结石情况：从X线拍片及B超资料所得，本组双肾结石9例；左肾结石38例；右肾结石22例；输尿管结石31例。肾结石最大1.4厘米×0.9厘米；最小0.2厘米；输尿管结石最大1.3厘米×0.6厘米，最小0.4厘米。

主症：以突然发作剧烈腰痛，一侧腰痛腹痛，痛引会阴有下坠感，甚则恶心呕吐，出冷汗，大便干结，尿频急尿血，头痛头昏，舌红苔黄或白，或黄白相间，或黄白厚腻，脉沉弦或弦数。腰部叩击疼痛明显，化验尿常规以红细胞为多见者。

2　治疗方法

基本方：穿山甲15克（砂炒起炮），广木香12克（另包后下），川牛膝12克，鸡内金、海金砂、金钱草各30克。日1剂，每剂用清水煎3次，每次取汁400毫升，分早、中、晚空腹服药，半月为1个疗程，并吩嘱患者多运动、多饮水，以增加尿量，有利于排石。在辨证基础上，随症加味：病程日久，气虚乏力者加党参30克，山药20克；膀胱湿热蕴结于下焦、尿痛尿急明显者加八正散；气滞胀痛明显者加台乌药、枳实各12克；大便秘结者加大黄10克后下，芒硝10克冲服；尿血者加白及30克，石韦20克；腰部刺痛者加三棱、莪术各10克，杜仲10克；肾积水者加肉桂6克，附子6克（开水煎），猪苓、泽泻、车前子各10克。

3　治疗结果

痊愈（结石排出及临床症状消失，X线拍片或B超复查结石消失）72例；显效（临床症状消失，结石部分排出或结石下移，或结石由大变小）23例；有效（临床症状明显改善，而结石无明显改变）5例；无效（临床症状部分改善，而结石无改变），总有效率100%。服药最多39剂，最少7剂。排出结石最大1.2厘米×0.4厘米，最小0.3厘米×0.3厘米。

4　典型病例

例1　梁某，男，35岁，西乡县高川镇人。1997年3月21日来诊。

患者因腰痛难忍，于1996年12月23日在西安某医院检查为右肾结石及积水，用碎石机治疗3次，同时又给肾石通、消石素、双克片、肌注黄体酮、速尿等药治疗。于1997年3月19日，复查仍见0.7厘米×0.9厘米结石阴影及数个沙粒结石阴影。今拍片示：两肾均有结石。目前自觉食少、乏力、无药可服。请求中医药治疗，余用三金顺气排石汤加黄芪、党参、山药各20克，5剂。于1997年3月31日复诊云：服药后见尿中有米粒大小结石排出，无尿血现象，饮食增加，精神好转。治疗继用上方5剂。而后再未来治疗。

例2 王某，男51岁，石泉县池河镇人。1997年7月23日初诊。

因突然剧烈腰痛1周，曾在当地服西药欠佳，故而来我院求治，经本院B超检查提示："右肾积水，右侧输尿管结石，可探及0.6厘米的强光团回声。"叩击右侧腰痛明显，大便干结，尿黄赤，舌红苔黄白厚腻，脉沉弦，按肾虚，膀胱湿热蕴结论治，用三金顺气排石汤合八正散加杜仲、川断各12克，日1剂，每剂水煎3次，空腹服，日3次。于1997年8月6日复诊：药后大便通畅，腰痛减轻，治疗继用上方5剂。于1997年8月15日三诊云：结石排出，用纸包来，呈圆形，黄白色，0.3厘米大小。腰痛消失，叩击腰部无不适感。二便正常，舌红苔薄黄，脉缓和。经本院B超复查提示："膀胱、输尿管、肾未见异常。"共服13剂中药，病告痊愈。父女二人连连称赞道谢。

例3 周某，男，42岁，石泉县银龙乡四杨坝村农民。1997年8月13日初诊。

患者因突然剧烈腰痛4天，伴尿黄赤，活动时腰痛加重，影响劳动生产。叩击腰部、左侧腰痛明显，查尿常规仅见红细胞+，经本院B超检查提示："左肾结石，可探及0.3厘米的强光团回声。"治疗用三金顺气排石汤加，白及20克，石韦10克，5剂。于1997年8月25日复诊：药后一点都不痛了，劳动也不痛了，叩击腰部无不适感，为巩固疗效，又进5剂，云："始终未见结石排出，不放心结石能化了，请求B超复查。"经本院B超复查提示："双肾、双侧输尿管未见异常。"病告痊愈甚喜。

5 体会

5.1 肾结石、输尿管结石均属于中医的"石淋"，其病机多为肾虚、膀胱湿热。历来多采用清热利湿通淋的方法。近年有报导加用益气、补肾、化瘀、增加排石。笔者经过30余年的临床实践，体会到因肾虚、膀胱湿热蕴结，致气化不利，水道涩滞，水液蓄结于肾及输尿管，日久沉积而为结石，形成窍阻不通，不通则痛。《诸病原候论》说："肾主水，水结则化为石。"关键在于水结不通。故立法应以通为主。唐宗海在《阴阳水火气血论》中指出："气化于下，则水道通而为溺，是气行则水亦行也。"又说："气与水本属一家，治气即是治水，治水即是治气。"故制方名曰："三金顺气排石汤也。"

5.2 三金顺气排石汤，选用穿山甲（砂炒炮），味咸，性微寒，功专散结，走窜透经络，搜风镇痛，实证宜用，体虚者不易过服。广木香气味芳香，易于走散，顺气开郁，调畅气机，入煎剂宜后下，不宜久煎。牛膝苦酸平，入肝肾，活血通经，引药下行，直达病所，促使结石排出。现代药理研究证实：鸡内金、海金沙、金钱草有融石作用。全方以鸡内金、海金沙、金钱草为君，穿山甲为臣，广木香为佐，牛膝为使。君臣佐使，相得益彰，药切病机，故而获效。

5.3 通过三金顺气排石汤的临床治疗，观察排出结石情况。如例1经3次碎石及服多种药物治疗后，结石仍未排尽，而服此汤5剂后，结石排出。例2的B超提示结石0.6厘米经服此汤13剂后，结石排出，只有0.3厘米，且表面毛糙。例3的B超提示0.3厘米，服此汤5剂后，症状消失，但一直未见结石排出，后经B超复查，结石消失。证明三金顺气排石汤确有排石、融石、化石之功效。

歌曰：三金木牛穿山甲，各种结石效甚佳。

三金（金钱草、海金沙、鸡内金）木香、川牛膝。

普济消毒饮临床治验四则

关键词　普济消毒饮临床应用　疖　齿槽脓肿　漆疮　流火

普济消毒饮系金元时代李东垣首创的著名方剂。该方用黄芩（酒炒）炒薄荷、僵蚕、升麻、桔梗、黄连（酒炒）、陈皮、甘草、玄参、板蓝根、连翘、马勃、牛蒡子药组成。其功能为清热解毒，疏风消肿。主治大头瘟证，后医家多崇东垣之意，将其方加减，治疗时毒、疫、痄腮、发颐等病。当前本方更多地用治痄腮，亦治颜面丹毒等病，是一首具有实效，值得推广的著名方剂。本人根据异病同治的原则，常以此方临证加味，治疗头疖、齿槽脓肿、漆疮、流火等病，兹简介于后。

1　头疖（多发性毛囊炎）

邓某，男，40 岁。初诊治 1979 年 11 月 26 日。

患者头项部生疖，肿痛月余。西医诊断为“多发性毛囊炎”，经打针，服西药及外用药治疗，伴恶寒发热，疖症灼痛，颈项不能转动，动则剧痛，彻夜难眠，大便干结，舌燥口干，舌质深红，苔黄微腻，脉弦数。头颅枕部及项部散在疖子十余个，大如黄豆，小似绿豆，质硬突起。耳后淋巴结肿大如杏核且胀痛。证属风热火毒郁结不散，治宜清热解毒，疏风消肿。处方普济消毒饮加味：黄芩 10 克，黄连 3 克，甘草 3 克，党参 10 克，连翘 10 克，薄荷 10 克，桔梗 10 克，板蓝根 15 克，牛蒡 10 克，陈皮 10 克，马勃 10 克（布包），僵蚕 10 克，升麻 10 克，柴胡 10 克，大黄 10 克（另包后下），全虫 6 克，蜈蚣 3 条。3 剂，水煎 3 次，日服 3 次，饭后服药。

1997 年 11 月 29 日复诊：自诉药后头项疼痛减轻，以前因疖子疼痛难忍，影响睡眠，现在夜间睡眠好，恶寒发热减轻，大便通畅。处理：守上方再进 3 剂。共服 6 剂，诸症消失。

按：头疖是急性化脓性毛囊炎和毛囊周围炎症。若治疗失当，常可出现此伏彼起，连续不断，疼痛难忍，影响休息和工作。笔者常用此方加全虫、蜈蚣以解毒祛风止痛，治疗此病屡有良好效果。

2　齿槽脓肿

刘某，女，49 岁，工人。初诊 1982 年 7 月 26 日。

患者自诉右上齿龈，肿痛月余。曾服清胃散 3 剂效不著，又注射青霉素 7 天仍无效。今肿处增大化脓，疼痛难忍，且口干苦，大便干结，脉弦洪有力，舌红苔微黄，痛苦病容。症属风热之毒蕴结阳明，郁而不散，治宜清热解毒，疏风排脓。处方：黄芩 10 克，黄连 3 克，甘草 3 克，玄参 10 克，连翘 10 克，薄荷 10 克，桔梗 10 克，板蓝根 20 克，牛蒡子 10 克，陈皮 10 克，马勃 10 克（布包），僵蚕 10 克，升麻 10 克，柴胡 10 克，大黄 10 克，蒲公英 20 克，细辛 6 克，龙胆草 10 克，3 剂，水煎，日服 3 次，饭后服。

8 月 3 日复诊：自诉药后大便通畅，颜面头部及脓肿处疼痛均减轻，精神好转，仍用上方 3 剂。

8 月 7 日三诊：脓肿已消，疼痛止。但口干苦，脉弦数。处理：前方加知母 20 克，石膏 30 克，再进 3 剂。共服 9 剂症愈 。随访至今再未复发。

按：齿槽脓肿属口腔科的常见病，多因恣食生冷、酒辣或感受酷暑，湿热交蒸，蕴结不散而致。若治疗不当，会蔓延扩大，病情加重，疼痛难忍，痛引头面，若脓毒入脑，尚可危及生命，因此，临床必须提高警惕，一般常规治疗量是难以取效的，必须采用大剂量的清热解毒，疏风排脓之品，才能收效。本例施以大剂普济消毒饮加大黄、蒲公英、细辛、胆草以增强其清热解毒排脓之力，妙用细辛一味以加强辛散之力，以增强疏风止痛之效，从而减轻病人肿痛之苦，治多例均愈。

3　接触性皮炎（漆疮）

李某，男，27岁，本院护工。初诊于1983年3月11日。

患者因接触生漆后、引起面部颈部，双手及前臂和下肢皮肤瘙痒3天。曾服西药两天未能控制奇痒，诊时皮肤瘙痒难忍，不时用手互相瘙抓，皮肤潮红灼热兼有散在小丘疹，伴口干，心慌心烦，舌质红，苔薄黄，脉浮洪。此属漆毒蕴结于皮肤，郁而化热，损伤皮肤，日久则溃烂成疮，故谓漆疮。

治法：清热解毒，疏风止痒。

方药：黄芩10克，黄连3克，玄参10克，连翘10克，马勃10克（布包），薄荷10克，桔梗10克，僵蚕10克，升麻10克，柴胡10克，苦参10克，黄柏20克，紫草20克，荆芥10克，防风10克。3剂，水煎，日服3次，饭后服药。

同年3月16日随访，患者3剂药服后病遂愈，一切正常。

按：现代医学认为漆疮是因接触生漆而引起的一种皮肤过敏性疾病。中医认为本病多因肌表腠理不密，感受漆毒之气而发生，病损多在体表暴露部位，皮肤突然发热作痒，红斑小丘疹及水疮，甚则糜烂流水，迁延时日，笔者曾用此方加味治疗18例，均收到满意的效果。

4　流火（小腿丹毒）

李某，女，8岁。初诊于1983年8月22日。共父代诉：右侧小腿红肿烧痛5天。反复发生已5次，每次发病经区医院给注射青霉素等半个月才能消退。这次复发后西医治疗效不著，转求中医诊治。察患者右侧下肢中部皮肤红如涂丹，红肿灼痛，略高出皮肤，边缘明显，表面光滑发亮，触之坚实，面积约20厘米×15厘米。有痛感，伴口干喜饮水，大便干结，尿黄赤，舌质深红，苔薄黄。症属湿热下注，蕴结酿毒，郁滞不散，治宜清热燥湿，解毒散结。用普济消毒饮加味：黄芩6克，黄连3克，甘草3克，玄参6克，连翘6克，薄荷3克，桔梗6克，板蓝根10克，牛蒡子6克，陈皮6克，马勃3克，僵蚕3克，升麻3克，柴胡3克，黄柏6克，白术6克，牛膝10克，3剂，水煎服，日服3次。

8月31日复诊：其父云3剂后小腿红肿烧痛已去，现已开始脱白皮屑。但恐复发，故再诊，嘱继用上方3剂，以资巩固。随访至今再未复发。

岐按：此病例临床累用青霉素治疗，一般半月才能消退，且屡愈屡发，难以根治，最后经辨证论治，选用普济消毒饮和三妙散，以引药直达下部病所，化裁而收效甚速，仅服中药3剂而痊愈后未复发，足见此方祛邪解毒之功甚卓。

（注：本文1997年3月发表于《陕西中医函授》，1999年收录于《中华医学研究精览文库》外科卷上册，军事医学科学出版社出版）

噎病治验体会

噎嗝是指吞咽困难，饮食难下，或食纳即复出的病症。噎是嗝的早期，嗝是噎的晚期，前者轻，后者重。早治有效，晚治无益。笔者近年来对噎病采用大剂量中药汤剂治疗，效果满意。兹举例如下：

秦某，男，53 岁，石泉县长阳乡农民。1993 年 8 月 4 月初诊，自述：吞咽困难一月，已不能进干饭，最近发展到只能进米汤和糖水，伴嗳气，不时呕吐白色泡沫唾液，形体消瘦，大便干结。舌红苔黄燥，舌边有齿痕，脉沉弦。平素情志不遂嗜烟酒。请本院放射科食道钡餐透视，钡剂流经食道上端时受阻，钡流变细，约有 1 厘米长一段食管狭窄，中下段正常。提示：①食道上端不全性梗阻；②食道上端新生物。患者请求本人用中药治疗。此乃“噎病”重症。因痰气博结，气滞血瘀。

治法：降气化痰，补虚润燥，活血去瘀。

方药：自拟治噎防嗝汤：半夏 20 克，旋覆花 20 克，代赭石 30 克，红参 30 克，红花 30 克。每日 1 剂，水煎 2 次。首煎加水 500 毫升，取汁 100 毫升；二煎加水 300 毫升取汁 50 毫升，共取汁 150 毫升再加蜂蜜 90 克，混匀，缓缓呷服。

8 月 12 日复诊，自觉服药有效，效不更方。8 月 31 日三诊，自觉已能进少量干饭，但仍有反胃和轻微梗阻现象，治疗继用原方。10 月 18 日四诊时，自觉进食梗阻现象消失，已能进干饭、稀饭，畅通无阻，面色好转，请求钡透复查。复查结果：见钡剂通过顺利，原狭窄段已能扩张，现未见明显异常。治疗继用前方 5 剂以观后效。随访 10 年，进食顺利，身体健康，能参加各种农业生产劳动。

体会：噎嗝之病，究其病因，十有八九因于气，因于虚。故以气与虚二字概之，盖因忧恚怄气，气郁化火，气郁生痰，气滞血瘀，而痰火瘀三者皆与气密切相关。再加之年高精衰，血气虚败，食道失养，渐致枯槁，发为此病。究其病位，总属食管狭窄，津液干涸所致。治疗以降气化痰，活血润燥，补虚为主。方药选用自拟治噎防嗝汤。方中旋覆花、代赭石、半夏，降气化痰，胃气以降为顺，使胃气调和，脾气健运，则痰火瘀无源可生。红花活血化瘀，蜂蜜生津润燥，红参大补元气之虚。诸药配合，攻补兼施，药切病机，故而获效。切记：食道新生物者食道癌之渐也。

（注：本文参加《西北五省区疑难病学术研讨会专辑中西医结合研究》，甘肃省中西医结合学会主办，1994 年 2 月出版。）

皮肤疮疡导致水肿 78 例治疗小结

摘　要　总结皮肤疮疡导致水肿（急性肾小球肾炎）78 例临床资料，分为风湿水肿型、风热水肿型、湿热水肿型进行辨证治疗。所有病例经 10～20 天治疗，全部治愈。认为其病因病机为湿毒浸淫，内归脾肺，导致水液溢于肌肤而成。指出皮肤疮疡是引起水肿之重要病因，莫要因小恙而轻视之。

关键词　皮肤疮疡　病因　水肿　急性肾小球肾炎　中医药疗法

笔者自1979年7月至1983年7月间，根据中医为整体观念和辨证论治的思想，治疗因皮肤疮疡引起急性水肿（即急性肾小球肾炎）78例，疗效满意，报告于下：

1　临床资料

病例选择根据以下三点：①全部病例均先因皮肤疮疡，感染未愈者；②皮肤感染之后而突然出现尿少，全身浮肿者；③经化验检查尿常规，均有异常明显改变，有蛋白、脓球、红细胞、颗粒管型出现多少不等者，此三项全具备者为诊治对象。

78例中性别：男35例，女43例。年龄4～53岁，以青少年为最多见。皮肤疮疡化脓感染，夏秋季多见，其中春季9例，夏季23例，秋季28例，冬季18例；感染部位：全身皮肤疔疮脓疮感染者54例，手指冻疮感染者4例，嘴角溃疡者6例，膝盖皮肤跌伤感染者2例，脚气感染者4例，下肢疔疮化脓者5例；过敏性皮疹感染者3例。

2　治疗与分型

皮肤疮疡感染性水肿根据临床表现辨证可分为三种类型：

（1）风湿水肿型（25例）。症见皮肤感染日久不愈，突然出现全身浮肿。发热恶风无汗，周身酸痛，大便稀薄，小便短赤，舌红苔白，脉浮而滑。尿常规有尿蛋白、红细胞、脓球，颗粒管型多少不等。治宜：疏风解表，宣肺利湿，用麻黄连翘赤小豆汤化裁（麻黄、连翘、赤小豆、防风、防己、苍术、薏苡仁、白术、茯苓、白茅根）。

（2）风热水肿型（25例）。症见皮肤感染，引起全身浮肿，伴头额疼痛，咽痛，干咳，口舌干燥，大便秘结，小便量少而色黄赤，脉浮而数，咽红。查尿常规有尿蛋白，红细胞，脓球，颗粒管型。治法，清热解毒，养阴润肺，行气利水。方药：黄连解毒汤合养阴清肺汤化裁（黄连、黄芩、黄柏、栀子、金银花、连翘、元参、麦冬、生地、杭芍、丹皮、牛蒡子、大腹皮、白茅根）

（3）湿热水肿型（28例）。症见皮肤疔疮感染后，突然出现全身浮肿，尿少，伴恶寒发热，舌红苔黄白厚腻，脉洪数而有力。查尿常规有尿蛋白，脓球，红细胞，颗粒管型等病理改变。治法宜清热利湿。方药：三黄四苓合银翘散加减化裁（黄连、黄芩、黄柏、白术、茯苓、猪苓、泽泻、金银花、连翘、旱莲草、滑石、车前子、薏苡仁、白茅根）。

每日1剂，水煎3次，日服3次。治疗10天为一疗程，治2个疗程统计疗效。注意事项：禁食盐、生冷、酒、辣椒、剧烈运动，预防感冒。保护皮肤清洁完整。

3　治疗标准与治疗结果

痊愈，患者皮肤疮疡感染得到控制，疮疡愈合，水肿消失。经复查尿常规完全正常。经过2年随访观察，无复发者。好转：经2个疗程，疮疡已愈，水肿消失，但尿常规异常者。无效，经2个疗程，疮疡未愈，水肿未消失，查尿常规异常者。

治疗结果　经10～20天（平均16天）治疗78例全部治愈（有18例配合西药治疗）。

4　体会

皮肤疮疡感染是一种常见的小恙，常不引起人们的重视和注意。但是，如不及时治疗，不仅损伤皮肤，还会引起水肿即急性肾小球肾炎。1980年《健康报》云："据统计、皮肤感染引起肾小球肾炎的人数比呼吸道链球菌感染引起的肾炎还要多。"因此，笔者愿通过本文，引起大家的注意和重视，加强卫生宣传，要保护皮肤的健康，避免皮肤损伤。如果发生皮肤疮疡损伤，就要及时治疗，防止皮肤化脓感染，继而引发急性水肿。其病因：湿毒浸淫，肌肤因痈疡疮毒，未能清解消透，疮毒内归脾肺；导致水液代谢受阻，溢于肌肤，亦成水肿。疮毒内归，凡咽喉肿烂，身患疮痍，未能表解宣透，或误行洗浴，凉遇等，以至热毒不得外散，内陷入肾，小便不利，病变为肿满。依六经辨证与足太阳膀胱经和足少阴肾经、手太阴肺经及足太阴脾经有关。从脏腑辨证则与肺脾肾三焦有关。总之，皮肤疮疡感染日久会导致水肿，这是客观存在的事实，不应忽视。《素问·阴阳应象大论》强调指出："故邪风之至，疾如风雨，故善治者，治皮毛，其次治肌肤，其次治筋脉，其次治六府，其次治五脏。治五脏者，半死半生也。"由于外邪发病的一般规律都是由表及里，由浅入深，从轻到重。因此，治病必须掌握时机，乘病邪在皮毛腠理，及时治疗，以祛邪外除，急则治其标，标去病易愈。

根据风邪致病的特点，临证时，必须"谨守病机，各司其属"，在辨证施治的基础上必须灵活应用，随症加减。治疗本病，以祛邪为主，但又不忘扶正，以利尿为大法，又不忘养阴；既清热解毒又不忘固本，这样不仅祛病快，又不伤正；不但使病情易于康复，而且也无复发。若治疗不彻底，易于复发，也难治愈。治疗期间特别强调病人注意勿受凉、感冒，勿劳累过度和剧烈运动，勿食生冷、辛辣食品。

（注：本文1984年在安康地区中医学会年会论文交流获二等奖，1995年全文收录于《中国名医名论要览》一书中，见中国国际广播出版社。）

龙胆泻肝汤治疗黄汗一得

黄汗的特点是以全身出汗，汗出沾衣，其色黄如黄柏汁。一般认为黄汗的主要病因病机是由于汗出伤湿，湿热交争，湿热郁久，熏蒸肝胆，致使胆汁外溢形成黄汗。其治疗方法并不多见，临床报道仅有以下4种情况：

一、黄汗伴有感冒发热者，以解表祛湿法，用桂枝加黄芪汤。

二、感冒兼脾虚湿盛之黄汗者，以解肌固表，健脾利湿法，用黄芪芍药桂枝苦酒汤化裁。

三、对湿热熏蒸肝胆之黄汗，以芳香化湿法，用甘露消毒饮加减。

四、对阳气虚弱，水湿内停之黄汗，以温阳祛湿法，用茵陈术附汤治疗。

笔者据证选方，用龙胆泻肝汤治疗黄汗患者，竟获显效。

患者赵某，女，57岁。1985年8月17日初诊，患者曾有膀胱炎病史，今年夏末秋初之时此病复发。近月来自觉尿频、尿急、尿道灼热涩痛，尿黄量少，外阴瘙痒。胸背部出黄汗20余天，黄汗染衣，洗之难去。伴见头昏，双目干涩，口干苦燥，食纳差，胸胁苦满，舌红苔黄腻，脉弦数。据脉证分析：患者既有头昏目眩，双目干涩，口干苦燥，胸胁苦满等胆火上逆之症，又有尿频、尿急、尿道灼热涩痛，外阴瘙痒等肝经湿热下注之证。当时并未考虑治疗黄汗病，只抓住肝胆火邪上逆和肝经湿热下注两个主要因素，遂选用龙胆泻肝汤，处方：龙胆草10克，黄芩10克，栀子10克，通草10克，泽泻10克，当归10克，生地10克，甘草3克，柴胡10克。3剂水煎服，日服2次。另用苦参30克，地肤子30克，蛇床子30克，荆芥10克，黄柏10克，白矾3克。二剂水煎外洗会阴部，一日2次。

8月20日复诊：自诉用药后诸症有所好转，黄汗减少。原方继用3剂，外洗药3剂。

8月24日三诊：诸症明显好转，黄汗已止。为了巩固疗效，原方再用3剂后痊愈。

随访1年后，不仅未出黄汗，而且膀胱炎也未复发。

体会：夏末秋初，酷暑炎热，汗孔失合，皮肤腠理疏松，湿邪从汗孔而入，郁久化热，湿热蕴结于肝胆，变生诸症。龙胆泻肝汤以清泻肝经湿热为主。方中龙胆草大苦大寒，既清肝胆实热，又泻下焦湿热。黄芩、栀子助龙胆草以清泻实热。通草、车前子、泽泻清利湿热使湿热从小便排出。当归、生地滋养肝血，甘草和中，柴胡舒肝胆之气。临床凡属肝胆湿热郁火所引起的诸症，本方为必用之方。本方虽未言能治疗黄汗病，但因病因病机相同，理寓其中，药切病机，故而获效。

（注：本文刊登于《安康医药专集》1986年总第5期中）

疑难病治验举例三则

主题词：重证黄疸肝炎　中药治疗失语　中药治疗老年难治性化脓性骨结核　中药治疗

例1　陈某，女，58天，1984年6月21日初诊。

患儿因皮肤巩膜、尿黄赤5天，于1984年5月28日住本院内儿科。于5天前开始咳嗽发烧，体温最高达37.7℃，汗不多，继之巩膜黄染渐及全身，小便浓茶色，大便稀黄，精神及食欲差，腹满嗳气。在当地肌注青霉素，2日后不见好转而来我院。患儿发病以来无灰白色大便。

为一胎足月剖宫产，产后一般情况可，一直人工喂养，未曾接种过免疫疫苗，否认急慢性传染病。

查体：T37.5℃，P110次/分，R 24次/分，腹胀肝肋下1.5厘米。剑下2厘米质中等，表面光滑。边缘稍顿，压痛（±）脾触不满意，未触及包块。

门诊化验肝功：黄疸指数18单位，谷丙转氨酶（GPT）40单位/升，凡登白直接立即反应，间接强阴性。

西医诊断：病毒性肝炎，急性黄疸型。

住院期间曾用葡萄糖、维生素C、辅梅A、氢考等治疗。于6月19日复查肝功：黄疸指数50单位，谷丙转氨酶（GPT）：390单位/升，凡登白同前。6月20日B超检查，超声提示：肝实质受损。查体：肝肋下4厘米，剑下3厘米脾肋下1.5厘米，病情加重了，于6月24日患儿家属要求出院停用西药到外边治疗。患儿外祖父邀余诊治，刻诊：患儿全身皮肤深黄，巩膜黄，尿黄赤，精神差，困倦嗜睡，腹满而胀，食欲差，大便干结，舌红苔黄腻。辨证：属湿热蕴结熏蒸肝胆，郁滞不通胆汁外溢发为黄疸。治宜清热利湿、疏肝理气，方用自拟茵陈白茅根汤：茵陈20克，白茅根30克，栀子10克，大黄6克；木香、枳壳、车前子、滑石、猪苓、泽泻各8克，每日1剂水煎日服5次，连服12剂后，黄疸消失，二便正常，唯有食欲稍差；精神欠佳，用香砂六君子汤调理半月复查肝功，完全正常。半年后又复查肝功，均正常，病告痊愈。随访至今，患儿已9岁，身体健康，智力正常，现已上小学三年级。

按：本例西医诊断为病毒性肝炎。住院治疗26天后患儿病情不见好转，肝功化验：黄疸指数由18～50单位，谷丙转氨酶（GPT）由40～390单位/升，凡登白试验不变。查体，肝由肋下1.5～4厘米，剑下由2～3厘米，脾由不及到1.5厘米，B超检查超声提示：肝实质受损。宋代陈无择《三因极一病证方论》云："病者发黄，身、面、眼悉黄如金色，小便如浓煮柏汁，名曰黄疸。"根据皮肤、巩膜均黄染，尿黄赤，日久黄疸加深，精神差，疲倦、嗜睡、腹满、食少。大便干结，舌红苔黄腻。辨证：湿热蕴结，熏蒸肝胆，郁滞不通、胆汁外溢，发为黄疸。汉代张仲景《金匮要略》云"腹满者难治"，笔者据证选用仲景茵陈蒿汤茵陈五苓散及宋代《圣济总录》三十六黄中第二十八戾黄病用大黄汤（大黄、木香、积壳），加白茅根组成茵陈白茅根汤。方中茵陈白茅根以清热利湿退黄为主药，用量宜大，常用30～50克，栀子清肝利胆，大黄清热泻火导滞通便，木香枳壳疏肝利气，车前子、滑石、猪苓、泽泄化湿利尿。前贤治黄疸必利小便。诸药配合组方严谨，药切病机，故而获效。

例2　患者李某，男，27岁。1993年3月29日初诊。其兄代诉：弟说不出话已2月余。10年前因石头砸伤头部右侧，此后出现"羊痫风"间断发作。近两月余突然不会说话。平时贪睡喜坐怕活动。刻诊：患者神志呆痴，表情淡漠，精神差，询问时只见其嘴唇颤动，口角流涎，但说不出话语，舌红苔白黄厚腻，脉缓，诊为失语。证属脾虚生痰、痰浊内阻、痰蒙心窍，治宜健脾燥湿，理气化痰，芳香开窍，用自拟明矾石菖蒲汤：明矾3克，石菖蒲10克，远志10克，郁金10克、陈皮10克，半夏10克，茯苓20克，甘草6克，每日1剂水煎日服3次。复诊（4月5日）其嫂领来，谓服中药3剂后已能小声说单词短语了，但语音低微，说而不畅，按久病肺气虚弱，上方加诃子10克，蝉蜕10克，取其收敛与宣发并举，升降无阻，气机通畅，共服6剂，而语言恢复，病告痊愈。

岐按：失语证为常见病症之一，出现失语症宜及早治疗，多能获效。但往往因失治或治疗不当，久而久之易成终身不语，俗称"哑巴"。本例近2月余突然不能说话。平时贪睡喜坐怕活动，神志呆痴。表情淡漠，口角流涎，舌红苔白腻，咽不红肿，脉沉而缓。中医有"心为声音之王，肺为声音之门户""诸湿肿满皆属于脾"，脾主运化，脾不健运，生湿聚痰，痰浊阻肺，肺气失宣，痰蒙心窍而致失语。笔者用自拟明矾石菖蒲汤，方中明矾清肃秽浊，刷涤脏腑，内服可疗风痰癫痫、喉痹。石菖蒲，通九窍，明耳目出声音之妙品。远志，宁心安神，祛痰开窍。郁金，行气解郁，凉血清心。二陈汤为治痰之妙剂，其于上下左右无所不宜。蝉蜕，宣发肺中浊气；诃子，收敛肺气，加强肺主气，司呼吸功能，使其升降无阻。由于组方严谨，药证合拍，痰浊消除，气机通畅，语言恢复，病告痊愈。

例3　淮某，女，68岁。1986年3月25日初诊。

主诉：腰痛3个月，反复治疗无效。于1985年10月8日去安康地区某医院拍片，印象：胸椎结核。曾用抗结核药物异烟肼（雷米封）、维生素 B_6、鱼肝油丸、链霉素等西药治疗 5 个月，于 1986 年 3 月 18 日又拍片与 1985 年 10 月 8 日片相比较，病情不但没有控制，反而有所进展。片示：胸 12 椎及腰 1 椎体结核，周边型，椎旁脓肿形成。子女携片至西安、成都、武汉，求治无果，均觉棘手。

患者于 1986 年 3 月 25 日经他人介绍求岐治疗，症见：面色苍白，形体消瘦。头昏耳聋（自诉用西药后出现的）腰脊微热，跳动疼痛。翻身困难，不能弯腰拾物，活动疼痛加重，精神困倦，疲乏无力，口干喜饮，行动困难，生活不能自理。3 年前曾患慢性肝炎，门诊求余治疗已愈。舌红苔薄黄，脉细而数，《黄帝内经》云："肾主骨""腰为肾之府"。由于肾亏阴虚，风寒入侵，日久化热，腐骨成脓，损阴耗阳证属半阴半阳之气阴两虚证。以肾阴虚为本，邪热痰浊为标，虚实相兼，合而为病。治宜：益气养阴，清热解毒。用自拟益气解毒汤：党参 20 克，黄芪 30 克，百部 20 克，连翘 20 克，蒲公英 30 克，龙骨 30 克，牡蛎 30 克，每日 1 剂水煎，日服 2 次，另外用全蝎粉 3 克装入鸡蛋内蒸食之，每日 2 个鸡蛋。

1986 年 5 月 16 日复诊：上方连服 36 剂，自觉精神转佳，腰脊跳动疼痛逐渐减轻，已能缓慢翻身和弯腰拾物。于 1986 年 5 月 12 日拍片，片示：胸 12 椎及腰 1 椎体骨质密度明显增高，周围菱形软组织阴影范围缩小。病灶较 3 月 18 日拍片已有所好转。治疗本着效不更方，继投原方，待诸症完全消失再拍片。

1986 年 8 月 11 日拍片，片示：胸 12 椎及腰 1 椎体情况与 5 月 12 日相比，病灶无进展，也无明显吸收好转，即为静止期改变。并且经过石泉、安康、西安几家医院检查、诊断，报告一致。从 1986 年 3 月 25 日至 8 月 11 日，仅服中药治疗不到 5 个月（停用西药）腰背疼痛消失，已能翻身和弯腰拾物，生活也能自理，并能承担家务，符合临床治愈。

随访观察 2 年，拍片已钙化，脓肿消失。患者现已 75 岁，仍身体健康，活动自如。

按：骨结核即骨与关节结核，是发于骨和关节的慢性破坏性疾病。在破坏的过程中极少有新生骨形成。当脓肿形成后可流窜他处，其溃后脓液稀薄如痰，故称流痰。本病中医称为"骨痨"俗称"巴骨流痰"。本病多发于儿童和青年，老年少见。发病部位以脊椎为多见，其病因多为先天不足，或久病肾阴亏损，骨髓不充，外邪乘虚而入，痰浊凝聚，或跌扑损伤，气血不和而诱发此症。病程漫长，其始为寒，局部脓胀漫肿，久则见热象。漫肿疼痛，成脓并有波动，后期由于阴越亏，火越旺，局部溃后流出清稀脓液，久则疮口凹陷，形成瘘管，不易收口，甚则形成瘫痪。青少年由于生机旺盛，如治疗得当易于见效。而本例由于年老体弱，生机衰退，治疗相当棘手，难以取效。由于本例临床表现复杂，治疗必须采取辨证与辨病相结合的原则，以扶正祛邪为大法，方用益气解毒汤。方中党参、黄芪以扶正气，托毒排脓生肌；百部、连翘、蒲公英以清热解毒，消痈散肿；龙骨、牡蛎以软坚散结；全蝎粉以解毒散结，通络止痛；鸡蛋以滋阴补肾。诸药通力合作，共奏补气血，调阴阳，适寒温，调虚实，故能获得满意效果。

此外，坚持效不更方是提高疗效的重要前提。凡病情复杂，病程长，病机相对稳定者，当首诊治疗大法确定后，经试用有效应当遵效不更方的原则。本例就是恒守效方，治疗不到 5 个月即告病愈。实践证明效不更方是前人经验，确实是值得借鉴的。

（注：本文1993年参加在北戴河举办的全国疑难病诊治学术研讨会交流，并收入论文集中。）

钩端螺旋体病治疗集录

钩端螺旋体病是由鼠类传染源引起各种不同型别的致病性钩端螺旋体所引起的一种急性全身性感染性疾病，属自然疫源性疾病，起病急骤，发病快，症状重，常引起心、肺、肾等重要器官病变，临床预后较差。因其多发于谷稻成熟期，或前或后，中医称“谷稻瘟”病，群发于主要劳动者。该病来势凶猛，死亡率高。早期诊断用乳没凝集抑制试验，阳性者是用已知抗体检查血中抗原，具有早期快速诊断价值。中医属温病范畴。

此病曾先后于1989年、1993年在石泉县红岩、古堰、大坝、池河、长安等部分村镇发生流行。曾有一名赤脚医生，得本病，自服阿司匹林死亡，属于治疗不当死亡。

我在1989年治疗34例，在1993年治疗14例，除少数病例加用青霉素80万单位肌注外，均采用中医药治疗，获得满意疗效，一般服4剂，最多服8剂痊愈。今根据当时门诊病例，整理钩端螺旋体病案7例于后，其中1989年病例4例、1993年病例3例。

医案1　焦某，男，37岁。1989年10月4日就诊。

自觉头昏脑胀欲裂，眼球充血，胃胀乏力困倦，膝腿酸痛尤甚，口干喜饮水多，舌红苔黄，脉沉细。

辨证：属暑湿困脾。

治法：清热化湿、解毒驱疫。

方药：金银花20克，连翘20克，知母30克，石膏30克，白茅根30克，芦根30克，竹茹10克，大青叶20克，牛蒡子10克，薄荷6克，柴胡10克，前胡10克，羌活10克，独活10克，黄芩10克，黄连3克，杭菊10克，勾藤20克（另包后下）。

2剂，水煎服，每日1剂。因属瘟疫流行区。

10月16日复诊：药后好转。再进2剂。

半月后得知共服上方4剂痊愈。

医案2　王某，男，21岁。1989年10月5日就诊。

恶寒发热，头身痛已4天，卧床2天。今天咳嗽痰中带血伴流鼻血。面色苍黄，体温38.8℃，头昏痛，腿膝酸痛，无力，腹泻日3～4次，大便灰白色稀便，精神困倦，舌红苔白，鼻腔有血迹，脉浮数，口干喜饮水，淋巴结不大，化验血常规大致正常，血沉90毫米/时，血沉快。

辨证：属暑湿困脾，温邪疫毒，损伤肺系，故见诸症。

治法：清热解毒，养阴泻肺。

方药：银翘大青叶合剂（自拟方）：金银花30克，连翘30克，大青叶20克，桔梗10克，竹茹10克，牛蒡子10克，石膏30克，知母20克，白茅根20克，桑白皮10克，芦根20克，柴胡10克，前胡10克，羌活10克，独活10克，仙鹤草20克，甘草6克，石斛20克。2剂，每日1剂，水煎3服。青霉素80万单位×4，用法每次80万单位，日

2 次，肌注。

12 月 13 日，告知药后痊愈。

医案 3 温某，女，41 岁。1989 年 10 月 7 日就诊。

3 天前下田打稻谷淋雨后，突然恶寒发热，周身疼痛，尤以下肢膝关节痛，小腿肌肉酸软无力，口干喜饮水多，尿黄，加重 1 天。今体温 39℃，舌红苔白黄，脉浮数。

辨证：属暑湿困脾，温邪侵袭。

治法：祛暑除湿、清热解毒。

方药：银翘知膏大青叶汤：金银花 30 克，连翘 30 克，知母 30 克，石膏 60 克，大青叶 30 克，桔梗 10 克，竹茹 10 克，白茅根 30 克，芦根 30 克，白芍 30 克，甘草 6 克。

2 剂，每日剂 3 服。

10 月 9 日复诊：药后恶寒发热、周身酸痛减轻。今体温 36℃，头痛关节痛减轻。治疗上方继续 2 剂。

共服 4 剂痊愈。

医案 4 叶某，男，47 岁。1989 年 10 月 11 日就诊。

半月前在水稻田打谷子，近 1 周来恶寒发热周身疼痛，头昏眩晕关节酸痛，腰膝酸痛尤甚，口干喜饮水多，微咳，胸腹胀痛，食纳差，曾在当地卫生院治疗效不著。今查血常规：白细胞 12.4×10^{9}/升（12400/微升），红细胞 4.75×10^{12}/升（475 万/微升），血色素 12 克/分升，中性粒细胞 80%，小淋巴 14%，大淋巴 2%，大单核 4%，血沉 10 毫米/时，38.8℃，舌暗紫苔黄腻，脉浮数，精神差，尿黄。

辨证：暑湿困脾，温邪侵袭。

治法：清热解毒，和营凉血，祛暑除邪。

方药：金银花 40 克，连翘 40 克，桔梗 10 克，竹茹 10 克，石膏 100 克，知母 30 克，大青叶 30 克，板蓝根 20 克，贯仲 60 克，白茅根 60 克，芦根 60 克，木瓜 20 克，麦冬 60 克，白芍 40 克，甘草 10 克。

3 剂，水煎服，每天 1 剂，日服 3 次。

10 月 14 日：药后诸症好。求前方继进 2 剂。

10 月 23 日：诸症消失，复查血象正常。

医案 5 朱某，男，30 岁。1993 年 10 月 19 日就诊。

因恶寒发热头痛 3 天，腿肚痛甚 2 天，乏力困倦，尿黄，咳嗽胸痛，舌红苔薄黄，脉沉数，经查尿、血，发现了钩端螺旋体病菌。求服中药。

治法：按暑湿瘟疫论治。

治法：清热解毒。

方药：银翘玄麦汤加味：金银花 20 克，连翘 10 克，玄参 20 克，麦冬 20 克，生地 20 克，白芍 30 克，丹皮 10 克，牛蒡子 10 克，薄荷 10 克，甘草 6 克，蒲公英 20 克，虎杖 20 克，板蓝根 20 克，贯仲 20 克，黄连 3 克，白茅根 30 克。

2 剂，水煎服，配合青霉素 80 万单位×4，80 万单位每日 2 次，每次 80 万单位，肌注 2 天，6 小时 1 次。

随访 1 周后告知痊愈。

医案 6　汪某，男，31 岁。1993 年 10 月 21 日初诊。

自觉感冒头痛发热 1 周未服药，怕患钩端螺旋体病。今求岐治。仍头痛恶寒发热，关节痛，腿肚痛，乏力困倦，舌红苔薄白，脉浮数。

辨证：瘟疫流行时期。

方药：银翘玄麦汤加黄连 3 克，蒲公英 30 克，虎杖 20 克，板蓝根 20 克，知母 20 克，石膏 30 克，前胡 10 克，柴胡 10 克，羌活 10 克，独活 10 克。

3 剂，水煎服，一日 1 剂，日 3 服。

10 月 26 日告知药后诸症好。

医案 7　谭某，男，27 岁。1993 年 10 月 16 日就诊。

以钩端螺旋体病住院 6 天，今好转出院，但仍觉头昏，两腿酸痛，腿肚尤痛，乏力，口干喜饮水，两嘴角疱疹，求服中药。

辨证：按瘟疫毒邪未尽论治。

方药：银翘玄麦汤加大青叶 20 克，知母 20 克，石膏 30 克，黄连 3 克，独活 10 克。

3 剂，水煎服，一日 1 剂，日 3 服。

随访药后诸症痊愈。

岐按：本病属于温病范围，临床治疗应按卫气营血辨证施治。卫分证主表，病在肺与皮毛；气分证主里，病在胸、隔、肺、胃、肠、胆等脏腑；营分证是邪热入于心营，病在心与包络；血分证则是热已深入肝肾，重在动血、耗血。治疗方面，卫分应用辛凉轻剂，使邪从外解；气分应予辛凉重剂，清热邪而保津液，参以宣肺气而舒郁邪，倘若内结阳明之腑，舌苔黄则宜于苦寒通降之剂；营分治以甘淡为主，清营解毒、透热转气，若邪热内陷心包、神昏谵语，则宜前方加清神开窍之品透内闭之邪；血分最易动风化痉，宜甘润咸寒育阴、清热潜镇。这个治法是得益与老父教导。我父亲张耀星是汉中地区名老中医，在 1961 年至 1963 年期间汉中地区南郑县先后两次突发钩端螺旋体病（俗称“稻谷瘟”）疫情时，我父亲用上法治疗，取得了十分满意的疗效，有效地控制和扑灭了疫情，被陕西省中医药研究所（后改名为陕西省中医药研究院）聘为特邀研究员。

治骨结核病还有个故事

作为医生应该满足病人的要求，病人的需求就是我们努力的方向，满足病人的需求，为病人治病是医生的天职。这位老太婆患骨结核半年多，先服西药治疗 5 个多月，复查无效，病情反加重，生活不能自理，听别人介绍，来求岐治疗。但是，我们医院有个西医大夫，说李站长（汽车站）老婆是骨结核，西医都治不好，你能治好吗？我回答说，她是病人，她求我治病，我没有说我一定能治好她的病。她求我，我就得治，义不容辞，治病是我的天职，我不能拒绝、不给她治。过了几天，我们医院有个老护士给我说，张效岐啊，张效岐，听说你在给淮春兰看病，她可是骨结核病啊，你是个中医，西医都看不好，你中医能看好吗？别看了，赶快叫她到西安去看，别再粘上你了。我回答说，她请求我看病，我又没有包病。这时候，病人已经服我中药 36 剂，病人觉得一天比一天轻松、好转，但是这两个人这么说三道四，我也害怕，我也担心，尽管我努力了，万一没治好，就是病人不怪我，这两个人肯定要怪我，于是我就劝病人去西安治疗，子女5人陪同老人到西安大医院，等了1个星期后才挂上专家教授的号，专家教授看了病例，又看了多次的拍片，这位专家教授说，病情现已好转，还是回去继续吃中药吧。其子女说，我们来西安就是想请大医院大夫给她看病，检查、拍片、诊断、开药、治病，全家再三请求，结果大夫说，片子是才拍的，诊断检查是清楚的、明确的，不需要再拍片，也不需要开药，还是回去继续吃中药，因为中药已见成效了。病人及子女高兴地给我说了这番话，大大地鼓舞了我治病的信心，也肯定了我的治疗效果，同时，也鼓励了病人吃中药能治疗骨结核的信心，又坚持服中药治疗3个月，诸症完全消除，拍片显示，骨结核为静止期，骨已钙化，确诊骨结核痊愈。随访观察10年无复发，行动自如，生活自理，仍健在。

我用中医的理法方药辨证论治，与整体观念相结合，治疗西医诊断的多种病，是很有效的，不仅疗程短，而且费用少，大大减轻患者负担。这也说明西医排斥歧视中医是错误的。事实是最好的回答。中医治病深受人民群众的好评和赞誉。中药治疗疾病、保障健康，定会为中国人民世界人民服务，将会大放光彩。希望有志之士振兴中医事业，造福人类。

预防中风有良策

——论述小中风的病因、症候及治疗

提　要：通过论述小中风病的病因、症候、治疗及预防。若能采取相应的干预措施就可使中风病发病率和病死率降低。

主题词：小中风　中医治疗

为了中老年人健康长寿，根据有关文献资料及自己30多年的临床观察，浅谈我对中风先兆的病因、症候和防治经验，推荐给同道以供参考。

任何事物的内部变化都有一定的规律，都有一些先前的预兆，只要善于细心观察总结才能发现其规律，中风病也不例外，在发病前常有一些这样或那样的感觉，我们称之为“小中风病”或“中风先兆症”。

1. 小中风病的病因。由于病人血虚，脉络空虚，外邪如风，内邪如痰，趁血络空虚而侵袭，邪气侵袭以后不能泻泄，那么就视虚在何处，或左或右地随其空虚而留着，乃成为小中风。多由“风、痰、虚、瘀”四种因素互相作用，在一定条件下，彼此结合而发病。就其病位总属脑、心、血管、神经之轻度病变使然，临床上与“风邪、痰浊、气虚、血瘀”四者关系最为密切。如风痰横窜经络，阻滞气血运行，经络失养，加之年高正气亏虚，邪气偏客其中，导致一侧肢体麻木不仁，或口眼歪斜，或眩晕欲倒，或头痛脑涨等症发生。又如颈椎第5～7神经节受压迫，则拇指发麻木或五指皆麻木。这说明当某部神经受到压迫也会出现麻木。中医古书早有论述，如《灵枢·经络篇》云“脉不通则血不流”，《灵枢·刺节真邪篇》云：“虚邪偏客于半身，其入深，内居营卫，营卫稍衰，则真气去，邪气独留，发为偏枯。”汉代张仲景《金匮要略》云：“邪在于络，肌肤不仁，邪在于经，即重不胜。”《诸病源候论》云：“偏风口歪是体虚受风，风入于挟口之筋也。足阳明之筋，上夹于口，其筋偏虚而风因乘之，使其经筋，脉急而不调，故会口歪僻也。”李东垣认为：“气虚者多有此疾。”王清任《医林改错》指出：“元气即虚，必不能达于血管，血管无气，必停留而瘀。”以上均系风邪入络，痰湿阻络，气虚血瘀，经络不畅所致也。李东垣的《医学发明·中风有三》“中风者，非外来风邪，乃本气自病也。凡人年逾四旬，气衰者多有此病，壮岁之际无有也。若肥盛则间有之，亦形盛气衰如此。”

2. 小中风病的常见症状及诊断标准。常见的症状：①中老年人觉大拇指及次指麻木不仁者；②头昏眩晕，站立不稳或突然跌倒者；③一过性失明者；④突然发生剧烈头痛、呕吐、嗜睡者；⑤个人习惯突然改变，判断力失常，异常健忘者；⑥既往有高血压病史者或长期低血压者；⑦有吸烟饮酒史及常打呼噜史者。诊断标准：凡具有⑥和其他两项者均可诊断为小中风病。若具有上述情况的中老年人千万不要掉以轻心，更不能麻痹大意，应当尽快去请医生诊治，才是先见之明，还要注意，不要精神过于紧张。

中医文献早有记载，如《杂病源流犀烛·中风篇》云：“小中风者何也？其风之中人，不至如脏腑血脉之甚，止及手足者也。”《症治汇补》曰：“平人手指麻木，不时眩晕，乃风中之兆，须预防之。”说明中老年人平常出现手指麻木，伴眩晕，就应该加强治疗，防微杜渐，防患于未然。刘河间云：“中风者，具有先兆之症，凡人如觉大拇指及次指麻木不仁或肌肉蠕动者，三年内必有大风之至。”明确指出麻木不仁，3 年内必有中风病的警告。朱丹溪云：“眩晕者，中风之渐也。”说明中风症应加强治疗，如不及时治愈，会反复发作，久而久之会出现中风病。张锡纯《医学衷中参西录》云：“脑充血症，其征兆之发现较他症尤为显著。且在数月之前，或数年之前，而其征兆即发露者。今视其发现之征兆详列于下：“①其脉必弦硬而长，或寸盛尺虚，或大于常脉数倍，而毫无缓和之意；②其头目时常眩晕，或觉脑中昏聩，多健忘，或常觉疼或耳聋目胀；③胃中时常觉有气上冲，阻塞饮食不能下行，或有气起自下焦，上行作厄逆；④心中常觉烦躁不安，或心中时发热，或睡梦中神魂飘荡；⑤或舌胀，言语不利，或口眼歪斜，或半身似有麻木不遂，或行动脚踏不稳，时欲眩仆，或自觉头重脚轻，脚底如踏棉絮。上所列之症，偶有一二发现，再参以脉相之呈露，即可断为脑充血之征兆也。”以上论述都阐明了中风病发生前是有先兆的，即由小中风发展成为中风的，也是由量变到质变过程的必然结果。

小中风病如不及时治疗会形成中风病。为什么？因为“风主动，风邪善行数变”，“风为百病之长”，“风性轻扬易伤上”，其病变迅速，来势凶猛，变化莫测，危在旦夕。一般规律是中经者病轻，中脏者病重。正如汉代张仲景《金匮要略·中风篇》曰：“邪在于络，肌肤不仁；邪在于经，即重不胜；邪入于腑，即不识人；邪入于脏，舌即难言，口吐涎。”明代《景岳全书·中风篇》云：凡治风之法，宜察浅深虚实及中经、中脏之辨。盖中经者，邪在三阳，其病犹浅；中脏者，邪如三阴，其病则甚。这些论述都说明中风病中经络者，病邪轻浅，中脏腑者，病邪深重。现举例明示：

医案 1　梁某，男，60 岁。1994 年 4 月 30 日来求治。

自述3月前左手五指麻木无力未治疗，近半月来病情加重，左手臂麻木，手不管事，在石泉县饶峰乡女儿家住，就附近医院治疗半月无效，病情继续加重。症见：左侧肢体半身不遂，左臂不能举起，左腿不能迈步，左侧面部肌肉瘫痪，口歪眼斜，头昏，血压120/80毫米汞柱上升至130/90毫米汞柱，血脂胆固醇偏高（7.07毫摩/升，正常值5.5）。西医诊断：脑血栓形成。中医诊为中风半身不遂，属中经络症。说明此例因左手五指麻木无力，系小中风病已出现了，未及时有效治疗，仅4个月而酿成中风病。

医案2 张某，女，60岁。1989年1月21日急诊。患高血压6年，经常头昏眩晕，未坚持有效地治疗，今天早晨起床时突然发现左侧肢体偏瘫，麻木不仁，活动受阻，语言蹇涩。西医诊为脑血栓形成。中医诊为中风半身不遂。属中经络症。说明经常头昏眩晕者未及时治愈，久日久之，形成了中风，半身不遂。中医诊为中风病，属中脏腑之闭证。

医案3 张某，男，60岁。1982年5月15日，因高血压3年，头痛，近月来血压升高，阵阵头痛，今日清晨5时，突然头额胀痛，头痛剧烈难忍，大汗淋漓，2小时后神志昏迷，目合口开，肢体瘫软，撒手遗尿，鼾声噜噜，车拉到医院抢救2天，无效死亡。西医诊为高血压，脑充血。中医诊为中风病，属中脏之脱证。说明有高血压病史加之头痛剧烈者，更应提高警惕，防止中风病、脑充血的发生。

随着电子科技的发展，现在临床上用CT检查中风病，又一次证明了中医诊断中风病辨证分型的精确性。范刚启：《江苏中医》1994年第1期第15页“急性期中风病类诊断与颅脑CT扫描关系分析”一文中报道：对325例分析结果表明，中经中络以缺血性改变为主，病灶小，病灶周围多清晰或仅见模糊，占位表现不明显或较轻；中脏中腑以出血性改变为主，病灶大，病灶周围多见水肿或模糊不清，占位表现明显。两者对比有非常显著性差异。这充分证明了中医诊断中风病辨证分型的科学性、实用性、准确性，并为中风病辨证分型提供了新的客观指标。

加强对小中风病的治疗，有利于防止中风病的发生。现简要介绍小中风病治验举例如下：

医案1 王某，男，51岁。1991年10月4日住院，住院号52740。以头晕右手麻木3天为主诉入院。3天前因劳累及饮酒后出现头晕、右手麻木，无眼花、耳鸣、头痛及恶心呕吐。未出现晕厥，测血压240/110毫米汞柱。服复方降压胶囊2粒，每日3次，头晕无明显变化。今晨血压有所下降，为220/120毫米汞柱，下午为240/130毫米汞柱，服药效果不明显，伴右手麻木。今日住院治疗。西医诊为高血压病（Ⅱ期），隐性冠心病。经西医治疗3天，血压稍降，但觉手麻木尤甚。10月7日求中医治疗。诊见：患者右手麻木困僵，发胀明显已3天，且逐渐向心发展，今已扩展至前臂达肩部，伴口干舌红苔黄腻，颜面潮红，脉弦有力。今日拍片显示：颈椎体轻度骨质增生。

辨证：属肝阳上亢，热即生风。属小中风之中经络证。

治法：平肝潜阳、熄风、通络。

方药：天麻勾藤饮加味。经中西药治疗月余，诸症好转，血压较稳定。10月29日做脑电图显示：轻度脑动脉硬化，左椎供血不足。11月25日好转出院。但右上肢有时仍觉麻木，余嘱服华佗再造丸30盒，而症状逐渐消失，能正常工作。观察10年，仍健在。

医案2　李某，女，68 岁，邮运局家属。1994 年 9 月 20 日初诊。近 4 天来突然头昏眩晕、恶心，左侧手足发麻木，随即服华佗再造丸、复方丹参片，足腿软弱无力，行动迟缓，他人扶来就医。诊见：左手仍麻木不仁，伴头昏、眩晕、恶心、出冷汗，眼睛看不远。右侧血压为140/40 毫米汞柱，左侧不清楚，舌红苔薄白，脉沉弦而细。诊为小中风病属眩晕症。用复方半夏白术天麻汤 3 剂，继续用中成药华佗再造丸、复方丹参片。9 月 8 日复诊云：药后手足麻木腿僵眩晕均减轻，已不恶心。治疗：遵效不更方，前方继进 3 剂。9 月 12 日三诊云：药后头不昏晕了，手不麻木，腿不僵不软，脚有劲了。请求开华佗再造丸和复方丹参片各 2 瓶，以观后效。随访 4 年未复发，健在。说明早期的小中风病及早治疗，能防止发展成为中风病。

医案3　王某，女，54 岁，县公路管理站职工。1993 年 12 月 15 日初诊。患者左手及左脚拇指（趾），麻木不仁，已 3 个月了，伴头昏乏力，因害怕得中风病，求西医治疗一月仍无改善，今求中医治疗。查血压正常，拍片无颈椎疾病，局部不红不肿，不痛不痒。诊断为小中风病。此乃风中脉络为患。治疗：用强筋英雄丸 2 瓶（汉中中药厂出品），按说明服用。12 月 24 日来云：药后略有好转。继续用前药 5 瓶。1994 年 2 月 8 日来云：药后手脚麻木消失，病告痊愈。随访 10 年未复发。

医案4　刘某，男，54 岁，二中教师。1993 年 10 月 12 日初诊。因头昏眩晕，耳鸣恶心，步态不稳，有时走路走斜偏。年初去西安某医院诊断为脑动脉硬化病，并住院治疗无效。今求中医治疗。诊见：头昏眩晕，耳鸣恶心，精神疲倦，食少多寐，行走不稳，不能坚持上班，上课则头昏眩晕加重，舌红苔白厚腻，脉缓滑。诊为小中风病、眩晕症。按脾失健运，痰湿中阻，上蒙清窍，清阳不升，浊阴不降，故见上症。

治法：宜健脾和胃，燥湿祛痰。

方药：复方半夏白术天麻汤调治 3 个月，病情明显改善，头昏眩晕减轻，行走稳当，无偏斜现象，尚能坚持工作。随访 10 年未复发。

以上所举 4 例，其中例 1 系住院中西结合治愈，例 2、3、4 均为中医门诊治愈。虽然诊断都是小中风病，但因病情反映不同，所以治疗方药也不同。值得庆幸的是由于加强了早期正确的治疗，都获得了满意的效果，从而控制了中风病发生，促进了身体健康。

干预措施有利于降低中风病的发病率和病死率。任何疾病光靠治疗是不够全面的，只有以教育、宣传、预防为主，才是控制疾病的关键。中医《黄帝内经》早在三千多年前就提出“治未病，不治已病”“治未乱，不治已乱”的干预思想，应当努力贯彻执行，对确保身体健康具有重要意义。最近，有神经专家呼吁：仅对高血压脑卒中进行防治是不够的，今后应在社区人群中进行长期的、系统的多样化的防病治病和卫生健康宣传教育，这对降低我国居民总死亡率会收到更好的效果。对高血压、高血脂、高血糖患者进行健康宣传教育等等，尤为重要。这些干预措施，充分体现了：“未病先防，既病防变”的中医学理论的先进性、实用性和科学性。

眩晕症治疗体会

主题词：眩晕症　中医药疗法　东垣半夏白术天麻汤　治疗应用

陆某，女，47岁。1991年2月14日初诊。

主诉：2月来头昏目眩，耳鸣如蝉，心烦欲吐，恶心纳差。

现病史：近1周来病情加重，头昏眼花，天旋地转，不能站立，不能睁眼，闭目而卧，家人惊恐，要求住院，但无床位。测血压正常，化验血也正常。过去有眩晕病史已5年，曾多次发作，住院治疗确诊为“梅尼埃病”，今天住旅社里，请求中医治疗。诊脉弦滑，舌淡红苔薄白，全身肿胀。

辨证：痰饮上泛，清阳不升，浊阴不降。属眩晕症。

治法：温化痰饮，升清降浊，养血祛风。

方药：苓桂术甘汤加味：茯苓20克，桂枝3克，白术15克，甘草3克，当归10克，丹参15克，杭菊、勾藤各15克（另包后下），黄连3克，生姜10克，菖蒲10克，半夏10克，龙骨、牡蛎、煅灵磁石、代赭石各20克。2剂，每日1剂，水煎服，日3次服。

2月16日复诊：服药后一夜平稳，睡眠尚好，头昏目眩等症减轻，但全身仍肿胀。将上方去黄连、代赭石、杭菊，加猪苓10克，泽泻10克，车前子20克。2剂。

2月18日三诊：服药后出毛毛汗，全身肿胀消退，但睡眠差，效果不如第一方好。故用第一方剂。

2月19日四诊：日久没大便，昨天大便一次后，头昏痛，眩晕减轻了，睡眠也好，能开始睁眼睛，耳不响了，恶心轻了，但仍阵阵心慌，坐不起来。舌红苔白腻，用2月18日方加砂仁10克，酸枣仁20克。1剂。

2月20日五诊：药后头痛减轻，一日头痛2次，较以前减少，心慌减轻，而且已能日进食300克（6两）。舌苔白腻范围减少。辨证：因生育9个子女，损伤元气，湿邪留滞，故仍觉头昏、气短无力、身重如山，坐不起来，此乃中气不足，痰湿困脾。治法：补中健脾，祛风化痰。方药：东垣半夏白术天麻汤加减：红参10克，黄芪30克，白术10克，茯苓10克，泽泻10克，六曲10克，陈皮10克，半夏10克，天麻10克，苍术10克，干姜10克，黄柏10克，蔓荆子10克，葛根20克。2剂，水煎服，日服3次。

2月22日六诊：服上方后已能自己坐起来了，头昏眩晕明显减轻，今已能下床自己上厕所，发病以来从不敢下床活动。但觉活动时心慌，腿软无力。治疗继续用上方加酸枣仁20克。2剂。水煎服。

2月24日七诊：今天已基本好了，准备出旅社。请求开处方回家去服药。考虑因生育过多，气血亏虚，加之劳累过度，心脾两虚，用人参归脾丸3盒，调理善后。

体会：中医学认为眩指眼花，晕指头晕，临床以头昏眼花同时并见，合称为眩晕。本病的病因归纳起来为“风、火、痰、虚”。故有“诸风掉眩，皆属于肝”“风火皆属阳，多为兼化，阳主乎动，两阳相搏则为之旋转”“无痰不作眩”“无虚不作眩”之说。其病机与肝、脾、肾三脏关系密切。若肝阳上亢，肝风内动，上扰清窍，发为眩晕；若脾失健运，痰湿水饮内停，上扰清窍，发为眩晕；若肾精不足，不能生髓充脑，脑失所养，则发为眩晕。

本病例属眩晕，开始按痰饮病论治，用苓桂术甘汤加味治之，虽也见效，但效果不明显。日后仔细全面询问病史及生育史，深究其因，得知患者由于生育过多，加之劳累过度而反复发作，按“久病多虚”和“无虚不作眩”的理论，选用东垣半夏白术天麻汤加减而获速效。方中人参、黄芪大补元气；白术、茯苓以补气健脾；天麻平肝熄风，为治眩之要药；苍术、黄柏、干姜、泽泻健脾燥湿，利水除饮；神曲、麦芽消食健胃；半夏、陈皮理气和胃。全方具有补气健脾、平肝熄风、燥湿化痰，实为治疗脾虚痰厥之眩晕症之良方。临床体会到东垣半夏白术天麻汤治疗眩晕症，若能随症加减，灵活运用，效如桴鼓。注意：本病也有转化为中风的可能性，应提高警惕，防患未然。若患眩晕症者应及时治疗。

再论皮肤疮疡导致水肿

提要：认为皮肤疮疡日久不愈可以导致水肿。可有人否定这一观点，实践出真知，实践是检验真理的唯一标准，在后来的权威书中得到了证实。而且临床上因疮毒而致水肿者，屡见不鲜。

主题词：水肿　中医病因病机　中医药疗法

有一位内经专家由于脱离临床实践，很少为人看病，更不了解中医内科学的新知识、新发展，尤其是近十年来的新动向、新发展、新知识，这是可以理解的。因为《黄帝内经》专家不等于内科专家，而《黄帝内经》专家竟然在 1993 年 10 月评审中否定了中医内科方面的新知识“皮肤疮疡导致水肿”的观点，笔者认为任何事物都是在不断发展的，一成不变的、静止的观点都不符合事物发展的规律。本人在中医内科临床实践 20 多年发现，我们 20 世纪 60 年代初在中医学院所学的中医内科教材的知识大大满足不了临床的需要，而且原来教科书上没有的东西不等于现在没有。我在临床实践中发现了并通过辨证论治，取得了满意的效果。例如“皮肤疮疡导致水肿的辨证论治”一文，是本人 1979 年 7 月至 1981 年 7 月间在临床中发现因皮肤疮疡导致水肿病 12 例，为方便起见，至 1983 年底，共总结 78 例，于 1984 年在安康地区中医学会年会论文交流中获二等奖，并颁发给获奖论文证书。

1985 年以前出版的中医内科学教材中均未发现有皮肤疮疡导致水肿病。实践出真知，实践是检验真理的唯一标准。随着科学的发展，人们逐渐获得新知，并逐步加以总结补充于书中。然而，在后来的教科书中得到了证实，兹引述如下：

1. 1985 年 10 月第 1 版张伯臾主编《中医内科学》，上海科学技术出版社出版。第 227 页水肿篇病因病机中才提出“湿毒浸淫，内归脾肺”，肌肤因痈疡疮毒，未能清解消透，疮毒内归脾肺，导致水液代谢受阻，溢于肌肤，亦成水肿。并在辨证论治中有“湿毒浸淫”症型。症状：“眼睑浮肿，延及全身，小便不利，身发疮痍，甚者溃烂，恶风发热，舌质红，苔薄黄，脉浮数或滑数。”的记载。症候分析：肌肤乃脾肺所主之域，故肌肤疮痍。湿毒未能及时清解消散，内归脏腑，使中焦脾胃不能运化水湿，失其升清降浊之能，使肺不能通调水道而小便不利。风为百病之长，故病之初起，多兼风邪，是以肿起眼睑，迅及全身，有恶风发热之象。其舌质红，苔薄黄，脉浮数或滑数，是风邪夹湿毒所致。治法：宣肺解毒，利湿消肿。方药：麻黄连翘赤小豆汤和五味消毒饮。

评介：此书对水肿的病因病机才提出“湿毒浸淫，内归脾肺。肌肤因痈疮毒，未能清解消透，疮毒内归脾肺，导致水液代谢受阻，溢于肌肤，亦成水肿”。在辨证论治“湿毒浸淫”的症状中提及到“身发疮痍，甚者溃烂”症候分析中“肌肤乃脾肺所主之域，故肌肤疮痍”。方药麻黄连翘赤小豆汤和五味消毒饮的论述。这是《中医内科学》第5版教材的突出进展，补充了新的病因和症型，也是前4版教材所缺少的。但在病因症型方面仍未明确提出“疮毒内归”。

2. 1988年2月第1版，张伯臾主编的高等中医院校教学参考丛书《中医内科学》，人民卫生出版社出版，第502页水肿篇病因外感，疮毒内归，凡咽喉肿烂，身患疮痍，未知表解宣透，或误行洗浴、凉遏等，以至热毒不得外散，内陷入肾，小便不利，变为肿满。本型多起于青少年。症治分类：阳水分4个症型论治；疮毒内归。

评介：此书对水肿之病因、症型均明确地提出了新观点、新内容，“疮毒内归”，而且分析透彻清楚，内容翔实，不愧为教学参考书。

3. 1988年3月第1版，全国高等中医院校函授教材《中医内科学》，周仲英主编，湖南科学技术出版社出版，第237页，水肿篇病因：疮毒内侵，疮毒是指疮疥、痒疹等疾病，搔抓破溃或治之不当，风热湿毒不得外泄，内侵肺脾而生本病。并云：“临床上因疮毒而致水肿者屡见不鲜”。辨证论治阳水分为4个症型。湿毒浸淫。症状：目睑头面浮肿或四肢腹部全身皆肿，肤色鲜泽光亮，尿少色赤或体恶风发热，苔薄黄，舌质红，脉浮数或滑数。肌肤可有痒疹、脓疹或有疮毒病史。

评介：该函授教材对水肿的病因比较明确地提出“疮毒内侵”，并详加阐述。疮毒是指疮疥、痒疹等疾病，搔抓破溃或治疗不当，风热湿毒不得外泄，内侵肺脾而生本病。还云：临床上因疮毒而致水肿者屡见不鲜。此段论述非常精辟，确系临床医学家明眼见底，但症型不够明确，不如1988年张伯臾主编的高等中医院校教学参考丛书《中医内科学》中“疮毒内归”明了。

通过以上3本教材，都比较明确阐述清楚了“因皮肤疮痍感染而致水肿”的观点，是客观存在的事实。再参阅西医对急性肾炎的有关论点加以佐证。《中医内科学》上海第一医学院《中医内科学》编写组编，人民卫生出版社1977年12月第6版第4次印刷，第984页急性肾小球肾炎，病因云：“本病的原因尚未完全明了。一般认为与感染，尤其是溶血性链球菌感染有密切关系。理由如下：本病常在扁桃体炎、咽峡炎、猩红热、丹毒、化脓性皮肤病等链球菌感染后发病。”从这段文中充分证明了化脓性皮肤病等链球菌感染后发病。中医虽不能说出链球菌感染，但是中医可以通过临床表现发现“因皮肤疮疡感染后出现水肿”这一客观事实，是千真万确的真理。

本人自1979年7月至1993年7月，共总结90余例，因皮肤疮疡感染导致水肿之临床观察，临床总结（除6例配合西药治疗外），所有病例全都用中药治愈。现举例如下：

吕某，男，3.5岁。1992年11月20日初诊。眼睑浮肿6天，伴尿少，全身及下肢有散在脓疱疮月余，查体：一般可，心肺（–），脓疮处有脓性分泌物，双下肢浮肿

（＋＋），查尿常规：色黄，透明度清，比重（－），蛋白（＋＋），脓球（＋＋），红细胞少。西医诊为急性肾炎。因皮肤长疮月余后引起全身水肿尿少，求中医治疗。

辨证：疮毒内归，发为水肿。

治法：清热解毒，化气利水。

方药：五苓五味消毒合剂：金银花10克，野菊花10克，蒲公英10克，紫花地丁6克，天葵子6克，白术10克，茯苓10克，猪苓10克，泽泻6克，桂枝3克。3剂，水煎服，每日1剂，日3服。禁忌：生冷、辛辣、食盐等品。

11月23日复诊：西药治疗停止，中医继用前方3剂，服法同上。

11月26日三诊：药后疮疡已愈，经复查尿常规，蛋白（＋），脓球（＋），尿色黄，透明度混。病情已有好转，但尿中仍有蛋白和脓球。治疗：继用前方加芡实、金樱子、覆盆子、蒲公英各10克。3剂，服法同前。

12月1日四诊：复查尿常规，尿色黄，透明度混，蛋白少许，脓球（＋）。治疗同上，服法同前。

12月7日五诊：药后无不适感，复查尿常规，各项均正常。继用上方3剂以巩固疗效，临床治愈。

观察6年无复发。

按：本例患儿先求西医治疗，病例描述清楚，全身有散在脓疱疮月余，眼睑浮肿6天，伴尿少，查尿常规异常，诊断为“急性肾炎”。转入中医科治疗。

辨证：为疮毒内归，发为水肿。

治法：清热解毒，疗疮疡，化气利水，消水肿。

方药：五苓五味消毒饮合剂。治疗半月痊愈。诸如此类“因皮肤疮疡感染导致水肿病”确实屡见不鲜。中药治疗效果满意。若治疗不当，日久转入慢性肾炎水肿，若治疗不愈，转为尿毒症、肾衰，危及生命，比比皆是，可悲也。医者，仁心也，仁济之心也，恩惠于民，莫之大也。

健脾补肾法治愈慢性乙型肝炎的体会

内容提要：慢性乙肝表面抗原测定阳性，3年多来，经过多次诊断、化验和治疗，其表面抗原测定一直为阳性，不能转阴性。经余用补肾健脾的中药，治疗不到3个月，其表面抗原测定已由阳性转为阴性。

张某，男，22岁。患者于1982年1月检查身体化验发现转氨酶190单位，HBSAG（＋）。曾经多处就医，治疗无效，先后复查13次，从未正常过。于1985年7月26日又去西安某医院做乙型肝炎表面抗原测定阳性。于同年12月23日又在石泉县医院做乙肝表面抗原测定为阳性，肝功能正常。但因表面抗原阳性，加之又临近服役期满，不得不加强治疗。经用西药，又用辅酶Q10注射液10盒，云芝肝泰冲剂40包，又服用一个西医大夫开的中药方：茵陈30克，甘草6克，香附14克，橘红7克，白术7克，泽泻10克，神曲12克，麦芽14克，丹参20克。水煎服，20剂。于1986年1月22日又开一方：茵陈30克，苏子20克，滑石16克，板蓝根30克，丹参25克，桃仁12克，红花

10克，郁金12克。20剂。水煎服。两方共服40剂后，于1986年3月17日化验肝功及HBSAG。结果：麝絮状（+），HBSAG（+），表明以前治疗毫无结果。十分着急。于1986年3月18日，患者听我院中药调剂师介绍，来求岐治疗。

见患者持化验单14张，乙肝、HBSAG测定结果均为阳性，肝功能反复无常，每次总有1~2项异常。症见：舌红苔薄白，舌边有齿印，脉象沉细无力，两尺脉虚弱，睡觉一般尚可，但稍有劳累易显疲乏困倦，四肢无力。考虑患者染病3年之久，经多方医治无效，忧思伤脾，思则气结，加之常服苦寒之品，脾气受损，健运不力，水湿内停，后天之精不能充养先天之精，肾精不足，故两尺脉虚弱。

治法：健脾补肾为主，少佐燥湿解毒之品。

方药：黄芪30克，党参20克，白术10克，甘草3克，茯苓10克，半夏10克，陈皮10克，巴戟天10克，肉苁蓉10克，贯仲10克，苦参10克，黄柏10克。水煎服，每日1剂，日3服。连服30剂。

1986年4月23日复诊：服上方30剂，无不适感，一切均好，精神转佳，劳累不知疲倦，浑身有劲，舌边齿痕消失。治疗遵效不更方，前方继进10剂。

于1986年5月1日，在安康部队集体检查身体，检验肝功和HBSAG，结果：肝功能完全正常，HBSAG为阴性。患者不相信、也不放心，自认为不可能是这么快就正常了。将上方再继续服用1个月。于5月30日在石泉县医院检查化验肝功能和HBSAG，结果为：肝功能完全正常，HBSAG阴性。通过2个单位的检查结果乙肝表面抗原均为阴性。患者激动地说：我患乙型肝炎3年多，经过许多医生都没有治好，请您治疗很快就好了。真不知如何感谢您才好啊！无法用语言表达，深深地鞠躬，敬了3个礼。

讨论与体会：乙肝病毒阳性携带者，在青春发育期部分演变为慢性肝炎，最终可能发展为肝硬化、肝癌。目前世界上许多国家为了进一步防止慢性肝炎向肝硬化发展做了大量研究工作，但仍无有效的治疗药物。我国也是肝炎的高发地区，慢性乙型肝炎在我国发病率高，病程长，反复性较大，特别是HBSAG阳性转阴，截至目前，尚无有效的药物治疗。

乙型肝炎存在着免疫失调，其失调的主要表现为细胞免疫功能低下，体液免疫亢进和自身免疫低下。说明乙型肝炎病毒感染与人体免疫功能有关。祖国医学认为“邪之所凑，其气必虚”。邪毒侵犯于体内，与机体脏腑功能虚弱及康复能力有密切关系。我认为乙型肝炎主要是脾肾两脏功能虚弱，因为脾为后天之本，肾为先天之本，先天促后天，后天养先天，二者关系尤为密切，为人之根本。现代研究认为：脾为后之本，营气全赖脾胃而生，注之于脉以营运周身，发挥其营养作用，具有保护机体，排斥外源性干扰，稳定自身内在环境，以维持免疫平衡作用。脾脏可以产生一定量的抗体，以清除抗原。“肾为先天之本”，“肾主骨生髓”，而免疫活性细胞来源于骨髓多能干细胞，分别通过胸腺和淋巴组织繁殖和分化成熟，T淋巴细胞和B细胞，成为机体特异性免疫的物质基础。因此认为肾与免疫性细胞生成有关。因此，在治疗原则上以健脾补肾为主，用六君子汤加黄芪，为健脾益气，使“脾旺则不受邪”，取巴戟天、肉苁蓉以补肾填精，使“肾者，作强之官，技巧出焉”，肾强而不弱，充实而不虚，待“正气存之，邪不可干”。用苦参、黄柏以清热燥湿，取贯仲杀虫解毒。组方以攻补兼施，以补为主，药切病机，因此取得了满意的疗效，使乙肝表面抗原、HBSAG很快由阳转阴，肝功正常。临床病症消除，方为乙型肝炎最终治愈。但请注意：乙型肝炎若不愈者，30年后有可能发生肝硬化、腹水，危及生命，请提高警惕。本人在退休前，发现4名55～70岁的乙肝病史30余年患者突然出现肝硬化、腹水。提示：有病应及时治疗才是上上策也。

肝炎治疗心得

我在50余年的临床生涯中，先后治疗各类型肝炎5000余例，经过总结，有几点心得：

一、降高田氏汤专治高田氏升高

方药组成：当归10克，杭芍20克，柴胡10克，茯苓10克，白术10克，甘草3克，薄荷10克，元胡索10克，木香10克，枳壳10克，麦冬10克，山楂20克，神曲20克，板蓝根20克，茵陈20克，水煎服。连服12～30剂。

主治症状用于迁延性肝炎，肝功检查其他各项不高而唯独以高田氏加号最为突出，面色苍黄，形体消瘦，肝区疼痛，食纳差，胃胀痛，乏力者。

效果：连服12剂后面色渐渐转红润，肝胃痛止，再服12剂后面色红润，肝区胀痛消失，食欲增加，精神转佳。高田氏加号消除。

此汤系岐1982年10月7日治疗胡某之女所用，共服上方19剂中药，症状、体征、化验均消失。余在以后临床诊疗时凡见到以上症状及慢性肝高田氏加号最多者使用上方每获良效。每年数10例均治愈，故总结命为“降高田氏汤”。方义或析：方中逍遥散疏肝和营，加木香枳壳理气，郁金解气血之郁，神曲山楂消食健胃，板蓝根、茵陈清热解毒、退黄复肝。

二、麝絮状加号增多者用消絮汤

无黄疸肝炎肝功化验有多项不正常，其中尤其麝絮状加加号比较多者，比较突出者，用清热解毒，养阴生津法，选黄柏10克，女贞子20克，贯仲20克，土苓20克，蒲公英20克，白茅根20克，丹参20克，丹皮10克，水煎服。

效果：本方连服15～30剂，麝絮状加号消失。曾用上方治疗16例，连服28剂或36剂均愈。有1例仅服上方9剂，而麝絮状加号消失。

三、转氨酶升高者宜辨证论治

辨证若属：

1. 肝气郁结，胃腹胀痛。用逍遥散加小茴10克，青皮10克，坤草20克。

2. 肝肾阴虚者，自觉眼干涩，手心烧热，午后尤重者。用一贯煎加乌梅10克，龙胆草10克，栀子10克，水煎服。

3. 肝经湿热。用龙胆泻肝汤加焦三仙各15克，鸡内金、青皮、威灵仙各15克。

4. 肝脾不调，头昏，纳差，恶心，舌淡苔白，口不干者。用香砂养胃汤加龙胆草10克，蔓荆子10克。

5. 肝胆湿热蕴结。用茵陈白茅根汤加滑石、神曲、龙胆草、山楂、大黄各10克，一般20～30剂下降至正常。

四、准确把握肝癌化验指标——甲胎蛋白升高至100纳克

甲胎蛋白含量在50纳克，属正常值，若过于高者属肝癌。例如江富银1980年在西安医学院化验血液，查出甲胎蛋白含量是450纳克，确诊肝癌。转回本县医院治疗4个月，病情逐渐恶化而死亡；退休后接诊一黄疸肝炎患者，化验甲胎蛋白为200纳克，诊断为肝癌，4月后死亡。

若甲胎蛋白含量在50毫微克左右不属肝癌。例如我曾于1980年5月治疗王某，该患者患肝病经西安医学院2次确诊为“左叶肝占位可能”，查血甲胎蛋白含量是50毫微克，经我用中药治疗4个月，疾病治愈，10年后随访仍健在。

因此，我认为若肝脏发现“多发性肝占位病变”者，再结合化验血甲胎蛋白指标高者，及其他先进检查技术全面判断，才能确诊为“肝癌”。甲胎蛋白在正常指标范围内并非肝癌，若肝占位性病变小者能及时正确治疗不会癌变。

肝癌从发现到死亡6~8个月。肝癌患者死亡之快，癌细胞增生是正常细胞的8倍，发展很快，所以早期治疗是关键，医者切勿大意，谨慎行事，占位性病变在癌变过程如果得到及时正确的治疗，可防止其恶化，可控制癌变发生，从而挽救了宝贵的生命，该是莫大的幸事也。

筋瘤（下肢静脉曲张）治验

筋瘤是一种常见的难治性疾病，特别是劳动人民，过度劳累，久立久行，再突然接触水湿寒冷的刺激，致使筋脉气血凝滞郁结，阻遏不畅，导致大小静脉回流障碍，形成下肢畸形臃肿，胀痛难忍，甚则溃烂，年久不愈。笔者近年来治疗多例，均获得满意的效果，使患者免于手术之痛。举例如下：

邓某，男，65岁，退休工人。初诊于1985年1月11日。自觉右下肢及脚肿痛月余。从去年4月间发现右侧小腿起疙瘩痒痛，在单位医务室用酒精棉球外擦，无效。于同年11月间在县医院门诊外科治疗，当时诊断为“静脉曲张回流障碍”。因广泛性障碍，无法手术治疗，仅在门诊打针1周（注射用药不详）无效果，再未治疗。近2月病情加重，右下肢及脚肿痛难受，经他人介绍，来求治。诊见：右下肢从膝关节至脚趾头，均肿胀呈暗紫色，摸之灼热，按之没指，畸形臃肿，粗大如煨罐，皮肤干燥，脱白色皮屑，痒痛难忍，皮下静脉暴露，青筋凸起，高出皮肤，弯曲肿胀，形如蚯蚓，按之无弹性，右脚肿胀穿不上鞋，伴乏力口干，大便秘结难解已五年，舌质红，苔黄腻。脉经弦滑而数。

辨证：证属湿热下注，阻塞静脉，壅滞不通。治法：清热解毒，利湿化瘀。方药：黄芩10克，黄连3克，甘草3克，元参10克，连翘10克，薄荷6克，桔梗10克，升麻6克，柴胡10克，大黄10克（另包后下），丹参15克，土茯苓20克，蒲公英20克。9剂，水煎服，每日1剂，日服3次。

1月26日复诊：连服上方9剂后，脚腿肿痛明显好转，两腿快一样粗细，脚肿消了，今已能穿上鞋了，皮肤暗紫变淡，范围缩小。大便通畅，不再干结难解，口不干，

腿有劲了，脉舌变化不大。治疗：遵效不更方，前方再进 9 剂。并嘱禁忌烟酒辛辣之品。

3 月 16 日三诊：9 剂药服完了，右脚腿肿痛完全消失，静脉曲张已不再暴露，复平如故，回流障碍排除。唯有少部分皮肤淡紫色未退尽，其他均正常。辨证：按久病必瘀，凝滞难去。治法：活血化瘀，益气温阳。方药：黄芪 40 克，桂枝 10 克，赤芍 20 克，丹参 30 克，牛膝 10 克，桔梗 10 克，桃仁 10 克，通草 5 克，泽兰 10 克。6 剂，水煎服，日服 3 次。

4 月 9 日四诊：右下肢皮肤呈淡紫色，较前明显缩小范围，无不适感。上方再服 6 剂。

1 年后见该病人，仅见右侧小腿胫骨前下 1/4 段皮肤呈淡紫色，其他均正常。已告痊愈。

按：《中医名词术语选释》说：筋瘤是邪气结聚于筋而产生的瘤状物。《灵枢·刺节真邪篇》称为“筋瘤”。其形尖而色紫，青筋累累，盘曲聚结如蚯蚓状，多发生于两小腿、腕关节等部位，属于静脉曲张一类病症。西医诊断为“下肢静脉曲张回流障碍”主要是由于大小隐静脉回流障碍引起静脉本身扩大、延长和弯曲，日久不畅，渗透于脉外，而导致下肢畸形臃肿，这是一种常见的难治病。因目前对此病治疗尚无特效的办法，患者处于无奈，想要手术治疗，但因广泛面积障碍，无法手术治疗。余根据祖国医学的整体观念和辨证论治的特色，综合分析，认为本例证属湿热下注，阻塞经脉，壅滞不通，采用清热解毒，利湿化瘀法，用普济消毒饮加土茯苓、蒲公英以加强清热解毒利湿的作用，妙用丹参引入血分，以养血活血化瘀，直达病所，推邪而出。因药切病机，故获效甚速，仅服 18 剂中药，不但回流障碍排除，静脉曲张、畸形臃肿都迅速消散，而且对多年不愈的便秘也治愈。

注：本文刊登于《石泉县医院院刊》1995 年年刊（总第 3 期）。

崩漏治验常用三方

1988 年 3 月 12 日，余根据临床治疗经验总结“止崩汤”，主治青年、中年或更年期妇女月经量多、日久不止、每次行经时多时少、有血块、绵绵不断，旬余甚至月余不净伴贫血或血虚者。临床上凡因元气不足，气血亏虚，冲任不调，而出现上述症状者均可使用。通常 3 剂即可见效，6 剂痊愈。止崩汤方药组成：红参 10 克，黄芪 30 克，山药 20 克，山茱萸 20 克，酸枣仁 20 克，白芍 30 克，甘草 6 克，阿胶 20 克，龙骨 30 克，牡蛎 30 克，白及 20 克，焦地榆 20 克，焦芥穗 20 克，五味子 3 克，仙鹤草 30 克。水煎服。歌诀：止崩参芪二山枣，龙牡芨胶芍甘草，五味芥榆仙鹤草，治疗崩漏效果好。

根据临床症状我常用以下 3 种方药随症加减治疗崩漏，每获良效：

气血虚弱，冲任失固型（占临床的 60%）：方药止崩汤：红参 10 克，黄芪 30 克，山药 20 克，山茱萸 20 克，酸枣仁 20 克，白芍 30 克，甘草 6 克，阿胶 20 克，龙骨 30 克，牡蛎 30 克，白及 20 克，焦芥穗 20 克，五味子 3 克。3 剂，水煎服，一日 1 剂。如出血多者加焦地榆20克；更甚者加煅花蕊石30克；出汗者加仙鹤草30克；腰腹痛加元胡索20克，杜仲、续断各15克。

血热崩漏，多属血虚血热者（占20%），症见月经过多，月余不净，口干心烦，五心烦热，腰痛等症。方药：清经汤加味：丹皮10克，地骨皮10克，白芍20克，生地10克，青蒿10克，茯苓10克，黄柏10克，白及20克，阿胶20克，焦地榆20克，焦芥穗20克，川断20克，乌贼骨20克，仙鹤草20克，杜仲20克。3剂，水煎服。

血瘀崩漏型（占20%）。由于经期、产后余血未尽，或流产后胎盘残物或塞凝阻滞，或劳伤等原因导致停积成瘀，"瘀血不去，新血难安""痛则不通，通则不通"。临床症见漏下淋漓不止，或出血量多，不止而崩，色紫黑，而有瘀块，小腹疼痛拒按，或腰痛，面色紫暗红，舌正常或舌色紫暗，或有紫斑点，脉沉弦，或沉涩等症。方药：逐瘀止崩汤：当归10克，川芎8克，三七3克，没药10克，五灵脂15克，炒丹皮6克，炒丹参12克，炒蒲黄10克，炒艾叶10克，阿胶10克，乌贼骨15克，煅龙骨、煅牡蛎各15克。3剂，水煎服。

普济消毒饮临床应用

普济消毒饮是金元四大家李东垣所制主治风热上袭之大头瘟、痄腮的方剂，功能清热解毒、疏风散邪。我在临床上常常将此方加减用于多种热毒壅盛的疾病，均取得了很好的效果。现举例如下：

一、口舌生疮半月，伴口干、口内灼热疼痛，牙龈肿痛，大便不利，他医用天王补心丹，服后无效。用普济消毒饮加：青黛20克，大黄10克，石膏20克。3剂效，6剂愈。

二、头皮多发性毛囊炎10余年，反复发作，头皮瘙痒流黄水，结痂，脉沉弦，舌红苔黄。用普济消毒饮加苦参20克，全虫10克，荆芥、防风各10克。连服10剂愈。

三、荨麻疹20余天，皮疹散在成片状，高出皮肤，鲜红，瘙痒，夜间尤甚，近4天加重难忍，影响睡眠，口干苦，舌红苔黄，脉沉弦。用普济消毒饮加：地肤子、苦参、蛇床子、白鲜皮、酸枣仁各20克。水煎服，连服6剂，10天痊愈。

四、脚气感染，成脓疮，渗水肿痛，日久不愈。用普济消毒饮加蒲公英30克。6剂愈。

五、头面湿疹，经外用药后，今右眼肿大如桃，红肿热痛。用普济消毒饮加蒲公英20克。2剂眼肿消，又3剂，湿疹消退而愈。

六、手掌裂纹增大年余痛痒，曾用三九皮炎平外治无效。用本方加牡蛎、板蓝根、蒲公英各20克，9剂，治愈。

七、神经性皮炎。1992年治疗一男，成年，患神经性皮炎反复发作4年，去年加重，诊见双下肢膝关节以下皮肤苔藓肥厚，瘙痒难忍，抓后皮肤起丘疹、表面糠皮状，舌红苔黄、口干、大便干。用普济消毒饮加苦参、地肤子、蛇床子各20克，水煎服。另外加川椒、白矾各20克加入第三煎药物共熬，取药汁外洗患处，每日2次。9剂药后痊愈。

八、鹅掌风（皮炎），双手掌脱皮发痒反复发作8年。用第7例方药和治法痊愈。

附方：黄芩、黄连、甘草、玄参、连翘、薄荷、桔梗、板蓝根、牛蒡子、陈皮、马勃、僵蚕、升麻、柴胡。

夜磨牙症治疗心得

夜磨牙症，可发生于任何年龄，多见于儿童及青少年，是睡眠障碍的一种表现。据《祝您健康》1985年报道云，夜磨牙症是一种无咀嚼目的的牙空咬运动。四川医学院调查16~25岁学生中，发生率为9.8%，值得引起足够重视。夜磨牙症除引起颌肌酸痛，主要危害是牙齿的严重磨损和颞颌关节的疾病，而且夜磨牙症比较顽固，有人持续数年、几十年时间，严重者牙齿可被磨去一半以上。现代医学研究用咬合板治疗夜磨牙症，但很不方便很不舒服，甚至对有的人根本不起作用。如2013年的《健康报》还介绍推广用颌垫治疗夜磨牙症，每夜睡时戴上颌垫。但是，用颌垫治疗仅仅只能收到治标之效，且患者每晚放置也很不方便，颌垫用的时间长了还有磨破的可能。我在1982年用中医药介齿汤治疗夜磨牙症就取得了非常好的效果，时过30年，西医对本病还用颌垫治疗，没有更方便的新药治疗，这也说明了中医药新成果、新知识宣传介绍不够，因此总结出来，以供各位借鉴。

如若无虫者，精神心理情绪紧张、压力过大。治法：养心安神，平肝潜阳、化痰理气。用中药治疗常用龂齿汤（龙骨20克，牡蛎20克，酸枣仁20克，乌梅20克，勾藤20克，白芍20克，当归10克，鸡内金10克，茯苓10克，陈皮10克，石菖蒲6克，远志6克，半夏10克，枳实10克，竹茹10克，甘草3克）。3~9剂，水煎服，每日1剂，日3次服。若兼有蛔虫者，用槟榔驱蛔汤；若兼有蛲虫，治疗用蛲虫散（详见前面验例）。每日1剂，日3服。

我在临床用此方治疗夜磨牙症数10例，往往服药1剂症状减轻、服药2剂症状消失，服药3剂后就可收到根治的效果。有1例最多服10剂夜磨牙症消除而痊愈，深得病人好评和赞誉。

感冒治疗杂谈

感冒是万病之源，感冒绝不是一种小毛病。如果医生能够治好感冒，就是一位好医生。感冒了，头痛、发烧，阿司匹林1包，多喝开水，吃了就好。可是有不少医生一个感冒，吃药，打针，一周治不好。治疗半个月仍不好。因此，不要轻视感冒小毛病，应该认真钻研医理，抓住治疗时机，把疾病消灭在萌芽时期，治好感冒，当个好医生。

《黄帝内经·素问》的阴阳应象大论中指出：“阴阳者，天地之道也，万物之纲纪，变化之父母，生杀之本始，神明之府也，治病必求于本。”本节经文概括说明了阴阳学说的基本观点，阴阳的对立统一是自然界的根本规律，宇宙万物的发生、发展、运动、变化消亡，其根源皆在阴阳。这一观点反映了朴素的唯物辩证法思想，为祖国医学理论体系的确立和发展，奠定了基础。“治病必求于本”，一直是指导医疗实践的根本原则。确切地说治病必须分辨阴阳，因为阴阳是纲，纲举目张，分辨清楚阴阳，表里、寒热、虚实，才能明白，对辨证论治，才不会发生错误。同时《黄帝内经·素问》的阴阳应象大论中又指出“善诊者，察色、按脉，先别阴阳，审清浊，而知部分；视喘息、听声音，而知所苦；观权衡规矩，而知病所主，按尺寸，观浮沉滑涩，而知病所生。以治则无过，以诊则不失矣”。本节经文强调善于诊病的医生必须做到四诊：望、闻、问、切诊法的配合应用，诊断疾苦才不会发生过错。也为中医诊断学的发展打下了基础。而今天随着科技的进步，也促进了中医利用现代科技如X线、B超、CT、磁共振，提高了中医诊疗技术，更好为人类造福。

感冒是风邪侵袭人体体表（肺主皮毛、司呼吸）所引起的头痛、鼻塞、流涕、咳嗽、打喷嚏、恶寒、发热等主要症状。为临床表现的常见外感疾病。全年均可发病，以冬春季节为多见。由于四季气候的变化和病邪的不同，或由于体质有强弱、感冒有轻重。在临床表现上一般有风寒、风热两大类，也有挟湿、挟暑，还有因体虚卫外不固易患感冒，又可见到阳虚外感、气虚外感、血虚外感、阴虚外感。总之，中医治疗方法丰富多彩，根据临床辨证论治，如风寒感冒用辛温解表，宣肺散寒。轻者用葱白薤萎汤加杏仁、苏叶、荆芥、防风等，风寒重者用荆防败毒散；风寒挟湿邪者用人参败毒散，风寒挟湿痰重者用人参败毒散合二陈汤，以除风寒湿痰。如风热感冒用辛凉解表、清肺透热。发热、头痛、咳嗽、口干、咽喉红肿疼痛、舌苔薄黄，脉浮数用银翘散加山豆根、射干、板蓝根、玄参，以清热解毒。若高热不退，加石膏、知母、葛根，解肌清热。若风邪化热，热壅于肺，所至发热、口干、无汗或有汗、咳嗽、气喘、苔薄白或黄、脉浮数者，治法：辛凉宣泄，清肺平喘。用麻杏石甘汤加荆芥、防风、知母、黄芩、桑白皮、川贝母、枇杷叶、葶苈子。病毒性感冒（类似阴虚感冒），若因老年或体质虚弱、外卫不固，易感冒者，属气虚感冒，舌淡苔白，脉浮无力，长流清涕，日久不止者用参苏饮效果特好（西医称：过敏性鼻炎），岐用本方效验，连服3剂而流清涕止。若属阳虚感冒，发热轻恶寒重，四肢不温，舌淡胖，苔白，脉沉无力，证属阳气不足之外感者，治法：助阳解表。用参附再造丸加减：附子、桂皮助阳，党参、黄芪、炙甘草益气，佐以羌活、防风、细辛解表散寒。本方助阳、益气与解表散寒并举，使发汗而不伤正，益而不恋邪。若属血虚感冒，头痛、发热、面色无华、唇甲色淡、心悸头晕、舌淡苔白、脉细无力。证属病后或失血之后的感冒。治法：养血解表。用葱白七味饮加减。方中葱白、豆豉、葛根、生姜以解表，生地、麦冬以滋阴养血，如恶寒重加荆芥、苏叶；如热重加金银花、连翘、黄芩。若属阴虚感冒，头痛、发热、夜甚，微恶寒、咽干红痛、口渴、手足心热、舌红、脉细数，证属素体阴虚外感。治法：滋阴解表。用玉竹滋阴生津，以助汗源。葱白、豆豉、桔梗、薄荷发汗解表，以疏散外邪；白薇清热和阴，清而能透；甘草、大枣甘润和中，可助玉竹以增液，滋阴清热、发汗解毒之功。岐临床见阴虚感冒症，咽痛红肿，头痛发热，干咳，大便干，口渴，舌红，脉细数。则用银翘玄麦汤加味，效果很好。

感冒的病因主要是感受风邪所致。风的特性善行数变。《黄帝内经·素问》骨空论指出“风者，百病之始也……风从外入，令人振寒汗出，头痛身重，恶寒”，《黄帝内经·素问》的生气通天论中指出“故风者，百病之始也，清静则肉腠闭拒，虽有大风苛毒，弗之能害，此因时之序也”。第一节经文说明风邪虽为百病之开始，六淫之首，但在不同季节中，往往随时气而侵入，会出现感冒症状。第二节经文说明风邪是引起各种疾病的起始原因，而只要人体精神的安定和劳逸适度，那么肌肉腠理就会密闭而有抗拒能力，虽有大风苛毒的侵袭，也不能被伤害。这正是遵循着时序的变化规律，保养生气的结果。风邪致病的规律是由表入里，从浅到深，所以治疗时首先要把表面轻的疾病治好，不让疾病深入肌肤内部，就是个好医生。《黄帝内经·素问》阴阳应象大论中指出：“故邪风之至，疾如风雨，故善治者治皮毛，其次治肌肤，其次治筋脉，其次治六腑，其次治五脏，治五脏者，半死半生也。”本节经文说明风邪伤人的过程，一般情况下，由表入里，由浅入深，由轻到重。因此在临床上必须抓住时机，早期治疗。这种观点反映了中医学预防思想的重要性和宝贵性，值得努力传承，发扬光大。

做个高明的医生，不仅精通医术，还必须知识渊博。正如《黄帝内经·素问》著至教诲篇指出：“而道，上知天文，下知地理，中知人事，可以长久，可教众庶，亦不疑殆，医道论篇，可传后世，可以为宝。”这节经文说明就医学而言，必须上知晓天文，下知晓地理，中知晓人情世故，才能长久流传下去，用以教导群众，也不致发生疑惑，只有这样的医学理论，才能传于后世，而成为宝贵的遗产。

医海心得

我 1937 年 9 月 9 日生于陕西省汉中市南郑县新集镇，中医世家，五代从事中医。我原名叫张炳荣，上高小时父亲给改名为张效岐，是叫我长大学习中医，效仿岐伯，继承中医事业。中学时期就兼背诵药性、汤头、脉诀。1960 年参加全国统考，又参加全省招考，结果相继两个录取通知书都来了，一个是西安外国语学院，学制四年，一个是陕西中医学院，学制六年，本科医疗系。当时我的堂兄张凤仪，他是四代中医继承人，他劝我上西安外国语学院，说时间短，可以早些工作，说上中医学院时间长，学中医特别艰难，非常痛苦，需要死记硬背，不思而上口。我已经动摇了，想去报西安外国语学院，后来，父亲在两个通知书面前慎重考虑，要求我去学中医，继承中医事业，克服困难，刻苦学习中医，并要求我“一处学医，百处领教”，于是我迈进陕西中医学院，陕西中医的最高学府学习。在学院全面系统地领受了博大精深的医学理论，许多老师苦口婆心、语重心长地传授知识，尤其是王正宇、张笃庆、张学文、杜雨茂四位老师对我影响最深，教育最大。如王正宇老师在课堂上说你们既学习中医，又学习西医，具有两套本领，将来大有作为。张笃庆老师在讲中医肠痈课堂上，身穿西服，胸前带了许多奖章，高兴地说：这是我用中医药理论治好各种阑尾炎，在北京获得的，在华县、华阴县治疗阑尾炎，不开刀，光吃中药，治疗阑尾炎而出名的。让同学们鼓励很大。张学文老师讲授温病学知识卫气营血、三焦辨证，让同学们影响深刻，影响很大，课余时间来到教室和同学们聊天谈心，非常亲切。杜雨茂老师讲授伤寒论，条条是道，让同学们印象深刻。这四位老师是我最尊敬的恩师，对我影响最深刻，一想起他们，我就对中医产生无穷的力量和必胜的信心，使我对中医更加执著和坚定。孜孜不倦、废寝忘食、矢志不渝地学习医学，愿为中医事业奋斗终生。

1966 年毕业，留校继续自修中西医 2 年，1968 年 8 月 26 日，服从上级分配到山区石泉县，当时县领导要我留到卫生局，从事中医教育工作，由于本人要求分配到医院，一方面参加临床工作，验证自己掌握的中医理论，通过多看病，用临床实践证明自己所学理论，并同意随时开展中医教学工作。所以 9 月 1 日，才分配我到县医院上班，当时正是流行性乙型脑炎发病季节，医院领导让我进病房，从事医疗科研工作。效岐不敢懈怠，努力工作，专心致志，勤奋学习，多看病。当时住院 4 名病人，2 位住院时间超过 1 周，同时用中药治疗，前 2 名越来越坏，后 2 位分别服中药 6 剂和 8 剂，诸症消失，痊愈出院。说明前 2 例错过了急性期救治机会，所以死亡令我十分痛心。石泉县领导说要了几年，现在才来了第一位中医大学生，是中医的种子。1969 年举办了一年的中医学徒班，毕业时，有位学生对我说：张老师，张老师，我跟您学中医 1 年，比跟我的前师学 3 年，所学知识多得多。学生回村后，不仅能治急性黄疸肝炎，还能治中风偏瘫。

我在卫生局指示下还举办了中药调剂班、赤脚医生提高班，为山区培养了永不走的医疗队。

由于我工作在综合医院的中医科，我接触的病人很普遍，病种很多，各科病人都有，尤其是经过西医诊断治疗后效果不理想的，病人转中医科，求岐治疗和会诊的，我都锲而不舍、千方百计、沉着冷静、热情接待，力求为患者解除疾苦，是我奋斗的目标。

1970 年西安医学院下放 20 多名医务人员到石泉县充实县医院医疗水平，也促进了中西医结合，大大提高了县医院的诊疗水平。通过临床实践我深刻认识到中医的重要，而西医通过化验、透视、B 超、CT 等检查手段，明确诊断，显得更加精确，因此，我就采用中西医结合两种检查手段，立足中医辨证、西医辨病诊断疾病，用中医的辨证施治和整体观念，灵活应用，完整结合治疗各种疾病。用中药治疗不仅效果好，而且疗程短，花钱少，大大减轻患者负担，深受广大人民群众的好评和赞誉。如急性肾炎，1980 年，我治疗 1 例，西医需要住院，先交 100 元，而患者求岐用中药治疗，才花 36 元 6 角钱就治愈了。又如急性黄疸肝炎，住院于 1984 年 6 月 21 日，住院 26 天，不但不好转，反而加重，肝功损害加重。家属提出转院治疗，其外祖父请求中医治疗，岐用茵陈白茅根汤 12 剂，黄疸消除，二便正常，唯食纳稍差，精神欠佳，用香砂六君子汤调理半月，复查肝功完全正常。半年后又复查肝功完全正常，病告痊愈（见疑难病治验举例三则一文）。在临床中争取多治病，多接触各种病，以丰富自己的治疗经验，为病人解除痛苦，是我最大的心愿。

回忆我前几十年，在山区工作，没有辜负党的培养、老师知识的传授。自己学习的知识和刻苦钻研、礼貌待人的真诚，我为山区医疗事业做出了一点贡献，培养了永不走的医疗队，挽救了无数的生命，减轻了病人经济负担，解救了多少人的痛苦，使多少人生命延寿长在。把我的心血一点一滴都贡献给了山区人民，奉献了我的青春年华，得到了山区人民的肯定。

退休后，我以痛病人所痛、急病人所急的态度，把我从医 40 年的 100 多本门诊日志进行了归纳整理，根据我临床诊治和实际真实案例经验，总结出病名相同、诊断相同、但各自临床症状不完全相同、类型不同、治疗选方用药也不相同的病例并汇集成册，出现一例一方、一方治多种病、一病多种治法，主症相同而兼症不同治疗遣药不同等多种现象，均体现了中医辨证论治、整体观念灵活应用的科学性。我把几十年微薄的经验总结出来，编撰成册，交于社会，留给后人，以兹参考。由于个人学识有限，谬误之处，在所难免，请不吝赐教。

中国医药学是一个伟大的宝库，应当努力挖掘、继承，加以整理提高。我所做的一切仅是沧海一粟，微不足道，殷切希望有志之士投入祖国医药学发展的伟大事业中，为中医大放光彩，造福人类健康。

后 记

祖国医学，源远流长。《黄帝内经》《难经》《伤寒论》《金匮要略》《神农本草经》等文献及历代名家学说，汗牛充栋，异彩缤纷。仅从中医有“岐黄”“青囊”“杏林”“悬壶”“橘井”等诸多别名，便可见其传奇与博大。

要想治好病，必须要医理根基坚实，若能读万卷书，勤求古训，博采众方，灵活变通，则能临证得心应手。学医要明理，明理就是要能分清阴阳。能分清阴阳者，方能看病。阴阳分表里，辨寒热，别虚实，此谓八纲。

中医治病，必须立足辨证，包括八纲、六经、脏腑、卫气营血、痰瘀等的辨证论治，名医治病，更是遵循了因地、因时、因人的三因辨证。如金元四大家，他们都与整体观念相结合，抓住了分清阴阳，使其平衡，达到以平为期而治好病的。1969 年我在中医学徒班上跟同学们讨论啥叫病？有的医生看了一辈子的病，不明白什么叫病。余回答：病就是由于失去平衡，使机体不能控制七情或六淫或内外，因而引起机体失去了阴阳平衡所产生的痛苦，这就是病。

治病要精究方术，求其阴阳平衡，达到以平为期，才算治好了病。当医生有什么好处？用医圣张仲景的话就是“精究方术，上以疗君亲之疾，下以救贫贱之厄，中以保身长全，以养其生”。对人对己都有好处，两全其美，何乐而不为！

在学习方法上要学以致用，师其法而不囿其方，重在以中医理论指导临床，对前所未有之病，应分析其病因病机，而后立法处方。例如乌梅汤主治中医蛔厥症，类似胆道蛔虫症，属西医急腹症之一，有医生在病房用乌梅汤治胆道蛔虫症无效，余辨证论治该症也用乌梅汤，却加杀蛔虫中药雷丸、槟榔、苦楝根白皮，又加入理气止痛中药广木香、枳壳共同组成，槟雷合剂治疗胆道蛔虫症，效果满意。

中医辨证，西医辨病。我临床时以辨证与辨病相结合，有利于提高疗效和人类健康。我常接受经西医诊断治疗无效而持各种检查单，请求中医治疗的病症。我立足于辨证，在辨证的基础上，将西医之诊断检查的异常指标纳入辨证的范围，通过辨证施治，有利于观察治疗的效果。例如黄疸肝炎、急性水肿肾炎、乙肝等病的治疗后，不仅症状消除，而且要对照化验单的变化，才能准确判断结果；又如肺痨（肺结核）、巴骨流痰（骨结核），中医辨证施治后，不光症状消失，更重要的还要通过透视 X 线拍片检查，前后对照，方可判断治疗结果；又如食道新生物，要通过钡餐透视结果前后对照，才能判断疗效；又如乙型脑炎、高烧，要通过化验、体温表判断治疗效果等等。

有人说中医只能治慢性病，不能治急性病，我认为这种观念是错误的。中医治急性病非常普遍，在汉代医圣张仲景的《伤寒论》《金匮要略》，明代医学家张景岳的《景岳全书》均有治疗急性病的病案，我在 40 余年的从医生涯中，也常常用中医治疗急性病而获得了满意疗效，例如治疗高烧急惊风病（乙型脑炎）、急性脑中风偏瘫、中医蛔厥证（胆道蛔虫症属西医急性症之一）、肠痈（急性阑尾炎属于西医急性症之一）、黄疸

(属于西医急性传染性黄疸肝炎)、急性水肿(属于西医急性肾炎)、大头瘟疫病(急性腮腺炎)等等。说此话的人只证明了他对祖国医学文化了解甚少，对中医有偏见。

对于初入医道，虽能对经文倒背如流，医论朗朗上口，但卒临病人，茫然失措，对不上号，无从下手。余将40余载从医经验以案例形式总结出来，以常见病多发病及疑难病案全部刊出，依目录引路，按图索骥，据证配药，可供临床参考以解其所困。

余行医一生没有高谈阔论，夸夸其谈，只有多治病，仅以临床点滴经验，整理成病案举例。有人说以个案形式好像只是治好一个病人的个案，其真实性、准确性有多大，值得怀疑。其实中医治病关键是辨证论治，同一个病由于病因不同，其症状千姿百态，舌苔、脉象、感觉也各异，轻或重，病程或长或短，或因人因时因地不同都有差异，这样就产生了各种治法，所以就出现了许多不同的案例。案例越细越详，越反映出各自的特殊性，这就充分体现出中医辨证施治的科学性、灵活性、准确性。有的案例确实代表一个病人，有的个案确实代表了一群人、数个人或数百个人。所举案例虽是一般常见病、多发病，但多是经他医治疗效不佳而转来求治的案例，还有一些疑难病多属于个案，如巴骨流痰(西医诊为老年化脓性脊结核)、膝关节肿痛(西医诊为胫骨头坏死)、耳屎过多(西医诊为耳内分泌物过多症)、乳岩(西医诊为新生物乳腺癌)，都属于个案完全呈现出来，试图开拓思路，为祖国医学发展贡献自己微薄之力是我的宿愿。

本书在整理过程中，得到了家人的帮助和鼎力支持，特别是国医大师张学文教授认真审阅了书稿，提出了很好的修改意见和建议，并热情为序，在此谨表衷心地感谢!